MARGIT UND RUEDIGER DAHLKE
VOLKER ZAHN

Frauen-Heil-Kunde

GOLDMANN

Buch

In ihrem Standardwerk zur Deutung von spezifisch weiblichen Erkrankungen bieten die drei erfahrenen Ärzte und Therapeuten Hilfestellung zur Aktivierung der Selbstheilungskräfte und zur Wiedergewinnung von Würde, Lebenssinn und Lebensmut. Die ganzheitlich orientierte Frauenheilkunde setzt ein hohes Maß an Eigenverantwortung voraus, aber gerade darin liegt für die Patientinnen die Chance für eine echte Heilung.

Autoren

Dr. med. Ruediger Dahlke arbeitet seit 37 Jahren als Arzt, Autor und Seminarleiter. Mit Büchern von »Krankheit als Weg« bis »Krankheit als Symbol« begründete er seine ganzheitliche Psychosomatik, die bis in mythische und spirituelle Dimensionen reicht. Die Buch-Trilogie »Schicksalsgesetze«, »Schattenprinzip« und »Lebensprinzipien« bildet die philosophische und praktische Grundlage seiner Arbeit. Ruediger Dahlke nutzt seine Seminare und Vorträge, um die Welt der Seelenbilder zu beleben und zu eigenverantwortlichen Lebensstrategien anzuregen.
Sein Ziel, ein Feld ansteckender Gesundheit aufzubauen, spiegelt sich in Büchern wie »Peace Food« und »Buch der Widerstände«, aber auch in der Verwirklichung des Seminarzentrums TamanGa in der Südsteiermark.

Margit Dahlke arbeitet als Psychotherapeutin, Homöopathin und Astrologin. Sie leitet Fortbildungsseminare und hat zusammen mit Ruediger Dahlke das »Spirituelle Lesebuch« verfaßt.

Dr. med. Volker Zahn ist Professor für Frauenheilkunde. Seine Spezialgebiete sind neben der Frauenheilkunde die Pränatalmedizin, Klinische Umweltmedizin und Ernährungsmedizin. Er ist Mitpreisträger der Bayerischen Umweltmedaille für das erste umweltfreundliche Krankenhaus in Bayern.

Von Ruediger Dahlke ist im Goldmann Verlag
außerdem erschienen:

Krankheit als Sprache der Seele (12756)
Krankheit als Weg (11472, mit Thorwald Dethlefsen)
Krankheit als Sprache der Kinderseele (15661, mit Vera Kaesemann)

Margit und
Ruediger Dahlke
Volker Zahn

Frauen-Heil-Kunde

Be-Deutung und Chancen weiblicher Krankheitsbilder

GOLDMANN

MIX
Papier | Fördert gute Waldnutzung
FSC® C014496
FSC www.fsc.org

Penguin Random House Verlagsgruppe FSC® N001967

11. Auflage
Vollständige Taschenbuchausgabe Januar 2003
Wilhelm Goldmann Verlag, München,
in der Penguin Random House Verlagsgruppe GmbH,
Neumarkter Str. 28, 81673 München

Umschlaggestaltung: Design Team München
Umschlagabbildung: Zefa/Ashley (005.8358-12/01)
Druck und Bindung: GGP Media GmbH, Pößneck
KF · Herstellung: Sebastian Strohmaier
Printed in Germany
ISBN 978-3-442-15204-9

www.goldmann-verlag.de

Inhalt

Einleitung

Teil 1: Weibliche Urprinzipien und Archetypen

Teil 2: Die Wunden des Weiblichen

Dank

Für Anregungen und Korrekturen danken wir Brigitte Zahn, dem Oberarzt der gynäkologischen Abteilung des Elisabeth-Krankenhauses Straubing, Dr. med. Gerd Eilers, den dortigen Assistenzärztinnen Dr. Shirin Götschl, Dorothee Vieten und Ute Fuchs, den niedergelassenen gynäkologischen Kollegen Dr. med. Brigitte Schuler und Dr. med. Werner Schuler (Wiesbaden), Dr. med. Wilfried Pfaff (Schweinfurt) und Dr. med. Heinz Schwertfeger (Aarau) sowie den Mitarbeiterinnen des Heil-Kunde-Zentrums Johanniskirchen Christa Maleri, Elisabeth Mitteregger und Claudia Fried; Christine Stecher gilt unser Dank für das in bewährter Weise durchgeführte Lektorat.

Einleitung

Seit die deutende Medizin vor fast zwanzig Jahren mit dem Buch *Krankheit als Weg* eine größere Öffentlichkeit erreichte, hat sich vieles getan. Ganz zu Anfang waren wir negativ überrascht, wie wenig Ärzte sich damals für unseren Ansatz interessierten; positiv überrascht waren wir, wie viele PatientInnen ihn spontan annahmen. Es waren besonders Frauen, die sich diesem Denken öffneten und ihm allmählich zum Durchbruch verhalfen. Mit den Jahren wurden dann sogar die harten Abwehrfronten der Schulmedizin erweicht. Inzwischen sind weitere Bücher in dieser Reihe erschienen. Mit *Krankheit als Symbol* liegt nun auch ein umfassendes Nachschlagewerk mit dem Anspruch, Hunderten von Krankheitsbildern und Tausenden von Symptomen in ihrer Bedeutung gerecht zu werden, vor. Nachdem Anfang der neunziger Jahre bei der Auflage die Millionengrenze überschritten wurde, schlossen sich auch zunehmend Schulmediziner einer Entwicklung an, die zum Trend geworden war. Am Ende der neunziger Jahre ist dieser Trend ungebrochen, und wir haben Grund zu der Hoffnung, daß er sich fortsetzt und der Schulmedizin jene verlorengegangene andere Hälfte zurückbringt, die so eng mit dem weiblichen Prinzip verbunden ist. Zur analytischen Methode gehört als Ergänzung die der symbolischen Zusammenschau; zum männlichen Macherpol gehört ergänzend der weibliche Pol des Annehmens und Geschehenlassens. Zum Deuten und Verstehen der schicksalhaften Lebensaufgaben, wie sie sich in Krankheitsbildern enthüllen, kommt die Chance, in die Welt der Bilder und Symbole einzutauchen und zu sehen, was unsere Lernaufgabe und Bestimmung ist.

Es war naheliegend und ein lange gehegter, aber auch lange unerfüllbarer Traum, den Krankheitsbildern der Frauenheilkunde ein eigenes Buch zu widmen – sind sie doch am besten geeignet,

Verständnis für den weiblichen Pol der Wirklichkeit und seine Probleme zu schaffen. So könnte sich eine weibliche Art der Medizin in der Frauenheilkunde etablieren, die heute noch genauso vom männlichen Macherpol bestimmt wird wie alle anderen Sparten der Schulmedizin. Sicherlich wäre die Gynäkologie am ehesten prädestiniert für eine Wendung in Richtung einer wirklich ganzheitlichen Sicht, die Körper und Seele gleichberechtigt in einer echten Psychosomatik integriert. Obwohl wir diese Chance sahen, fehlten uns bis vor einiger Zeit die Möglichkeiten. Zwar wurden wir im Heil-Kunde-Zentrum immer wieder mit den einschlägigen Problemen der Gynäkologie konfrontiert und deuteten sie auch, aber es fehlte uns die praktische Erfahrung in der Behandlung frauenspezifischer Probleme. Das änderte sich grundlegend, als Volker Zahn sich unserem Projekt anschloß und sein in Jahrzehnten gewonnenes gynäkologisches Wissen einbrachte. Als Professor für Gynäkologie an der Universität München hat er die Frauenheilkunde von der wissenschaftlichen Seite und in den Jahren als behandelnder Chefarzt im Krankenhaus Straubing von einer sehr praktischen Seite erlebt. Er überblickt die Möglichkeiten der Schulmedizin, aber auch ihre Grenzen von innen heraus und machte als Dritter im Bunde unser Team erst komplett.

Meine Frau Margit, die in den letzten zwölf Jahren an allen Büchern zur Deutung von Krankheitsbildern beratend und unterstützend beteiligt war, brachte als Psychotherapeutin, Astrologin und Homöopathin ihren urprinzipiellen Hintergrund mit ein, der – wie wir hoffen – unserem Ansinnen die notwendige mythologische Tiefe und die weibliche Weite verschafft und der in den speziellen Kapiteln zu den weiblichen Archetypen besonders hervortritt. Wir drei haben alle Krankheitsbilder in verschiedenen Arbeitsurlauben gemeinsam besprochen und aus unseren jeweiligen Erfahrungen heraus gedeutet. Bei diesen Gelegenheiten wurde auch deutlich, daß wir den Bereich der Geburtshilfe aus Gründen des Umfangs ausgliedern und auf ein späteres Buch verschieben mußten. Ich habe den ganzen Stoff dann schreibend weiter ausgearbeitet, wobei große Teile der allgemeinen Urprinzipienkapitel auch von meiner Frau geschrieben wurden. Der Nachteil des männlichen Übergewichts in unserem Trio angesichts eines so weiblichen Themas wird hoffentlich aufgefangen durch unsere Erfahrungen in überwiegend weiblichen Themenbereichen wie der Bilderwelt der Psychotherapie und eben der Frauen-Heil-Kunde.

Praktisch alle, die mit dem Thema zu tun haben, sind sich einig, daß die Zukunft der Gynäkologie nur in einer weiblichen Perspektive liegen kann. Natürlich sind auch die Schulmediziner dieser Meinung, handelt es sich bei den Patienten doch ausschließlich um Frauen. Wir meinen das aber bezogen auf den weiblichen Pol der Wirklichkeit, auf das Yin, wie es Taoisten ausdrücken, jenen Bereich der Welt, der sich in den weiblichen Urmustern oder Archetypen ausdrückt, auf die wir noch ausführlich zu sprechen kommen werden. Im Tai-Chi-Symbol der Taoisten nehmen das schwarze Yin- und das weiße Yang-Feld nicht zufällig den gleichen Raum ein und fügen sich zu einer Ganzheit zusammen. Wo die Medizin sich in High-Tech-Orgien ergeht, befindet sie sich einseitig auf dem männlichen Pol, auch wenn sie Frauen behandelt. Notwendig ist unserer Meinung nach eine Umgewichtung der Schwerpunkte hin zu einer mehr menschlich und gefühlsmäßig betonten Medizin, in der Gespräch und Einfühlung noch vor der Datenerfassung rangieren. Wir gehen weiterhin davon aus, daß die Frauenheilkunde, wenn sie wirklich dem weiblichen Pol und ihrem hohen Anspruch nach Heil(ung) gerecht werden will, wieder überwiegend zurück in die Hände von Frauen gehört. Hundert Jahre nach »Erfindung« der Gynäkologie zeichnet sich diese Notwendigkeit für uns deutlich ab. Natürlich haben auch Männer einen weiblichen Yin-Anteil in Seele und Körper, aber Frauen finden trotzdem erfahrungsgemäß leichter Zugang zu diesem Bereich, der im Zentrum der Frauen-Heil-Kunde zu stehen hätte. Das heißt noch nicht, daß jede Frau die bessere Gynäkologin wäre als jeder Mann, wie ein Beispiel aus einem so entfernten Bereich wie der Politik klarmachen könnte. Die ehemalige britische Regierungschefin Margaret Thatcher vertrat jahrelang eine archetypisch männlichere Politik als viele Männer in ihrer Position, weshalb sie auch urprinzipiell sehr stimmig den Beinamen »eiserne Lady« bekam. Trotz solcher Beispiele, deren es auch aus dem Bereich der Gynäkologie einige gibt, bleibt es aber doch von der Grundtendenz richtig, daß Frauen sich leichter und tiefer in Frauenprobleme einfühlen können. So ist es schwer einzusehen, warum das mehrheitlich weiterhin

Männern überlassen bleiben sollte. Die Entwicklung der Gynäkologie zu einer männlichen Domäne läßt sich geschichtlich erklären, was wir auch aus verschiedenen anderen Gründen tun wollen.

Daß dieses Buch nun zu zwei Dritteln wieder ein Männerwerk darstellt, ist insofern noch typisch für diese – wie wir hoffen – Übergangszeit, bis das Thema wieder ganz ins Reich des Weiblichen zurückkehren kann. Andererseits hat auch die Idee, daß Männer wieder in Ordnung zu bringen suchen, was Männer verbockt haben, etwas für sich. Außerdem haben wir eine Frau dabei, die die Gefahr von Rückfällen in die »guten alten Zeiten« mit Sicherheit zu bannen weiß.

Als zugegebenermaßen kleines Indiz für unsere Bemühungen in dieser Richtung mag genommen werden, daß wir grammatikalisch die weibliche Form wählen, auch wenn das manchmal ungewohnt wirkt. Bei diesem Thema aber hatten wir wirklich keine andere Wahl. Der deutschen Sprache in gewisser Weise Gewalt anzutun fällt uns nicht leicht, aber es ist auch diese Sprache, die dem weiblichen Pol seit Jahrhunderten Gewalt antut, und das können wir bei diesem Thema nicht unberücksichtigt lassen. Um die Verwirrung in Grenzen zu halten, sind die Wörter »man« und »frau« und »sie« kursiv gesetzt, wenn sie wirklich das angesprochene Geschlecht meinen.

Bei den medizinischen Fachausdrücken haben wir uns weitgehend bemüht, auf deutsche Bezeichnungen zurückzugreifen, selbst wenn diese nicht so gebräuchlich erscheinen. Allerdings sind lateinische Bezeichnungen immer wieder in Klammern angeführt – nicht um im medizinisch-gynäkologischen Sinne zu belehren, sondern um den Frauen, die aufgrund von Befunden und Diagnosen mit solchen Fachausdrücken konfrontiert sind, eine Übersetzung zur Verfügung zu stellen. Das ausführliche Register mit Verweisungen von lateinischen Begriffen auf deutsche Bezeichnungen soll ebenfalls helfen, schwer verständliche Diagnoseberichte und Arztbriefe zu entschlüsseln.

Wichtiger als solche Sprachgenauigkeiten erscheint uns die Wiederbelebung der weiblichen Archetypen, die Thema des ersten Teils des Buches ist. Wir beginnen ganz allgemein mit einem Abschnitt über die Grundpolarität zwischen Weiblich und Männlich, wie sie sich am deutlichsten in der Sexualität ausdrückt, um uns dann den weiblichen unter den zehn Urprinzipien der Antike zuzuwenden und schließlich zu den noch spezielleren Archetypen des Weiblichen vorzudringen. Die heute in unserer Gesellschaft kursierende Vorstellung, daß jede Frau jeden Archetyp zu erfüllen habe, ist geradezu unmenschlich und für viele Probleme verantwortlich, die dann sekundär zu körperlichen Symptomen führen.

Grundsätzlich ist die negative Wertung, mit der wir nach wie vor – und zumeist ohne es zu ahnen – fast alles Weibliche überziehen, ein mächtiges Hindernis beim Umgang mit archetypisch weiblichen Lebensaufgaben, Problemen und Krankheitsbildern. Wir sind so viel tiefer im patriarchalischen Feld verankert, als wir es uns eingestehen, daß es gar nicht möglich erscheint, diese Situation für ein einzelnes Projekt wie dieses Buch aufzuheben. Zumindest können wir uns aber – wie bei der Sprache – dieses Handicap wenigstens bewußtmachen, um dann im Einzelfall der jeweiligen Krankheitsbilder-Deutung darauf aufmerksam zu werden.

Das Problem liegt sehr tief und besteht im Grunde darin, daß wir den vorgegebenen Archetyp bereits abwerten. Alle Traditionen auf dieser Welt sind sich einig, daß wir in einer (bi-)polaren Welt leben. Der Taoismus spricht relativ wertfrei von Yin und Yang, das Weibliche dabei sogar voranstellend. Das Christentum spricht von Adam und Eva oder gut und böse. Und da sind wir schon beim Problem angelangt, denn in unserer christlichen Kultur ist das Weibliche automatisch mit dem dunklen Bösen gleichgesetzt. Wo dem Taoismus noch sehr bewußt ist, daß das Yin des Yang bedarf und umgekehrt, um eine Ganzheit zu ergeben, suggeriert das Christentum, daß ohne die weibliche Verführung in Gestalt von Eva und der Schlange alles viel besser geworden wäre. Einfache Überlegungen zeigen, daß alles in dieser Schöpfung einen Gegenpol hat und auch braucht. Diese grundsätzliche Spaltung der Welt, mythologisch mit dem Sündenfall dargestellt, trennt uns voneinander und von der anderen Seite in uns selbst.

Die Zuordnung der beiden Pole zu »männlich« und »weiblich« hat sich nicht zufällig ergeben, sondern erfolgt gesetzmäßig. Schon aus der typischen Zeugungssituation ergibt sich in allen Naturreichen, daß das Männliche das abgebende und das Weibliche das aufnehmende Prinzip ist. Der Mann gibt den Samen aus seinem Phallus ab, und die Frau nimmt ihn in ihrem (Gebär-)Mutterschoß auf. Es war also keine Ideologie notwendig, um phallische Symbole dem Männlichen und kelchförmige Symbole dem Weiblichen zuzuordnen. Der weibliche Organismus ist grundsätzlich aufnahmebereiter, beeindruckbarer und kann sich besser zurücknehmen, was enorm wichtig ist, damit sein Abwehrsystem die Frucht, die ja zur Hälfte fremd ist, nicht abstößt. Nach dieser einfachen Ur(prinzipien)logik ergibt sich auch, daß die Sonne als (Energie) abgebendes Gestirn ihrer Art nach männlich ist und der Mond als (Licht) aufnehmendes und widerspiegelndes Gestirn dem Weiblichen zuzurechnen ist, auch wenn die deutsche Sprache das im Unterschied zu fast allen anderen Grammatiken vertauscht. So ist es auch logisch, die Säure, die Protonen abgibt, männlich einzustufen und die Base, die Protonen einfängt, weiblich zu benennen.

Bis hierher handelt es sich um ein Ordnungssystem, das dazu dient, diese Schöpfung besser verstehen und beschreiben zu können. Problematisch wird es erst, wenn Wertungen hereinspielen, wie das bei uns so massiv geschieht. Solange man zwischen rechts und links als Richtungsanzeiger nicht wertet, ergibt sich kein Problem. Das geschieht auch noch nicht, wenn rechts als männlich definiert wird, wohl weil die meisten Menschen als Rechtshänder dazu neigen, mit rechts auszuteilen, und links als weiblich, weil wir mehrheitlich mit links Dinge annehmen. Problematisch wird es erst, wenn wir vom rechten Weg als dem einzig richtigen zu sprechen beginnen und uns ein linker Typ als gefährlich und bösartig gilt. Dann kommt eine ausgesprochen geschlechtsspezifische Wertung hinein und führt zu Diskriminierung und Leid. Solange wir in Passivität und Aktivität die beiden Möglichkeiten erkennen, dieser Welt zu begegnen, ist noch alles in Ordnung. Wenn wir den aktiven Pol dem männlichen Prinzip zuordnen, weil von ihm Energien ausgehen, und den passiven Pol dem weiblichen, weil er Energien auf sich zieht, ist noch alles bestens. Gefährlich wird es aber, wenn wir das Aktive über das Passive stellen und letzteres als faul abwerten. Wie irrsinnig diese Wertung ist, sehen wir schon daran, daß aus dem aktiven Pol unendlich viel mehr Elend hervorgegangen ist als aus dem passiven. Ihn so hochzujubeln wirkt geradezu auf dümmliche Art kurzsichtig, und doch ist es einer der Grundsätze unserer westlichen

Gesellschaft, daß das aktive Männliche besser als das passive Weibliche sei.

Wir müssen uns bewußtmachen, daß sich Schwierigkeiten mit dem weiblichen Pol geradezu zwingend ergeben, solange so ungleich gewertet wird. Dabei hätte auch unsere Kultur aus sich heraus genug Möglichkeiten, das Problem zu durchschauen und die Lösung zu finden. Allein schon ein so einfaches und altes Märchen wie das von Dornröschen könnte uns zeigen, daß keine Chance besteht, einen Pol aus der Welt zu schaffen. In dem Märchen will das der männlichen Welt verpflichtete Königspaar dem dunklen Weiblichen keinen Platz an der Tafel einräumen. Man versucht es auszuschließen und lädt die dreizehnte Fee aus, weil man kein Tafelgeschirr mehr hat und also gar nicht auf einen dreizehnten Gast eingestellt ist. Die Dreizehn entspricht dem vollständigen Weiblichen einschließlich seiner dunklen Seite, so wie das vollständige Mondjahr dreizehn Mondmonate umfaßt. In unserer Kultur gilt sie deshalb als Unglückszahl, in matriarchalischen Gesellschaften wäre das gerade umgekehrt und die Dreizehn mit weiblichem Glück verbunden. Wenn Freitag, der Tag der germanischen Göttin Freya, der Venustag also, auf den Dreizehnten fällt, überkommt viele hierzulande die Angst, und sie erwarten Schlimmes. Warum ist das so? Die Antwort ist nur symbolisch zu fassen. Wir wollen das Weibliche – wenn überhaupt – nur unvollständig und ohne seine dunkle Seite. Das Weibliche an sich wird durch die Zwei und damit die Polarität symbolisiert. Zu dieser gehören auch die Gegenpole Leben und Tod. Die dreizehnte Fee bringt im Märchen den Tod, ähnlich wie auch im Tarot die dreizehnte Karte für den Tod steht. Das Schicksal umfaßt Leben und Tod, und so kommt in unserer Aversion gegenüber der Dreizehn unsere Angst sowohl vor dem Schicksal als auch vor dem Tod zum Ausdruck, die beide weiblich sind. Gefährlich werden sie nur dadurch, daß wir sie verdrängen. Im Märchen von Dornröschen läßt sich das dunkle Weibliche die Verbannung dann auch nicht gefallen, sondern bedroht die ganze Gesellschaft mit dem Tod der Königstochter durch den Stich einer Spindel. Nun wird der männliche Macherpol in Gestalt des Königs aktiv und verbietet sogleich im ganzen Reich alle Spindeln. Die Angst muß wirklich riesengroß gewesen sein, denn die Spindel ist ja das zentrale Instrument zur Herstellung des Garnes, aus dem die Kleider gemacht werden. Man verzichtete aber lieber auf diese weibliche Möglichkeit der Kleiderherstellung, als sich auf den weiblichen Pol einzulassen. Das Märchen macht sehr deutlich, wie naiv diese Vermeidungsstrategie des männlichen Poles ist, denn das Schicksal nimmt nun seinen not-wendigen Lauf. Im Endeffekt ist es erst die Aussöhnung mit dem Weiblichen in Gestalt der Liebe, die das Königreich aus der schrecklichen Sackgasse befreit. Der männliche Held muß die Brücke schlagen und auf Venus' Flügeln die dichte Abwehr der Dornenhecke durchdringen, die sein geistiger Vorfahr, der König und Vater seiner späteren Braut, durch seine Vermeidungsstrategie heraufbeschworen hat. Die Polarität läßt hier durchblicken, daß zum Leben und zur Liebe sowohl Blüten als auch Dornen gehören: Es ist das Schwert, das die Hecke öffnet, und der Kuß der Liebe, der die (Er-)Lösung bringt.

Wir hoffen, mit diesem Buch dazu beizutragen, die Brücke zum Weiblichen zu schlagen. Wenn es uns tatsächlich kollektiv gelingen sollte, allmählich tiefer in den weiblichen Pol einzudringen, wäre es gut, schon von Anfang an aufzupassen, nicht wieder denselben Fehler mit umgekehrtem Vorzeichen zu machen und nun den männlichen Pol zu verdrängen. Denn das Gefährliche ist ja nicht so sehr der männliche Pol an sich, sondern das Ungleichgewicht und die Einseitigkeit, aus denen immer wieder Elend und Leid entspringen.

In diesem Zusammenhang scheint uns zu Beginn ein Blick auf die Geschichte der Gynäkologie wichtig, um zu sehen, wie es zum momentanen Ungleichgewicht kommen konnte. Erst durch ein Verstehen der Vergangenheit ergibt sich möglicherweise die Chance, wirklich frei von ihr zu werden und sich der Gegenwart und ihrer besonderen Zeitqualität zu öffnen. Wollen wir kollektiv der Gegenwart gerecht werden, müssen wir zuerst die Schatten der Vergangenheit loswerden. Unsere Welt ruht auf einem Fundament von männlichen Meinungen und Standpunkten, die – auch wo sie von großen Geistern geäußert wurden – zeit(geist)abhängig waren. Insofern mag es einerseits erschrecken, andererseits aber auch befreien, sich klarzumachen, welchen Schwachsinn Männer wie Aristoteles oder Thomas von Aquin, um nur zwei zu nennen, über Frauen und das Weibliche im allgemeinen zu ihrer Zeit geäußert haben.

Warum mit der Geschichte beginnen?

Ob wir es wollen oder nicht, wir leben in einem Zeitkontinuum, das uns mehr prägt, als uns oft lieb sein kann. Wir können uns aus unserer Geschichte nicht lösen und werden unser Leben durch das Verdrängen der Vergangenheit nur belasten. Die Zukunft erwächst desto mehr aus der Vergangenheit, je weniger wir im Augenblick zu leben vermögen. Der Versuch vor allem östlicher Traditionen, ins Hier und Jetzt einzugehen, ist nichts anderes als der Versuch, Freiheit von den Bindungen durch Vergangenheit und Zukunft zu erlangen. Er kann nur gelingen, wenn die Fesseln der Vergangenheit durchschaut werden und ihre Verpflichtungen gelöst sind. Allein aus diesem Grund wäre es notwendig, sich intensiv mit der jeweiligen Vergangenheit auseinanderzusetzen und eine Aussöhnung mit der eigenen Geschichte herbeizuführen. Was für Individuen zutrifft, gilt in ganz ähnlichem Maß für Traditionen und eben auch für die der Frauenheilkunde.

Bei der Geschichtsbetrachtung gibt es zwei völlig entgegengesetzt wirkende Tendenzen: die objektive Geschichtsanalyse, die häufig Schreckliches zutage fördert, und die subjektive Erinnerung und Geschichtswahrnehmung, die dazu neigt, die guten alten Zeiten erst zu idealisieren und dann zu beschwören. In unserer Situation sind wir mit beiden Strömungen stark konfrontiert, denn die Geschichte der Gynäkologie führt uns sehr schnell in sehr dunkle Zeiten, wohingegen vor allem die Frauenbewegung davon ausgeht, daß früher, in matriarchalischen Zeiten, alles viel besser gewesen sein muß. Diese konträren Wahrnehmungen im vornherein zu kennen hilft, Fehleinschätzungen zu verhindern.

Darüber hinaus kann eine Betrachtung größerer Zeitläufte helfen, die Rhythmen zu erkennen, die jeder Entwicklung zugrunde liegen. Deren Bedeutung wird immer noch gegenüber sogenannten objektiven Gegebenheiten zu gering eingeschätzt. Die Wahrheit ist viel weniger objektiv, als sie ihrer jeweiligen Zeit erscheinen mag. So erklärte es zum Beispiel noch vor zwei Jahrhunderten ein Arzt für erwiesen, daß Ammenmilch besser für das Neugeborene sei als Muttermilch. Im letzten Jahrhundert hielt es dann ein Kollege für erwiesen, daß Ziegenmilch bekömmlicher als

Ammenmilch und Muttermilch sei. In diesem Jahrhundert hielt man es zwei Jahrzehnte lang für wissenschaftlich belegt, daß Kunstmilch am besten für die Säuglinge sei, und heute sind wir wieder der wissenschaftlich erhärteten Meinung, daß doch die Milch der eigenen Mutter die beste Lösung darstelle. Jede Zeit hat ihre Wahrheit, ließe sich daraus schließen. Folglich sollten wir recht vorsichtig mit diesen zeitgeistabhängigen Wahrheiten umgehen. »Wissenschaftlich« bedeutet oft nur, daß ein oder mehrere Wissenschaftler etwas lange genug behauptet haben. Und immer wieder führt uns die Geschichte die alte Weisheit vor Augen, daß das Wissen von heute der Irrtum von morgen ist. Da das Abschreiben, das heißt das wiederholte Zitieren bestimmter Quellen, innerhalb der Wissenschaft zum Prinzip erhoben wurde, können sich auch gravierende Irrtümer, insbesondere wenn sie von wissenschaftlichen Koryphäen stammen, ungehindert durch die Zeiten erhalten und ausbreiten.

Ein Problem ist auch, daß die jeweilige Zeit zwar die Probleme der Vergangenheit erkennen kann, ihr eigenes Konzept aber kaum je in Frage stellt. Auch heute gibt es die Tendenz – vor allem natürlich von der Wissenschaft selbst gefördert –, heutige Erkenntnisse für objektive Wahrheit zu halten. Dabei ist ganz offensichtlich, daß die Wissenschaftler von ihren Geldgebern völlig abhängig sind. Diese kommen aber vor allem aus dem Bereich der Pharmaindustrie. Selbst an den Universitäten wird der Industrie vermehrt zugearbeitet. Und so wird heute bei uns praktisch nur noch erforscht, was direkt oder indirekt Geld bringt. Das ist hart für Menschen, die an sehr seltenen Krankheitsbildern leiden, mit deren Therapie kaum Geld zu verdienen ist.

Ähnliches gilt leider für fast die gesamte Natur- und Erfahrungsheilkunde. Warum sollten Wissenschaftler etwa die Wirkung der Eigenurintherapie vorurteilsfrei untersuchen? Wer außer Patienten könnte daran Interesse haben? Man kann ahnen, daß diese Therapie wissenschaftlich leicht belegbar wäre, denn immerhin verwendet die Dermatologie selbst Harnstoff, den Hauptbestandteil des Urins, in vielen Präparaten. Daß Harnstoff aus fremdem Urin besser wirken könne als eigener, ist wohl schwerlich anzunehmen. Dieses System der Diskriminierung durch Nichterforschung hat jahrzehntelang gut funktioniert und dem Wissenschaftssystem unliebsame Konkurrenz vom Leib gehalten.

Erst heute beginnen immer mehr Menschen zu durchschauen, welcher Teufelskreis sich hier ergibt. Inzwischen haben wir – gleichsam als Gegenbewegung – eine immer schneller wachsende Gruppe von Menschen, die der wissenschaftlichen Medizin grundsätzlich mißtraut. Auch das hat natürlich Schattenseiten der gefährlichen Art. Denn es ist ja nicht alles schlecht, was von einer kommerziell orientierten Pharmaforschung entdeckt wird.

Unwissenschaftlich ist also vieles, weil es von der Wissenschaft nicht untersucht wird. Sie verzichtet darauf, da bei der Erforschung keine Patente erworben werden und kein Geld zu machen ist. In solcher Weise konsequent ignoriert, muß vieles auch immer unwissenschaftlich bleiben. Mit solchen Scheinargumenten hat die Wissenschaft jederzeit die Macht, die Richtung zu bestimmen, und davon macht sie im Hinblick auf die Außenseitermethoden weidlich Gebrauch[1]. Demgegenüber viel verläßlicher ist die Weisheit der Traditionen, die schon Jahrhunderte und manchmal Jahrtausende hindurch gehalten hat und durch Erfahrungen überprüft und bestätigt wurde. Das Wissen der wissenschaftlichen Medizin hat zudem eine erschreckend geringe Halbwertzeit. Wenn wir heute an Pharmaka verschreiben würden, was wir für unser Examen lernen mußten, würden wir uns vielfach strafbar machen. Für unser Vorhaben wäre es jedenfalls hilfreich, sich einzugestehen, daß unser Wissen immer zeitgebunden ist.

Neben dem Zeitgeist und seiner großen Macht gibt es aber auch so etwas wie Zeitqualität. Selbst Wissenschaftlern, denen dieser Gedanke an sich fremd ist, drängt sich die Macht der Zeitströmungen auf, etwa wenn sie erkennen müssen, daß Dinge wie der Gebärstuhl in vielen Gegenden der Welt scheinbar gleichzeitig entwickelt wurden. Das Erkennen solcher Strömungen mag helfen, Wertungen abzulegen. Nichts kann, insbesondere in der deutenden Medizin, so schaden wie Wertungen, Urteile oder gar Verurteilungen. Jede Zeit hat ihre Qualitäten, keine ist an sich besser als die andere, und alles hat seine Zeit. In der Praxis neigen wir leider dazu, die eigene augenblickliche Meinung weit über alle anderen zu stellen. Das trägt nicht zu echtem Fortschritt bei, sondern verursacht Einseitigkeit und Leid.

Wenn alle Vorfahren nur aus dem jeweiligen Zeitgeist und der jeweiligen Zeitqualität heraus zu verstehen sind, liegt der Verdacht nahe, daß unsere Nachfahren uns ebenfalls nach diesen Kriterien einschätzen werden. Warum also diese beiden Faktoren nicht gleich mit einbeziehen? Insofern werden wir jetzt ganz zu Anfang, aber auch später beim jeweiligen Einstieg in neue Themenbereiche immer wieder Rückgriffe auf die Geschichte machen, um mit der Gegenwart besser klarzukommen. Dieser kritische Ausgangspunkt gilt natürlich auch für unseren eigenen Ansatz der deutenden Medizin, die sich ja im Schatten der Schulmedizin ausgebreitet hat und deren Kontrollinstanz bisher vor allem aus den vielen Patienten und Anwendern besteht.

Versuch über die mutmaßliche Geschichte der alten Frauenheilkunde

In der heutigen vom sogenannten Paradigmenwechsel schon vorgezeichneten Zeit und unter dem Eindruck einer auf vielen Ebenen Raum gewinnenden Frauenbewegung wird die alte Geschichte der Frauenheilkunde oft ähnlich ideologisch aus der weiblichen Perspektive dargestellt, wie das von männlicher Seite unter umgekehrtem Vorzeichen regelmäßig geschah und zum Teil noch immer geschieht. Die These, daß böse Gynäkologen im Mittelalter den guten Weisen Frauen die Verantwortung entrissen haben und damit das Elend in der Frauenheilkunde kam, hält einfachen Überlegungen nicht stand. Im Mittelalter gab es noch gar keine Gynäkologen, und vor allem sollten wir nicht übersehen, daß noch im letzten Jahrhundert jedes vierte Kind die Geburt gar nicht oder jedenfalls nur kurz überlebte und unzählige Frauen qualvoll dabei starben, auch in Gegenden, wo noch gar keine Gynäkologen wirkten. In den Jahrhunderten davor waren die Zustände unter dem Einfluß der christlichen Kirche, die die Frau zu einem Wesen zweiter Klasse machte und mit dem weiblichen Unterleib auch die Geburt verteufelte, noch weit schlimmer. Zum Teil bestand wegen ihrer angeblichen »Unreinheit« eine geradezu panische Angst vor Wöchnerinnen, die dazu führte, daß sie oft völlig allein gelassen wurden. Diesbezüglich bedeutete die späte Übernahme der Geburtsmedizin durch die Gynäkologen einen deutlichen Fortschritt. Das Drama muß sich, wenn überhaupt, viel früher abgespielt haben.

Vielfach wird in heutigen Abhandlungen aus dem Umfeld der Frauenbewegung auf die segensreiche Zeit des Matriarchats hingewiesen, wo vieles, wenn nicht alles, besser gewesen sei. Darüber, wie gut Geburten in ältesten Zeiten, ja in der Frühzeit verliefen, läßt sich mangels Geschichtsaufzeichnungen nur spekulieren; aus matriarchalischen Zeiten haben wir keine verläßlichen Überlieferungen, weshalb sie von vielen Forschern in ihrer Existenz gänzlich bestritten werden.

Wo kein gesichertes Wissen existiert, mag das Spekulieren erlaubt sein, und so wollen wir es hier auch tun. Gegen eine matriarchalische Frühzeit spricht – neben männlichen Emotionen – nur das Fehlen gesicherter Daten, das sich allerdings leicht aus dem Fehlen von Schrift und folglich geschichtlichen Aufzeichnungen erklärt. Für ein Matriarchat sprechen dagegen die Funde aus früher Zeit. Über Alt- und Mittelpaläolithikum (600 000 bis 35 000 vor unserer Zeitrechnung) können wir aufgrund des offensichtlichen Mangels an künstlerischen Darstellungen wenig bis nichts aussagen. Ab dem Jungpaläolithikum, das die Zeit von 35 000 bis 10 000 vor unserer Zeitrechnung umfaßt, finden sich dagegen neben Tierdarstellungen ausschließlich weibliche Gestalten in Form von Zeichnungen und ersten Plastiken. Vor allem Mütter und Schwangere – oder jedenfalls Frauen mit ausgeprägt weiblichen Formen, deren bekannteste die Venus von Willendorf (etwa 35 000 vor unserer Zeitrechnung) ist – werden dargestellt. Erst nach 10 000 vor unserer Zeitrechnung kommen außer Muttergottheiten vereinzelt auch Jagd-, Tanz-, Arbeits- und Kriegsszenen hinzu und damit erstmals auch Männerdarstellungen[2]. Je weiter die Funde zurückliegen, desto ausgeprägter erscheinen die Attribute reifer Weiblichkeit wie der stark gewölbte Leib, ausladende Hüften, ein großes Gesäß und fast überdimensionale Brüste. Frauen wurden hier offensichtlich als Spenderinnen des Lebens verehrt. In diesem Licht mag die fast ausschließlich von »weiblichen« Männern bestimmte moderne Mode männlich anmuten, verhüllt sie doch all diese Attribute mondhafter Weiblichkeit und läßt eigentlich nur noch ausnahmsweise die venusischen Aspekte der Brust gelten. Der weiche, runde Aspekt des Weiblichen, wie er eben im Mondarchetyp zum Ausdruck kommt, wird heute noch weit mehr zurückgesetzt als der auf Harmonie zielende Archetyp der Venus. Mit diesem Umgang mit archetypischen Mustern werden wir uns später noch intensiver beschäftigen.

Wenn 25 000 Jahre lang nur betont weibliche Gestalten dargestellt werden, liegt der Verdacht nahe, daß männliche Personen in dieser langen Zeitspanne keine große Rolle spielten, denn zu allen Zeiten neigten die Menschen dazu, an ihren bevorzugten Kultplätzen nur wirklich Wichtiges darzustellen. Auch spricht eine gewisse Logik für die Existenz des Matriarchats in frühen Zeiten. Wenn wir in der moderneren Geschichte der Gynäkologie erleben, mit welch irrationaler Überheblichkeit der Mann lange Zeit als der einzige Produzent neuen Lebens hingestellt wurde, mag klarwerden, wie schwierig diesbezüglich die frühe männliche Position gewesen sein muß. Ursprünglich war es den Menschen wohl unmöglich festzustellen, daß Männer überhaupt Anteil am Werden neuen Lebens haben. So war deren soziale Rolle in solchen Zeiten wohl schon von daher recht dürftig, denn sie mußten für das Überleben des Stammes oder der Sippe relativ überflüssig erscheinen. Vermutlich litten die frühen Männer unter dieser Bedeutungslosigkeit. Was das große Geheimnis neuen Lebens anging, hatten sie nichts zu bieten: Weder konnten sie es (nach damaligem Verständnis) zeugen noch nährend am Leben erhalten und waren folglich in den wichtigsten Bereichen den Frauen hoffnungslos unterlegen. Der Schweizer Altertumsforscher und Jurist Bachofen nahm aus solchen, vor allem aber auch juristischen Erwägungen für die gesamte prähistorische Zeit das Maternitätsprinzip als gesellschaftsbestimmend an.

Wenn es aber matriarchalische Strukturen im großen Stil gegeben haben sollte, haben die frühen Männer sicherlich unter ihnen gelitten. Ob sie tatsächlich gequält wurden im Sinne von Versklavung, läßt sich nicht klären. Die Art des weiblichen Pols wie auch Erfahrungen mit den wenigen heute noch existierenden archaischen Kulturen mit matriarchalischem Hintergrund sprechen eher dagegen. Möglicherweise hat aber der von der Psychoanalyse entdeckte Gebärneid des Mannes bereits hier seine Wurzeln. Daß diese Thematik dann gegenüber der des sogenannten Penisneides der Frauen so in den Hintergrund trat, hat sicher mit den patriarchalischen Strukturen der Psychoanalyse zu tun, die – ausgehend von den Begründern – bis in die heutige Zeit reichen. Möglicherweise liegt im Gebärneid der Männer auch mit ein Grund für den kompletten Rückzug der Frauen zur Geburt im beginnenden Patriarchat, wie wir es heute zum Beispiel noch bei manchen Indianervölkern finden. Sie konnten den Männern deren Manko nicht so deutlich vor Augen führen. Sicherlich haben Männer ihren Status erst später in der Steinzeit aufwerten können, als die Jagd in den Vordergrund trat und der Schutz der Familie und Sippe in ihre Hände kam.

In frühen Zeiten der Menschheitsgeschichte waren die Männer den Frauen wohl auch deshalb unterlegen, weil sie – vergleichsweise weit weniger in zyklisches Geschehen eingebunden – über geringere soziale Durchsetzungskraft verfügten. Neuere Forschungen legen nahe, daß in sehr frühen Zeiten, als die Menschen noch keine Verfügungsgewalt über das Feuer hatten, alle Frauen im Mondrhythmus menstruierten und damit in einem heute unvorstellbaren Gleichklang lebten und wohl auch fühlten.

Eine Gruppe marschierender Soldaten kann durch den rhythmischen Gleichklang ihrer Schritte eine Brücke zum Mitschwingen und sogar zum Einsturz bringen. Wenn solche Soldatenverbände zusätzlich singen und damit notgedrungen im selben Rhythmus atmen, werden ihre Kräfte noch größer, und so können sie nicht nur kraftsparend große Strecken zurücklegen, sie sind als Verband auch in der Lage, Menschenmassen zum Mitschwingen zu bringen und zum Beispiel in Begeisterung zu versetzen. Im übertragenen Sinn reißen sie sie geradezu mit, wenn sie mitten hindurchmarschieren[3]. Um wieviel größer muß dann die Macht der Frauen gewesen sein, als sie noch alle im selben (Mond-)Rhythmus ihre Regel hatten, während die andere Hälfte der Menschen über kein *verbindliches* natürliches Ritual verfügte. Insofern dürfte das Einfangen des Feuers und seine Zähmung in den Höhlen der frühen Menschheit der Anfang vom Ende der matriarchalischen Macht gewesen sein. Als sich die Menschen zu *Herren* über das Feuer, das symbolisch männlichste Element, aufschwangen, begann wohl auch der Aufstieg der Herren, die nun anfingen, auch die anderen Elemente und allmählich sogar die Frauen zu be*herr*schen. Das dürfte ihnen nun vergleichsweise leicht gefallen sein, denn sobald Frauen mit künstlichem Licht leben, fallen sie aus dem Einklang mit dem Mondrhythmus, und so konnte wohl auch der Zusammenhalt unter ihnen leichter gebrochen werden. Historisch gesehen dürften sie also mit der

Erfindung des »künstlichen Lichts« ihre natürliche Übermacht eingebüßt haben.

Selbstversuche moderner Frauen, die sich für Monate in die Wüste zurückzogen und ohne künstliches Licht lebten, zeigten sehr überzeugend, daß die Menstruationszyklen sich recht bald wieder auf den Mondrhythmus einstellten. An religiösen Orden, die sich eine künstliche *Regel* geben, läßt sich die große Kraft erkennen, die aus deren Einhaltung erwächst. Würde die Regel, und würden daraus folgend die Regeln, nicht mehr eingehalten, wäre die Kraft des Ordens dahin. Ganz ähnlich wird es den Frauen gegangen sein, als sie ihre natürliche Regel, die sie über alle Grenzen und Barrieren hinweg in Einklang versetzte, unwissentlich zugunsten der größeren Bequemlichkeit des künstlich inszenierten Lichts aufgaben.

Dieses sozusagen zyklische Argument für die Existenz früher matriarchalischer Strukturen spricht auch dafür, daß wohl von Anfang an Frauen die Oberhand hatten, was auch biologisch logisch wäre. Dem Leben geht es zuerst um die Erhaltung der Art, und dafür sind Frauen unbestreitbar von größerer Bedeutung. Diese Richtung der Argumentation wird auch durch die Tatsache erhärtet, daß die Lebenserwartung von Frauen bis heute deutlich höher ist und Frauen in vielen extremen Streßsituationen, zum Beispiel bei einer Hungersnot, mehr aushalten und länger überleben als Männer. Für *bios*, das Leben, erscheinen die Frauen wichtiger und sind somit auch besser angepaßt.

Einer solchen langen matriarchalischen Urzeit des Menschen scheinen unsere heutigen Traditionen und insbesondere der christliche Schöpfungsmythos zu widersprechen. Letzterer könnte aber auch eine spätere absichtliche Verkehrung der Dinge sein, denn ganz offensichtlich ist das Matriarchat schon lange vor dem Siegeszug des Christentums zu Ende gegangen. Das Christentum ist eine spätere, typisch patriarchalische Religion wie auch der Islam – und bei genauerer Betrachtung auch alle anderen heutigen Großreligionen, die sich nur noch mit den Spätererscheinungen, den Ausläufern des Matriarchats auseinanderzusetzen hatten. Den Übergang können wir anhand antiker Überlieferungen verfolgen, in denen der Umschwung von den Muttergottheiten auf männliche Ersatzfiguren dokumentiert ist. Auch in der keltischen Religion herrschten ursprünglich mächtige Muttergottheiten, die erst allmählich durch männliche Figuren ersetzt wurden. Die Nachwirkungen dieser großen Göttinnen haben die patriarchalischen Religionen nie ganz unterdrücken können. Noch heute spielen die schwarzen Madonnen im Katholizismus eine wichtige Rolle und ziehen noch immer die Mehrheit der Wallfahrer an. Der ganze Kult um die Jungfrau Maria, der anfangs im Christentum keine Rolle spielte und erst viel später vom Volk eingefordert wurde, spricht für die archaische Durchsetzungskraft der Großen Mutter, wenn sie auch hinfort in der christlichen Kirche ihres Unterleibes fast vollständig beraubt wurde. Dieser gebärfreudige Unterleib, der Jahrtausende für ihre urwüchsige, arterhaltende Kraft eindrucksvoll Zeugnis abgelegt hatte, blieb dem Christentum bis heute so verdächtig, daß er streng verbannt wurde und selbst in der christlichen Kunst nie angemessene Betonung finden durfte, wenn wir von seltenen Ausnahmen wie der Darstellung der schwangeren Maria absehen. Auf diesem Boden entwickelte sich wohl auch das ganze Problem der bis auf die biologische Ebene getriebenen Jungfräulichkeit. Aus dem Wort *parthenos*, was im griechischen Urtext »junge, hehre Frau« bedeutet, wurde im Lateinischen *virgo* (»Jungfrau«), was später Erklärungsbedarf auslöste und von der katholischen Kirche mittels Dogma zu lösen versucht wurde.

Um dem unterdrückten weiblichen Pol aber doch etwas Geltung zu verschaffen, wurde Maria mit Kind, mit der heiligen Familie und mit ihrer Sippe abgebildet. Der aus der Bibel gar nicht abzuleitende Kult um Anna, die Mutter der Maria, und Elisabeth, die Mutter des Johannes, geht in dieselbe Richtung, wie auch die Tendenz der Bauhütten, fast alle gotischen Kathedralen der Mutter Gottes zu weihen, ja die wichtigsten sogar nach der Sternzeichenfigur der Jungfrau auf Erden zu errichten. Ein zeitweises Wiederaufleben der Großen Göttin kann auch in der Minnezeit gesehen werden, in der archetypisch weibliche Tugenden großen Aufschwung und künstlerische Anerkennung erfuhren. Die Bewegung der Templer spiegelt ähnliches wider. Deren größtes Vergehen war wohl die Gleichstellung von Maria und Christus und die Anbetung des Baphomet, jener polaren Gottheit, die am ehesten dem indischen Shiva und seiner Gefährtin Kali und damit archetypisch dem weiblichen Pol der Wirklichkeit entspricht. Baphomet wurde als ziegengestaltiges Wesen mit Flügeln und Brüsten dargestellt. Die Templer hatten die Verehrung einer dunklen weiblichen Gottheit offenbar in ihrem Kontakt mit östlichen Religionen gelernt. Den Amtschristen des Vatikan aber war nicht an einem Weltbild unter Einschluß der weiblichen Seite der Wirklichkeit gelegen, und so entstand das einer Hochreligion unangemessene naive Bild eines lieben Gottes, der eines bösen Gegenspielers bedurfte. Baphomet wurde so zum Symbol des Satans und damit des Bösen schlechthin. Damit war aber für mitdenkende Christen der liebe Gott kein alleiniger Schöpfer mehr, denn wo sollte der böse Teufel herkommen, wenn nicht von ihm. Der naive Ausweg, daß Gott nicht gewußt habe, was er da mit dem Satan hervorbrachte, nimmt ihm die Allwissenheit. Für die Amtschristen gibt es kein Entrinnen aus diesem Dilemma. Bis heute kommen sie mit der Polarität nicht zurecht und machen sich mit ihrer biologischen Interpretation der Jungfrauengeburt bei immer breiteren Schichten der Bevölkerung lächerlich.

Wir finden bis heute in unserer Sprache zahlreiche Spuren des matriarchalischen Menschheitsbeginns, wenn wir von »Mutter Erde« und »Mutter Natur« sprechen. Auch all die Mythen der Großen Mutter, die ja nie ganz verstummt sind und aus grauester Vorzeit zu uns herüberschallen, weisen in diese Richtung. Nehmen wir Frau Holle im Himmel. Daß sie schließlich in Gestalt der Hel in den Hades der Unterwelt verbannt wurde, zeigt die krampfhaften germanischen und später christlichen beziehungsweise eigentlich patriarchalischen Versuche, die Große Göttin auf einen einzigen Pol, und zwar den dunklen, zu reduzieren. Das Märchen, daß sie ihre Betten ausschütteln läßt, wodurch es auf Erden schneit, hat uns die Große Göttin aber dort erhalten, wo sie einst wohl selbstverständlich ebenfalls zu Hause war: im Himmel, denn von dort kommen ja nun einmal die Schneeflocken. Als Herrscherin über Leben und Tod stand Frau Holle, wie alle großen Muttergöttinnen, für die Polarität insgesamt und blieb damit dem auf einen einzigen Pol und auf Eindeutigkeit zielenden männlichen Bestreben immer fremd.

Schließlich gibt es noch ein weiteres Argument für einen anderen Beginn der Menschheit, als er in unserer modernen, von Geschichtsforschung geprägten Vorstellung existiert. Wenn Frauen ihre Kinder immer unter so erbärmlichen Bedingungen wie im Mittelalter zur Welt gebracht hätten, wäre es der Menschheit wohl kaum gelungen, bis heute zu überleben. Zwar haben auch wilde Tiere Probleme beim Gebären des Nachwuchses und kommen dabei um, aber nur in seltenen Fällen und niemals in einem Ausmaß wie Menschenfrauen in den Jahrhunderten vor unserem. Die Menschheit muß diesbezüglich einmal bessere Zeiten gesehen haben, allein schon die Betrachtung – wenn auch zumeist patriarchalisch strukturierter – Naturvölker spricht dafür. In keinem Stamm und zu keiner Zeit vor unserer scheinen Frauen zum Beispiel die extrem gebärfeindliche Rückenlage zur Geburt gewählt zu haben. Diese galt sogar noch bis in unsere Zeit unter Frauen als Schande und muß als negative Neuerung der modernen Geburtshilfe, die noch immer lange vor der eigentlichen Gynäkologie kam, betrachtet werden.

Die Rückenlage ist ja schon an sich ein Symbol der Wehrlosigkeit, der Auslieferung, des Sichergebens. Der Ringer oder Judokämpfer legt bis heute den Gegner aufs Kreuz, das heißt auf den Rücken, zum Zeichen, daß er ihn unterworfen und besiegt hat. In dieser Hinsicht entspricht die Rückenlage bei der Geburt der Missionarsstellung beim Geschlechtsverkehr. Auch Vergewaltigung geschieht fast ausschließlich in dieser Position.

Schlußendlich liefert auch der starke Nachdruck, mit dem die Männerwelt bis in unsere Tage die Weiblichkeit bei sich selbst wie auch in der Gesellschaft unterdrückt, ein gewisses Argument für ein ehemaliges Matriarchat. Nach dem Polaritätsgesetz liegt die Vermutung nahe, daß es sich bei einer so überzogenen Haltung um eine Kompensation handelt. Warum sonst sollte sich die eine Hälfte der Menschheit in diesem Ausmaß gegen die andere verschwören – und das praktisch weltweit?

Wie und ob überhaupt Frauenheilkunde in der matriarchalischen Zeit praktiziert wurde, entzieht sich unserer Kenntnis. Wahrscheinlich ließ *frau* dem ganzen Geburtsvorgang einfach seinen natürlichen Lauf, versuchte sich in Einklang mit dem zyklischen Geschehen zu stellen und fuhr allein damit wohl schon weit besser als ihre Nachfahrinnen in späteren »zivilisierteren« Zeiten. Vieles spricht allerdings auch dafür, daß sich in jener Frühzeit bereits eine Medizin entwickelte, und diese wird sich folgerichtig in einer weiblich *dominierten* Zeit mit dem wichtigsten Geschehen überhaupt, der Geburt, befaßt und sich den (damals) wichtigsten Menschen, nämlich den Frauen, gewidmet haben. Denn nicht nur im steinzeitlichen Europa, im Nahen Osten, in Afrika, Asien, Mittel- und Südamerika, sondern auch noch bis in die Hochkulturen der Sumerer, Babylonier und Assyrer stand das Mutter-Kind-Thema im Mittelpunkt und beherrschten Muttergöttinnen das Leben. In diesen Zeiten gab es mit ziemlicher Sicherheit schon Medizin im Sinne einer Naturheilkunde, und diese dürfte aller Wahrscheinlichkeit nach in den Händen von Frauen gelegen haben, insbesondere was die Behandlung der Frauen selbst anging. Die Tendenz, daß bei Frauenthemen nur Frauen Hand anlegen dürfen, hat sich ja sogar bis in unser Jahrhundert gehalten. Diesem Umstand verdankte zum Beispiel die erste Frau ihren Medizinstudienplatz, bezeichnenderweise an der islamischen Universität von Salamanca. Im Islam hat ja die unangefochten herrschende Männerwelt bis heute Probleme, männliche Ärzte zu »ihren Frauen« zu lassen. Im Christentum wurde diese Tendenz noch dadurch verstärkt, daß der ganze weibliche Unterleib als unrein galt und damit automatisch auch die Geburt. Deshalb durfte Christus auch keinesfalls über den Unterleib in Maria eingepflanzt worden sein, wobei er zu Weihnachten im Stall von Bethlehem dann wohl doch durch den Unterleib hindurch mußte. Darüber aber schweigt die Bibel lieber. Bei Darstellungen der Geburt der ersten Frau nehmen frühe christliche Künstler den Mythos wörtlich und lassen Eva aus Adams Rippe wachsen. Auch Abel erblickt auf »sauberem Weg« das Licht der Welt und kommt in verschiedenen Darstellungen praktisch mittels Kaiserschnittes aus Evas Seite. Solche »sauberen Wege« sind auch aus anderen Religionen bekannt, etwa wenn Buddha in vielen Darstellungen aus der Hüfte seiner Mutter geboren wird. Oder denken wir nur an die Kopf- oder Schaumgeburten der griechischen Göttinnen. Die Diffamierung des Unterleibes insbesondere der Frau führte jedenfalls dazu, daß sich Männer nicht sonderlich um den Bereich der Geburtshilfe und Frauenheilkunde rissen, solange die christlichen Kirchen den Zeitgeist bestimmten. Selbst die frühen Hebammen mußten die Frauen im angezogenen Zustand und damit im Dunkeln untersuchen, weil etwas so Unreines wie der weibliche Unterleib niemals entblößt werden durfte. Entsprechend im dunkeln tappten sie dann auch bei ihren Diagnosen.

Möglicherweise hat es aber in vorgeschichtlichen Zeiten Weise

Frauen gegeben, die ihren niederkommenden Geschlechtsgenossinnen wirklich helfen konnten. Es ist anzunehmen, daß diese Medizinfrauen beim Übergang vom Matriarchat zum Patriarchat schwere Zeiten durchgemacht haben. Dafür spricht auch, daß noch in unseren geschichtlich überschaubaren Zeiträumen Frauen wegen ihrer medizinischen Fähigkeiten bestialisch gequält wurden - etwa zu Tausenden während der Inquisition. Gynäkologen sollten wir dafür aber nicht verantwortlich machen, ihre Zunft ist viel zu jung. Sie müssen sich höchstens an der Tradition messen lassen, in der sie historisch stehen.

Lange bevor es überhaupt Frauenärzte gab, fanden Auseinandersetzungen zwischen Weisen Frauen und Ärzten statt, die nicht selten auch in Verurteilungen der betroffenen Frauen vor den parteiischen Gerichten der Inquisition endeten. Jemanden der Hexerei zu beschuldigen war damals der schnellste Weg, um Konkurrenten loszuwerden. Solange die Ärzte außer Aberglauben fast gar nichts zu bieten hatten und die Weisen Frauen noch auf ihr Kräuterwissen bauen konnten, sah die Situation für die Ärzte schlecht aus. Die brutalsten Kampfmaßnahmen erwachsen häufig aus Schwäche.

Die Entstehung der modernen Gynäkologie

Was wir für die Frühzeit nur vermuten können, ist für das Altertum und alle bis heute existierenden archaischen Völker verbürgt, daß nämlich bei Geburten Männer nur in seltenen Ausnahmefällen anwesend waren. Die Geburten fanden im Kreise von Frauen statt, am liebsten in der Nähe des heiligen Feuers, das heißt im Mittelpunkt des Hauses, später dann in der größten und am besten zu beheizenden Kammer. Die Gebärende nahm im allgemeinen eine kauernde, hockende, kniende oder später auch zunehmend sitzende Haltung ein. In der Schlafkammer und im Bett zu gebären galt lange als schimpflich und schändlich. Natürlich fanden alle Niederkünfte zu Hause statt, wobei es aber auch schon sehr frühe Vorläufer moderner Geburtskliniken gab, sowohl im alten Ägypten in Form von eigenen Tempeln als auch bei archaischen Völkern in besonderen Hütten. Letztere kannten auch aus Kräutern gebraute Rauschgetränke, um die ärgsten Schmerzen zu lindern.

Sowohl die meisten Naturvölker als auch die Menschen des Altertums lebten aber schon lange in patriarchalischen Strukturen, und so finden wir sehr frühe Anzeichen für die Abwertung des Weiblichen. Nicht selten waren aufwendige Waschungen und Reinigungen nötig, um die »Verunreinigungen« durch Geburt und Periode abzuschütteln. Wäsche und Kleider der Wöchnerin mußten teilweise rituell in einem Feueropfer verbrannt werden, um die Dämonen zu besänftigen und die (männlichen) Götter gnädig zu stimmen. Der Mythos berichtet, daß Rhea sich nach der Geburt des Göttervaters Zeus einer eingehenden Reinigung zu unterziehen hatte. Als Zentrum der Unreinheit galt die Scheide, und keine Hand durfte sie je berühren. Das allerdings hatte in hygienischer Sicht wieder enorme Vorteile, was damals aber noch nicht verstanden werden konnte. Wer eine Wöchnerin auch nur berührte, galt bereits als unrein und mußte durch entsprechende Salbungen und Waschungen versuchen, seine Unschuld wiederzuerlangen. Geburten und insbesondere Frühgeburten schlossen die Frauen in der Antike für Wochen vom Tempelbesuch aus. Anhand dieser Fakten läßt sich nachempfinden, wie verlassen und ausgegrenzt die niederkommenden Frauen oft waren.

In den frühen Hochkulturen waren es noch ausschließlich Göttinnen, die den Frauen bei Geburten beistanden: bei den Ägyptern Heket sowie Hathor und Isis, bei den Griechen Hera und Artemis. Man geht wohl richtig in der Annahme, daß es sich bei ihnen um direkte Nachfahrinnen der Großen Göttin handelte, so wie wir das auch für Maria, die Mutter Gottes, annehmen können, die auch heute von Frauen in ihrer schweren Stunde um Beistand angefleht wird.

Seit Beginn aller uns bekannten Kulturen, also schon bei den Sumerern, gab es ein zwar geringes, aber grundlegendes Wissen um die Geburt. Mit der Zeitqualität konnten die Sumerer sogar besser umgehen als wir Modernen, wie sich an ihrer bereits hochentwickelten Astrologie ablesen läßt. Von den 7000 Jahren Kultur, die wir überschauen, standen die Menschen 6700 Jahre lang auf vertrautem Fuß mit Kairos, dem Gott der Zeitqualität. Erst in den letzten dreihundert Jahren wurde die damalige Königin der Wissenschaften, die Astrologie, ins Zwielicht gerückt. Das Mittelalter und sogar die aufklärerischen Bestrebungen der Renaissance hatte sie überdauert. Paracelsus schrieb noch, daß ein Arzt, der nichts von Astrologie verstünde, keiner sei. Bei genauer Betrachtung hat die Astrologie auch heute wahrscheinlich noch mehr Anhänger, als es Wissenschaftler gibt, wenn wir etwa bedenken, daß es sich kaum eine große Zeitschrift leisten kann, auf (wenn auch zumeist aberwitzig schlechte und oberflächliche) Horoskope zu verzichten. Die Vernachlässigung von Kairos (Zeitqualität) zu Gunsten von Chronos, der nur die Quantität der Zeit mißt, führte zu unserem überheblichen Umgang mit der Zeit im allgemeinen und wurde neben allem Fortschritt auch zur Quelle von Ungeduld und Mißverständnissen gesundheitsschädlicher Art. Da uns jede Zeit gleich erscheint, haben wir alle Rücksicht auf natürliche Rhythmen über Bord geworfen und sind zum Beispiel dem schrecklichen Mißverständnis der programmierten Geburt aufgesessen, bei der eine Maschine anstelle des mütterlichen Organismus über Hormongaben den Geburtsverlauf bestimmt. In dieser Hinsicht waren uns, die wir gerade erst wieder die Macht der Mondrhythmen entdecken, die Alten weit voraus.

Das grundlegende Wissen um die Geburt und geringe medizinische Kenntnisse gelangten von den Sumerern zu den Babyloniern und Assyrern sowie durch Alexander den Großen erstmals nach Europa. In den Wirren der Völkerwanderungen ging dieses Wissen aber in unseren Breiten wieder verloren. Von den Arabern bewahrt, kam es über Spanien dann in einem zweiten Anlauf noch einmal zu uns. Allerdings nutzte es wenig, da es zu gering war, um den sich entwickelnden hygienischen, sozialen und medizinischen Problemen auch nur annähernd gewachsen zu sein. Im Mittelalter bedeutete praktisch jede Regelwidrigkeit bei der Geburt den sicheren Tod von Mutter und Kind. Ein enges Becken war damals für die Frau so etwas wie ein Todesurteil. Noch im 16. Jahrhundert waren etwas besser gebildete Ärzte die große Ausnahme.

Die frühen Ärzte hatten im allgemeinen noch gar nichts mit Geburten zu tun. Selbst Hebammen (von Heb-Amme) gab es nur wenige. Schlecht oder gar nicht ausgebildet und gering bezahlt, fristeten sie ein miserables Leben. Erst ab dem 15. Jahrhundert wurde versucht, die Hebammentätigkeit gesetzlich zu regeln, was die Situation aber kaum bessern konnte. Ärzten war der Zutritt zum Geburtszimmer generell verwehrt, was bei ihrem dürftigen Wissensstand wohl auch besser war. Die Hebammen hatten wenigstens ihre Erfahrung, was aber nicht verhindern konnte, daß jede Geburt lebensgefährlich war. Hebammen machten sogar schon Kaiserschnitte, allerdings vor allem an der toten Mutter, ohne aber das Kind retten zu können, da zuviel Zeit verging. Es herrschte noch der Glaube, daß das Kind weiter atmen könne, wenn man der toten Mutter den Mund offen hielt. Der Hauptzweck der später sogar gesetzlich vorgeschriebenen Kaiserschnitte an der Toten bestand darin, das tote Kind noch taufen zu können. Generell war der Einfluß der Kirche beherrschend. Sie setzte zum Beispiel durch, daß das Leben des Kindes dem der Mutter vorzuziehen war. Das führte zu zusätzlichem schrecklichem Leid, denn oft wäre die Zerstückelung eines zu großen Kindes die einzige Rettung für die Mutter gewesen. Da die Kirche derlei aber verbot, mußten oft beide sterben.

Das Ausbildungsniveau der Hebammen mußte vor der Entdekkung der Buchdruckkunst katastrophal niedrig bleiben, weil sich das Wissen nicht verbreiten konnte. Aber selbst als es die ersten Hebammenbücher gab, waren sie aus heutiger Sicht furchtbar schlecht, weil voller Aberglauben und Vorurteile. Hinzu kam, daß die meisten Hebammen gar nicht lesen konnten. Was vor allem fehlte und unzählige Todesfälle hätte verhindern können, war ein wenigstens ansatzweises Verständnis von Hygiene. Anfang des 16. Jahrhunderts begannen dann zunehmend Ärzte über die Geburtshilfe, zu der sie gesetzlich gar nicht zugelassen waren, Bücher zu schreiben. Das Buch des Augsburger Arztes Metlinger war eine Neuauflage der Schrift von Albertus Magnus *Über die Geheimnisse der Weiber*. Es erreichte bis 1669 neun Auflagen und beruhte auf Wissen aus den Zeiten von Hippokrates und Avicenna. In der ganzen langen Zwischenzeit hatte es keine nennenswerten Fortschritte gegeben, im Gegenteil war die Situation durch die zunehmende Einzwängung in das kirchliche Dogma eher schlimmer geworden. Aber auch die zunehmende Enge in den unhygienischen Städten trug ein Übriges zur Verschlimmerung der Situation bei.

Trotz ihrer Publikationen fanden die Ärzte noch wenig Anklang, und so lagen sie vermehrt im Streit mit den Hebammen. Aus deren Kreis waren inzwischen auch einige angesehene und gute Geburtshelferinnen hervorgegangen wie die über die Grenzen ihres Landes hinaus bekannte Louise Bourgois aus Frankreich und Justine Siegmund, eine Autodidaktin, die als Siegismundin bekannt wurde und großes Ansehen genoß. Beide schrieben Bücher und wurden ob ihrer großen Erfahrung und ihrer hervorragenden Fähigkeiten von den Ärzten heftig befehdet. Die Siegismundin erlangte vor allem wegen ihres doppelten Handgriffs zur Wendung des Kindes Berühmtheit. Die Auseinandersetzung zwischen der erstarkenden Medizin und den Hebammen wurde zum Teil bis auf die Straßen getragen, wo Plakate und Handzettel vor den Kräuterweibern warnten und die Frauen aufforderten, nur zu Ärzten oder »geschworenen Hebammen« zu gehen.

Im ausgehenden 17. Jahrhundert war es dann Ludwig XIV., der den Ärzten zu einem mächtigen Ansehensvorsprung verhalf, als er einen bekannten Chirurgen mit der Entbindung seiner Mätressen beauftragte. Einen echten Fortschritt brachte die Geburtszange, die – im 16. Jahrhundert bereits beschrieben – im 17. von einem Engländer konstruiert und eingesetzt wurde. Allerdings konnte sie sich nicht recht verbreiten. Sie wurde nur heimlich, unter den Röcken verborgen, gehandhabt und setzte sich erst im 18. Jahrhundert gegen all die Tabus und Denkschranken wirklich durch.

Ab jetzt kann man auch erst von ärztlicher Geburtshilfe im eigentlichen Sinne sprechen, bis dahin war das ärztliche Engagement eher auf die Behinderung der Hebammen beschränkt geblieben. Nun entstand auch vielerorts eine Zusammenarbeit mit den Hebammen und löste das unsägliche Gegeneinander ab. In Mainz wurde schon Mitte des 17. Jahrhunderts eine herausragende Hebammenschule gegründet, die nur Schülerinnen ausbildete, die schon selbst mehrere Kinder geboren hatten. (Eine Idee, die durchaus Vorteile hat und heute wieder gänzlich vergessen ist. So wäre es sinnvoll, wenn die Hebamme ihr eigenes Geburtstrauma geklärt und verarbeitet hätte, was mit jeder eigenen Geburt wahrscheinlicher wird.) Im 19. Jahrhundert wurden dann wie 1819 in München viele Gebäranstalten zu Hebammenschulen erhoben, und es ging mit der Geburtshilfe Schlag auf Schlag voran, obwohl die Situation insgesamt, was die Sterblichkeit der Mütter anging, äußerst beklagenswert blieb. Wirklich große Fortschritte, die der Mehrheit der Frauen und Kinder zugute kamen, gelangen erst Semmelweis im letzten Jahrhundert mit der Entdeckung der Hygiene und dem englischen Chirurgen Lister mit der aktiven Keimbekämpfung in der Wunde. Ab jetzt konnten auch Kaiserschnitte häufiger glücken, zumal auch die Narkose und eine sinnvolle Technik zum Nähen der Gebärmutter in Mode kamen. Dennoch mußte, trotz enormer Fortschritte, in diesen Zeiten immer noch jedes vierte Kind bei der Geburt sterben.

Als auf ihr Fachgebiet spezialisierte Gynäkologen überall den Schauplatz betraten, waren die letzten Kräuterfrauen aus der offiziellen Medizinszene längst verdrängt. An ihre Stelle waren die anderen Ärzte, insbesondere die Chirurgen, getreten. Ganz ausmerzen ließen sich die Weisen Frauen allerdings nie, und sie feiern gerade heute aus dem Untergrund heraus fröhliche Urständ. Die Sehnsucht nach Weisen Frauen, die mit Kräutern und unerklärlichen magischen Kräften heilen, wenn gar nichts anderes mehr hilft, ist in den Menschen tief verwurzelt. Noch heute werden sie einerseits verehrt, andererseits von seiten der Schulmedizin verteufelt. Die Logik ist dabei dieselbe geblieben: Wenn die Schulmedizin nicht mehr helfen kann und jemand anderes doch, dann kann das nicht mit rechten Dingen zugehen. In dieser Tradition wären Frauen zu sehen, wie etwa in unserer Zeit Maria Treben, die aus »Gottes Kräuterapotheke« ausgesprochen christlich Gesundheit hervorzauberte. Sie bekam sehr schnell sehr heftigen Gegenwind von der Schulmedizin zu spüren und wurde auch als Kräuterhexe bezeichnet. Was man auf der Seite der Gegner aber nicht bedachte, war die Tatsache, daß das heute von immer mehr Menschen schon wieder als Kompliment gesehen wird, und auch hier sei es in eben diesem Sinne gemeint.

Die ersten Gynäkologen, die das Feld der Frauenheilkunde übernahmen, waren eigentlich noch Chirurgen, die anfingen, ihre Operationen auch auf den Bereich der weiblichen Organe auszudehnen. Die Geburtshilfe kam noch viel später in ärztliche Männerhände – aus den oben beschriebenen Tabugründen. Erst am Übergang vom 17. zum 18. Jahrhundert begannen die ersten praktischen Ärzte, Geburten zu betreuen, was häufig auf Zangenentbindungen auf dem Küchentisch hinauslief. Ansonsten halfen bei der Geburt oft noch die Großmütter in ihrer Rolle als Große Mutter.

Selbst als Männer dann mit der Entwicklung der Operationstechniken und vor allem der Narkose im letzten Jahrhundert das

Kommando im Kreißsaal übernahmen, weil Hebammen von diesen Errungenschaften systematisch ausgeschlossen waren, blieben die Sitten eher von weiblichem Gefühl bestimmt. Rooming-in war noch in den zwanziger Jahren dieses Jahrhunderts die Regel, Stillen fast selbstverständlich. Die Machtübernahme durch die Männerwelt zog sich in Deutschland mancherorts bis in die Mitte dieses Jahrhunderts hin. Im niederbayerischen Straubing zum Beispiel ließ sich der erste Frauenarzt erst 1930 nieder; das erste Wöchnerinnenheim, in dem selbiger Arzt Entbindungen leitete, folgte zwei Jahre später.

Erst seit Mitte des letzten Jahrhunderts, also erst ein einziges Jahrhundert lang, »machen« Männer Geburten. Noch bis 1975 lief zum Beispiel im niederbayerischen Straubing die ganze Geburtshilfe außerhalb von Kliniken in Entbindungsheimen ab, weil erst zu diesem Zeitpunkt die Geburtshilfe überhaupt ins Krankenhaus aufgenommen wurde. Wenn man nachliest, daß im Jahre 1930 die gesamte »gynäkologische Verantwortung« für ganz Niederbayern in Händen eines einzigen Gynäkologen lag, ist die Lächerlichkeit dieser Anmaßung leicht zu durchschauen. In Wirklichkeit war es wohl eher so, daß die Verantwortung für die Geburten in den Händen der Hebammen und der Frauen der Familie lag und ein einziger Gynäkologe (auf typisch männliche Art) im ganzen Land herumhetzte und sich sicherlich zu seinem und zum Schaden seiner Patientinnen vollkommen überforderte.

Die medizinische Geschichte der modernen Gynäkologie

Die Geschichte der modernen Gynäkologie ist – wie viele Medizingeschichten – eine der Vorurteile und Irrtümer, die nur langsam und zäh seriöser Erkenntnis und Forschung Platz machten. Besonders eindrucksvoll und eigentümlich zugleich ist an dieser Geschichte, daß sie die meiste Zeit über dazu diente, das Objekt der eigenen Forschung, nämlich die Frauen, abzuwerten. Das wiederum dürfte mit der weiter oben beschriebenen Entwicklungsgeschichte der Frauen-Heil-Kunde zusammenhängen.

Die längste Zeit stand die Gebärmutter fast allein im Mittelpunkt des gynäkologischen Interesses und behauptete diese zentrale Stellung unangefochten von der Antike bis ins letzte Jahrhundert. In der Frühzeit dichteten ihr die Ärzte mangels Wissens ganz wunderbare Eigenschaften an wie etwa freie Beweglichkeit im ganzen Bauch- und oftmals auch noch im Brustraum. Nach Hippokrates konnte die Gebärmutter sogar einigen Frauen zu Kopf steigen und dort für allerlei Unbehagen sorgen. Andere frühe Ärzte unterstellten dem weiblichen Zentralorgan die Fähigkeit, auf den Magen zu drücken[4], die Leber zu beengen oder sich gar am Herzen festzukrallen. Sie war angeblich in der Lage, in die Kehle zu wandern und diese zu verstopfen, Krampfanfälle zu erzeugen, die Sinne zu blockieren und durch die Enge, die sie durch ihr Eindringen heraufbeschwor, das Zusammenschnüren der Brust zu verursachen. Diese und ähnliche mit der Gebärmutter in Zusammenhang gebrachte Leiden wurden dann auch nach ihr »hysterisch« genannt, und somit waren hysterische Leiden automatisch weiblich. *Hystera* heißt auf griechisch »Gebärmutter«, und die Hysterie galt fast bis in unsere Zeit als ein für Frauen(zimmer) typisches Krankheitsbild. Nicht selten wurde es auch dazu benutzt, abweichendes Verhalten, insbesondere bei Frauen, auszugrenzen. Bis heute verwendet der Volksmund das Wort »hysterisch« in diesem Sinne. Das soll allerdings nicht darüber hinwegtäuschen, daß es sich bei der im letzten Jahrhundert noch häufigen Hysterie tatsächlich um ein schweres Krankheitsbild mit entsprechendem Leidensdruck handelte. An der Hysterie entwickelte Freud seine Theorie der Konversionsneurose, die im Körper ein seelisches Thema auf sehr direkte Art ausdrückt.

Die zunehmende anatomische Forschung beendete allmählich den Irrglauben von der frei herumstreunenden Gebärmutter und rückte sie wenigstens topographisch an den Platz, der ihr zukam und den sie auch zeitlebens beibehält. Im übertragenen Sinn blieb sie aber Namensgeberin für all die hysterischen Symptome, die noch lange Zeit vor allem an Frauen gefunden wurden, wohl weil sie auch nur an ihnen gesucht und bei Männern geflissentlich übersehen wurden.

Da der weibliche Zyklus dem Mond gehorcht und Mond jenes Urprinzip ist, dem Gefühle und Stimmungen zuzuordnen sind, liegt es auf der Hand, daß die »lebendige« Frau im Laufe ihres Monatszyklus stimmungsmäßige Mondphasen durchläuft: von der Hochstimmung der Fruchtbarkeit und des Lebenspendens bis zur Trauer des Todes, symbolisiert in der Menstruation. In diesem Sinne wäre »hysterisch« also ein wertfreier, dem Mondzyklus unterstehender Zustand. Je sensibler die Frau, desto hysterischer wäre sie. Allerdings hat diese wertfreie Betrachtung im Patriarchat nie eine Chance gehabt.

Eine andere »Erkenntnis«, nämlich daß Frauen prinzipiell außerstande seien, einen Lebenskeim aus sich hervorzubringen, beherrschte die Medizin noch länger und läßt sich bis in die gleiche Zeit zurückverfolgen wie Hippokrates' kühne Behauptung von der freien Beweglichkeit der Gebärmutter. Aus der bloßen Tatsache, daß für die Zeugung männlicher Samen nötig ist, schloß *man*, daß Frauen nichts Gleichwertiges zu bieten hätten. *Man* ging so weit, in das Sperma eigentümliche Wundervorstellungen hineinzuprojizieren, wie etwa die, daß es bereits den ganzen vorgeformten Menschen in winziger Keimform enthielte. Bei so viel Einseitigkeit und Parteilichkeit muß sich psychologisch der Verdacht auf Minderwertigkeitskomplexe aufdrängen. Niemand Geringerer als Aristoteles behauptete, Frauen seien aus obigen »Gründen« den Männern nicht ebenbürtig, ja, er ging so weit, daraus abzuleiten, daß »Weib sein« eine gewisse Schwäche bedeute. Die Vorstellung von der weiblichen Minderwertigkeit hielt sich wesentlich länger als die von der enormen Beweglichkeit ihres »Zentralorgans«.

So viel absichtliche Voreingenommenheit muß Ursachen haben, und diese gründen wohl im Nebel der sich historischen Studien entziehenden Vorzeit mit ihrem matriarchalischen Übergewicht, wie es in der Figur der Venus von Willendorf so überdeutlich wird. In dem Maße, wie wir heute Zeugen eines extremen Pendelausschlages auf die männliche Seite sind, ist es um so wahrscheinlicher, daß das Pendel lange zuvor weit in die Gegenrichtung gezeigt hatte.

Die Irrationalität, mit der die weibliche Minderwertigkeit belegt wurde und die die Medizin bis heute beeinflußt, läßt daran denken, daß hier ein großer Nachholbedarf an Selbstbestätigung auf seiten der Männer vorliegen muß. Immerhin handelt es sich ja bei den »wissenschaftlichen Männern« um solche, die ausdrücklich den Anspruch vertreten, objektiv und wertfrei zu arbeiten. Unter diesem Aspekt betrachtet, bleibt die Geschichte der Gynäkologie noch lange und eigentlich bis in die Gegenwart ziemlich peinlich. Daß auch andere ähnliche Probleme hatten (und zum Teil noch haben) – wie etwa die christliche Kirche, die sich ja erst recht spät entschließen konnte, auch Frauen so etwas wie eine höhere Seele zuzubilligen –, macht das Grundlegende der Misere nur noch deutlicher. Es gibt offenbar selbst bei bestem Willen kein wertfreies Wissen oder anders ausgedrückt: Wissenschaft steht immer im Dienst irgendeiner Ideologie. Insofern ist es naheliegend, an dieser Stelle auf unsere Philosophie hinzuweisen, die die Basis dieses Buches bildet. Es würde den Rahmen sprengen, ausführlich darauf einzugehen, es sei aber auf die beiden Bücher *Lebenskrisen als Entwicklungschancen* und *Krankheit als Sprache der Seele* verwiesen, die sich eingehender mit der spirituellen Philosophie beschäftigen, die ja auch der hier verwendeten Krankheitsbilder-Deutung zugrunde liegt.

Die wechselvolle Geschichte der Gynäkologie bekam neue Impulse, als Graaf im 17. Jahrhundert den Follikel entdeckte. Nun entstand sogar so etwas wie eine Gegenbewegung gegen die Theorie der weiblichen Minderwertigkeit. Einige wissenschaftliche Anhänger von Graaf gingen jetzt davon aus, daß der Frau sogar der größere Anteil an der Entstehung neuen Lebens zukäme. Die Entdeckung des sogenannten Graaf-Follikels rief aber sogleich wieder eine auf Irrationalitäten gegründete männliche Gegenströmung auf den Plan. Kaum hatte man nämlich die Spermien im männlichen Ejakulat entdeckt, fühlte sich die Mehrheit der »Wissenschaftler« bemüßigt zu behaupten, es handele sich bei diesen winzigen Samentierchen um die eigentlichen Garanten neuen Lebens. Sie wollten ganz genau wissen, daß jedes Samentierchen in Miniatur ein genaues Abbild des kommenden Menschen enthielte, das dann erst in die leere weibliche Gebärmutter gepflanzt werden müsse.

Wenn zwei (Richtungen) sich streiten, liegt die Wahrheit oft in der Mitte, weiß bereits der Volksmund. In unserem Fall war es der englische Arzt William Harvey, dem wir auch die Entdeckung des Blutkreislaufes verdanken, der mit dem Unsinn der Präformation, also der Idee des fertig ausgestalteten Menschleins, sowohl in bezug auf die Samen- als auch auf die inzwischen ebenfalls entdeckte Eizelle aufräumte. Allmählich wurde mit wachsendem wissenschaftlichem Erkenntnisstand der Streit darüber, wer denn nun mehr Verdienst am werdenden Leben habe, immer lächerlicher. Die Behauptung, daß das wichtigere und wertvollere Geschlecht das männliche sei, wurde aber weiter auf den Schilden der (männlichen) Wissenschaft hochgehalten.

Weil nicht sein durfte, was nicht mehr zu übersehen war, argumentierte *man* jetzt damit, daß das gleichsam unbewegliche beziehungsweise nur passiv bewegliche Ei gegenüber dem überaus eigenbeweglichen Samentierchen hoffnungslos unterlegen sei. Daraus wurde die Unterlegenheit der Frau biologisch abgeleitet und sogleich auf ihr »passives, zu eigener Beweglichkeit unfähiges Wesen« geschlossen. Daß aus dem »passiven« Ei ebensogut ein männliches Kind werden konnte wie aus der beweglichen Samenzelle ein weibliches, übersah *man* dabei wohl absichtlich.

Selbst heute wird eine behauptete Unterlegenheit der Frau hin und wieder noch damit untermauert, daß ihre Eier altern und damit die Ursache von Chromosomendefekten im Erbgut sein können, während der männliche Samen immer neu gebildet wird. In welch bemitleidenswerten Zustand dieser zunehmend geraten ist, wird dabei nur zu gern übersehen.

Mit der Zeit wurde die Faktenlage bezüglich der jeweiligen Rolle bei der Befruchtung allerdings so erdrückend, daß sich diese Art von Unsinn zumindest in der wissenschaftlichen Zunft allmählich ausdünnte. Außerdem hatte man inzwischen Anlaß, sich auf andere Bereiche zu stürzen, nicht ohne hier neue von Wunschdenken gespeiste Vorurteile in die Welt zu setzen. Die Gebärmutter hatte nämlich ihre Stellung als weibliches Zentralorgan eingebüßt, denn die sich nun mächtig entwickelnde Gynäkologie hatte mit den Eierstöcken ein neues Forschungs- und recht bald natürlich auch Betätigungsfeld erschlossen. Nun wurde die Frau zu einer Funktion ihrer Geschlechtsdrüse, wie der die Medizin seiner Zeit bestimmende Zellularpathologe Rudolf Virchow 1848 schrieb: »Das Weib ist eben nur Weib durch seine Generationsdrüse. Alle Eigentümlichkeiten seines Körpers und Geistes (...) kurz alles, was wir an dem wahren Weib Weibliches bewundern und verehren, ist nur eine Dependence des Eierstocks.« Nimmt man den Eierstock weg, kommt nach Virchow ein häßliches Mannweib heraus mit »Schnurrbart«, »rauher Stimme«, »mißgünstigem und selbstsüchtigem Gemüth« und »schiefem Urtheil«. Nur der Eierstock schützt die Frau demnach davor, ein schrecklicher Mann zu sein. Ganz entgangen scheint

Virchow bei dieser Einschätzung zu sein, daß er die als Scheusal hingestellte männliche Frau mit weitgehend ganz normalen männlichen Eigenschaften herabsetzt. Angesichts des Unsinns solcher Argumentation ist allerdings kaum verwunderlich, daß auch die Regeln normaler Logik sich den solcherart verblendeten Eiferern entzogen.

Virchow war dem archetypisch Weiblichen überhaupt nicht zugetan. Von ihm stammt auch der Satz, er habe schon Tausende von Leibern geöffnet, ohne je eine Seele zu finden, woraus er unter dem Beifall ähnlich beschränkter Zeitgenossen schloß, daß es eine solche gar nicht geben könne. Nach der gleichen Logik könnten Fernsehtechniker, die schon Tausende von Fernsehapparaten aufgeschraubt haben und dabei auf keine Programme gestoßen sind, schließen, es gäbe keine.

Nun müßte man meinen, so wichtige und wunderbare Organe wie die Eierstöcke als Spender neuen Lebens müßten allen heilig gewesen sein. Aber im Gegenteil wurde, kaum daß sie entdeckt waren, die Entfernung der Eierstöcke zu einer der häufigsten gynäkologischen Operationen. Besonders deprimierend muten uns heute die damaligen Operationsgründe an. Die schon genannte »Hysterie«, aber auch generell abweichendes weibliches Verhalten spielten hier nicht selten eine unrühmliche Rolle. War eine solche Operation zu jener Zeit an sich schon gefährlich genug, ließen die furchtbaren »Nebenwirkungen« danach nicht lange auf sich warten. Aber anstatt diese Kastrationen einzustellen, blieben die Gynäkologen unerbittlich in der Handhabung ihrer Skalpelle. Allerdings versuchten sie den Frauen, denen es nach den Kastrationen praktisch immer schlechter ging als vorher, nun mit ersten Eierstock-Transplantationen und durch Verabreichung von aus Eierstöcken gewonnenen Konzentraten zu helfen. Hier liegt die Keimzelle der modernen Endokrinologie und ihrer Hormontherapien, die sich aus diesen primitiven Anfängen zu einem enormen Höhenflug aufschwangen und heute ein sicheres und nicht mehr wegzudenkendes Standbein der Pharmaindustrie geworden sind. Das Wort »Hormon« kommt vom griechischen *hormao* (»Ich treibe an«) und bezieht sich auf die antreibende und steuernde Wirkung dieser Botenstoffe des Organismus.

Die Entdeckung der Hormone ebnete dem weiteren Verständnis des Zyklusgeschehens den Weg. Der Wiener Gynäkologe Knaus und der Japaner Ogino fanden heraus, daß pro Zyklus nur eine Eizelle zur vollen Reife kommt und daß deren Sprung aus dem Eierstock in die Mitte zwischen zwei Blutungen fällt. Bis dahin war noch angenommen worden, daß das Ei den Eierstock während der Menstruation verläßt. Auch diese Fortschritte hatten aber wiederum ihre Schattenseiten, denn man verabsolutierte sofort das Gefundene und definierte die Durchschnittswerte als normal. Das hatte zur Folge, daß vieles, um nicht zu sagen das meiste, aus der Norm fiel und damit zum Betätigungsfeld einer schnell wachsenden Gynäkologie werden konnte. Als normal galt der Zyklus von 28 Tagen (heute gilt als normaler Zyklus 28 +/- 7 Tage, das heißt 21 bis 35 Tage), der in der Mitte, am 14. Tag, einen Eisprung verzeichnet und hormonell in erster Linie von der Hypophyse (Hirnanhangsdrüse) und dieser untergeordnet von den Eierstöcken gesteuert wird. Überflüssig zu erwähnen, daß auch alle seelischen Regungen der Frauen als Ergebnis dieses damals noch ganz starr verstandenen hormonellen Geschehens gesehen wurden. Auf die Idee, daß seelische Bedingungen auf den Regelkreis einwirken könnten, kam man noch kaum. So galt es nun, eine Flut von Zyklusanomalien und Regelstörungen zu behandeln – bis heute ein großes Feld der Frauenheilkunde. Wie problematisch auch das werden kann, mag folgende Tatsache beleuchten: Über zwei Drittel der befragten Frauen geben an, daß Zyklusschwankungen von mehr als acht Tagen bei ihnen die Regel und nicht die Ausnahme seien.

Allmählich fand man glücklicherweise heraus, daß der Hypophyse noch eine Zentrale übergeordnet ist: die Hypothalamus genannte Region des Zwischenhirns, und daß diese wiederum in engem Kontakt zum limbischen System des Gehirns und damit zur Welt der Gefühle steht. So konnte das Verständnis des Zyklusgeschehens als ein nach starrem Schema funktionierendes Räderwerk allmählich überwunden werden – im selben Maße, wie sich auch in anderen Bereichen der Medizin immer mehr die Erkenntnis durchzusetzen begann, daß der Mensch eben doch keine Maschine, sondern ein Lebewesen ist, bei dem jedes Organ mit jedem anderen in Verbindung steht und alles mit der Seelenebene verknüpft ist. Die Konsequenzen aus diesem letzten Schritt lassen allerdings in vielen Praxen und Kliniken noch immer auf sich warten, was verständlich ist, wenn man bedenkt, wieviel leichter eine Maschine zu warten ist im Vergleich zur Behandlung eines Seelenwesens, insbesondere wenn es um Themen und Bereiche geht, die dem Mondprinzip unterstehen. Nichtsdestoweniger ist aber die Betrachtungsweise des Menschen als Maschine schlicht falsch und muß überwunden werden.

Bezeichnend für die gynäkologische Entwicklungsgeschichte ist leider die Tatsache, daß Behandlungsfehler oft erst dann als solche akzeptiert werden, wenn andere (lukrative) Behandlungsformen entwickelt sind, um sie zu ersetzen. In unserer Zeit zum Beispiel ließ der weitgehend irrationale Kreuzzug gegen die Gebärmutter von Frauen über vierzig erst wirklich nach, als die Hormonsubstitution vor dem Wechsel zur Regelbehandlung und allgemein akzeptierten Mode geworden war. Die noch frischen Erfahrungen bei unzähligen Gebärmutterentnahmen erinnern leider fatal an die Geschichte der frühen Eierstockentfernungen. Die medizinischen Argumente für die Entnahme der Gebärmutter muten heute, da wir den Höhepunkt der Operationswelle schon wieder einige Jahre hinter uns haben, ähnlich dünn bis dümmlich an wie die damaligen gegen die Eierstöcke.

Auch der Umgang mit den Beschwerden der Frauen nach solchen mehr oder weniger überflüssigen Operationen hat sich durch die Jahrhunderte leider wenig verändert. Damit die Gynäkologie weiter recht behalten kann, werden sie heruntergespielt und zu bedauerlichen Einzelfällen herabgestuft. Noch klingen uns die Klagen jener Frauen in den Ohren, die nach einer Gebärmutterentfernung unter vorgezogenen klimakterischen Beschwerden litten. Die Kommentare der Gynäkologenzunft dazu waren scheinbar einfach und einleuchtend: unmöglich und reine Einbildung, da ja die Eierstöcke nicht entfernt worden seien. Es dauerte immerhin zwei Jahrzehnte, in denen die betroffenen Frauen als eingebildete Kranke und Querulantinnen hingestellt wurden, bis Professor Semm aus Kiel herausfand, daß die Frauen doch recht gehabt hatten. Bei der ursprünglichen Operationstechnik wurden nämlich so viele Gefäße in der Nähe der Eierstöcke unterbunden, daß deren Durchblutung um bis zu fünfzig Prozent zurückging. Das aber entspricht durchaus einer teilweisen Kastration und ruft all jene Symptome hervor, mit denen Frauen zwei Jahrzehnte lang nicht ernst genommen wurden.

Schlußfolgerungen aus der Geschichte

Nach diesem Blick auf die Geschichte dürfte einerseits etwas mehr Vorsicht beim Umgang mit der Gynäkologie geboten sein, die noch einen weiten Weg vor sich hat, um *Frauenheilkunde* genannt zu werden. Andererseits ist zu bewundern, wie sich aus obskuren Anfängen ein von unzähligen heutigen GynäkologInnen seriös vertretenes medizinisches Fach entwickelt hat. Aber noch immer gilt es, gegenüber jedem medizinischen Fortschritt wachsam zu sein: Kaum ein Vorteil ist ohne Nachteil, und die Nebenwirkungen zeigen sich meist erst später. Aus den verschiedenen Geschichten der Gynäkologie läßt sich auch die wichtige Lehre ziehen, daß es lohnt, den Frauen und den von ihnen geklagten Beschwerden von Anfang an Glauben zu schenken. Konkretes Erleben und konkrete Erfahrung über die Theorie der Lehrmeinung zu stellen hat sich noch in allen Bereichen der Medizin langfristig bewährt, auch wenn die medizinische Wissenschaft daraus bis jetzt noch wenig Konsequenzen gezogen hat.

Weiterhin mag aus der überblickhaften Betrachtung der vielfältigen Aspekte der Geschichte der Gynäkologie auch die Lehre erwachsen, daß wir dazu neigen, von einem Extrem ins andere zu schliddern, wo doch die Mitte die für alle Beteiligten besseren Lösungen bereithielte. So gab es erst gar kein Hygieneverständnis, und *man* wehrte sich mit haarsträubenden »wissenschaftlichen Belegen« gegen Semmelweis' Erkenntnisse. Dann schlug das Pendel ins andere Extrem, und ein wahrer Hygienewahn eroberte die Krankenhäuser, von dem wir uns heute noch nicht erholt haben. Erst scheute man den Kaiserschnitt an der Lebenden wie der Teufel das Weihwasser, und heute kommt es regelrecht zu Kaiserschnittexzessen wie in manchen Privatkliniken, wo schon ein Drittel der (Privat-)Patientinnen Opfer zumeist überflüssiger Schnittentbindungen werden. (In einigen Fällen rutschen Schwangere allerdings auch in die Täterrolle, etwa wenn sie auf einem Kaiserschnitt bestehen, um Schmerzen bei der Geburt zu vermeiden.) Erst gab man gar nichts für Entbindungs- und Kinderkliniken aus, und heute gehen die seelischen Bedürfnisse vielfach in einer sündteuren High-Tech-Orgie unter. Selbst die Lehre von der Bedeutung der Psyche, die sich vor allem über die französischen Gynäkologen um Frédéric Leboyer und Michel Odent in die Frauenkliniken einschlich und dort leider noch nicht überall an dem ihr gebührenden Platz angekommen ist, wird in alternativen Kreisen dann auch schon wieder übertrieben und auf Kosten anderer ebenfalls wichtiger Dinge überbetont. Vor lauter Kontaktaufnahme mit dem Ungeborenen und akribischer Wassergeburtsplanung wird manchmal übersehen, daß das Kind für das Becken der Mutter und eine normale Geburt doch zu groß ist. Ein Ultraschallblick hätte das klären können. So wichtig die Extreme für die Entwicklung sein mögen, liegt es doch nahe, sich immer so schnell wie möglich wieder am goldenen Mittelweg zu orientieren.

Natürlich gibt es auch eine euphorische Geschichte der Gynäkologie, die die vielen Fortschritte besingt. Diese muten schon deshalb so gewaltig an, weil die Zustände vorher so schrecklich waren. Auf jeden Fall ist aber anzuerkennen, daß wohl kein anderer Fachbereich der Medizin den Bedürfnissen der Betroffenen so weit entgegengekommen ist wie gerade die Frauenheilkunde. Bei Kaiserschnitten dürfen heute zum Beispiel nicht selten Ehemänner dabeisein, um das solcherart chirurgisch befreite Kind gleich in Empfang zu nehmen. In keinem anderen operativen Bereich sind Angehörige in diesem Ausmaß im Operationssaal nicht nur geduldet, sondern mancherorts sogar schon erwünscht. Das überall wirkende Gesetz der Polarität läßt hier das Pendel nun erfreulich in Richtung Mitfühlen ausschlagen. Die positive Geschichte der Gynäkologie, die von vielen Errungenschaften berichten kann und die natürlich genauso wahr ist, brauchen wir hier aber nicht weiter zu schildern, weil das schulmedizinisch orientierte Gynäkologen schon selbst ausreichend besorgt haben.

Was heißt »Normalität« in Medizin und Gynäkologie?

Der Begriff »Normalität« wurde erst 1840 in die Medizin eingeführt. Er wurde schnell zum Dreh- und Angelpunkt der aufstrebenden Medizin, und seine Einführung entpuppte sich bald als beste denkbare Arbeitsbeschaffungsmaßnahme für Ärzte. In schneller Folge entstand viel Arbeit allein schon dadurch, daß *man* nun in allen Bereichen der Medizin und an allen Menschen herumtesten konnte – immer auf der Suche nach den Anormalen, nach denjenigen, die aus der einmal festgelegten Wertung fielen. In der Psychiatrie hat dieses Vorgehen zu unsäglichem Leid geführt, etwa wenn man an den einschlägigen Mißbrauch durch viele kommunistische Regime denkt. Auch in der Gynäkologie konnte der Begriff des Normalen viele Arbeitsplätze schaffen und andere sichern. Allein beim Zyklusgeschehen verfehlen über die Hälfte aller Frauen die Norm und sind deshalb per definitionem potentielle Behandlungskandidatinnen.

Die Frage, die nie geklärt wurde, ist natürlich, ob das Erfüllen der Normwerte sich wirklich gesund anfühlt und ob normale PatientInnen glücklicher sind als solche, die einen Normwert oder gar die Norm verfehlen. Auch was wirklich normal ist, ließ sich nie befriedigend klären. Ist es noch normal, wenn Übergewichtige absichtlich Bandwürmer schlucken, damit diese in Zukunft mitfressen und den bereitwilligen Gastgebern möglichst viel Futter wegnehmen, so daß diese nicht so dick werden? In den USA war das normal, bei uns würde es eher als anormal gelten. Hierzulande gilt es dagegen als normal, Übergewichtigen den Magen operativ zu verkleinern, so daß sie physisch gehindert sind, weiter übermäßige Mengen an Essen in sich hineinzuschaufeln. Heute gilt das in der Schulmedizin als normal, es ist aber keine große Prophetie vonnöten, um vorauszusagen, daß spätere Beobachter solche Operationen einmal als ähnlich anormal einschätzen werden wie wir das Erbrechen der Römer nach deren übermäßigen Eßgelagen zum Zweck der Gewichtsregulation. Auch die neueste diesbezügliche Modedroge, die ihren Anwendern erlaubt, weiterhin Fettberge zu vertilgen, die aber die Aufnahme des Fetts verhindert, wird irgendwann als anormal durchschaut werden.

Die Normalität scheint also orts-, gesellschafts- und zeitabhängig zu sein. Auch wenn es inzwischen als normal gilt, dem eigenen Magen mittels Operation Bandagen anlegen zu lassen, ist es sicher nicht natürlich. Natürlicher und wohl auch normaler wäre vielleicht, die wirklichen, seelischen Ursachen anzugehen. Noch etwas früher hat man ein Stück des Darmes operativ lahmgelegt und so chirurgischen Durchfall geschaffen, damit die Betroffenen ohne Einschränkung weiterfuttern konnten. Ein deutscher Professor zieht den gegenteiligen Weg vor und läßt seine überernährten Patienten eine Art Luftballon schlucken, der im Magen aufgeblasen und dort einige Wochen liegen gelassen wird. Die Patienten haben andauerndes Völlegefühl, können nichts essen, nehmen ab und ertragen unangenehmste Nebenwirkungen. Ist das alles noch normal? Der betreffende Professor findet es scheinbar durchaus normal, auch wenn er inzwischen sogar von Schulmedizinern im Stich gelassen wird. Zwei Wochen zu fasten gilt dagegen bei den meisten Schulmedizinern heute als »nicht ganz normal«. Wie daneben sie beim ganzen Gewichtsthema liegen, zeigen sie eigentlich schon mit ihren Gewichtsdefinitionen. Die Universitätsmedizin kennt diesbezüglich zwei Werte: das Normal- und das Idealgewicht. Das allein belegt schon, daß das Normale bei uns nicht ideal und das Ideale nicht normal ist. Angesichts solcher Standpunkte drängt sich allmählich die Frage auf: Sind vielleicht die Ärzte nicht ganz normal? Was aber ist Normalität? Wer darf sie in welchem Fall festlegen und damit andere als nicht normal einstufen?

Wir haben hier nur einen winzigen Punkt aus dem weiten Feld der Medizin herausgegriffen, und schon verschwimmt der Begriff der Normalität in einem undurchsichtigen Sumpf aus Meinungen und Eigeninteressen. Normal ist offenbar, was bestimmten Interessen am meisten dient. Das ist leider auch im Bereich der Gynäkologie nicht anders. Wenn *man* die Frau nur als Mutter sehen kann, ist alles anormal, was nicht zur Schwangerschaft führt. Dann ist aber schon die Benutzung von Verhütungsmitteln anormal und damit eigentlich krankhaft. Bei uns ist es aber inzwischen – außer für ganz wenige orthodoxe Restkatholiken – sehr wohl normal geworden, die meisten Schwangerschaften per Verhütungsmaßnahmen zu verhindern. Eine Frau, die fünfzehn Kinder bekäme, würde dagegen bei vielen schon nicht mehr als normal gelten. Das Normale ist also auf alle Fälle sehr zeit(geist)abhängig.

Oft ist sich eine Mehrheit noch recht sicher über das Normale. Das ändert aber nichts daran, daß die Minderheit ein anderes Verständnis von »normal« hat. Ist es normal, wenn jemand Abtreibungen als Verhütungsmaßnahme benutzt, weil sie von der Kasse bezahlt werden, Verhütungsmittel wie Kondom oder Pille aber nicht? Was die Mehrheit wohl ablehnt, empfindet die eine Frau für sich durchaus als normal. Ist es normal, wenn man sich die Falten des Alters wegoperieren läßt? Für die meisten wohl noch nicht, für viele im Showgeschäft aber doch. Ist es normal, sich über Samenbanken ein hochintelligentes Kind zu besorgen? Bei uns noch nicht, hierzulande gilt noch eigene Heimarbeit als normal, in den USA aber wird es immer normaler, die Chancen der (eigenen?) Kinder auf diesem Weg zu verbessern. Wenn sich diese Normalität durchsetzt, was bei amerikanischen Trends ja immer zu befürchten ist, werden irgendwann diejenigen als anormal gelten, die sich noch eigene, vergleichsweise weniger intellektuelle Kinder leisten.

Wir finden auch außerhalb der Medizin keine wirkliche Hilfe auf der Suche nach der wirklichen Normalität. Die Frage ist, ob sie überhaupt existiert. Trotzdem werden Mediziner einwenden, daß ohne verläßliche Normalwerte die ganze Labormedizin zusammenbräche. Damit haben sie sicher recht. Aber haben die Normalwerte in der Labormedizin wirklich immer recht, und sind sie wirklich verläßlich? Vor einiger Zeit erlebte ich eine verschreckte Kurärztin, die mitteilte, sie habe schon den zweiten Gruppenteilnehmer mit einer Pulsfrequenz unter 40 »herausgefischt«. Sie war mit ihrer Sorge und dem Vorsatz, die beiden von allen körperlichen Aktivitäten auszuschließen, durchaus im Recht, denn sie verfehlten die Normalwerte ziemlich weit. Bei dauernden Pulswerten unter 40 baut die Medizin heute Herzschrittmacher ein. Allerdings handelte es sich bei den beiden »Problempatienten« um austrainierte Hochleistungssportler, die Tag für Tag enorme körperliche Anforderungen erfüllten.

Auch die Tatsache, daß die Medizin ganz nach Opportunität die Normalwerte verändert, sollte aufhorchen lassen. Beim Blutdruck etwa ist normal, was die Mehrheit bietet, und das wiederum hat in unserer Hochdruck-Gesellschaft mit Gesundheit nicht viel zu tun. So war jener Internist fast schon konsequent, der einen gut sechzigjährigen Patienten wegen dessen Schwindelanfällen auf niedrigen Blutdruck behandelte. Der Mann hatte einen oberen Wert von 130, und normal ist bei uns 100 + Lebensalter. Gemessen am durchschnittlichen Verkalkungszustand dieser Gesellschaft wäre also ein oberer Wert von über 160 normal gewesen. Hier wurde also ein in bezug auf seinen Blutdruck überdurchschnittlich Gesunder in Richtung kranker Normalität behandelt. Zum Glück ist kaum ein Arzt so extrem normfixiert wie jener Internist.

Was aber ist zu tun im Dschungel der verschiedenen Normalitäten? Die Normalwerte wieder abzuschaffen ist wohl weder möglich noch sinnvoll, denn immerhin baut die ganze High-Tech-Medizin darauf auf. In bezug auf die Definition von »normal« aber sollten wir wieder viel vorsichtiger werden und uns die Relativität dieses Begriffes klarmachen. Das gilt für die Psychiatrie ganz vorrangig, aber eigentlich für die ganze Medizin und insbesondere für ein Thema wie die Frauenheilkunde. Hier ist zusätzlich zu beachten, daß das Normale fast immer von Männern festgelegt wurde, die auch bei bestem Willen, der durchaus nicht immer zu unterstellen ist, nur zu männlichen Einschätzungen des »Normalen« kommen konnten. Die Frage nämlich, ob für Frauen immer gesund war, was Männer für sie als »normal« befunden haben, ist leider zu verneinen. Unsere anfänglichen gedanklichen Kurzausflüge in die Geschichte der Gynäkologie legen diesbezüglich ein ebenso trauriges wie beredtes Zeugnis ab. Es war zwar während der letzten beiden Jahrzehnte »normal«, nicht zu stillen, aber es war trotzdem schlecht für Mutter und Kind. Es war auch »normal«, seine Gebärmutter jenseits des vierzigsten Lebensjahres auf dem Altar besonders engagierter Gynäkologen zu opfern, aber gesund war es nur sehr selten. Heute ist es »normal«, den Wechsel hormonell zu verhindern, aber gesund für die Seele ist das nicht.

Wie kann *frau* sich davor schützen, ein Opfer der Normalität und ihrer medizinischen Zwangsdurchsetzung zu werden? Grundsätzlich gilt für die gesamte Medizin, daß es praktisch nie angemessen ist, Werte isoliert zu behandeln. Es muß statt dessen immer darum gehen, zu wirklichen Diagnosen zu kommen, und PatientInnen können darauf bestehen. Die Behandlung von Laborwerten kann zu solch peinlichen Verirrungen führen wie im Fall des Cholesterins[5], wo *man* zwei Jahrzehnte beim geradezu verzweifelten Ringen um die Normalität mit den Werten auch die Lebenserwartung der PatientInnen chemisch gesenkt hat. Heute erst schleichen sich die Internisten aus dem Dilemma, wie üblich ohne Entschuldigung, dafür aber mit dem Hinweis auf »gutes« und »schlechtes« Cholesterin. Selbst wenn das so einfach wäre, hätte man beide doch fälschlicherweise jahrzehntelang in denselben Topf geworfen und unter denselben Normalwerten geführt. Es lohnt sich also in jedem Fall, kritisch gegenüber Normalwerten zu sein, wobei wir berechtigte Hoffnungen haben dürfen, daß es nicht überall so düster damit steht wie bei Gewicht, Blutdruck und Cholesterin.

Die grundsätzliche Frage, inwieweit das Normale erstrebenswert ist, kann ebenfalls weiterhelfen. Abgesehen von medizinischen Normalwerten, ist es vielleicht viel spannender, nicht so normal zu sein wie der Durchschnitt. Ja, es gibt sogar sehr deutliche Hinweise, daß die zwanghafte Anpassung an jenes Bild, das dieser Gesellschaft als normal gilt, äußerst bedrohlich ist. Die schweigende Mehrheit lebt durchaus gefährlicher, als sie wahrhaben will. Die sogenannte Normopathie ist nämlich ausgesprochen gesundheitsgefährdend (Krebsgefahr). Psychoonkologen, das sind Ärzte, die sich mit den Zusammenhängen zwischen Krebs und Psyche beschäftigen, bezeichnen jenen Zustand von Anpassung, der auf Kosten der eigenen Individualität geht, als Normopathie. Wer seinen individuellen Weg geht, ist immer besser beraten als derjenige, der sich auf Teufel komm raus normal zu verhalten sucht – und vor allem ist ersterer glücklicher.

Wichtiger und sinnvoller wäre es, sich anstatt an Normalität wieder mehr an Natürlichkeit zu orientieren. Durch die Periode ist die Frau in stärkerem Maß als der Mann in das Naturgeschehen einbezogen, wie es auch in Ebbe und Flut, Sonnenauf- und Sonnenuntergang zum Ausdruck kommt. Häufig trifft zum Beispiel die Pille auf Ablehnung, weil sie diese Verbindung zur größeren Bezogenheit zugunsten deutlicherer »Normalität« aufhebt. Mehr Bezug zur eigenen Natürlichkeit könnte aus dem zum Teil erst krankmachenden Dilemma der Überbetonung einer Normalität heraushelfen.

Unter Verzicht auf übertriebene Normalität den individuellen Weg zu gehen bedeutet allerdings auch, mehr Eigenverantwortung zu übernehmen. Anstatt wesentliche Entscheidungen des eigenen Lebens bei Autoritäten abzugeben, gilt es, selbstverantwortlich zu entscheiden, und das bedeutet nicht selten, sich in Gegensatz zu erlernten Mustern der frühen Kindheit zu setzen. Das Motto »Der Papa wird's schon richten« ist zwar bequem, aber, wie sich noch herausstellen wird, auch gefährlich.

Teil 1:
Weibliche Urprinzipien und Archetypen

Einführung in die Welt der Polarität, der Urprinzipien und Archetypen

In der Zahlenmystik ist die Eins die Zahl des Männlichen, die Zwei die des Weiblichen. Schon von daher ist das Weibliche viel mehr mit der Polarität verbunden. Ausdrücke wie »Frau Welt«, »Mutter Natur« und »*Mater*ie« verdeutlichen das. Insofern mag es naheliegen, daß das Weibliche, die Frau auch mehr an und in der Polarität leidet oder mehr dazu neigt, körperliche Probleme zu entwickeln.

Oberhalb der Gürtellinie gleichen sich die Geschlechter trotz einiger kleiner Unterschiede weitgehend. Natürlich haben Frauen größere Brüste und schmalere Schultern, aber im wesentlichen besteht Übereinstimmung. Unterhalb der Gürtellinie dagegen liegt das eigentliche Feld der Polarität mit seinen in Form und Funktion so konträren, das heißt polaren Geschlechtsorganen. Hier spielt sich auch die hauptsächliche Auseinandersetzung mit Polarität in Form der Sexualität ab. Geschlechtsverkehr ist somit eine Art der körperlichen Auseinandersetzung mit der Polarität. Im Glücksfall führt diese zu einer kurzfristigen Aufhebung der Polarität im Einheitsgefühl des Orgasmus, der im Idealfall einem Einswerden mit sich und dem Partner und vielleicht sogar der Welt entspricht.

Wenn Freud statt des Wortes »Sexualität« öfter das Wort »Polarität« gebraucht hätte, wären viele seiner Erkenntnisse noch umfassender und vor allem stimmiger. Denn nicht alles Polare ist sexuell, aber alles Sexuelle polar. Dieses Problem spielt auch in unser Thema hinein, denn schnell laufen gynäkologische Krankheitsbilder auf Probleme mit Sexualität hinaus. Wenn es gelingt, dahinter immer auch das Mitschwingen der Grundpolarität des Weiblichen und Männlichen und damit die grundsätzlichste Aufgabe in dieser Schöpfung zu erkennen, wird unser ganzes Unterfangen tiefer und befriedigender.

Ohne in zu philosophische Tiefen eintauchen zu wollen, erscheint es uns zudem wichtig, kurz auf die Urprinzipienlehre einzugehen und anschließend noch die zentralen Archetypen unseres Themenbereichs zu skizzieren. Die Ausdrücke »Urprinzip« oder »Archetyp« beziehen sich auf eine uralte Typenlehre, deren Entstehung sich jeder geschichtlichen Erforschung entzieht, weil sich ihre Spuren im Dunkel der Vorzeit verlieren. Nach Auffassung der hermetischen Philosophie sind die Urprinzipien von Anfang an da, sozusagen präexistent und originärer Teil der Schöpfung. Auch nach Auffassung der Jungschen Psychologie sind Archetypen etwas Vorgefundenes, nicht von Menschen Ausgedachtes. (Eine detailliertere Einführung zur Bedeutung von Urprinzipien für die psychosomatische Medizin bringt das Buch *Krankheit als Sprache der Seele.*)

Vergleichbar den Instinkten der Tiere – etwa dem Wissen um Paarungsrituale, Nestbau usw. – sind dem Menschen grundsätzliche psychische Muster angeboren, das heißt, die Seele schlüpft mit der Geburt in ein bestimmtes Gewebe an Verhaltensmustern, die seit C. G. Jung als Archetypen bezeichnet werden. Die Archetypen leben im kollektiven Unbewußten, einer Art Urmeer aus Bildern, Mythen, Symbolen, Erlebtem. Einige wenige besonders wichtige Archetypen werden als Urprinzipien bezeichnet.

Archetypen sind unendlich wichtiger, als wir es uns eingestehen. Sie bestimmen unsere moderne Welt, die davon zumeist keine Ahnung hat. Unsere hohe Kaiserschnittrate dürfte etwa mit dem christlichen Marienarchetyp zusammenhängen, der davon ausgeht, daß *frau* ohne Unterleibsbeteiligung Frau zu sein hat. Beim Kaiserschnitt bleibt der Unterleib aus dem Spiel und die Spielwiese des Mannes gänzlich unverändert. Es ist eine Entscheidung gegen die Frau und ihr Kind zugunsten des Mannes, dessen Rechte in patriarchalischen Zeiten unangefochten an erster Stelle rangieren. Das gilt auch, wenn immer wieder Frauen von sich aus einen Kaiserschnitt fordern – zum Teil aus bewußter Angst, zum Teil aber auch mehr oder weniger unbewußt, um dort unten alles »intakt« zu lassen. Daß auch die Frauen solche tief verwurzelten Muster mit tragen und vertreten, ist im Rahmen eines so alten und daher starken Feldes sehr verständlich. Natürlich gibt es in der Gynäkologie eine Fülle gleichsam als objektiv dargestellter medizinischer Gründe für den Kaiserschnitt, trotzdem fällt auf, daß in nicht vom Marienarchetyp beeinflußten Kulturen Kaiserschnitte sich nicht annähernd zu einer solchen Modeerscheinung entwickeln konnten.

In einem Land wie Brasilien, wo der Kaiserschnitt eine Art Prestigesache ist, spielt ebenfalls das christliche Motiv der Madonna herein, die eben ohne Unterleibsbeteiligung Mutter wurde. Zusätzlich ist hier auch der Wunsch, den Geburtsschmerz zu vermeiden, nicht zu übersehen. Es spricht einiges dafür, daß dieser eine Rolle bei der Entwicklung einer stabilen Mutter-Kind-Beziehung spielt und diese nach einem Kaiserschnitt geringer ausgeprägt ist. Andererseits wäre es aber auch möglich, daß gerade die Mütter von sich aus zum Kaiserschnitt neigen, die sowieso nicht so viel Energie in die Beziehung zum Kind investieren.

Grotesk mag die Vorstellung, der Wunsch oder die Angst anmuten, durch Extraterrestrische im Rahmen einer Entführung durch ein Ufo geschwängert zu werden. Trotzdem erfreut sich dieses Phänomen besonders in den USA zunehmender Verbreitung. Der Heilige Geist hat hier eine modernere Gestalt angenommen, und die Jungfrauengeburt lebt auf, ist doch in beiden Fällen der Vater jedenfalls nicht von dieser Welt.

Mit Abstand betrachtet mag auch die Mode eigenartig anmuten, Stöckelschuhe zu tragen und die eigene Standfestigkeit wie das eigene Gleichgewicht in Frage zu stellen. Auch dieses Verhalten dürfte mit einem archetypischen Muster zu tun haben und dem christlichen Wunsch entspringen, der biblischen Schlange zu entkommen und sich so weit wie möglich von Mutter Erde zu distanzieren. Die Männer, die laut Genesis nicht so bedroht sind, haben sich mit flachen Absätzen begnügt. Die Nachfolgerinnen Evas dagegen gingen viel weiter auf Abstand, um ihre Fersen, nach denen die Schlangen dem biblischen Auftrag gemäß trachten sollten, in Sicherheit zu bringen. In diesem auf den ersten Blick lächerlich anmutenden Symptom verkörpert sich doch sehr deutlich die bei uns verbreitete Mißachtung und Herabsetzung von Mutter Erde und all ihrer Töchter und Repräsentantinnen.

Noch in so banalen Themen wie der urweiblichen Lust zum Einkaufen verbirgt sich Archetypisches. Im leidenschaftlich betriebenen »Shoppen« zeigt sich das Bedürfnis vieler Frauen, Material für den Nestbau heimzuschleppen und sich und ihre Lieben gut und günstig zu versorgen – ganz unabhängig davon, ob diese vielleicht schon aus allen Nähten platzen. Begehren, Habenwollen und Absichern des gemeinsamen Nestes sind so typisch weibliche Eigenschaften, die, wenn nicht überhaupt zeitlos, so doch auf Urzeiten zurückgehen dürften. Viele Männer fühlen sich davon genervt, geht es ihnen doch im Gegenteil seit urdenklichen Zeiten vor allem darum, sich (was ihr Erbgut angeht) möglichst vielen Frauen mitzuteilen, ohne sich von einer einzigen binden zu lassen.

Der archetypische Mythos verfügt in seinen Bildern und Mustern über ein Wissen, das in seiner Tiefe und Weite über all das hinausgeht, was wir heute im Rahmen unserer Universitätspsychologie entdeckt haben und worauf wir so stolz sind. Als Prometheus für seinen Verrat, das Feuer den Menschen überantwortet zu haben, von den Göttern zur Strafe an den Kaukasus geschmiedet wurde und ihm ein Adler täglich die Leber auffraß, wuchs diese jede Nacht wieder nach. Erst seit neuestem weiß die medizinische Wissenschaft, daß die Leber als einziges Organ eine ans Wunderbare grenzende Regenerationsfähigkeit besitzt, die die des Schwanzes der Eidechse noch in den Schatten stellt. In den Archetypen des Mythos haben wir Anschluß an ein immer vorhandenes Urwissen, das zum größeren Teil noch seiner Entdeckung durch die Wissenschaft harrt. In unserem Beispiel kommt hinzu, daß die Leber im Orient als Zentralorgan galt, weshalb ein geliebter Mensch im Persischen bis heute – statt »mein Herz« – »meine Leber« genannt wird. Wer die Archetypen als Urbilder durchschaut, wundert sich auch nicht, daß die Germanen einen annähernd identischen Mythos kennen, bei dem Loki die Rolle des Prometheus innehat.

Solange wir hinter solchen Geschichten den archetypischen Mythos erkennen, können wir von ihnen lernen und laufen nicht Gefahr, sie im historischen Sinn für bare Münze zu nehmen. Märchen, Mythen und Sagen haben keine historische, sondern eine zeitlose seelische Dimension, und als solche sind sie von unschätzbarem Wert. Sie könnten Seelennahrung sein, wenn wir sie auf der ihnen angemessenen Ebene verstehen und verarbeiten.

Während die Jungsche Psychologie von einer Fülle von Archetypen ausgeht, zielt die hermetische Urprinzipienlehre noch tiefer und kennt ursprünglich lediglich sieben Urprinzipien, benannt nach den sieben Planeten der Antike. Heute wird entsprechend den zehn bekannten Planeten auch von zehn Urprinzipien ausgegangen, wobei die Planeten nur als Namensgeber fungieren und das Ganze nichts mit Astrologie zu tun hat – oder nur insoweit, als auch die Astrologie dieselbe Typen- oder Urprinzipienlehre benutzt.

Von den zehn heute gebräuchlichen Urprinzipien sind für unser Thema vor allem das **Mond-**, **Venus-** und **Pluto**prinzip wichtig. Weil wir sie auch in den Krankheitsbilder-Deutungen nennen, sollen sie in allgemeiner Form und ausführlicher vorgestellt werden. Zusätzlich kommen sie in ihren speziellen, für das Leben vieler Frauen relevanten Aspekten nochmals in Gestalt von Demeter, Aphrodite, Hekate usw. zu Wort. Natürlich spielen bei jeder ganzheitlichen Betrachtung auch die anderen sieben herein. Wären die Urprinzipien nicht überall zu finden und bei jedem Thema präsent, wären es ja keine Urthemen.

Für uns von besonderer Wichtigkeit ist als Gegenspieler des Venusprinzips noch **Mars**, das männliche Aggressionsprinzip, benannt nach dem antiken Kriegsgott. Die astrologischen Zeichen für Venus, der sogenannte Venusspiegel ♀, und Mars ♂, der vom Kreis wegstrebende Pfeil, sind als Symbole der Frauen- und Männerbewegung inzwischen auch vielen Menschen vertraut, die sich ansonsten nicht mit Urprinzipien beschäftigen. Diese Tatsache zeigt schon, wie ausgesprochen weiblich das Venusische und wie betont männlich das Marsische einzustufen ist. Als Gegenüber des urweiblichen Mondprinzips wäre noch das abstrahlende urmännliche **Sonnen**prinzip zu nennen.

An dieser Stelle sei erwähnt, daß wir im ganzen Buch die Ausdrücke »männlich« und »weiblich« nicht im Sinn von »Mann« und »Frau«, sondern im urprinzipiellen Sinn verwenden und dabei selbstverständlich davon ausgehen, daß auch in jeder Frau männliche und in jedem Mann weibliche Kräfte wirken. Die Antike wußte noch um diesen Zusammenhang und kannte zum Beispiel auch einen männlichen Aspekt der Venus: die Sophia, die Weisheit oder himmlische Liebe. Das schlägt sich bis heute astrologisch darin nieder, daß die dem Waagezeichen zugeordnete Venus männliche Qualität hat, Hades-Pluto, der Gott der Unterwelt, aber weibliche. Ebenso gab es einen weiblichen Aspekt des Marsprinzips, den nach innen gerichteten Mars, der heute dem Plutoprinzip zugeordnet wird und im Skorpionzeichen eine Heimat gefunden hat. Wie im Indischen, wo Shiva und Shakti untrennbar zusammengehören, gab es ursprünglich auch in unserer Tradition zu jedem Urprinzipienzeichen eine männliche und eine weibliche Repräsentation. Wahrscheinlich stand historisch gesehen sogar zuerst die weibliche im Vordergrund und wurde erst allmählich von dem an Einfluß gewinnenden Patriarchat durch eine männliche Figur ersetzt. Grundsätzlich sind immer beide aufeinander angewiesen.

Das **Saturn**prinzip der Struktur und Reduktion auf das Wesentliche wäre hier ebenso zu erwähnen wie auf dem Gegenpol das dem Göttervater **Jupiter** zugeordnete jovische Prinzip der Expansion und Erfüllung. **Merkur**, das Prinzip der Vermittlung, gehört noch zu den sieben ursprünglichen Prinzipien, während **Neptun**, das Grenzüberschreitende, Transzendente, und **Uranus**, das aus der Norm *verrückte* oder befreiende Prinzip, wie auch das mit der Metamorphose verbundene **Pluto**prinzip bereits zu jenen drei Prinzipien gehören, deren zugeordnete Planeten erst nach der Antike entdeckt wurden. Sie ziehen jenseits von Saturn – in den äußersten Randgebieten unseres Sonnensystems – ihre Bahn um unser Zentralgestirn.

Urprinzipien sind uns sowohl aus der antiken Auffassung der Welt als auch aus der Naturwissenschaft an sich vertraut. Das Periodensystem der Elemente ist ein zwar auf den materiellen Bereich beschränktes, aber dafür ein sehr weit anerkanntes Urprinzipiensystem. Nach dem Russen Mendelejew benannt, zeigt dieses System den logischen Aufbau aller Materie unserer Welt aus Atomen. Etwas über hundert Atomarten oder Elemente sind es, aus denen nach diesem Modell die Welt besteht. Jedwedes Ding auf der Erde muß folglich aus einer Mischung dieser Atome bestehen. Von solchen Ideen gingen bereits die Griechen in der Antike aus, wie etwa Demokrit, der auch den Begriff »Atom« geprägt hat. Er meinte damit den letzten und damit unteilbaren Baustein der Welt (griech.: *atomos* = unzerschneidbar) benannt zu haben, womit er sich irrte, wie wir heute wissen. Trotzdem hat sich der Aufbau der Welt aus wenigen Urbausteinen als realistisches Konzept erwiesen, auch wenn die alten Griechen noch weit davon entfernt waren, die Atombausteine in der Realität zu entdecken. Sie waren einfach überzeugt, daß es so etwas wie Urbausteine geben müsse.

In ganz ähnlicher Weise geht die hermetische Philosophie davon aus, daß es Urideen geben muß, die allem – nicht nur der Materie, sondern auch der seelischen und geistigen Wirklichkeit – zugrunde liegen. Die hermetische oder esoterische Philosophie beruft sich dabei auf den Satz ihres Namensgebers Hermes Trismegistos: »Das, was oben ist, ist so wie das, was unten ist.« Oben ist demnach die Welt der göttlichen Ideen, die sich nach unten auf die Erde spiegelt. Dieses Weltbild hat die längste Zeit die Menschheitsgeschichte bestimmt und wird auch im biblischen Schöpfungsbericht sehr deutlich, wo zuerst eine Ideenschöpfung stattfindet, die dann in einem zweiten Schritt auf die Erde übertragen wird. Plato geht davon aus, daß hinter jedem Ding eine Idee steht, und Goethe konnte noch unwidersprochen formulieren, daß alles Geschaffene ein Gleichnis sei. Psychoanalytiker wie Jung und eigentlich auch schon Freud konnten in unserer Zeit durch ihre praktische Arbeit aufzeigen, daß es tatsächlich so etwas wie Urmuster gibt und daß sich diese Annahme in der psychotherapeutischen Praxis bewährt. Ein einfaches Beispiel mag das verdeutlichen: Millionen von Müttern haben ihre *liebe Not* mit Millionen von Söhnen und umgekehrt. Freud nannte das zugrundeliegende Gemeinsame bei aller individuellen Besonderheit Ödipuskomplex. Daß er sich nicht um den Gegenpol, das Problem junger Mädchen mit ihren Vätern (Elektrakomplex), gekümmert hat, ebenso wie Jung sich nicht mit dem Animus der Frau beschäftigt hat, aber sehr eingehend mit der Anima des Mannes, liegt wieder in unserer gesellschaftstypischen Wertung begründet, die zur damaligen Zeit noch deutlicher hervortrat.

Die in der hermetischen Philosophie verwendeten Urprinzipien sind noch grundsätzlicher und allgemeiner als die Archetypen und die Elemente auf physischer Ebene an allem, auch dem geistig-seelischen Geschehen dieser Welt beteiligt. Um sie alle zehn ausführlich kennenzulernen, sei auf das Seminar *Das Senkrechte Weltbild*[6] verwiesen. Im Zusammenhang dieses Buches soll es uns vor allem um die weiblichen Urprinzipien gehen, die im Zentrum der Frauenheilkunde stehen.

Die weiblichen Urprinzipien

Das Mondprinzip

Mond ist *das* urweibliche Prinzip. Welche zentrale Rolle es in Zukunft spielen dürfte, können wir an der beeindruckenden Renaissance sehen, die der Mond in all seinen Aspekten im Augenblick in der Bevölkerung erfährt. Man kann geradezu von einem Mondboom sprechen, bei dem kein anderes Urprinzip auch nur am Rande mithalten kann. Selbst wenn sich der Trend im Augenblick vor allem auf Randerscheinungen der Gesellschaft bezieht, sind an solchen Zeichen doch die Signalwirkungen für eine weiblichere Zukunft abzulesen. Der Trend zum Mond begann auf vielen Ebenen, darunter auch so spektakulären wie den Reisen der Astronauten zum physischen Erdtrabanten. Aber auch die Tendenz, neben dem Sonnenlauf zusätzlich die Mondphasen auf den Armbanduhren abzulesen, könnte man hierzu rechnen. Wenn heute schon wieder vielfach nach den Mondzeiten gepflanzt und geerntet sowie das Holz in Abhängigkeit von den Mondphasen geschlagen wird und Termine für Arztbesuche nach günstigen Mondeinflüssen bestimmt werden, dürfte das nur der Beginn einer Neubesinnung auf die Wirkungen der Urprinzipien sein, deren für unser Vorhaben wichtigstes der Mond ist. Daß dieses urweibliche Prinzip auch augenblicklich als das mit Abstand wichtigste angesehen wird, dürfte mit dem Nachholbedarf nach Jahren der Bevorzugung männlicher Urprinzipien zu tun haben. Darüber hinaus mag es ein gutes Omen für dieses Buch sein.

Das dem Mondprinzip in unserem Zusammenhang zuzuordnende Hormon ist das Östrogen. Es ist das weiblichste unter den weiblichen Hormonen. Alle mütterlichen Bestrebungen stehen unter seinem Einfluß sowie auch alle, die auf die Verwirklichung der Mutterschaft zielen: zum Beispiel Hingabebereitschaft, Lust auf Vereinigung, genitale Lustempfindungen bis hin zur Bereitschaft zu empfangen. Östrogen fördert jene Lust, die Früchte trägt. Im Tierreich spräche man von der Neigung zur Paarungsbereitschaft. Das Mondprinzip steht für die Mutter ebenso wie für das Kind. Es umfaßt psychologisch sowohl die Reife als auch die Regression und ganz allgemein Offenheit.

Der vaginale Orgasmus, der auf den Partner angewiesen ist, gehört diesem Prinzip an, ebenso das Mitmachen, Sichanvertrauen und Führenlassen. Alles Weiche, Beeindruck- und Beeinflußbare ist hier anzusiedeln. Die zärtliche Sexualität zählt hierzu, die fordernd nur in bezug auf den Samen ist. Während das Venusprinzip aus Lust aktiv wird, will Mond Sicherheit, Dauer und Geborgenheit für sich und die unbedingt zu erwartenden Kinder. Überhaupt zielt es mehr auf Kinder denn auf den Partner, der ohne jede böse Absicht auch ein wenig *Mittel zum Kind* ist.

Daß Frauen in letzter Zeit immer häufiger Probleme haben, Kinder zu empfangen, und ungewollt kinderlos bleiben, trifft das Mondwesen der Frauen besonders stark. Es läßt erwarten, daß sich dieses Prinzip auf verschiedenen Ersatzschauplätzen auswirken, ja vielleicht sogar austoben wird. Solche unbewußt gewählten Ersatzebenen sind meist problematisch und selten angenehm. Mondig-weibliche Fülle auf Figurniveau statt in einer Schwangerschaft wäre in diesem Zusammenhang ein noch eher harmloses »Tauschgeschäft«.

Unter dem Mondprinzip *herrscht* neben jener umfassenden Fruchtbarkeit vor allem subjektives Erleben. Eine gewisse Stimmungsabhängigkeit ist unverkennbar, die wiederum stark vom Zyklus geprägt ist. Die erste Zyklushälfte – die Östrogenphase, die bezüglich Schwangerschaft »etwas bringen« kann – ist mondbetont. Die Brust in ihrem nährenden Aspekt, die vor allem auf das Kind zielt und ihm Nahrung und Kraft spendet, untersteht ebenfalls dem Mondprinzip.

Der Mythos kennt Semele als typisches Mondwesen, die Endymion fünfzig Töchter gebar und die für die sich ständig erneuernden Kräfte und die Fruchtbarkeit der Natur steht. Überhaupt ist das Mondprinzip stark mit der Natur und dem Natürlichen in all seinen Prozessen verbunden. Die Orientierung auf Fruchtbarkeit und alles Mütterliche untersteht folglich dem Mond. Wie aus unserer Erdperspektive der Mond am Himmel rhythmisch wächst und abnimmt, ist es Aufgabe des Mondprinzips, mit dem Rhythmus des Lebendigen zu schwingen und allen natürlichen Prozessen, insbesondere der Fruchtbarkeit, verbunden zu sein. So ist die Mondfrau die fruchtbare Mutterfrau, während die Venusfrau die erotische Geliebte ist, der Kinder eher nebenbei passieren – doch dazu später.

Das Symbol des Mondprinzips ist die Schale oder Mondsichel ◡, und damit ein durch und durch weibliches Symbol des Empfangens. Für Venus steht dagegen der Kreis, das Geistsymbol, über dem Kreuz der Materie: ♀ Hier kommt das männliche Prinzip des Kreises hinzu, das obendrein über der weiblichen Erde (Kreuz) angeordnet ist.

Zu den unerlösten oder problematischen Ausdrucksformen des Mondprinzips gehört die Launenhaftigkeit, die bereits im lateinischen Wort *luna* für Mond mitschwingt und im Französischen *luné* (»gelaunt«) noch deutlicher wird. Das englische *lunatic* (»wahnsinnig«) weist gar auf das Verrückte unter diesem Prinzip hin, wie wir es auch von den Mondsüchtigen kennen. Die Tarotkarte »Mond« verdeutlicht ebenfalls diese Gefahren auf der dunklen Seite des Mondes. Ganz allgemein finden wir hier eine ausgeprägte Stimmungsabhängigkeit. Sie kann sich natürlich positiv bemerkbar machen, aber auch in Beleidigtsein und dumpfe Düsterkeit bis hin zu unheilschwangeren Halluzinationen ausarten. Die erlösten Ebenen, zu denen sich das Mondprinzip entwickeln kann, finden wir in hoher Sensibilität und großem Einfühlungsvermögen, in sorgendem Mitgefühl, bedingungsloser mütterlicher Liebe und menschlicher Barmherzigkeit. Im Kapitel über Demeter – Ceres werden wir diesem Archetyp wieder begegnen.

Das Venusprinzip

Venus – Aphrodite ist weniger auf Kinder als auf Partnerschaft orientiert, obwohl sie auch Kinder mag und wichtige Kinder zur Welt bringt. Ehelich verbunden mit dem Götterschmied und größten Künstler des Olymp, Hephaistos, ist ihr doch die Ehe nicht so wichtig, als daß sie um ihretwillen auf die Abenteuer der Liebe verzichten würde. Hier ist es besonders die Vereinigung der Gegensätze, die es ihr angetan hat. Schon mit ihrem Gatten, dem lahmen und obendrein häßlichen Hephaistos, läßt sie das uralte Thema von der Schönen und dem Biest aufleben. Von ihrem Geliebten Mars, der ihr in fast allem entgegengesetzt ist, bekommt sie die Tochter Harmonia, die als Göttin für Ausgleich und Ergänzung der Gegensätze zuständig ist, und den Sohn Eros, den Gott der Liebe, der ihr ureigenstes Anliegen, die Liebe in die Herzen der Menschen zu pflanzen, mit den Waffen seines Vaters, Pfeil und Bogen oder der Brandfackel, in die Herzen *schießt* oder *stößt*.

Der Venus entspricht im weiblichen Zyklus die Progesteronphase (zweite Zyklushälfte nach dem Eisprung), in der keine Empfänglichkeit besteht und Lust und Liebe ohne Rücksicht auf Folgen ausgelebt werden können. Frauen, die jetzt besonders viel Lust empfinden, sind mehr mit diesem Archetyp verbunden, wobei der Mondarchetyp hier gar nichts zu gewinnen und folglich auch wenig Lust hat. Offensive Lust, die die Erotik in den Vordergrund stellt und den Flirt um seiner selbst willen und nicht wegen des Ergebnisses liebt, gehört hierher, aber auch die orale Lust, die sich selbst genügt und keinen Zweck verfolgt, die biologisch nichts bringen muß. Venus hat Lust um der Lust willen und ist verliebt in die Liebe, die sie real oder auch in Phantasien auslebt. In ihr Reich gehört auch die *über*natürliche Lust, die die Gedanken beflügelt, etwa Dantes und Beatrices unverwirklichte Liebe, die des Dichters Kreativität anregt. Die Minnekultur der Troubadoure fällt unter das Venusprinzip, wie auch die Liebeslyrik anderer Kulturen und Zeiten. Die Liebeskunst gehört natürlich zu Venus, sind ihr doch Kunst und Liebe gleich nahe.

Zeitgenössischen Venusfrauen wird der Fortpflanzungsteil der Liebe beziehungsweise dessen Frucht oft zum Problem, denn der nun fällige Wechsel von Venus zu Mond ist schwierig. Venusbetonte Frauen neigen daher eher zu psychischen Problemen während der Schwangerschaft als mondbetonte, weil sie ihren Archetyp, ihr Wesen, wechseln müssen. Gehörte der vaginale Orgasmus eher zum Mondprinzip, ist der klitorale, der in eigener Regie möglich ist, eher ein Venusthema. Bei der Brust ist der nährende Anteil dem Mond zuzuordnen, der (ver)lockende aber der Venus. Während sich die Mondfrau im Still-BH wohler fühlt, gehört zu Venus der Spitzen-BH und überhaupt jedes aufreizende Dessous.

Der Schatten der Venusfrau ergibt sich häufig aus der Abwertung des archetypisch Weiblichen. In den alten Liebesgöttinnen konnte sich dieser Archetyp noch ausleben, wie zum Beispiel bei den Melissen, die junge Männer mit Hingabe in die Liebe einführten. Selbst die geachteten Kurtisanen der Renaissance oder die Geishas Japans konnten diesen Archetyp wohl noch genießen. In den modernen Liebesdienerinnen, den Callgirls oder Prostituierten, ist er nur noch abgewertet, und die Betroffenen sind zum Leiden an diesem Prinzip verurteilt.

Aber auch die Aufspaltung und Isolierung der einzelnen Archetypen führt zu Leid. Heute neigen manche Männer dazu, Mondfrauen als Mütter für ihre Kinder zu heiraten, obwohl sie in Wirklichkeit Venusfrauen lieben und dann auch als Geliebte suchen. Das wird nicht nur die beiden Frauen verletzen und frustrieren, sondern letztlich auch den Mann. Auch äußerlich unterscheiden sich die beiden Typen oft sehr. Während Mondfrauen meist hausfraulich-bieder durchs Leben schreiten, geben sich die Venusgeliebten chic und herausfordernd. Das zu werten ist an sich unklug, denn jede lebt ihr Prinzip und erfüllt damit ihr Muster. Mit unserer Neigung, immer das anzustreben, was wir nicht haben, wären wir an sich auf dem richtigen Weg, wenn wir Wünsche nicht als Forderungen nach außen projizieren würden. Statt eine Veränderung beim anderen einzuklagen, ginge es darum, in sich selbst das Vorhandene anzunehmen und zu genießen und das Fehlende zu erobern. In der Gestalt der Aphrodite werden wir dem Venusprinzip wieder begegnen.

Das Plutoprinzip

In der griechischen Mythologie wird dieser urweibliche Archetyp durch Hekate und durch Hades – Pluto, den Gott der Unterwelt, und in gewisser Weise auch durch Persephone – Kore, die Tochter der Demeter und Gemahlin des Hades, vertreten. Auch die dreizehnte Fee aus dem Dornröschenmärchen zählt hierzu. Alle diese Gestalten verkörpern das Stirb-und-werde-Prinzip. Jede Mutter bringt mit ihrem Kind letztlich auch dessen Sterben in die Welt, und so gehört auch der Todesaspekt, der in aller Natur liegt, hierher. Der indische Mythos verkörpert dieses Thema in Kali, der verschlingenden Göttin der Unterwelt, die um ihren Hals eine

Kette aus Totenköpfen trägt und deren Mund – als Ausdruck für ihren großen Appetit – immer blutverschmiert dargestellt wird. Neben diesem einfordernden und verschlingenden Aspekt ist Hekate, die griechische Kali, aber auch die Schutzpatronin der Wöchnerinnen und Hebammen. Sie hat etwas Unantastbares, so daß nicht einmal Zeus es wagt, ihr zu nahe zu treten. Damit verkörpert sie einen noch nicht vom Patriarchat unterworfenen Aspekt der Großen Göttin. Spürbar wird das noch in den Urgewalten der (Mutter) Natur, aber auch bei der Geburt und hier besonders bei den Preßwehen. Unter ungeheurer Kraftanstrengung schenkt Hekate das Leben, das sie dann später auch wieder nimmt. Diese Kraft, an der nur die Frau teilhat, ist so enorm, daß sie fast immer Betroffenheit und nicht selten Angst auslöst, und sie erwächst nur aus der Unterwelt (mythologisch und körperlich). Allerdings ist dem plutonischen Schrecken durch eine gute innere Einstellung zur Geburt und eine angemessene äußere Geburtsleitung viel von seiner Kraft zu nehmen, und die Geburt kann trotz oder eigentlich gerade wegen der *ungeheuren* Kraft des Plutoprinzips zu einem Fest werden.

Voraussetzung für diese Begegnung mit dem dunklen Aspekt der Großen Göttin bei der Geburt ist der Verzicht auf Kaiserschnitt und PDA (Periduralanästhesie). Beide bewahren die Frau vor diesem starken Erleben, sie nehmen es ihr aber auch weg und verhindern oder behindern jedenfalls die Kraft, es durchzustehen. Dann müssen stellvertretend Gynäkologen versuchen, diese Urenergie zu ersetzen, was ihnen aus der männlichen Macherposition nur unvollkommen gelingen kann. Sie müssen auf männlich-marsische Gewalt ausweichen und Werkzeuge wie Messer, Zange und Saugglocke ins Spiel bringen, die weniger urwüchsige Kraft haben und trotzdem unangenehm verletzen können. Die PDA war nicht nur bei Frauen, sondern auch bei ihren Geburtshelfern – Gynäkologen und Hebammen – recht beliebt, denn sie machte die Gebärende ausgesprochen pflegeleicht. Durch die Unterbindung des Geburtsschmerzes konnten Auseinandersetzung und Zuwendung auf ein Minimum reduziert werden.

Dabei ist der Geburtsschmerz eine offenbar wichtige Erfahrung, denn es handelt sich dabei um einen ganz einzigartigen Schmerz, der nur von Frauen erlebt werden kann und der nicht gefährlich oder bedrohlich ist, sondern im Gegenteil konstruktiv und produktiv. Er wird nach der Geburt auf verblüffende und noch immer unerklärliche Weise schnell vergessen, ja geradezu gelöscht, und ist möglicherweise an der Entwicklung einer starken Mutter-Kind-Beziehung mitbeteiligt.

Früher brachte das inzwischen weitgehend verbotene Kristellern eine weitere plutonische Komponente ins Spiel, denn es setzte mitunter schreckliche Traumen. Bei dieser Technik wurde mit zum Teil martialischem Druck auf die Bauchdecken versucht, das Kind hinauszubewegen. Diese Einschätzung ist aber nicht als Vorwurf an die Gynäkologie mißzuverstehen, denn es gibt Frauen, die können (oder wollen) mit ihren eigenen plutonischen Kräften nicht umgehen und brauchen dann Hilfe von außen, ansonsten müßten Hekate und Kali sie und ihr Kind sogleich zu sich zurückholen. Heute gibt es allerdings bessere Mittel und Wege als grobe Kraftanwendung, die in dieser Form auch etwas archetypisch Männliches repräsentiert.

Pluto, das dunkle Weibliche, ist für uns das am schwersten zu verstehende und erst recht am schwersten zu befriedigende Urprinzip. Die Geburt könnte für Frauen eine Einweihung in diesen Bereich sein. Sie kann aber auch total entgleisen im Sinne eines marsischen Gemetzels, was die Frau in ihrer seelischen Entwicklung nicht weiterbringt und dann keine Einweihung in die Tiefen des Weiblichen darstellt, auch wenn die rohe Gewalt ihr und dem Kind das Leben rettet. Dem Plutoprinzip werden wir in der Darstellung der Hekate und Persephone wieder begegnen.

Das archetypisch oder (ur-)prinzipiell Weibliche

Jeder Mensch schöpft aus diesem Urmeer seine »Bilder«, seinen Mythos. Er leiht sich aus ihm das individuell entsprechende Muster, um es mit Leben zu füllen. Aber nicht nur das Individuum schöpft aus dieser Fülle, jede Kultur, jede Gesellschaft, jede historische Epoche hat ihre dominanten Archetypen, die dann den sogenannten Zeitgeist färben. Dies geschieht auch, und zwar sehr deutlich, mit der Rolle der Frau und des Mannes im jeweils laufenden »Zeitgeschehen«. Vorab sei klargestellt, daß es den einen weiblichen oder den einen männlichen Archetyp nicht gibt. Wohl gibt es Qualitäten, die dem Yin-Prinzip der Chinesen entsprechen, wie das Passive, Weiche, Fließende, Sichanpassende. Und rein von der biologischen Aufgabe des weiblichen Körpers betrachtet, finden sich wohl viele dieser Eigenschaften verwirklicht, etwa im »Kelch« der Gebärmutter, die den Samen und das befruchtete Ei aufnimmt. Aber der Kelch der Vagina ist mit einem sauren (damit kämpferisch-männlichen) Milieu ausgekleidet. Die aufnahmebereite Höhle des Mundes wartet mit ihren Waffen, den Zähnen, auf das, was eindringt. Alles ist also durchwoben und in einem sensiblen Gleichgewicht von männlich und weiblich, und in gewisser Weise liegen in jedem Menschen archetypisch männliche und archetypisch weibliche Qualitäten nahe zusammen. Die einen sind lediglich offensichtlicher und werden bewußter wahrgenommen, die anderen existieren mehr im Schatten.

Und trotzdem gibt es ihn, den vielzitierten kleinen Unterschied. Man könnte es sich bildlich als Aufführung eines Theaterstückes vorstellen. Wenn ich mit einem weiblichen Körper geboren werde, hat das Stück, das gespielt werden muß, den Inhalt »Yin«, um bei der für uns neutraleren chinesischen Bezeichnung zu bleiben. Alle Akteure und Schauspieler spielen dieses vorgegebene Grundthema. Und was ein richtiges Drama ist, das läßt nichts vermissen an Liebe, Glück, Leid, Schmerz, Kampf, Krieg, Intrige, Rache. Die Prioritäten beim weiblichen Drama sind aber anders gesetzt als beim männlichen. Dort, wo eine Frau im großen Weltendrama näher hinschaut, spielt sich meist Zwischenmenschliches ab. Das heißt auf eine banale Ebene gebracht: Häufiger werden Frauen zum Beispiel Filme von Rosamunde Pilcher anschauen, während Männer beim Western hängenbleiben. Auch wenn die zu C. G. Jungs Zeiten noch übliche Klassifizierung – das Weibliche = Eros, Bezogenheit; das Männliche = Logos, Aktivität, Egoismus – inzwischen eher unbeliebt ist, bleibt doch vieles daran wahr. Pallas Athene, die mit vielen männlichen Eigenschaften ausgestattete griechische Göttin der Weisheit, wird hier vielfach als Gegenbeweis bemüht. Die ohne Mutter geborene Göttin scheint die männliche Domäne des Denkens geradezu zu verkörpern. Und doch ist Athenes »Geist« ein weiblicher. Ihr Wissen, ihre Weisheit ist getragen von der Liebe zu den Menschen, die sie lehrt – auch wenn sie, stets gekleidet in Rüstung und Kampfhelm, äußerlich betrachtet ein männliches Leben führt. Es gibt eben nicht nur einen weiblichen Archetyp.

Probleme für die einzelne Frau ergeben sich, wenn ihr archetypisches Gewand, das sich ihre Seele bei der Geburt gleichsam übergezogen hat, nicht mit den momentanen gesellschaftlich akzeptierten Archetypen harmoniert. Gerade in unserem christlichen Kulturkreis hatte es die Frau in den letzten Jahrtausenden nicht leicht. Es gab für sie eigentlich nur ein nicht erfüllbares archetypisches Vorbild: die jungfräuliche Mutter im Sinne von Maria. Und »Jungfrau« bedeutet hier nicht, wie in der Antike, einfach eine unabhängige Frau, sondern ein unberührtes Mädchen. In der heutigen Psychologie kennt man den sich daraus fast zwingend ergebenden Konflikt als Double-Bind (Doppelbindung). Zum Beispiel läuft die Forderung, unberührt und fruchtbar in einer Person zu sein, auf solch einen Double-Bind hinaus. Egal was *man* macht, es ist immer falsch. Dieser Zustand ist kaum zu ertragen, und Gregory Bateson, der jenes Problem der Doppelbindung zuerst beschrieb, konnte zeigen, daß es eine Methode darstellt, jemanden in den Wahnsinn zu treiben. Es darf angenommen werden, daß vor allem die prototypisch weiblichen Eigenschaften der Anpassungsfähigkeit, Regenerationsfähigkeit und Weisheit dazu geführt haben, daß aus diesem Dilemma doch die Stärke und – gefördert durch die Strömung der Zeit – der Mut erwuchsen, sich aus diesem einseitigen archetypischen Gefängnis zu befreien. Angeregt durch die zahlreichen weiblichen Gestalten der antiken Mythologie, suchen Frauen vermehrt nach ihrem archetypischen weiblichen Seelenbild. Auch wenn es kaum zu rekonstruieren ist, ob es den Frauen der Antike besser ging, wurden sie wenigstens nicht auf den Scheiterhaufen gestellt, wie man es mit all den Artemis-, Athene-, Aphrodite-, Hestia-, Hekate- und Amazonenfrauen während der christlichen Inquisition tat.

Wir leben in einer Übergangszeit, und alle Übergänge sind Krisenzeiten und Zeiten der Suche. Langsam, aber stetig befreien sich die Frauen aus dem archetypischen Muster, das ihnen bis jetzt allein zur Verfügung stand: dem Mutter- und dem Liebende-Gattin-Archetyp, in dem sie unberührt und fruchtbar zugleich zu sein hatten. Sie sind auf der Suche nach ihrer Identität. Das in unserer Zeit so moderne Streben nach Selbstverwirklichung, zum Großteil getragen von Frauen, gibt Zeugnis davon.

Es bleibt zu hoffen, daß das einseitig ausgeschlagene Pendel der letzten Jahrhunderte nicht ins andere Extrem umschlägt und die Frau dann nicht mehr Mutter und liebende Gattin sein darf, wofür es auch schon Anzeichen gibt: »Was, du bist *nur* Hausfrau und Mutter?« So sollte es eine positive Auswirkung unserer hochindividualisierten Zeit sein, daß jede Frau ihren archetypischen Weg zum Weiblichen finden kann.

Eva brachte einst mit ihrem Biß in den legendären Apfel den menschlichen Erkenntnis- und Entwicklungsweg in Gang. Es ist der Weg in die polare Welt. Seit wir den Garten Eden verlassen haben, sind wir auf unser Schicksal angewiesen, auf eine Instanz, die uns das zum Heil (lat.: *salus*) Fehlende schickt. Da das Unheil und damit auch das Schicksal etwas mit der polaren Welt der Materie (lat.: *mater* = Mutter) zu tun hat, wird es in allen Mythen als weiblich erfahren. Es wird als weiblich erfahren, weil es im Körper erlebt wird: Alles, was mit unserem Körper und damit mit unserer körperlichen Existenz zu tun hat, gehört zur Welt der (Großen) Mutter. Der Körper, in dem wir die uns zugemessene Lebensspanne erleben, stammt aus dem mütterlichen Leib. Die im physischen Erbe verwurzelten Eigenarten und Begrenzungen werden als Schicksal erfahren – all das, was im genetischen Code geschrieben steht, der äonenweit zurückreicht.

So ist es nicht verwunderlich, daß die mythologischen Hüter des Schicksals Göttinnen sind. In der germanischen Mythologie – wo übrigens im Altnordischen das Wort für Schicksalsgöttinnen noch identisch ist mit dem Wort für Sexualorgane – sind es die Nornen Urd (für die Vergangenheit), Verdandi (für die Gegenwart) und Skuld (für die Zukunft). Sie sitzen an den Wurzeln der Weltenesche Yggdrasil und spinnen die Zeitenläufte in Form von Windeln, Hochzeitsschleier und Totenhemd. In der griechischen Mythologie sind es die Moiren: Klotho, die »Spinnerin«, die den Faden webt, Lachesis, die den Lebensfaden bemißt und die Lebensspanne zuteilt, und Atropos, die »Unabwendbare«, die den Lebensfaden durchschneidet.

Das Schicksal liegt also fest in weiblicher Hand. Es ist in gewisser Weise verständlich, daß *man* vieles unternahm, um seiner Angst vor der großen Spinne(rin) Herr zu werden, und wenigstens deren irdische Repräsentantinnen, die ganz normalen Frauen, im Zaum halten wollte. Überhaupt befinden sich Männer auf Mutter Erde auf für ihre Art fremdem, weil weiblichem Boden. Sie kämpfen den archetypisch männlichen Kampf gegen die (Große) Mutter: im kleinen als Kampf der ewigen Jünglinge auf ihren Surfbrettern gegen das weibliche Urmeer, im großen, indem sie riesige phallusförmige Raketen auf den Mond schießen, um seine dunkle Seite zu sehen, sein Geheimnis zu lüften oder, mythologisch betrachtet, die ägyptische Göttin Isis zu entschleiern (um dadurch die Geheimnisse des Lebens zu erfahren).

In unserer Übergangszeit herrscht auch eine große Unsicherheit in den zwischenmenschlichen Beziehungen. Besonders die Geschlechterrollen drängen auf eine neue Standortbestimmung. Ist es bei den Frauen die Unsicherheit, die mit einer neuen (wieder-)gewonnenen Freiheit einhergeht, die zwangsläufig viel mehr Eigenverantwortung fordert, herrscht bei den Männern eher Unsicherheit, weil an ihrem selbstgefällig erbauten Thron gesägt wird. Winken aber der Frau durch die neu eroberten archetypischen Frauenrollen unzählige aufregende Möglichkeiten, ihr Leben zu gestalten, ist der archetypische Zugewinn für den Mann nicht im gleichen Ausmaß attraktiv (»Softie«, Hausmann usw.), zumal gerade diese Eigenschaften in unserer Zeit der gesellschaftlichen Anerkennung entbehren. So bleibt zu hoffen, daß Mann und Frau in dieser Krisenzeit, die ja die Chance zu einer Neuorientierung zum Reiferen beinhaltet, auf ihre ganz individuelle Art männlich und weiblich sein dürfen und alle unerlösten Geschlechterkämpfe überflüssig werden lassen, indem sie sich einfach zu *Menschen* entwickeln.

Ein Schritt auf diesem Weg kann für die Frauen die Anerkennung der weiblichen Archetypen sein, wie sie in der griechischen und römischen Mythologie vorkommen und nun in Gestalt von Artemis – Diana, Pallas Athene – Minerva, Hera – Juno, Demeter – Ceres, Persephone – Kore, Aphrodite – Venus und schließlich Hestia – Vesta vorgestellt werden.

Weibliche Archetypen

Artemis – Diana

Die Göttin der Jagd ist die großgewachsene und schöne Tochter von Zeus und Leto. Sie streift, gefolgt von Nymphen, Naturgeistern und Jagdhunden, durch die Wälder. Immer bewaffnet mit silbernem Pfeil und Bogen, verfehlt sie nie ihr Ziel. Sie ist die Herrin der wilden Tiere und verkörpert so die Wildheit und Unbezähmbarkeit der Natur. Noch heute könnte sie uns klarmachen, daß wir der Natur nicht wirklich *Herr* werden können. Artemis ist als Mondgöttin die Zwillingsschwester von Apollon, dem Sonnengott. Gleich nach ihrer Geburt hilft sie ihrer Mutter als Hebamme bei der schweren Geburt ihres Zwillingsbruders und wird dadurch auch Schutzgöttin der Geburt. Sie ist hilfsbereit bei all jenen, die sie anrufen und sie respektieren, und unbarmherzig gegen alle, die sie beleidigen. Zum Beispiel verwandelt sie den Jäger Aktaion, der sie mit ihren Nymphen beim Baden beobachtet hatte, in einen Bock und läßt ihn von ihren Hunden zu Tode hetzen.

Artemis verkörpert damit jenen Aspekt des Weiblichen, der sich um jeden Preis selbst treu bleibt. Sie braucht keinen Mann und keine »bessere Hälfte«, um sich ganz zu fühlen. Sie ist unabhängig, sie ist die »Schwesterfrau«, wie sie als ein weiblicher Typ in der Frauenbewegung zu finden ist. Sie ist die zielgerichtete Schützin, die weiß, was sie will, und nie ihr Ziel aus den Augen verliert. Sie ist auch die mutige und furchtlose Wanderin durch die Wildnis, die nur mit Rucksack ausgerüstet durch die einsamen Gegenden der Welt reist. Unbezähmbar und wild repräsentiert sie jenen Aspekt der Natur, der nie und nimmer der *Herr*schaft unterworfen werden kann. Es ist der unbezähmbare Aspekt des Urweiblichen.

Auf psychischer Ebene erkennt man die Artemisfrau daran, daß sie mit großer Vehemenz und entsprechendem Durchsetzungsvermögen ihre Ziele und Interessen vertritt. Es geht dabei ums Prinzip, um die Sache, um ein Ideal. Dabei scheut sie die »männliche« Domäne des Konkurrenzkampfes keineswegs, ganz im Gegenteil läßt sie sich dadurch erst richtig zu Höchstleistungen anregen. Aus diesem Grund findet man viele Artemisfrauen unter den großen Sportlerinnen der Welt.

Die Artemisfrau ist sehr selbstsicher und hat einen starken Drang zur Freiheit und Unabhängigkeit. Daraus folgt natürlich, daß die Ehe kein Zustand ist, den sie anstrebt. Sie ist mehr die Schwesterfrau, der Kumpel für den Mann oder die unbezwingbare Frau mit kühler Erotik. Sie wählt sich den (oft schwächeren) Mann und Gefährten selbst aus, und nach meist nur kurzer anfänglicher Leidenschaft bleibt eine geschwisterliche Freundschaft zurück. Schwangerschaft und Mutterschaft sind nicht gerade ihr Metier. Sie leidet dabei besonders unter dem Verlust der (äußeren und inneren) Freiheit, erzieht ihre Kinder sehr früh zur Unabhängigkeit und ist dann mehr Freundin als Glucke. Sie beschützt und verteidigt aber ihre Kinder wie eine Bärin (eines der Totemtiere von Artemis).

Viel wohler als in der Hausfrauen- und Mutterrolle fühlt sich dieser Frauentyp im Berufsleben. Die Artemisfrau kann ganz und gar in ihrer Arbeit aufgehen und verfolgt dabei unbeirrbar ihre Ziele, egal welcher Art sie sein mögen. Schattenseiten und psychische Probleme der Artemisfrau ergeben sich aus ihrer emotionalen Distanz. Sie hat die Tendenz, ihren Blick nur auf ihre Ziele zu richten und darüber die zwischenmenschlichen Beziehungen zu vergessen. Eine andere mythologisch verbriefte Schattenseite ist ihre ungeheure Wut. So wie die Göttin Artemis den kalydonischen Eber (ebenfalls eines ihrer Totemtiere) auf alle losläßt, von denen sie sich gedemütigt und mißachtet fühlt, können Wut und Zorn der Artemisfrau so heftig und destruktiv sein, daß kein Grashalm mehr wächst, wo sie hinschlägt, und daß zum Beispiel in zwischenmenschlichen Beziehungen kein Neuanfang mehr möglich ist, weil zu viele Wunden geschlagen wurden. Darin besteht auch eine große Gefahr beim Archetyp der Amazonen, die ja unter dem Schutz der Artemis stehen. Der Mythos, daß sie sich eine Brust abschnitten, um besser mit Pfeil und Bogen zielen und schießen zu können, verweist auch auf den lebensfeindlichen, nicht nährenden (Mutterbrust) Aspekt dieses weiblichen Seelenbildes. So muß die Artemisfrau maßvoll abwägen zwischen den Zielen, die sie verfolgt, und den Opfern (der Lebendigkeit des Lebens), die sie dafür bringen will und soll.

Tendenzen dieses Frauentyps, sofern er gynäkologische Probleme entwickelt, gehen in Richtung Amenorrhoe (ausbleibende Menstruation), Dysmenorrhoe (schmerzhafte Menstruation), Hirsutismus (männliche Behaarung bei Frauen) oder Sterilität. Hier sind tendenziell zuwenig weibliche Hormone im Spiel, so daß der »männliche« Pol in unerlöster Form symptomatisch werden kann. Auch die verspätete Menarche (erste Menstruation) und die Magersucht (Anorexia nervosa) können hier ebenfalls als Hinweise auf unverarbeitete Themen verstanden werden.

Pallas Athene – Minerva

Athene wird ohne das Zutun einer Frau geboren. Sie entspringt dem Haupt des Zeus, nachdem dieser ihre Mutter Metis verschlungen hatte. Athene kommt erwachsen und bekleidet mit einer goldenen Rüstung, einem glänzenden Helm, den sie nach hinten geklappt hat und der ihre strahlende Schönheit zur Schau stellt, auf die Welt. So ist sie wohl die androgynste der Göttinnen, zwar weiblichen Geschlechts, aber doch zu einem hohen Maß mit »männlichen« Attributen ausgestattet. Sie ist die Göttin der Weisheit und der Künste, doch sie trägt seit Geburt die Rüstung und zeigt damit den kämpferischen Aspekt ihres Wesens. Zwar ist sie keine blutrünstige Kämpferin wie Ares (Mars), der Kriegsgott, sondern vielmehr die kluge und kühl überlegende Strategin, aber ihr Attribut ist doch der Speer. Andererseits trägt sie als weiteres Symbol die Spindel, die symbolisch für ihre Schutzherrschaft über die häuslichen Künste steht. Denn so wie sie Schutzherrin der Streitkräfte ist, fungiert sie auch als Patronin der Städte und aller Kunsthandwerker, der Weber, Goldschmiede, Töpfer und Schneider. Den Menschen schenkt sie die Zügel, lehrt sie, Schiffe zu bauen, und unterrichtet sie in der Kunst des Ackerbaus. Somit repräsentiert sie den vernunftgeprägten Verwertungsaspekt des Intellekts. Planung und zielgerichtetes praktisches Denken sind ihre Domäne. Als Wesen mit gleichermaßen männlichen und weiblichen Attributen steht sie für ein Gleichgewicht zwischen Natur und Kultur. Da Männliches und Weibliches gleich stark in ihr leben, braucht sie keinen männlichen Gefährten, um ihren Animus zu spiegeln. Sie ist eine zur Keuschheit (»keusch« kommt von lat.: *conscius* = bewußt) und Ehelosigkeit verpflichtete Göttin. Pallas Athene ist die Beschützerin, Ratgeberin und Verbündete der herausragendsten Helden der antiken Mythologie. In diesem Sinne könnte man sie auch als die weise innere Frau des Mannes, seine Anima, sehen.

So männlich Athene aber zeitweise wirkt und handelt, so sehr ist ihre Weisheit und Klugheit doch eine weibliche, weil immer am Praktischen und vor allem am Menschen gemessen. Es ist keinesfalls der Intellekt, der ohne Ziel, einfach nur aus Begeisterung am Denk- und Machbaren, beispielsweise Atombomben, in die Welt denkt. Athenes Denken zielt nicht auf Wissen, sondern auf Weisheit, die den Aspekt der Erfahrung mit einbezieht. Sie denkt für das Leben und die Menschen. In unserer Zeit führen Athenefrauen umsichtig und menschenfreundlich große Unternehmen, arbeiten Strategien gegen die Arbeitslosigkeit aus, organisieren konkrete Hilfsprojekte für strahlengeschädigte Kinder usw. Auf keinen Fall brauchen sie dabei eine starke Schulter, an die sie sich anlehnen müssen, wohl aber kompetente und gleichgesinnte, jedoch kritische Gesprächspartner.

Daß Pallas Athene als ein Wesen mit so vielen männlichen Eigenschaften und Eigenheiten einen weiblichen Körper hat, zeigt, daß es für sie wichtig ist, Männliches und Weibliches gleichermaßen zu verkörpern. Die Tatsache, daß sie nur Tochter des Vaters ist und ihre Mutter Metis, die ja im Moment ihrer Zeugung noch existierte, nicht kannte, weist auf die Schattenseite der Athenefrau hin. Sie kann die Welt zu sehr aus männlichen Augen sehen und entwertet häufig das Weibliche und damit einen Großteil ihres eigenen Wesens. Die Göttin Athene selbst war nie Kind, sie entsprang als Erwachsene dem Kopf ihres Vaters. Auch die Athenefrau muß oft (zu) früh Verantwortung übernehmen und Entscheidungen treffen (etwa für eine »schwache« Mutter), was für ein Kind ihres Alters nicht adäquat ist. Eine kleine Erwachsene, altklug und für ihr Alter zu vernünftig, ist das Ergebnis. Und so muß die Athenefrau im Laufe ihres Lebens erst lernen, wie es ist, wenn man die Welt mit der Offenheit und den staunenden Augen eines Kindes sieht. Auch der Zugang zur Mutter und damit zu den eigenen mütterlichen Seelenanteilen ist ihr nicht unbedingt in die Wiege gelegt. Sie muß lernen, sich an Metis, ihre Mutter, und ihre eigene Mütterlichkeit zu erinnern. Sie muß lernen, in weiblicher Schwäche Weichheit und Hingabefähigkeit zu erkennen und zu erlösen.

Sofern dieser Archetyp gynäkologische Probleme entwickelt, könnten sie sich als Zyklusstörungen, Schwangerschaftserbrechen oder Unfruchtbarkeit (Sterilität) zeigen. Wie bei Artemis stehen auch bei ihr die »männlichen« Tendenzen im Vordergrund, und entsprechende Symptome können sich gegebenenfalls in unerlöster Form ausdrücken. Oft gönnt sie sich zum Beispiel während der Periode keine Ruhepause – sie versteht sie nicht als eine Art Auszeit – und ordnet ihren Zyklus den verschiedensten Lebens- oder Sachzwängen unter, was auf Dauer zu entsprechenden Symptomen führt. Wenn durch eine Schwangerschaft plötzlich viel Weibliches in Gestalt des Östrogens in ihr Leben einströmt und sie nicht mehr auf gewohnte Weise funktionieren kann, wird es für sie ebenfalls schnell problematisch. Unfruchtbarkeit kann von ihr häufig ohne Leid akzeptiert werden, ist sie doch oft das Ergebnis einer seelischen Empfängnisverhütung, denn dieser Frauentyp hat aufgrund der vielen Interessen oft keinen vorrangigen Kinderwunsch.

Hera – Juno

Was mit Hera in der Mythologie passierte, hat auch schon manche Frau in nichtolympischen Gefilden erfahren. Ursprünglich war Hera die Große Göttin, schon ihr Name deutet das an (von griech.: *heros* = Herrin). Ihre Symbole zeugen von ihrer ursprünglichen Macht: die Milchstraße, die aus den Brüsten dieser Großen Göttin stammt, und die Kuh, die Nahrung symbolisiert und von jeher mit den großen Muttergottheiten verbunden ist. Als Zeus Hera zur Frau begehrt (übrigens ist sie seine siebte Gattin), verehrt er sie als Große Göttin. Da sie seinen Verführungskünsten aber widersteht, bis er verspricht, sie zu heiraten, verwandelt sich Zeus in einen mitleiderregenden kleinen Vogel, den

Hera einfach beschützen und an sich drücken muß, um ihn zu liebkosen. So erobert Zeus das Herz dieser starken, stattlichen Göttin. Die Hochzeitsnacht dauert dreihundert Jahre, und danach geht Zeus, wie die meisten irdischen Ehemänner auch, zur Tagesordnung über. Hera verliert im verzweifelten Kampf um die Beziehung mehr und mehr ihre Würde. Keine andere Göttin wird in der Mythologie gleichzeitig so positiv und negativ dargestellt wie sie. Doch trotz ihrer Rachsucht und ihrer eifersüchtigen Zerstörungswut, mit der sie ihren untreuen Gatten durch alle mythologischen Welten verfolgt, wurde sie von den Menschen weiterhin als Große Göttin verehrt. Sie repräsentierte in ihrem Kult das Leben der Frau schlechthin.

Auch im Leben von Herafrauen findet sich die Polarisierung und Ambivalenz, wie es die Göttin erlebt. Eine Herafrau fühlt sich ohne (legalisierte) Beziehung unvollkommen und als Versagerin. So wird sie alles daransetzen zu heiraten, entweder mit der inneren Sehnsucht nach der chymischen Hochzeit, der mystischen Verbindung von Männlichem und Weiblichem, oder ganz einfach nur, weil es zweitausend Jahre lang für die Frau wichtig war, eine gute Partie zu machen. Jahrhundertelang galt es als weibliches Ideal, die Frau hinter dem (erfolgreichen) Mann zu sein, die ihm den Rücken freihält, die Familie betreut, seine Karriere mit gelungenen repräsentativen Einladungen fördert usw. Diese Art von weiblicher Aufgabe (im doppelten Sinne des Wortes) spiegelt sich in der amerikanischen (Un-)Sitte wider, der Ehefrau eine eigene Identität abzusprechen und sie mit der Eheschließung beispielsweise zu einer Mrs. Robert Young zu machen.

Die Herafrau gibt ganz selbstverständlich nach der Hochzeit, dem wichtigsten Ereignis ihres Lebens, ihren Beruf auf, um sich in den Dienst der Ehe und der Familie zu stellen. Es gehört sicherlich gerade in der heutigen Zeit zu den schwierigsten Aufgaben überhaupt, eine glückliche und intakte Beziehung und ein harmonisches Familienleben zu führen. Und so ist auch die Absicht der Herafrau eine edle, zumal sie heutzutage nur noch wenig Anerkennung erfährt. Aber auch hier lauert die Gefahr des Schattens. Das Problem der Herafrau besteht darin, daß sie Gefahr läuft, mit ihrem Beruf auch ihre Identität aufzugeben, und so gerade das unmöglich macht, wovon sie am meisten träumt: eine glückliche und dauerhafte Partnerschaft. Statt eine ebenbürtige Partnerin mit eigenen Interessen, Meinungen und Gedanken zu sein, wird sie leicht zum »Anhängsel« ihres Mannes, der sich immer weniger um sie kümmert und bemüht. Sie ist darauf angewiesen, daß er sie am Leben »draußen in der Welt« teilhaben läßt. Tut er das nicht, aus welchen Gründen auch immer, wird aus der mangelnden Erfüllung Eifersucht auf sein eigenständiges Leben. Je mehr er ihr entgleitet, desto mehr kämpft sie und ist hinter ihm her.

Das Glück oder Unglück der Herafrau hängt an der Zuwendung ihres Mannes. Da bei den meisten männlichen Archetypen zwischenmenschliche Beziehungen dieser Art nicht unbedingt an erster Stelle ihres Strebens stehen, ist das Leid der Herafrau programmiert. Natürlich gibt es auch hier glückliche Ehen, in denen der Mann den hohen Einsatz seiner Hera-Gemahlin zu schätzen weiß. Wenn man aber in das mythologische Ehedrama von Zeus und Hera schaut, findet man dort eine verzweifelt liebende, gedemütigte, sich rächende, tobende Hera und einen Zeus, der Trost in den Armen von allerlei Nymphen, Göttinnen und Menschenfrauen sucht. Trotzdem bleiben sie ein Paar. Ist man als Herafrau geboren, findet der eigene seelische Entwicklungsweg eben auf diese Art und Weise statt. Jeder Frauenarchetyp erlebt in seinem Bereich verschiedene Höhen und Tiefen, die zur Reifung führen. Aber jede Frau, die heiratet, kommt als Ehefrau mit dem Archetyp der Hera in Kontakt. Wie glücklich oder unglücklich *frau* sich dann in dieser Rolle fühlt, zeigt, wie nah oder fern ihr dieser Archetyp eigentlich steht.

So wie der frauenjagende Zeus sich Hera als hilfloses, zitterndes Vöglein genähert hat, sucht sich die Herafrau oft unreife Männer oder Spielbuben (Playboys). In ihrer Verliebtheit spürt sie oft das Potential, das in dem Mann ihrer Wahl steckt, und sie wird (oft mehr als bei ihren Kindern) alles dazu tun, daß er es entfaltet, was nicht immer gelingt oder oft dazu führt, daß sich der Mann, nachdem sie ihm auf den Thron geholfen hat, eine junge Prinzessin sucht. Das ist dann die große Krise und gleichzeitig die große Chance ihres Lebens, wieder das zu finden und schätzenzulernen, was sie so achtlos links liegengelassen hat: ihre eigene Identität. Nach vielen schmerzvollen Erfahrungen lernt sie dann, daß *frau* ihr eigenes Leben führen darf und trotzdem eine (oft allerdings späte reife) Beziehung haben kann. Dann geht der Traum von Philemon und Baucis vielleicht in Erfüllung.

Gynäkologische Probleme, die sich hier ergeben könnten, sind zum Beispiel Menstruationsstörungen aufgrund von Partnerschaftsproblemen, Scheidenentzündungen (etwa auf der Basis von vermuteter Untreue des Partners), überhaupt gynäkologische Probleme als Ausdruck sexueller Machtkämpfe. Bleiben diese Themen unbewußt, können davon auch Pilze und alle möglichen anderen Erreger von Geschlechtskrankheiten profitieren. Sexuelle Störungen ergeben sich hier aus dem Einsatz von Erotik und Sexualität als Waffen im Geschlechterkampf.

Demeter – Ceres

In der griechischen Mythologie ist Demeter die Göttin der Kornfelder und der ertragreichen Ernten. Ihr Symbol ist die reife Ähre, die darauf hinweist, daß zu ihrer Hauptaufgabe die Ernährung gehört, wie es auch Hauptanliegen des mütterlich weiblichen Prinzips ist (beziehungsweise sein muß). Als Göttin des reifen Kornes ist sie für die Ernährung des Körpers zuständig, und als Zentralfigur der antiken Eleusinischen Mysterien ist sie auch spirituelle Mutter und Ernährerin des Geistes. Demeter steht damit für den Mutterarchetyp schlechthin.

Wie für Hera die Beziehung zum Ehemann Lebensmittelpunkt ist, so ist für Demeter die Beziehung zu ihrer Tochter Persephone das absolut Wichtigste. Um das Wohl ihrer Tochter kreisen all ihre Sorge und all ihre Liebe. Frauen, in denen dieser weibliche Archetyp besonders stark betont ist, betrachten, ganz Demeter folgend, ihre Kinder als das Wichtigste und Kostbarste ihres Lebens. Die Sehnsucht nach Erfüllung der Mutterschaft zeigt sich bei ihnen oft schon früh. Es sind jene Mädchen, die ihre Puppen hingebungsvoll hegen und pflegen. Als junge Frauen binden sie sich oft schon früh, um möglichst bald Kinder zu bekommen. Es kann sein, daß sie sich ihren Mann in erster Linie danach auswählen, ob er wohl ein guter Vater für ihren Nachwuchs sein wird. Oder sie suchen einen Mann, den sie bemuttern können, einen »ewigen kleinen Jungen«, der sich aus dem Schoß seiner Mutter in den seiner mütterlichen Ehefrau begibt.

Eine unwiderstehliche Kraft, ein tiefer Instinkt drängt diesen Frauentyp dazu, Mutter zu werden. Und nichts wird für sie schlimmer sein, als nicht schwanger zu werden. Während sich Artemis- oder Athenefrauen noch leicht damit abfinden, keine Kinder bekommen zu können, wird eine Demeterfrau dieses für sie größte Leid nie ganz verwinden. Und während die glückliche Demeterfrau ihre zahlreichen Kinder mit Hingabe umsorgt, behütet und bekocht, wird sich die kinderlose Demeter entweder zur Adoption oder Pflegemutterschaft entschließen oder einen Sozial- oder Pflegeberuf ergreifen, in dem sie ihren Muttertrieb ausleben kann.

Aber auch wenn sie in diesen Bereichen erfolgreich ist und vielleicht noch alle möglichen Hilfsorganisationen gegründet hat, wird ihr Selbstwertgefühl häufig unter der Kinderlosigkeit leiden. Eine Demeterfrau bezieht nämlich den Hauptteil ihres Selbstwertgefühls aus ihren Kindern. Sie sind ihr ganzer Stolz, sie sind der Sinn ihres Lebens, womit auch der problematische Teil dieses Archetyps verbunden ist. Die Demeterfrau ist nämlich die Übermutter, die ihren Kindern häufig die Verantwortung dafür auflädt, ihrem mütterlichen Leben Sinn zu geben. Und sehr häufig hat die Demeterfrau große Schwierigkeiten, ihre Kinder in die Unabhängigkeit zu entlassen. Sind die Kinder aus dem Haus, bricht oft die »Depression des leeren Nestes« über sie herein, und sie wird entweder verzweifelt versuchen, ihre Kinder festzuhalten und sich unentbehrlich zu machen, um sie in Abhängigkeit zu halten, oder sie wird den Kampf aufnehmen und ihrem Leben einen neuen Sinn geben.

Ein großes Problem der westlichen Gesellschaft ist es, daß wir Rollen, Werte, Standpunkte, die wir uns erarbeitet und erobert haben, nicht mehr aufgeben wollen. In den östlichen Traditionen ist es selbstverständlich, das Leben als einen sich ständig verändernden und auch sich wandelnden Prozeß zu betrachten. Im Westen *verändern* wir uns (unseren Wohnsitz, unseren Beruf, unsere Frau, unseren Mann usw.), aber wir wissen nicht, was es heißt, sich zu *wandeln*. Damit ist zum Beispiel gemeint, einen Lebensabschnitt mit den damit verbundenen Rollen und Aufgaben und vor allem der damit verbundenen Machtposition loszulassen und frei zu werden für etwas Neues, Reiferes, Tieferes, Geistigeres. So wie wir unsere Jugend nicht aufgeben wollen, nicht in die

Wechsel-(Wandel-)Jahre kommen wollen, so kann die Demeterfrau ihre Mutterrolle schwer aufgeben, obwohl eine noch größere Aufgabe vor ihr läge, nämlich die, zur Großen Mutter zu werden. Die meisten Frauen, die konkret Großmutter werden, übertragen dann ihre bisher gewohnte Mutterrolle auf ihre Enkelkinder, treten in Machtkampf mit ihren Töchtern und Schwiegertöchtern, weil sie glauben, besser zu wissen, wie *frau* Kinder großzieht. Aber so wie Demeter in den Eleusinischen Mysterien, den heiligsten und bedeutendsten religiösen Ritualen des antiken Griechenlands, die um die Geschichte vom Verlust von Demeters Tochter Persephone kreisen, zur wichtigsten Ernährerin des Geistes der Menschen wird, so wäre es Aufgabe der Demeter-Großmutter, die weise, alte spirituelle Lehrerin der (Menschen) Kinder zu sein. Weise und frei für das Geistige kann man aber nur werden, wenn man die alltägliche »irdische« Machtposition aufgegeben hat. Damit müssen und sollen sich nun die Töchter herumschlagen und damit auch die Chance bekommen, reif und erwachsen zu werden.

Im gynäkologischen Bereich können sich aufgrund starker Überbewertung dieser Themen Probleme mit Fruchtbarkeit und Schwangerschaft ergeben. Es können Stillprobleme auftreten, gerade wenn zuviel Wert auf die Erfüllung der Mutterrolle gelegt wird. Sexuelle Probleme liegen nahe, weil die Betreffenden beim Geschlechtsakt oft nur die möglichen Kinder im Auge haben, nicht aber den Mann, der vor allem Mittel zum Kind ist und danach ausgedient hat. Myome ergeben sich, wenn das Thema leiblicher Kinder mit der Lebensmitte nicht abgeschlossen wird. Eventuell auftretendes Übergewicht weist auf die Matrone hin, die ihre Erfüllung in der Versorgung findet und es dabei auch mit sich selbst ein bißchen zu gut meint und darüber hinaus das körperliche Muster der Schwangerschaft für alle Zeiten beibehält.

Persephone – Kore

Ganz eng verbunden mit dem Demetermythos ist die Geschichte ihrer Tochter Persephone. Sie ist der Augenstern und das Herzblut ihrer Mutter, die sie mit Liebe überschüttet und ohne Vater (der ohnehin nur für die Zeugung vonnöten war) wohlbehütet großzieht. Demeter tut alles, um jedes Ungemach von Persephone fernzuhalten. Aber wie das Leben eben so spielt und sich der Strom der Entwicklung nicht aufhalten läßt, wird Persephone beim eigentlich harmlosen Blumenpflücken von Hades, dem Gott der Unterwelt und der Toten, geraubt. Symbolisch gesehen zeigt sich darin die Tatsache, daß wir nicht unschuldig bleiben können, und auch, daß wir dem Kreislauf des Lebens unterworfen sind, der aus Geburt und Jugend, aber auch aus Alter und Tod besteht. Auffallend ist, daß der Mythos dann hauptsächlich vom Leid der Mutter weitererzählt, während Persephone – ohne eigenen Kampf, ohne eigene Meinung zu ihrer Situation – in der Unterwelt verweilt. Es fehlt ihr jede Eigeninitiative und Eigenverantwortung, sie verharrt in der kindlichen Tochterrolle, obwohl sie ja schon eine junge Frau ist. Demeter eilt inzwischen verzweifelt suchend durch die Welt. Ihre tiefe Depression erzeugt unfruchtbare Felder und große Hungersnöte. In ihrer Hoffnungslosigkeit macht sie sich zur Pflegemutter des kleinen Demophon und läßt sich, als sie erkannt wird, einen Tempel errichten, in dem sie sich ganz ihrem Kummer hingeben kann. Da die Menschheit durch die Hungersnöte zugrunde zu gehen droht, schreiten die olympischen Götter ein, und in zahlreichen Verhandlungen bewegen sie Hades dazu, Persephone zwei Drittel des Jahres bei ihrer Mutter leben zu lassen. Nur das verbleibende letzte Drittel des Jahres soll Persephone als Gemahlin von Hades in der Unterwelt verbringen.

Frauen, die sich diesem weiblichen Archetyp besonders verbunden fühlen, tragen zwei vordergründig gesehen sehr unterschiedliche Seiten in sich, die sich meist in zwei großen Lebensphasen äußern. Zuerst sind sie die wohlbehüteten und geliebten Töchter ihrer Mütter, brave Mädchen, die nicht nur Wachs in den Händen ihrer Mütter, sondern auch ansonsten leicht beeinflußbar, angepaßt und passiv sind – wie Persephone, die willenlos an Hades' Seite verharrt, während ihre Mutter verzweifelt versucht, sie zu retten. Die Persephonefrau ist eine Träumerin, und es scheint, als lebe sie mehr in irgendeinem Märchen als in der realen Welt, weil ja ohnehin Mutter oder Eltern alles für sie erledigen. Sie ist Kore (die römische Persephone), was übersetzt heißt: das namenlose Mädchen. Sie ist das unbeschriebene Blatt, das oft zu lange Zeit allzu vielen anderen Menschen erlaubt, dieses weiße Blatt zu beschreiben und zu füllen. Und oft ist es der erwartete und erträumte Prinz, der sie wachküßt, sich dann aber doch als Frosch entpuppt und sie in eine tiefe Krise stürzt und damit aber die Wandlung von der namenlosen, unschuldigen Kindfrau zur Königin der Unterwelt bewirkt.

Oft erleben Persephonefrauen eine richtige Nachtmahrfahrt der Seele, aus der sie dann gereift und erwachsen und mit wirklich durchtrennter Nabelschnur hervorgehen. Und dann ist plötzlich diese große Empfänglichkeit, die fast elfenhafte Empfindsamkeit dieses Frauentyps keine Gefahr und kein Zeichen von Unreife mehr. Diese Eigenschaften werden zum Geschenk und machen sie zu oft eindrucksvollen Künstlerinnen oder hervorragenden Therapeutinnen, die anderen Menschen helfen, ihren Weg unbeschadet durch die Unterwelt der Seele zu finden. All das geschieht aber erst, wenn die Persephonefrau erkennt, daß sie sich auf das Leben mit all seiner Mühsal und seinen Verpflichtungen einlassen muß. Statt im schwebenden Zustand des Möglichen zu verharren, muß sie lernen, die Welt als Aufgabe zu erkennen. Im Mythos wird diese Tatsache dadurch zum Ausdruck gebracht, daß sich Persephone durch das Essen von Granatapfelkernen, die ihr Hades angeboten hat, unwiederbringlich mit dem Kreislauf des (irdischen) Lebens (und damit auch mit dem Tod) verbunden hat. In der östlichen Tradition finden wir den Begriff des »Weltessens« (*bhoga*), was bedeutet, daß man sich dem Leben, der Welt stellen, sie essen und verdauen und damit bewältigen muß.

Zu leicht bleibt die Persephonefrau in einer kindlichen Scheinwelt voll Lügen, Ausflüchten und narzißtischen Träumereien stecken und läßt die anderen machen. Sie lädt damit den anderen die Pflichten und Verantwortungen ihres Lebens auf. Die anderen sollen ihr Leben für sie leben, während sie sich in die Schattenwelt (Hades) ihrer inneren Traumbilder zurückzieht und damit den Kontakt zur Realität noch mehr verliert. Nimmt sie aber die Aufgaben und den irdischen Entwicklungsweg an, wird sie zu einer der weisesten Kennerinnen der Geheimnisse des Lebens (und des Todes) und der seelischen »Tiefsee«.

Bei den gynäkologischen Problemen dieses Frauentyps handelt es sich um unterentwickelte Weiblichkeit wie zu kleine Brüste, zu kleine Gebärmutter, fehlender Eisprung und damit ausbleibende Menstruation (Amenorrhoe). Unter all den anderen Problemen, die mit der Verweigerung der weiblichen Aufgaben zusammenhängen, wären noch die Magersucht (Anorexia nervosa) oder auch Bulimie besonders zu erwähnen.

Aphrodite – Venus

Die schönste aller Göttinnen des griechischen Olymps ist Aphrodite, wie schon ihre Beinamen verraten. Als »golden glänzend« und mit unvergleichlichem Zauber, der sie umgibt, wurde sie beschrieben. Sie ist »die Freundin des Lächelns, die Wonne der Menschen und Götter«. Die bekannteste Geschichte der Geburt der Liebesgöttin Aphrodite erzählt, wie sie aus dem abgeschnittenen Glied des Himmelsgottes Uranus entsteht, der von seinem Sohn Chronos kastriert wird. Das Glied fällt ins Meer, und aus dem aufschäumenden Wasser wird Aphrodite geboren. Sie betritt in Zypern das Land, und jedesmal wenn sie einen ihrer zarten Füße auf den Boden setzt, erblühen darunter die schönsten Blumen. Sie ist die Göttin der blühenden Natur und der gesegneten Liebe.

Der Zustand des Verliebtseins, den die meisten Menschen auf irgendeine Art kennen, verdeutlicht wohl am besten das Wesen und den Zauber dieser Göttin. Ist man verliebt, erstrahlt die Welt in einem besonderen Glanz, man schwebt auf Wolken, ist im siebten Himmel und doch ganz hier und jetzt im Moment – und gleichzeitig aber auch ganz bei jenem Menschen, dem dieses unbeschreibliche Gefühl gilt. Dieser Mensch fühlt sich durch diese Welle von Liebesgefühlen wie ein Gott. Jeder der Liebenden findet zu jenem goldenen Lichtfunken, der in jedem Menschen wohnt, aber oft ein Leben lang in Dunkelheit gefangen ist. Und plötzlich in diesem wonnevollen Gefühl des Verliebtseins erstrahlt er in seinem hellsten Licht – bis man von Wolke sieben wieder mehr oder weniger hart in der Realität landet und aus der Beziehung zum Wohl(-befinden) eine Beziehung zum Heil (werden) entstehen sollte. (Auf diese beiden Arten von Beziehungsmuster wird in dem einschlägigen Kapitel in *Lebenskrisen als Entwicklungschancen* ausführlich eingegangen.)

So wie die Göttin Aphrodite mit ihren zahlreichen Liebhabern ist auch die Aphroditefrau in die Liebe verliebt. Sie ist gesegnet mit Charme, Ausstrahlung und Attraktivität. Und sie besitzt die Fähigkeit, dem Menschen, dem ihr Interesse gilt und dem sie ihre Aufmerksamkeit schenkt, das Gefühl zu geben, daß er der Mittelpunkt der Welt sei. Aphrodite lebt ganz im Moment und ganz empfänglich, was ihr (momentanes!) Gegenüber anbelangt. Aber wie die Liebesgöttin ist die Aphroditefrau oft nur der Liebe verpflichtet und weniger oder gar nicht dem Menschen, dem sie ihre Zuneigung schenkt. Im nächsten Augenblick nämlich kann sie ihm ihre Liebe mit der gleichen Selbstverständlichkeit wieder entziehen, mit der sie sie ihm gerade noch geschenkt hatte.

Aphrodite ist eine sinnliche und auch genußorientierte Göttin. Frauen, die ihre weiblichen Hauptseelenanteile unter ihren Schutz stellen, sind von den sinnlichen und leiblichen Genüssen (auf jeder Ebene) magnetisch angezogen. Sie locken, verführen und sind verführbar. Sie besitzen die Fähigkeit, alles mit erotischer Energie aufzuladen. Diese elektrisierende Energie kann jedoch nicht nur in die Gefilde höchster Ekstase führen, sondern auch in sehr reale alltägliche Probleme, da ein Aphroditezustand von Spontaneität lebt und nicht vom vernünftigen Bedenken der Konsequenzen. Mit ungewollten Schwangerschaften (Aphrodite repräsentiert ja auch den Trieb der Arterhaltung: Anziehung, Vereinigung und Geburt neuen Lebens), Ehe- und Beziehungsdramen oder Geschlechtskrankheiten bezahlt die Aphroditefrau für die Momente höchster Sinnenfreude. Und auch damit, daß sie von anderen Frauen nicht gerade geliebt wird, weil diese um die Treue ihrer Ehemänner fürchten.

Trotz der nicht geringen Anzahl an gebrochenen Herzen, die sie im Laufe ihres Liebeslebens zurückläßt, ist die Aphroditefrau ein warmherziges Wesen, das immer auf die Stimme ihrer Gefühle und ihres Herzens hört. Sie liebt Kinder und überhaupt alles Lebendige. Sie tut nie Dinge, hinter denen sie nicht auch emotional stehen kann. Deshalb ist sie auch keine Frau für Routinearbeiten. Vielmehr ist sie musisch begabt und gibt in jeder Sparte eine gute Künstlerin ab. Auch sind die oft verschlungenen und leidenschaftlichen Wege ihres Herzens nie wirklich »unmoralisch« (wie in den Augen anderer Archetypen), da sie sich ganz der Liebe hingibt. Ihren Männern ist sie Muse und Geliebte und fordert so manches kreative Werk heraus, das ohne ihre Inspiration niemals das Licht der Welt erblickt hätte. Doch sie muß im Laufe ihres Lebens lernen, daß hinter jedem Gefühl des Verliebtseins auch ein Mensch mit (verletzlichen) Gefühlen steht. Selbst wenn diese zwischenmenschliche Verantwortung den Zauber des Verliebtseins etwas einschränkt, kann daraus eine Art von Liebe entstehen, die auf einer viel tieferen Ebene mit dem Himmel (denn von Uranus, dem Himmelsgott, kommt Aphrodite ja) verbindet. Ist doch die Liebe »die größte Himmelsmacht« (nicht das Verliebtsein). Bevor sie das aber erkennt, geht die Aphroditefrau durch einige Umarmungen auch schmerzhafter Art, wie es die Geschichte der großen Liebespaare der Weltliteratur zeigt.

Die Aphroditefrau muß lernen, den goldenen Funken nicht nur im anderen zu suchen, sondern auch in sich selbst zu finden und von einer sinneshungrigen, erotischen Gespielin zu einer liebenden Frau zu werden, zur Göttin der Liebe.

Unter den gynäkologischen Problemen sind bei den Aphrodite-/Venusfrauen – *nomen est omen* – alle venerischen, das heißt sexuell übertragenen Krankheiten anzutreffen. Das hat schon damit zu tun, daß sie oft zu spontan sind, um noch schnell und rechtzeitig an Verhütung und eigenen Schutz zu denken. Die Lust geht ihnen vor. Daraus ergeben sich nicht selten Probleme, die auch mit einer Abtreibung verbunden sind.

Hestia – Vesta

Die unauffälligste und unbekannteste der großen Göttinnen der griechischen Mythologie ist Hestia. Diese Tatsache liegt wohl darin begründet, daß sie die einzige unter den olympischen Göttern ist, die wirklich niemals in Kriege oder Streitigkeiten verwickelt war. Als Poseidon und Apollon, der Gott des Meeres und der Gott des Lichts, um sie streiten, schwört Hestia, auf ewig Jungfrau zu bleiben, und zwar nicht nur in dem Sinn, wie der Begriff »Jungfrau« in der Antike gebraucht wurde, wonach eine Frau auch als Jungfrau bezeichnet wurde, wenn sie frei war und keinem Mann gehörte. Hestia legt das Gelübde der Keuschheit ab und verhindert damit einen olympischen Krieg, ihr Verzicht rettet also den Frieden. Sie verzichtet auf die Verwicklungen der (olympischen) Welt und bewahrt damit auch ihren eigenen inneren Frieden und ihre Reinheit. Zeus belohnt sie damit, daß bei allen rituellen Opfern die erste Gabe ihr gehört.

Hestia wird zur Göttin des Herdes, das heißt des gezähmten, bewußt gehüteten und genährten (inneren) Feuers. Erst wenn der Herd oder die Feuerstelle eines Hauses Hestia geweiht war, galt dieser Ort als heilig und wirkliche Heimat. Symbolisch betrachtet geht es wohl darum, daß jeder in seinem (Körper-) Haus dieses innere Feuer zähmt und hütet und der Göttin des inneren Lichts weiht. Das ist sehr häufig erst dann möglich, wenn ein bewußter Verzicht auf irdische Verwicklungen geleistet wird. Obwohl Hestia die unscheinbarste griechische Göttin ist, war sie doch allgegenwärtig. Das Zentrum jedes Hauses, jedes Tempels, auch jedes öffentlichen Gebäudes war die ihr geweihte heilige Feuerstelle, ohne die das Gebäude nicht wirklich lebte. In jedem Haus und in jeder Stadt schützte sie die um Obdach Bittenden. Sie ist die Hüterin der Gastfreundschaft, die in der Antike noch zu den vornehmsten menschlichen Tugenden zählte. Hestia ist auch die mildeste, gerechteste und barmherzigste aller olympischen Göttinnen. Sie gemahnt daran, daß wir alle um das eine heilige Licht sitzen und uns daran wärmen. Sie vereint dadurch alle Menschen zu einer großen Familie.

So großartig und tiefgründig dieser weibliche Archetyp ist, so selten findet man ihn im Vergleich zu all den anderen Göttinnen vertreten. Hestia ist eine Gestalt, die sich selbst genügt. Ihre Aufmerksamkeit richtet sich nach innen und vermittelt dadurch ein Gefühl der Ganzheit und des In-sich-Ruhens. Ein Leben in Zurückgezogenheit, was aber natürlich nicht zwingend ist, fördert diesen Zustand. Wo all die täglichen Pflichten und Routinearbeiten nicht als lästige Bürde betrachtet, sondern beispielsweise wie in der Zen-Tradition als Ritual des Alltags vollzogen werden – jede Tätigkeit wird mit ruhiger Achtsamkeit ausgeführt, nichts als zu gering erachtet und alles als Möglichkeit erkannt , um innere meditative Erfahrungen zu machen, dort beginnt Hestias Feuer im Innern zu glühen. In vielen christlichen Ordensgemeinschaften finden wir genau dieses Thema, wie etwa in der benediktinischen Ordensregel *Ora et labora*, angesprochen. So ist es auch verständlich, daß der Hestia-Archetyp vor allem in religiösen Gemeinschaften zu finden ist oder in Bereichen, wo das religiöse Leben einen zentralen Platz auch im Alltag einnimmt – etwa bei den orthodoxen Juden, wo die Frau gleichsam als Göttin Hestia für die religiösen Rituale in der Familie zuständig ist und darauf achtet, daß auf dem (heiligen) Herd nach den strengen religiösen Speisevorschriften gekocht wird.

Das Besondere am Hestia-Archetyp ist, daß sie versucht, sich nicht gefühlsmäßig an weltliche Dinge wie Besitztümer, Statussymbole, Prestige, Erwartungen, Wünsche und Beziehungen zu anderen Menschen zu hängen. Der Hestia-Archetyp ist es, der wohl am meisten innere Freiheit ermöglicht. Und trotzdem kann sich daraus im ganz »normalen« Leben diese Ungebundenheit zu einer Schattenseite verdichten. Es besteht die Gefahr, daß dieser Verzicht auf Weltlichkeit zu früh geschieht oder aus Angst vor dem Lebenskampf oder aus Furcht vor der Auseinandersetzung mit der Polarität unternommen wird. Die Welt ist damit nicht durchdrungen und durchschaut, sondern einfach verdrängt, was im Laufe der Zeit zu massiven seelischen Problemen führen kann. Auch die ruhige Gelassenheit und Bescheidenheit kann einen Mangel oder die Verdrängung von Antrieb und Zielbewußtsein bedeuten. Ob dies der Fall ist, kann die Hestiafrau prüfen, wenn sie die schützende Geborgenheit ihres heimischen Herdes verläßt und hinaus in die Welt muß. Bleibt sie dann eine In-sich-Ruhende, die sich mit der bekannten Gelassenheit zurechtfindet, oder reagiert sie voll Angst auf die vielfältigen auf sie einstürmenden Eindrücke?

Die Tatsache, daß Hestia als einzige der olympischen Götter nicht in Menschengestalt (sondern als Feuer oder Licht) verehrt wurde, kann ebenfalls den erlösten, aber auch den problematischen Aspekt dieses göttlichen Archetyps zeigen. Hestia hat dadurch keine »Persona«, das heißt, das Individuelle, das Charakteristische fehlt. Im erlösten Zustand würde das bedeuten, daß eine Frau, die sich mit diesem weiblichen Archetyp identifiziert, erkannt hat, daß letztlich alles eins ist, daß wir alle aus derselben Quelle kommen und auch dahin wieder zurückkehren und folglich alle um dasselbe heilige Feuer sitzen. In der Sprache C. G. Jungs hieße es, daß sie ihr Selbst (das eben alles umfaßt) erfahren hat und sie über ihr Ego (das genährt wird von unserer Abgrenzung von den anderen) hinausgewachsen ist. Im unerlösten Zustand aber kann diese »Gestaltlosigkeit« bedeuten, daß sich die Hestiafrau gar nicht auf den Weg macht, ein eigenes Gesicht zu entwickeln, das sie dann dem Ganzen opfern kann. Es ist dies der Unterschied zwischen bewußtem Verzicht (bei dem *frau* ganz genau weiß, worauf sie verzichtet und was das heißt) und aus Angst genährter Lebensverweigerung.

Der Hestia-Archetyp ist mit der Weisheit des Alters verbunden, weil in diesem Lebensabschnitt die Belange des äußeren Lebens meist erledigt sind und unbedeutend werden und *frau* außerdem die Erfahrung gemacht hat, daß das wahre Glück nicht auf den Straßen der Welt zu finden ist, sondern nur im eigenen Herzen. Alt und weise wird aber vor allem die Frau, die den Anforderungen und oft schwierigen Erfahrungen des Lebens nicht ausgewichen ist, sondern diese »durchgelassen« hat, ohne dabei aber jemals jenes innere Licht aus den Augen verloren zu haben, etwa wie Mutter Teresa, die diesen weiblichen Archetyp – allerdings mit einem Schuß von Artemis – eindrucksvoll vorgelebt hat.

An gynäkologischen Problemen ergeben sich Frauenkrankheiten, die aus der Verdrängung des leiblichen weiblichen Lebens entstehen wie fehlende Menstruation (Amenorrhoe) und Menstruationsbeschwerden. Aber auch das verspätete Einsetzen der Menarche (erste Menstruation), ein zu festes Jungfernhäutchen (Hymen) oder ein zu eng gebautes Becken würden zu diesem Archetyp passen. Unter dem Aspekt der »unbefleckten Empfängnis« im Sinne der Jungfernzeugung wäre hier sogar auch an Teratome (aus Keimzellen hervorgegangene Geschwulste) zu denken.

Hekate

Mehr Repräsentantin einer seelischen Erfahrung als archetypische Identifikationsgestalt ist die dunkle Göttin Hekate, die viele Ähnlichkeiten mit der furchterregenden indischen Kali aufweist. Hekate ist wohl eine der ältesten griechischen Versionen der Dreifachen Göttin. Dreifach, weil sich ihr Herrschaftsbereich über den Himmel, die Erde und die Unterwelt erstreckt. Im Laufe der Zeit wurde aus diesen drei Aspekten aber immer mehr jener der Unterweltsherrscherin herausgegriffen, obwohl Hekate ihren Ursprung in der ägyptischen Göttin der Geburtshelferinnen namens Heket hat. Diese Heket ist ein überaus weises Wesen. Sie beherrscht die *hekau*, die »mütterlichen Worte der Kraft«. Heket befreit als himmlische Hebamme jeden Morgen den Sonnengott aus der Finsternis der Nacht. Das ihr heilige Tier ist der Frosch, der von alters her nicht nur ein Fruchtbarkeitssymbol darstellt, sondern auch neben der schwarzen Krähe und der schwarzen Katze zum Begleiter der Hexen wurde, jenen Frauen, die der Göttin Hekate unterstellt wurden. Heket oder Hekate ist also eine große, einflußreiche Magierin, vor deren Macht sich sogar Zeus fürchtet und deshalb ihr Herrschaftsrecht nie antastet. Von den Menschen wurde Hekate als Dreiwegegöttin an jeder Wegkreuzung verehrt, wo drei Pfade oder Straßen zusammenliefen, sowie in Ritualen, die mit Magie, Wahrsagerei und Totenbeschwörungen zu tun hatten. Dadurch wurde aus der dreigestaltigen Göttin, der Hekate Trivia, die Königin der Geisterwelt und der Hexen. Besonders im frühen Mittelalter wurde Hekate von den christlichen »Geistlichen« verteufelt. Der Haß und die Verfolgung des Klerus galten auch jenen Frauen, die Hekate als Schutzgöttin verehrten, und das waren vor allem die Hebammen und weisen Kräuterfrauen.

Hekate ist als die (dunkle) Mondgöttin auch Beschützerin der Frauen und der Kinder bei der Geburt und dann auch Helferin beim Tod. Geburt und Tod sind ja die beiden großen Schwellenübertritte im Leben eines Menschen. Es ist eine Zeit höchster Offenheit. Alle drei Welten stehen gleichsam zur Verfügung und bergen Gefahren für die Seele des Menschen. In allen Kulturen gibt es deshalb nicht nur zahllose Geburt und Tod betreffende Schwellenrituale, die die Gefahren bannen sollen, die mit Schwellenübertritten (wenn also »Türen offenstehen«) verbunden sind. Auch die *rites de passage*, die Einweihungsrituale in neue Lebensphasen oder religiöse Bereiche, sind solche Übergänge. Gar nicht so selten geschieht es, daß Menschen in Zeiten des Wechsels von einer Lebensphase in eine andere (wie Pubertät oder Midlife-crisis) in eine tiefe Lebenskrise stürzen. Depressionen scheinen dann den Menschen zu verschlingen, oder psychotische Erfahrungen schwappen wie eine Sturmflut über die Seele der Betroffenen. Sie befinden sich auf der Nachtmahrfahrt der Seele. Sie erleben eine innere Hölle, irren in der (seelischen) Schattenwelt, sind mehr tot als lebendig, fallen in schwarze Löcher. In diesen Zeiten riefen die Menschen der Antike die Göttin Hekate um Hilfe. Sie ist die Beschützerin auf diesen Irrfahrten der Seele. Sie ist die Magierin, die – wenn man ihre Macht, die Macht des gigantischen weiblichen Urmeeres der Seele anerkannte – den Bannspruch wußte, die Zauberformel, mit der die auf dem Urmeer führungslos umhertreibende Seele sicher die Inseln der (neuen) Klarheit und des Lichts erreichen konnte.

Im Leben einer Frau bedeutet Hekate zu begegnen, scheinheiliger und scheinharmonischer Weltsicht zu entsagen. Es heißt, zu erkennen und zu akzeptieren, daß alle drei Reiche der Hekate existieren: Himmel, Erde und Unterwelt – und daß alle drei ihren Platz im Leben fordern. Geschieht dies, wird jede Frau zur Hüterin der Geheimnisse um Leben und Tod, zu einer wirklich Wissenden, einer Magierin im besten Sinne des Wortes. Der Versuch dagegen, das Hekatethema durch Verdrängung aus der Welt zu schaffen, endet so wie im Dornröschenmärchen, wo sich die dreizehnte Fee mit Gewalt ins Leben drängt.

Im Bereich der Gynäkologie können bei Frauen dieses Archetyps durch Schockerlebnisse ausgelöste Störungen auftreten, ebenso Depressionen und Manifestationen der eigenen Schattenthemen.

Es sei zum Abschluß dieses Kapitels über weibliche Archetypen nochmals darauf hingewiesen, daß es im Leben natürlich kaum reine Archetypen gibt: Die meisten Frauen leben Mischungen aus mindestens zwei Archetypen, wobei sich aber doch meist ein Hauptarchetyp herauskristallisieren läßt. Dazu kommt auch, daß verschiedene Archetypen in verschiedenen Lebensphasen zusätzlich an Bedeutung gewinnen und in den Vordergrund treten können. Wenn *frau* heiratet, tritt automatisch Hera auf den Plan. Wird eine Frau schwanger, zeigen sich die positiven oder auch negativen Seiten von Demeter, oder vielleicht rebelliert die innere Artemis gegen diesen Zustand. Hat *frau* der Pfeil von Amor, dem Sohn der Liebesgöttin, getroffen, wird jede etwas vom Glanz der Venus (Aphrodite) erfahren.

Man könnte natürlich auch in der christlichen Tradition nach solchen archetypischen Gestalten suchen. Das ganz zu Beginn dieses Kapitels schon angesprochene Problem liegt aber darin, daß hier die Möglichkeiten sehr eingeschränkt und vor allem sehr polarisiert sind. Da gibt es die Gestalt der Jungfrau Maria, in der vor allem der Demeter- (also der Mutter-) Archetyp lebt, besonders jener der leidenden Mutter, der *mater dolorosa*, und in gewisser Weise noch der Hestia-Archetyp der Hingabe an das Göttliche und die Reinheit. Zusammen mit den zahllosen weiblichen Heiligen wird hier in erster Linie und fast ausschließlich der Kampf gegen das leibliche = weibliche = im Christentum verteufelte Leben geführt.

So stehen auf der einen Seite, geführt von der Mutter Gottes, die ganz Reinen und Erlösten. Und auf der anderen Seite finden wir die Dunklen, Bösen: Eva (was hebräisch eigentlich »Leben« bedeutet), die große, böse Verführerin, oder die noch dunklere Lilith oder das grausame, lockende Weib Salome. Bindeglied bildet noch Maria Magdalena, die heilige Hure, die sich vom lasterhaften Weib zur allem Irdischen entsagenden Heiligen wandelt. Es gibt hier eigentlich nur zwei Möglichkeiten: entweder gut oder böse sein. So wird der vielgestaltige griechische Olymp dem Leben mit seinen unzähligen Schattierungen zwischen dunklen und hellen Farben eher gerecht. Den Unterleib, insbesondere der Frau, zu verteufeln und mit schwerer, nur in der Hölle abzubüßender Sünde in Zusammenhang zu bringen hat nur Leid über die Anhänger der christlichen Glaubensgemeinschaft gebracht und führte dazu, daß sich Gläubige durch den Klerus jahrhundertelang mittels Angst beherrschen ließen.

In diesem Sinn sei jede Frau dazu aufgefordert, ihre Göttin (neu) in sich selbst zu entdecken, mit ihren Licht- und Schattenseiten zu experimentieren und das Leben zu lernen.

Teil 2:
Die Wunden des Weiblichen

Vor-Sorge und Nachsorge

Wer seinen (Arche-)Typ kennt, wird es viel leichter haben, den Herausforderungen des Schicksals von vornherein zu entsprechen. Vorbeugung wird so annähernd selbstverständlich. Wenn eine Frau ihre Lernaufgaben im Rahmen ihrer Anlagen und Möglichkeiten meistert, ist sie nicht darauf angewiesen, daß das Schicksal die anstehenden Themen auf der Körperbühne inszeniert. Was im individuellen Bereich viel Leid erspart und das Leben vereinfacht und vor allem dazu führt, das Leben zu genießen, wäre auch im Kollektiven die beste Lösung.

Vorbeugung ist der Schlüssel zu einer verantwortlichen und obendrein bezahlbaren Medizin und wohl der mit Abstand beste Weg aus dem Dilemma der immer schwerer finanzierbaren Gesundheitssysteme. So wundert es nicht, daß der Begriff »Vorbeugung« in aller Munde ist. Um so erschreckender, daß weder Schulmedizin noch weite Teile der Naturheilkunde den diesbezüglich ständig formulierten Anspruch umsetzen können. Schulmediziner unternehmen nichts oder jedenfalls zuwenig, um eine Verwechslung von Vorsorge und Vorbeugung mit Früherkennung auszuschließen. Das geschieht wohl, um sich selbst und ihren Patienten nicht eingestehen zu müssen, daß sie zu echter Vorsorge außerstande sind. Auch wenn auf den Formularen richtigerweise »Früherkennung« steht, ist in der Praxis die Verwechslung der Begriffe »Vorbeugung« und »Früherkennung« doch gang und gäbe. Sicherlich steckt keine böse Absicht dahinter, sondern nur Hilflosigkeit. In letzter Konsequenz hat sie aber bösartige Folgen. Um Mißverständnisse gleich auszuräumen, sei gesagt, daß Früherkennung natürlich besser als Späterkennung ist – nur mit Vorbeugung hat sie nichts zu tun. Letztlich kann echte Vorbeugung nur von der Patientin ausgehen, denn sie müßte sich ja schließlich freiwillig beugen, bevor das Schicksal es erzwingt. Der Anstoß zur Vorbeugung sollte vom Arzt gegeben werden. Wenn aber von dieser Seite Signale kommen, die darauf hinauslaufen, daß die Früherkennungsmaßnahmen schon genügten oder daß man ansonsten nichts machen könne, wird es gefährlich. Mit Recht erwartet die Schulmedizin, daß Psychotherapeuten wissen, was die medizinische Technik leisten kann, und den Patientinnen keine Möglichkeiten aus dem schulmedizinischen Arsenal vorenthalten. Das gilt aber natürlich auch umgekehrt.

Am Beispiel unserer »Krebsvorsorge« wird das erschreckend deutlich. Nachdem Forscher verschiedene Gene entdeckt haben, die im dringenden Verdacht stehen, an der Entstehung von Brustkrebs beteiligt zu sein, unterziehen sich amerikanische Frauen vermehrt entsprechenden Gentests. Wird tatsächlich eines der angeschuldigten Gene in ihrem Erbgut gefunden, wenden sie sich hilfesuchend an ihre Gynäkologen. Da diese ihnen aber kein Vorbeugungsprogramm anbieten können, haben sich schon einige Frauen aus schierer Krebsangst ihre gesunden Brüste amputieren lassen. Hätten ihre Gynäkologen etwas auch nur entfernt an Vorbeugung Heranreichendes zur Verfügung, würden Frauen wohl kaum zu solch verzweifelten und geradezu *medizynischen* Aktionen Zuflucht nehmen. Die Erkenntnis, daß die Schulmedizin über keine wirkliche Krebsvorbeugung verfügt, mag erschrekkend sein, sie ist aber dringend überfällig, um weiteres Unheil abzuwenden.

Daß die Amputation gesunder Organe keine Lösung im Sinne von Vorbeugung sein kann, ist den meisten Menschen ohne weiteres klar, Angst war noch immer ein schlechter Ratgeber. Denn wenn bei vielen weiteren Krebsarten ebenfalls eine genetische Komponente gefunden würde, müßte man sich konsequenterweise »vorbeugend« so ziemlich alles wegschneiden lassen, bis nur noch das Gehirn übrig bliebe. Dieses könnte dann – in einer Nährlösung schwimmend – immer noch Angst haben, einen Gehirntumor zu bekommen. Bei den erwähnten Brustamputationen haben wir es offenbar mit Verzweiflungstaten ängstlicher Frauen und in die Enge getriebener Mediziner zu tun, aber sicher nicht mit Vorbeugung in einem ärztlichen Sinn.

Das Problem konnte entstehen, weil sich die Schulmedizin in ihren verschiedenen Gebieten völlig ungleich entwickelt. Während im Bereich der Erarbeitung eines ganzheitlichen Weltbildes und einer Medizinphilosophie seit Jahrzehnten Stagnation herrscht und deshalb so zentrale Themen wie eben Vorbeugung keinen Schritt weiterkommen, gibt es in anderen Bereichen wie der Genetik bahnbrechende Erfolge. Das hängt unter anderem damit zusammen, daß in der Medizin – wie leider auch auf anderen Gebieten – fast nur noch erforscht wird, was Profit verspricht. Die Universitäten arbeiten immer mehr der Industrie zu, und die interessiert sich ihrer Natur gemäß nur für Dinge, die Geld bringen. Das ist zum Beispiel auch der Grund, warum die Heilpflanzen der letzten archaischen Völker und unser eigener alter Heilpflanzenschatz kaum untersucht werden. Pflanzen lassen sich als Ganzes nicht patentieren, wohl aber im Labor gefundene chemische Verbindungen. Gern kombinierte die Pharmaindustrie dann ihre Einzelstoffe wieder zu unzähligen verschiedenen gemischten Präparaten, wohl weil die Einzelstoffe allein doch nicht gut genug halfen. Das geschah sehr zum Kummer verantwortungs- und kostenbewußter Ärzte, die das entstandene Chaos von über 80000 Medikamenten – jede Firma vermarktete etwas andere Mischungen – beim besten Willen nicht mehr durchschauen können. Die perfekten Mischungen, die uns die Natur in ihren Pflanzen anbietet, kommen dagegen kaum in den Handel. Sie können nichts einbringen, außer Gutes für die Gesundheit. Glücklicherweise hat der Gesetzgeber diesen Mißstand erkannt und die Dinge neu zu regeln versucht. Die Zukunft wird zeigen, inwieweit sich echte Verbesserungen ergeben.

Bahnbrechende Erfolge in Einzeldisziplinen wie der Genetik entwickeln immer häufiger die Tendenz, ins Unheil zu führen, da sie nicht in einem entsprechenden Weltbild aufgefangen werden. Daß Frauen, in deren Familie Brustkrebs gehäuft vorkommt, Angst haben, ist nur verständlich, und daß entsprechende Gentests, so sie existieren, auch benutzt werden, ist bei der herrschenden Logik fast zwingend. Bestimmt werden wir dieselbe Misere wie in den USA auch schon bald in Europa haben, und eigentlich existiert sie jetzt schon. Denn *frau* braucht ja gar keinen Gentest, um sich entsprechend zu ängstigen. Wenn ihre Mutter und Großmutter Brustkrebs hatten, wird sie auch ohne Test ahnen, daß sie gefährdet sein könnte. Nachdem selbst der Volksmund weiß, daß vorbeugen besser als heilen ist, wird sie nun häufig zur Beschwichtigung ihrer Angst das in Anspruch nehmen, was die Schulmedizin als Krebsvorbeugung anbietet. Der Volksmund hat mit seiner Erkenntnis ja recht, und ihm ist der Etikettenschwindel der Schulmedizin nicht anzulasten. Während vorbeugen mit Sicherheit besser ist als heilen, ist es Früherkennung nicht immer – jedenfalls nicht die Form, die von der Schulmedizin in diesem Fall angeboten wird.

Frauen, die im Rahmen der »Krebsvorsorge« mehrmals pro Jahr eine Mammographie wünschen, sind gerade durch diese Früherkennungsmaßnahme gefährdet. Die Tatsache, daß die Mammographie von Rechts wegen gar nicht zum Routineprogramm der Früherkennung gehört, ändert leider wenig an ihrem häufigen Einsatz. Auf diesem Weg der mißverstandenen Vorsorge fühlen sich die Frauen sogar sicher. Versetzen wir uns in die Lage einer Frau, die aufgrund ihrer Familiengeschichte eine Gefährdung ahnt und zudem große Brüste mit unruhig strukturiertem Drüsengewebe hat. Sie wird nicht selten ihre Angst auf die fraglichen Knoten projizieren und kann auf eigenen Wunsch oder auf Drängen der Mediziner über die Jahrzehnte ihres Lebens auf viel zu viele strahlenträchtige Untersuchungen kommen. Damit aber wird sie ihr Risiko auf Brustkrebs deutlich erhöhen, denn es handelt sich bei der Mammographie aufgrund der weichen Strahlung um keine harmlose Untersuchung. Sie ist nicht zu vergleichen mit so gefährlich klingenden, tatsächlich aber von der Strahlenbelastung vergleichsweise harmlosen Untersuchungen wie der Computer- oder Kernspintomographie. Von Vorbeugung kann hier also keine Rede sein, sondern eher von mißverstandener und übertriebener Früherkennung.

Wer – wie viele Schulmediziner – glaubt, hier würde eine Gefahr übertrieben, sollte sich vor Augen führen, wie geradezu leichtsinnig die Medizin schon immer mit ihren Verfahren umgegangen ist, vor allem wenn sie neu und unerforscht waren oder solange es keine Alternativen gab. Vor ein paar Jahrzehnten wurden Kindern bei der Schuhanprobe völlig überflüssigerweise die Füße geröntgt, einfach weil sich das Schuhgeschäft einen solchen Apparat leisten konnte und weil unverantwortliche Medizinprofessoren behauptet hatten, es sei harmlos. Schüler wurden bei Reihenuntersuchungen immer wieder durchleuchtet und dabei dramatisch hohen Strahlendosen ausgesetzt. Die Schweden haben diese Unsitte im Rahmen ihrer »Gesundheitsvorsorge« besonders intensiv gepflegt, bis eine Untersuchung erschreckend deutlich machte, wie wenig Tuberkulosekranke dabei gefunden wurden, wie vielen bösartigen Tumoren aber so der Boden bereitet wurde.

Ein Blick auf die Geschichte der eigenen Disziplin würde diesbezüglich wohl keinem Mediziner schaden. Wenn heute der Münchener Strahlenbiologe Professor Lengfelder davon ausgeht, daß in Deutschland jedes zweite Röntgenbild überflüssig ist und insbesondere viele Mammographien, sollte das eigentlich zum Innehalten und Nachdenken anregen, insbesondere da Lengfelder davon ausgeht, daß diese überflüssigen Untersuchungen in Deutschland zwischen 10000 und 20000 Menschenleben pro Jahr fordern. Selbst wenn »nur« dreißig Prozent der Röntgenbilder überflüssig sind, wie andere Quellen angeben, und sich Lengfelder um die Hälfte verschätzt und wir diesbezüglich »nur« 5000 Tote verzeichnen müßten, bleibt es doch ein unglaublicher Skandal. Leider werden diese Mißstände kaum erwähnt, geschweige denn untersucht.

Vorbeugung im ursprünglichen und eigentlichen Sinn bedeutet, sich zu beugen, bevor das Schicksal einen beugt. Es geht also darum, dem Schicksal zuvorzukommen und seine Forderungen, ohne zu zögern, freiwillig umzusetzen. Dazu müßte man aber das Wesen des jeweils drohenden Krankheitsbildes kennen, um sich rechtzeitig dessen Forderungen zu beugen und sich mit dem entsprechenden Thema auszusöhnen. Genau diese Möglichkeit bietet der Ansatz der deutenden Medizin.

Bei allen unbestreitbaren Verdiensten der Schulmedizin im Fall akuter Krankheitsbilder und im »Reparaturbereich« ist sie – und als ihre Unterabteilung auch die Gynäkologie – durch ihre allopathische Grundtendenz eine Art »Antimedizin«, die sich ihr Wissen und ihre Verdienste im Kampf gegen die Feinde, die Symptome, erworben hat. Ihre Mittel verraten diese Tendenz bereits in ihrem Namen. Mit Antiphlogistika werden Entzündungen unterdrückt, mit Antibiotika Bakterien. Antimykotika bieten den Pilzen Paroli, Antidepressiva kommen gegen die Depression und Antihämorrhagika gegen Blutungen zum Einsatz. Aus dieser Antihaltung konnte sich das für Vorbeugung unerläßliche Verständnis des Wesens einer Krankheit gar nicht ergeben, insofern ist die Bezeichnung »Antimedizin« auch mit keinem Vorwurf verbunden. Um das Wesen des Gegners kennenzulernen, sollte man sich darauf einlassen, das aber entspricht mehr dem homöopathischen Gedanken. Wer sich von den Symptomen ansprechen läßt, sie ihrem Wesen nach wichtig nimmt und sein Augenmerk nicht nur darauf lenkt, sie sofort wieder loszuwerden, weil man nichts von ihnen wissen will, ist bezüglich Vorbeugung auf der besseren Spur.

Unter diesem Aspekt muten leider auch alle Anstrengungen der Schulmedizin, doch noch etwas in Richtung Vorbeugung (Prophylaxe) zu leisten, recht bescheiden und philosophisch beinahe kläglich an. Einer dieser Versuche ergibt sich aus der Epidemiologie, der Lehre von der Verteilung von Krankheitsbildern in der Bevölkerung. So fand man zum Beispiel heraus, daß katholische Klosterfrauen die höchste Brustkrebsrate aufweisen. Wer aber nun daraus folgert, es wäre Brustkrebsprophylaxe, auf die Berufung zur Nonne zu verzichten, sitzt einem dummen Mißverständnis auf. Man weiß auch, daß spätes Kinderbekommen die Brustkrebsrate ebenso leicht erhöht wie die Einnahme der Hormonpillen zur Osteoporoseprophylaxe in den Wechseljahren. Besonders letzteres Beispiel zeigt die Zwickmühle der Schulmedizin. Um das eine zu vermeiden, wird das andere, eigentlich ungleich gefährlichere, toleriert. Hier wird argumentiert, daß das Brustkrebsrisiko nur leicht erhöht werde und diese Gefahr angesichts der drohenden Osteoporose und etwaiger Herzinfarkte in Kauf genommen werden könne. Vom späten Kinderbekommen raten einige Gynäkologen – aus verständlichen Gründen – nicht ab. Es wäre interessant, entsprechende Untersuchungen an all den fünfzig- und manchmal schon sechzigjährigen italienischen Müttern zu machen, die dieses späte Glück den Tricks der Gynäkologie verdanken. Schließlich wäre mit der sonst in der Medizin zum Einsatz kommenden Logik eigentlich »bewiesen«, daß spätes Kinderbekommen ähnlich gefährlich ist wie die Einnahme der Wechseljahrspillen und der Eintritt in ein Kloster. Auf dieser Ebene »Vorbeugung« zu betreiben verbietet sich eigentlich von selbst. Daß die künstliche Befruchtung von Frauen in sehr fortgeschrittenem Alter, wie in Italien geschehen, in Deutschland verboten ist, mag einerseits beruhigen, es ist andererseits aber auch ein Hinweis darauf, daß es offenbar nötig war, dergleichen zu verbieten.

Auch wenn die Gynäkologie hier noch weitgehend verschont blieb, hat sich in anderen Bereichen der Medizin bereits eine eigenartige Routine in bezug auf die Prophylaxe entwickelt, und es besteht durchaus die Gefahr, daß diese Unsitte in Zukunft stärker auf gynäkologisches Gebiet abfärbt. Viele der Ratschläge zur Herzinfarktvermeidung beruhen zum Beispiel auf ähnlich oberflächlichen Trugschlüssen wie dem, Brustkrebs durch Vermeidung des Klosters vorzubeugen. Die Ärzte Skrabanek und McCormick zitieren in ihrem Buch *Torheiten und Trugschlüsse in der Medizin* für beide Geschlechter das Idealverhalten bezüglich Herzinfarktprophylaxe aufgrund schulmedizinischer Forschungsergebnisse. Der ideale vor Herzinfarkt sichere Mann wäre demnach »ein verweichlichter städtischer Angestellter oder Leichenbestatter, physisch und geistig träge und ohne Spritzigkeit, Ehrgeiz oder Konkurrenzdenken, der niemals versucht hätte, irgendeinen Termin einzuhalten; ein Mann ohne Appetit, der sich von Obst und Gemüse ernährt, das er mit Maisöl und Walfischtran anmacht; ein Nichtraucher, der den Besitz von Radio, Fernsehen und Auto verschmäht, mit vollem Haarschopf, aber dürr und unathletisch, doch ständig bestrebt, seine kümmerlichen Muskeln zu trainieren. Mit niedrigem Einkommen, Blutdruck, Blutzucker, Harnsäurespiegel und Cholesterin hat er seit seiner prophylaktischen Kastration Vitamin B2 und B6 und über längere Phasen Blutverdünnungsmittel eingenommen.« Das weibliche Pendant sei dagegen »eine fahrradfahrende, arbeitslose, untergewichtige Zwergin vor den Wechseljahren, mit niedrigen Beta-Lipoproteinen und Blutfetten, die beengt in einem Zimmer auf der Insel Kreta vor dem Jahr 1925 lebt und sich von geschältem Getreide, Distelöl und Wasser ernährt«. Die beiden Autoren fügen noch sarkastisch hinzu: »Kein Zweifel: Sollten sich diese beiden Phantasiewesen jemals begegnen – und erfolgreich paaren –, so wären ihre Nachkommen doppelt gesegnet.«

So wertvoll epidemiologische Erhebungen sind, wenn man ihre Ergebnisse sinnvoll interpretiert und einordnet, so idiotisch wirken sie sich im Sinne von Vorbeugung aus. Die absichtliche und übertriebene Aneinanderreihung wie in den soeben zitierten Passagen macht den Widersinn erst so richtig deutlich. Im Regelfall werden solche Ergebnisse aber einzeln und mit großem Ernst auf Kongressen vorgetragen und von nicht wenigen Schulmedizinern auch ernst genommen. Verständlich ist das wohl nur aus der Not einer Medizin, die einer so wesentlichen Forderung wie der nach Vorbeugung eigentlich nicht nachkommen kann.

Eine Lösung böte hier nur ein tieferer Denkansatz, der den Mut hat, die oberflächliche Ebene der Phänomene hinter sich zu lassen und an den Wurzeln der Probleme nach Lösungen zu suchen. Statt dem so beliebten phänomenalen wäre radikales Denken gefordert, das das Wissen um die Archetypen und Urprinzipien mit einschließt. Bis es so weit kommt, hätten Schulmediziner die ärztliche Pflicht, darauf hinzuweisen, daß sie zwar immer besser zur Früherkennung, aber grundsätzlich nicht zur Vorbeugung in der Lage sind. Anschließend könnten sie mit gutem Recht auf die Wichtigkeit von Früherkennung hinweisen, bei aller gebotenen Vorsicht bezüglich deren Nebenwirkungen. So könnte aus einem gefährlichen Etikettenschwindel, der sich schon ergibt, wenn dem Wort »Vorbeugung« nicht konsequent widersprochen wird, immer noch ein verantwortlicher Umgang mit den vorhandenen Möglichkeiten werden. Allerdings müßte man auf das Zauberwort »Vorbeugung« verzichten und eigentlich Patientinnen, die darauf bestehen, zur deutenden Medizin überweisen. Das ist allerdings bei den bereits jetzt bestehenden Imageproblemen der Schulmedizin – von einigen mutigen Kollegen abgesehen – im Augenblick offenbar zuviel verlangt. Wie konkrete Vorbeugung zum Beispiel bei Angst vor Brustkrebs aussehen könnte, ergibt sich aus der Besprechung des Krankheitsbildes auf Seite 384 ff.

Der Zyklus und seine Probleme

Die hormonellen Grundlagen

Im vierten Schwangerschaftsmonat, wenn der weibliche Fetus zehn Zentimeter lang ist, entwickeln sich die beiden Eierstöcke mit der bereits endgültigen Grundausstattung von insgesamt etwa 400 000 Eiern, jedes für sich in einen Follikel gehüllt. Maximal 500 davon werden im Laufe des fruchtbaren Lebens der zukünftigen Frau zur Reife kommen und den (Ab-)Sprung schaffen. Wie beim Mann, wo das Mißverhältnis zwischen der Zahl der produzierten Spermien und den Chancen der einzelnen Samenzelle noch größer ist, arbeitet die Natur auch bei der Frau mit einem enormen Überfluß. Wie im Heer der Samenfäden ist auch die Konkurrenz unter den Eiern groß. In jedem Zyklus versuchen es bis zu zwanzig Follikel gleichzeitig, aber nur einer oder manchmal zwei machen das Rennen. Wenn sich ein Follikel einen ausreichenden Vorsprung verschafft hat, scheint das die anderen so zu entmutigen, daß sie aufgeben und zugrunde gehen.

Es ist eigentlich unmöglich, bei einem Zyklus den Beginn festzulegen, denn Zyklus heißt Kreis, und dieser hat weder Anfang noch Ende. Aus didaktischen Gründen ist es aber doch sinnvoll, einen, wenn auch ganz theoretischen, Anfang zu machen. So gilt der erste Tag der Blutung als Zyklusbeginn. Zu diesem Zeitpunkt fängt der Hypothalamus (Zwischenhirn) an, einen sogenannten Releasing-Faktor freizusetzen. Dieses Freisetzungshormon stimuliert seinerseits die Hypophyse (Hirnanhangsdrüse), die nun beginnt, das follikelstimulierende Hormon (FSH) auszuschütten. Dieser Reiz löst den Wettlauf unter den zwanzig Follikeln aus. Die heranwachsenden Follikel, insbesondere der, der das Rennen macht, produzieren nun zunehmend Östrogen, das zentrale weibliche Sexualhormon. Neben seinen vielen anderen Wirkungen sorgt es dafür, daß sich die Gebärmutterschleimhaut aufbaut und die nötigen Nährstoffe für eine etwaige Einnistung eines Eis ansammelt. Außerdem sorgt das Östrogen dafür, daß sich der Schleimpfropf, der normalerweise den Gebärmuttereingang verschließt, auflöst und so der Weg für die Samenzellen frei wird. Psychisch regt Östrogen bei vielen Frauen die sexuelle Bereitschaft an.

Ist der Follikel nach etwa zwei Wochen ausgereift, *platzt ihm der Kragen*, und er schleudert das Ei aus dem Eierstock (Ovar) in Richtung Bauchhöhle. Damit das Ei bei diesem Eisprung nicht verlorengeht, hat sich wunderbarerweise der Fimbrientrichter, als verlängerter Arm der Gebärmutter, rechtzeitig über den Eierstock gelegt, um das Ei aufzufangen. Durch den Eileiter wandert es nun in Richtung Gebärmutter und damit möglicherweise einem Heer in wilder Konkurrenz um die Befruchtung kämpfender Spermien entgegen. Während das Ei sich durch die Kontraktionen der Eileiter sanft vorwärtschieben läßt, müssen die Samenfäden sich aus eigener Kraft vorwärtsbewegen und auch noch gegen den Strom schwimmen. Das Ei hat das Rennen längst gewonnen, wenn sich seine männlichen Bewerber noch lange für eine minimale (Befruchtungs-)Chance abplagen. Daß aus dieser Situation einmal die Überlegenheit des männlichen Geschlechts abgeleitet wurde, mutet heute eigenartig an. Will man dieses Geschehen deuten, ließe sich daraus eher die ruhige Überlegenheit der Frauen ableiten, die sich kaum darum zu kümmern brauchen, wie sich die ambitionierten Männer abrackern, sondern in aller Ruhe ihren Weg verfolgen, um dann, wenn die Zeit reif ist, ihre Wahl unter den besten zu treffen. Ist das einmal geschehen, können sie in aller Ruhe weitere, auch noch so bemüht rudernde Bewerber abblitzen lassen. Diese Situation findet ja durchaus ihre Parallele im gesellschaftlichen Leben.

Die eigentliche Auslösung des Eisprungs geschieht durch ein weiteres Hormon, das gelbkörperanregende (luteinisierende) Hormon, das von der Hypophyse wiederum auf Anforderung des Zwischenhirns ausgeschüttet wird. Der geplatzte Follikel wandelt sich jetzt in den Gelbkörper um, der sogleich mit der Produktion des Gelbkörperhormons Progesteron beginnt. Dieses ist die notwendige Ergänzung des Östrogens und in gewisser Hinsicht sein Gegenspieler, wenn es auch natürlich ein weibliches Hormon bleibt. Es baut die Gebärmutterschleimhaut um, damit sich ein Ei überhaupt einnisten kann. Darüber hinaus läßt es den flüssigen Schleim im Bereich des Gebärmutterhalses wieder eindicken und schließt damit den Gebärmuttermund aufs neue. Es beruhigt den ganzen weiblichen Organismus und reduziert damit häufig auch das sexuelle Interesse der Frau in dieser Phase. Zudem stellt es die Gebärmutter ruhig, damit nicht etwaige Kontraktionen eine mögliche Einnistung stören. Schließlich hebt das Progesteron die Körpertemperatur um etwa ein halbes Grad. Wenn diese Erhöhung der Basaltemperatur über sechzehn Tage anhält, ist das ein ziemlich sicheres Zeichen für eine Schwangerschaft. Schließlich wird in der Zeit nach dem Eisprung von der Hypophyse auch noch Prolaktin gebildet, das – wie der Name schon sagt – für die Milchbildung zuständig ist (lat.: *pro* = für, *lactatio* = Milchbildung). Es läßt – allerdings unter Mitwirkung des Östrogens – während der zweiten Zyklushälfte die Brüste schwellen und erst recht, wenn eine Schwangerschaft eingetreten ist.

Ist das jedoch nicht der Fall, hört die Progesteronproduktion im Gelbkörper etwa zwei Wochen nach dem Eisprung allmählich auf, worauf die Temperatur wieder abfällt, und auch die Blutspiegel von Östrogen und Progesteron sinken. Durch den abrupten Hormonentzug stirbt die Schleimhaut ab, löst sich von der Gebärmutter und wird unter wellenförmigen Kontraktionen der Gebärmutter zusammen mit Blut und Schleim ausgestoßen. Insgesamt werden im allgemeinen nur 50 bis 100 Milliliter »Menstruationsblut« ausgeschieden, und davon besteht noch einmal die Hälfte aus verflüssigtem Schleim und Schleimhautbestandteilen. Der Blutverlust ist also meist sehr gering, allerdings ist nicht zu vergessen, daß schon kleinste Mengen Blut einen großen Eindruck machen.

Damit wäre ein Zyklus abgeschlossen, wobei nie zu vergessen ist, daß es bei einem Kreislauf eigentlich keinen Anfang und kein Ende gibt. Alles fließt ineinander und ist niemals statisch. All diese Phasen überlappen sich, so wie auch die Wirkungen der einzelnen Hormone nicht so leicht voneinander abzugrenzen sind. Was theoretisch so überschaubar geordnet erscheint, ist in Wahrheit unendlich viel komplizierter und verflochtener. Wenn wir zum Beispiel Östrogen sagen, sollten wir zumindest daran denken, daß es in Wirklichkeit mindestens dreißig verschiedene

Östrogene gibt, die wir in den einzelnen Zyklusphasen noch gar nicht voneinander abgrenzen können. Die wichtigsten sind Östradiol, Östriol und Östron. Inzwischen wissen wir, daß die Releasing-Faktoren des Zwischenhirns vom limbischen System und damit von unseren seelischen Zentren mitgesteuert werden. Diesen Bereich und die Welt der Gefühle aber verstehen wir noch nicht annähernd, und manche Ärzte müssen ihn überhaupt erst noch für sich und ihre Patientinnen entdecken.

Je weiter wir uns in das zyklische Geschehen der Frau vertiefen, desto deutlicher wird, wie weit wir noch immer davon entfernt sind, das ganze Geheimnis zu verstehen. Wahrscheinlich ist das unmöglich, weil große Teile davon wohl überhaupt nur zu erfühlen sind. Moderne Worte wie »interaktiv« drängen sich hier auf oder Heraklits uralte und letztlich zeitlose Weisheit: *panta rhei* (»Alles fließt«). Wenn wir wenigstens merken, daß wir dem lebendigen Geschehen in seiner ganzen Tiefe noch nicht gerecht werden, hat das den Vorteil, daß wir demütiger werden und weniger dazu neigen, uns und unsere Möglichkeiten zu überschätzen.

Die Periode in ihrer Be-Deutung

Die Menstruationsblutung gilt in unserer Kultur als das Ursymbol weiblicher Fruchtbarkeit und ist deshalb von zentraler Wichtigkeit. Andererseits wird sie von Frauen, die Probleme mit ihrer Weiblichkeit und ihrer diesbezüglichen gesellschaftlichen Rolle haben, auch als Fluch empfunden. Beide Tendenzen spiegeln sich in den entsprechenden Bezeichnungen wider. Namen wie »meine Tage«, »meine Regel«, aber auch »Periode«, »Zyklus« und erst recht neuerdings »Mondzeit« verleihen dem positiven Aspekt des Geschehens Ausdruck. Der Ausdruck »meine Tage« stellt das Besondere dieser Zeit heraus: Es sind nicht irgendwelche, sondern *die* Tage, die typisch weiblichen nämlich. Die »Regel« regelt das Leben und war in früheren Zeiten sicherlich Mittelpunkt des weiblichen Lebens. Das Wort betont, daß es sich hier um ein *regelrechtes* Geschehen handelt, das Ordnung ins Leben bringt. Der Begriff »Regel« wird in Klöstern verwendet und bezeichnet die dortigen Verhaltensmuster. Wenn diese gebrochen werden, gibt es entsprechende Sanktionen von seiten des Abtes oder Klostervorstandes – nicht um die Nonne oder den Mönch zu bestrafen, sondern um die Ordnung in Gestalt der Regel wiederherzustellen, die ja Repräsentation einer höheren Ordnung ist. Ganz analog legt die Regel der Frau ihr inneres grundlegendes Schwingungsmuster fest. Hält sie sich nicht daran, setzt es Zeichen und Symptome, die ihr die weiblichen Regeln um der inneren Ordnung willen wieder ins Bewußtsein rufen. Das Wort »Periode« bezeichnet die regelmäßige Wiederkehr dieser urweiblichen Zeit und die Rhythmik des Geschehens. »Zyklus« wiederum meint den Kreis, in dem die Frau lebt. »Menses«, »*Men*struation« (lat.: *mensis* = *Mon*at) und »Mondzeit« betonen den Bezug zum urweiblichen Himmelslicht des Mondes, der ja auch im Wort »Monat« verewigt ist. Während die Sonne den großen (Jahres-) Rhythmus bestimmt, steht der Mond für die kürzeren Monatsrhythmen. Noch hinter dieser Ebene liegt das Lateinische *mensare* (= messen), was den Schluß nahelegt, daß der Monat das Maß des Jahres ist.

Der Zyklus beträgt bei modernen Frauen durchschnittlich 29,5 Tage, was sich bis heute verblüffend mit dem Mondzyklus deckt, der 29,8 Tage dauert. Insgesamt ist also trotz aller neuzeitlichen Hektik und auch wenn der große Rhythmus, der alle Frauen in derselben Zyklusphase verband, mit der Entdeckung des künstlichen Lichts verlorenging, die ursprüngliche Mondzeit erhalten geblieben. Neuere Erfahrungen zeigen, daß mit dem Verzicht auf künstliches Licht sich die weiblichen Zyklen wieder an den Mondphasen orientieren, wobei Neumond dann mit der Menstruation zusammenfällt. Auf so einfache Art also könnten alle Frauen wieder in den großen *natür*lichen Kreis zurückkehren und zu einer in Einklang schwingenden Gruppe werden. Allerdings ist dies offensichtlich für die meisten modernen Frauen nicht praktikabel.

Ausdrücke wie »Unwohlsein«, »Unpäßlichkeit« oder gar »große Schweinerei« oder »Dreck« und »Zeug« für das Menstruationsblut stehen für den Widerstand gegen den weiblichen Lebenskreis. »Unpäßlich« ist, wem etwas an diesem Geschehen nicht paßt. »Unwohlsein« drückt unumwunden aus, daß *frau* sich im rhythmischen weiblichen Kreis nicht wohl fühlen kann, weil er ihr Schmerzen bereitet. Ausdrücke wie »Schweinerei«, die wohlgemerkt heute noch immer verwendet werden, nehmen die Thematik der Unreinheit in wertender Weise auf. Tatsächlich fühlen sich je nach Umfrage vierzig bis achtzig Prozent aller Frauen vor der Periode nicht wohl und damit auch nicht wohl in ihrer weiblichen Haut. Das aber hat primär wohl mit der patriarchalischen Gesellschaftsordnung zu tun, die kaum Rücksicht auf weibliche Rhythmen nimmt. Wahrscheinlich kommen solche abwertenden Bezeichnungen aus dieser Ecke, werden dann aber auch von Frauen übernommen, die unbewußt mit ihrer Periode sich selbst abwerten.

Könnten Frauen ihren natürlichen Rückzugstendenzen kurz vor und während der Tage nachkommen und sich für Regeneration und innere Reinigung Zeit nehmen, wären die Tage weniger negativ besetzt. Das zeigt sich besonders deutlich am zunehmenden Krankheitsbild des Prämenstruellen Syndroms (PMS), auf das später noch ausführlich eingegangen wird (siehe Seite 170 ff.). Kann eine Frau es sich nämlich leisten, diese Zeit ganz für sich und in Ruhe zu verbringen, verschwinden die Probleme wie von selbst. Wie *natür*lich solche Rückzugstendenzen sind, sehen wir bei Affen, unseren nahen Verwandten aus der Evolution. Pavianweibchen ziehen sich vor ihren Tagen von der Herde zurück und reduzieren ihre sozialen Kontakte um mehr als dreißig Prozent. In vielen archaischen Völkern verschwanden die Frauen in besonderen Häusern oder doch wenigstens abgegrenzten Bereichen, wo sie für sich sein konnten. Das bedeutete nicht nur, daß die Frauen in diesen Tagen verbannt waren, sondern daß auch alle anderen Stammesmitglieder von diesen Bereichen ausgeschlossen blieben. Mit den Betroffenen war zu dieser Zeit nicht zu rechnen. In ihrer »kritischen Zeit« sind Frauen weniger berechenbar und damit weniger verläßlich, was die gesellschaftlichen Forderungen angeht.

Als kritisch galten die Tage früher auch, weil in gewisser Weise nun das Tor zur Unterwelt offen ist. Das Blut der Frau stand als Nahrung für Geister und Dämonen zur Verfügung. Noch in der griechischen Mythologie finden wir Hinweise, daß die Geister und Seelen, die in der Unterwelt des Hades und damit im Reich des plutonischen Archetyps gefangen waren, Blut benötigten, um mit den Lebenden in Verbindung zu treten. »Blut ist ein ganz besonderer Saft«, wußte nicht nur Goethe. Blut wurde von fast allen archaischen Völkern als Geisternahrung und damit als potentiell gefährlich angesehen. Auch Schattenwesen wie Vampire lebten nach diesen Vorstellungen vom Blut der Lebenden. Und selbst in unseren Märchen lechzt die alte Hexe nach diesem Lebenssaft der Kinder. In diesem Sinne ist es auch zu verstehen, daß alle Kulturen, die noch ein magisches Weltverständnis haben, Frauen in der Zeit der Blutung besonders vorsichtig behandeln. Auch Männer mit noch offenen Wunden dürfen dort zumeist nicht den Tempel betreten. Interessant ist, daß auch unsere Kinder diese magische Phase der Menschheitsentwicklung noch einmal kurz durchlaufen. Solange sie in einem magischen Weltverständnis leben, hat Blut, selbst wenn es aus harmlosen kleinen Wunden kommt, eine große Bedeutung für sie.

Selbst wenn wir diese Phase der Menschheitsentwicklung längst überwunden glauben, wäre es auch heute noch für die Frauen und die Gesellschaft besser, einer Frau während der Menstruation Ruhe zu gönnen. Es erscheint wenig sinnvoll, eine Frau während dieser »kritischen« Tage in Pflichten voll einzuspannen, für die sie jetzt keinen inneren Raum hat. Die amerikanische Rechtsprechung geht tatsächlich so weit, Frauen, die in dieser Zeit straffällig werden, mildernde Umstände wegen Unzurechnungsfähigkeit zuzugestehen. Intelligenter wäre es offensichtlich, sich auf den Lebensrhythmus und die eigene Regel einzustellen, bevor die Regeln der Gesellschaft auf kriminelle Weise gebrochen werden.

Könnten Frauen ihrer Natur freiwillig entgegenkommen und ein Wochenende im Monat der Ruhe und Regeneration widmen, wäre die Abbruchblutung kein Drama. Mit einer Wärmflasche an den Füßen oder auf dem Unterleib sich selbst Zuwendung in Form von äußerer Wärme gebend, warmen Tee oder Suppe schlürfend, um den Bauch von innen zu wärmen, könnten »die Tage« wirklich zu den entscheidenden Tagen werden. Das in einem Monat Gewachsene bewußt abbrechen lassen, um ganz neu anfangen und aufbauen zu können – eine solche Einstellung hätte eigentlich nur Vorteile. Sich ein paar Tage lang verwöhnen (lassen) dürfte den meisten Frauen gefallen. Der Schwung des Neuanfangs, der bei dieser Haltung voll genutzt werden kann, würde auch den meisten Ehepartnern Spaß machen und sich sogar positiv auf etwaige Arbeitsverhältnisse auswirken. Eine mühsam mit dem Versuch, sich nichts anmerken zu lassen, überstandene

Periode wird dagegen an den Kräften zehren und den Lebensmut schwächen.

Der Ausdruck »kritische Zeit« wird heute vor allem negativ gesehen, wobei die Bezeichnung »kritisch« durchaus positive Aspekte hätte wie etwa in »kritikfähig«. Ganz konkret könnte es auch eine Zeit sein, in der Frauen ihr Leben kritisch betrachten und die Bilanz des letzten Monats ziehen. Immerhin ist die Monatsblutung so etwas wie der Abschluß eines Aufbauprozesses, der Abbruch einer überlebten Phase. Jeder Abschluß einer Lebensphase aber verlangt idealerweise eine Bilanz, damit der neue Aufbruch gelingen kann und der Aufbau ein solides Fundament bekommt.

Wie zentral die Bedeutung der Periode trotz ihrer Diskriminierung für die meisten Frauen noch immer ist, zeigt der Therapieaufwand, der bei fehlender Blutung (Amenorrhoe) getrieben wird. Eine Frau, die keine Periode hat und deshalb zumeist keine Kinder bekommen kann, empfindet sich häufig als minderwertig, auch wenn das Ideal unserer spätindustriellen Hochleistungsgesellschaft in anderen Leistungen als dem Kindergebären liegt. Selbst wo aus diesem Grund die offensive Ablehnung eigener Kinderwünsche weitgehend akzeptiert ist, gilt eine Frau, die mangels fehlender Periode gar keine Kinder bekommen könnte, vielen immer noch als minderwertig.

Andererseits gilt die Blutung auch als Stigma und immer wieder neu auftretende Verunreinigung. Darauf spielt fast alle Werbung für Tampons und Binden an, wenn sie unablässig den Aspekt der Sicherheit hervorhebt. Dahinter steckt die Idee, daß von diesem »schrecklichen Geschehen« niemand etwas sehen, schon gar nicht riechen und eigentlich nicht einmal merken darf. Der fernsehwirksam inszenierte Traum wäre, daß sich die Frau trotz der Periode wie ein »vollwertiger Mensch«, ja fast so (unabhängig) wie ein Mann fühlen kann, wenn sie nur dem Produkt XY vertraut. Von einer besonders bedeutungsvollen und wichtigen Zeit ist die Periode damit in unseren Tagen zu einem unterdrückten und so weit wie möglich ignorierten Geschehen herabgesetzt worden. Kein Wunder, daß sich die Große Göttin ab und zu regt und ihr Opfer immer öfter schmerzhaft einfordert. Damit bringt sie sich in Erinnerung und den betroffenen Frauen ein zentrales Thema ihres Lebens zu Bewußtsein.

Insgesamt betrachtet werden Frauen durch diese zwiespältige Situation zum Opfer eines typischen Double-Bind, wie Gregory Bateson diese aussichtslose Situation nannte (siehe Seite 70). Doppelbindungen sind seelisch überaus gefährlich, weil es aus ihnen kein Entkommen gibt. Ist eine Frau zum Beispiel stolz auf ihre Periodenblutung, kollidiert das mit alten Tabus und Unreinheitsvorstellungen. Negiert sie dagegen das Thema und mißachtet die Blutung oder tut so, als wäre nichts, wird ihr das als unweiblich angekreidet. Erschwerend kommt hinzu, daß sie diese Bewertung auch unbewußt selbst vornehmen kann und damit zwischen ihren eigenen Bedürfnissen und Empfindungen und den Ansprüchen des gesellschaftlichen Zeitgeistes in Zwiespalt gerät. Wie sie sich auch verhalten mag, es bringt ihr auf alle Fälle Nachteile.

Für diesen gesellschaftlichen Zwiespalt, der sich mehr oder weniger deutlich in jeder Frau spiegelt, haben bisher weder Emanzipations- noch Frauenbewegung eine befriedigende Lösung angeboten. Letztlich erklärt sich diese Situation wiederum aus den schon angesprochenen Archetypen Venus (Aphrodite) und Mond. Vom Venusaspekt her fordert die (männlich dominierte) Gesellschaft von der Frau, ewig jung und schön, schlank und rank, gepflegt und gestylt, erotisch attraktiv und sexy zu sein, während der Mondaspekt auf Gebärfähigkeit und Gebärwilligkeit Wert legt sowie Fürsorge und alle zum Nestbau wichtigen Eigenschaften einfordert. Die Befriedigung beider Aspekte nacheinander wäre noch vorstellbar, selbst nebeneinander noch möglich. Da beide Aspekte aber nach dem herrschenden Ideal dieser Gesellschaft gleichsam gegeneinander gerichtet sind, wird es aussichtslos, ihnen gerecht zu werden. Die gequälte Situation vieler Frauen in unserer Gesellschaft spiegelt dieses Thema wider.

Solange der Fruchtbarkeitsaspekt der Blutung, der dem Mondprinzip so wichtig ist, auf der venusischen Seite als Erniedrigung gilt, gibt es kein Entkommen aus der Doppelbindung, es sei denn *frau* sucht sich verschiedene Existenzebenen oder Welten, was wiederum seelisch nicht unbedenklich ist. Natürlich ist es vorstellbar, mal mehr den Venusbereich in den Vordergrund zu stellen (zum Beispiel auf Partys und im Ehebett) und mal den Mond(aspekt) zum Beispiel mit den Kindern in der Familie auszuleben. Doch wenn die Frau selbst oder ihre Umgebung den einen Aspekt wertend gegen den anderen ausspielt, wird es über kurz oder lang zu Zerreißproben führen und damit zu seelischer Zerrissenheit.

Auch kräftemäßig wird es häufig äußerst schwierig sein, nach einem energetisch erschöpfenden Tag mit Mutter-, Hausfrauen- und oft noch Berufspflichten am Abend die Partylöwin und anschließend im Bett die Sexbombe zu geben. Sowohl der Mond- als auch der Venusarchetyp benötigen ein gewisses Maß an Ruhe und Gelassenheit sowie Raum für Genuß. Das aber sind Qualitäten, die in unserer Zeit immer schwerer zu verwirklichen sind. So wichtig und notwendig der Kampf der Frauenbewegung war, so hat er doch auch seine Schattenseiten hervorgebracht, weil *frau* seither auf vielen Ebenen kämpfen darf (und muß), aber wirkliche Erleichterung und Entlastung auf anderen Ebenen ausblieb.

Diesbezüglich verwundert es wenig, wenn gerade jene Frauen, die sich am meisten bemühen, den gesellschaftlichen Forderungen an die moderne, emanzipierte Frau gerecht zu werden, am schlimmsten unter dem Prämenstruellen Syndrom leiden. Sie erleben die Zeit vor der Periode als schwierig, denn sie erinnert sie an den weggedrängten und immer mehr kontrollierten weiblichen Bereich mit seinen Forderungen nach passivem Genießen, nach Ruhe und Gelassenheit. »*Ihre* Tage« wären tatsächlich die ideale Zeit, um in Ruhe gelassen zu werden.

Die symbolische Be-Deutung der Periode hängt mit dem Verlust von Blut und damit Lebenskraft zusammen. »*Für etwas bluten*« bedeutet im Volksmund »für etwas bezahlen« müssen. Nicht bluten heißt also, nicht zahlen und damit keinen Tribut an das Frausein entrichten. Im allmonatlichen Verlust von Lebenskraft können wir ein Opfer an das Frausein, früher wohl an die Große Göttin, sehen. Wird es freiwillig gebracht, ist der Leidensaspekt gering. Wird aber nur widerwillig und unfreiwillig geopfert, wird dieses Blutopfer für die nächste Generation mit Unwohlsein bis hin zu Schmerzen verbunden sein. Diese im Zyklus deutlich werdende Opferbereitschaft der Frau scheint etwas Archetypisches zu sein und war in matriarchalischen Zeiten sicherlich besonders geachtet und geschätzt. Einiges spricht dafür, daß die Frau damit ihr Opfer Monat für Monat abliefern konnte, während ein Mann einmal im Jahr sein Blut rituell opfern mußte, wenn wir an das Martyrium des Hirschgottes, der zu Tode gehetzt wurde, in frühen Kulturen denken.

Noch immer opfern die meisten Frauen mit der Heirat ihr Zuhause und ihren Namen, sie wechseln freiwillig in das für sie neue Muster des Mannes. Erst allmählich bekommen wir heute wieder ein Gefühl dafür, wie groß und schwerwiegend dieses Opfer ist. Zunehmend bemerken Frauen heute rückblickend (zum Beispiel im Rahmen einer Psychotherapie), wie viel sich mit diesem Wechsel des Namens, des Familienstandes, der Lebensstellung und des Lebensumfeldes für sie geändert hat. Gerade erst entdecken wir über den Osten und seine Feng-Shui-Lehre die Wirkung von räumlichen Mustern und Feldern. Wieviel gewichtiger als die richtige Raumaufteilung muß es sein, wenn *frau* ihre Heimat verlassen und sich einem ganz neuen Um*feld* anpassen muß.

Allein wenn wir uns vor Augen führen, was für ein Drama die Heimatvertriebenen noch Generationen nach dem Ereignis aufführen und wie selbstverständlich der Schritt aus der Heimat dagegen von Frauen verlangt wurde, kann die Dimension dieses Aktes deutlich werden. Heute mag das in unseren Breiten kein Thema mehr sein, aber noch in der ersten Hälfte dieses Jahrhunderts war das Leben vieler Frauen unter der Knute einer harten Schwiegermutter ein Martyrium. Ein diesbezüglich anschauliches Bild malte Anna Wimschneider in ihrer Biographie *Herbstmilch*.

Natürlich können hier aber auch große Chancen liegen, wenn *frau* die Herausforderung offensiv annimmt. Die bessere Anpassungsfähigkeit von Frauen an schwierige neue Lebensumstände könnte auch zu ihrer höheren Lebenserwartung beitragen. Jedenfalls ließe sich diese Um*stellung* viel eher als Zeichen der Stärke und Anpassungsfähigkeit denn als eines der Schwäche durchschauen. Heute gilt diese Opferbereitschaft einerseits immer noch als selbstverständlich, andererseits aber als negativ, weshalb die Frauenbewegung hier auf Abschaffung drängte und zumindest in Deutschland und Österreich recht bekam. Hier können Frauen nun mit der Heirat ihren Namen behalten und brauchen folglich das Feld nicht mehr zu wechseln. Die Kinder tragen aber weiterhin im allgemeinen den Namen des Vaters, außer dieser hätte sich entschieden, den Namen seiner Frau zu übernehmen, was heute immerhin möglich ist. Die Eltern können damit bewußt entscheiden, ob die gemeinsamen Kinder in die weibliche oder männliche Familienlinie und deren Muster hineinwachsen sollen.

Die statistisch gesicherte höhere Lebenserwartung der Frauen in fast allen Gesellschaften dürfte mehr noch als mit der besseren Anpassungsfähigkeit mit dem Reinigungsaspekt der Periode in Zusammenhang stehen. Die häufig von Soziologen angeführten Gründe für das längere Leben von Frauen wie »geringere Belastung« beruhen dagegen ziemlich sicher auf Mißverständnissen. Vielleicht haben die gutbürgerlichen Frauen dieser Soziologen eine geringere berufliche und familiäre Belastung, für die Mehrheit der Frauen im Arbeiter- und Angestelltenbereich, aber auch für die Landfrauen läuft diese Argumentation angesichts häufiger Mehrfachbelastungen eher auf einen höhnischen Witz hinaus.

Wie schon erwähnt, halten viele archaische Völker die Monatsblutung für ein Zeichen von Verunreinigung und für eine Zeit, in der erhöhte Vorsicht geboten ist. Das trifft übrigens auch noch auf viele moderne Menschen zu, die in dieser Zeit zum Beispiel auf Geschlechtsverkehr verzichten. Manche Männer haben diesbezüglich sogar Angst, sie könnten sich verunreinigen, und meiden hier wohl die sprichwörtlich gewordene Gefahr, *Dreck am Stecken* zu haben. In Wahrheit ist Gefahr, wenn schon, dann in umgekehrte Richtung gegeben. Die tibetische Medizin geht davon aus, daß in dieser Zeit »die Tore offenstehen« und die Frau daher empfänglicher für Probleme ist, die sie vom Mann und dem Dreck, den er möglicherweise am Stecken hat, aufnehmen könnte. Tatsächlich ist der Gebärmuttermund leicht geöffnet und damit letztlich der ganze Becken- und Bauchraum.

Insofern ist es weniger altmodisch als vernünftig, in dieser Zeit der Blutung auf Geschlechtsverkehr zu verzichten, zumal wir durch unsere entwickelten Methoden der Empfängnisverhütung nicht mehr auf diese Zeit angewiesen sind. In verschiedenen östlichen Traditionen wird sogar darauf geachtet, in dieser Zeit kein Kind zu zeugen, da sich nach dortiger Vorstellung über das »unsaubere« Menstruationsblut ebensolche Seelen einschleichen könnten. Auch bei uns gibt es in ländlichen Gebieten das Vorurteil, daß nun keine »guten Kinder« gezeugt werden. Im übrigen haben wir die Periode nun schon mehrfach als einen sinnvollen

Zeitraum für Ruhe und Rückzug kennengelernt, wozu der Geschlechtsverkehr weniger passen würde.

Nach gängiger gynäkologischer Einschätzung ist das Menstruationsblut nicht infektiöser als anderes Blut. Für den Organismus ist der Monatsfluß aber sicherlich ein günstiger Weg, Überflüssiges loszuwerden. Insofern ist es nicht verwunderlich, daß in jüngster Zeit mit organischen Chlorverbindungen (Organochlorika) äußerst giftige Verbindungen im Menstruationsblut festgestellt werden konnten. So fällt auch vielen Frauen auf, daß Menstruationsblut ganz anders riecht als normales Blut. Daß die Zeit der Monatsblutung eine der Entgiftung ist, zeigt sich oft auch am Schweiß, der in dieser Zeit häufig anders, zumeist intensiver und manchmal richtiggehend »giftig« riecht.

Die Diskussion um eine etwaige Verunreinigung sieht in typisch patriarchalischer Manier natürlich wieder nur den einen negativen Aspekt. Reinigung wäre die positive Sicht des Geschehens. Daß diejenigen, die sich gar nicht reinigen, auf diejenigen, die das einmal im Monat mit Regelmäßigkeit tun, herabschauen und sie als unrein diskriminieren, kann eigentlich nur als ein Witz der Geschichte verstanden werden, geboren aus dem eingangs schon erwähnten Minderwertigkeitsgefühl der Männergesellschaft. Diese Art von Ungleichgewicht in bezug auf Reinlichkeit findet sich auch auf fast allen anderen Ebenen. Wie viele Frauen kämpfen mit dem schlampigen Hygienebewußtsein ihrer Männer, und wie viele Männer tun intensive Körperpflege als typisch weibliche Belanglosigkeit ab!

Daß das Lebensgefühl während des Großputzes im Körperhaus nicht optimal ist, muß als ganz natürlich betrachtet werden. Ein Haus kann nicht besonders sauber und ordentlich wirken, während es gerade neu geordnet und von Grund auf gereinigt wird. Trotzdem ist es danach sauberer und ordentlicher als vorher und als vergleichbare nicht gereinigte Häuser. Solche Banalitäten niederzuschreiben fällt geradezu schwer, ist aber notwendig, weil wir uns bezüglich der Bewertung der Periode so sehr verirrt haben und in der Analogie die beste Chance liegt, den Irrtum zu durchschauen.

Das Innere der Gebärmutter ist in dieser Zeit eine einzige große Wunde, die blutet und schmerzt. Das aktive Abstoßen der überflüssig gewordenen Schleimhaut ist zugleich für den Organismus eine ideale Möglichkeit, loszuwerden, was er nicht mehr braucht. Auch der medizinische Aderlaß hat seinen gesundheitlichen Wert und ist lediglich durch die schrecklichen Übertreibungen in vorigen Jahrhunderten in Verruf geraten. Wie so viele neugefundene Errungenschaften in der Medizin ist auch der Aderlaß, der ja noch heute bei bestimmten Konstitutionstypen und bei einigen Krankheitsbildern mit Erfolg angewandt wird, für lange Zeit bei *jedem* Problem benutzt worden und hat nur deshalb mehr geschadet als genutzt. Den ausgezehrten Tuberkulosepatienten kurz vor dem Tod noch eine größere Menge Blut abzuzapfen war natürlich eine gräßliche Verirrung und eigentlich unbeabsichtigte Sterbehilfe. Trotzdem kann der Aderlaß, richtig und im geeigneten Moment angewandt, durchaus nutzen, etwa durch die Anregung der blutbildenden Organe im Sinne einer Stimulierung nach dem Blutverlust. Jeder Blutverlust ist natürlich nicht nur Blutspende, sondern auch Ausscheidung, weil im Blut immer auch Schadstoffe gelöst sind. Der natürliche Aderlaß der Periode kommt mit Sicherheit im richtigen Moment und bringt die zusätzliche Chance für den Organismus, ganz gezielt zu entgiften. Daß die Periode eine Zeit der Reinigung und Neuordnung ist, liegt im übrigen auch schon deshalb nahe, weil unser Organismus jede Gelegenheit beim Schopf packt, um Gifte und Schlacken loszuwerden. Sogar über die Muttermilch versucht er, Gifte abzugeben.

Die Menstruation ist die Geburt der Schleimhaut und erinnert daran, daß kein Kind kommen wird. Die Blutstropfen der Periode werden so auch zu Tränen über die ausgebliebene Schwangerschaft. Diese Situation ist in frühen matriarchalischen Zeiten sicher immer schmerzlich gewesen und ist es bis heute in archaischen Kulturen. Die Erhaltung der Art ging über alles. Wohl erst in patriarchalischen Zeiten wurden mit den Frauen auch die Schwangerschaft und die Kinder (alle zum Mondarchetyp gehörend) herabgewürdigt. Die Zeitspanne des Patriarchats ist aber gemessen an der Menschheitsgeschichte kurz, wenn auch eindringlich, und wird so in den Tiefen der Seele eine geringere Rolle spielen als die in Jahrmillionen gewachsene Achtung vor dem neuen Leben und die alles andere überstrahlende Wichtigkeit des Überlebens der eigenen menschlichen Art. So wird die Schwangerschaft immer die Erfüllung des Weiblichen bleiben, wenn auch natürlich nicht die einzige.

Die Monatsblutung wurde auch oft als die Wunde des Weiblichen bezeichnet. Fast alle Frauen fühlen sich wohler, wenn sie keine Wunde und keine Periode haben. Das war früher praktisch nur in der Schwangerschaft der Fall. Noch heute erleben viele Schwangere ein herausragendes Wohlgefühl, das genaue Gegenteil des Unwohlseins, das inzwischen die Mehrheit anläßlich der Periode plagt. In alten Zeiten dürften Frauen fast immer schwanger gewesen sein und hatten, verglichen mit modernen Zeiten, viel seltener ihre Periode. Die Befreiung vom Geburtszwang hat – gleichsam zur Erinnerung an das wesentliche Thema – zu einem früher unbekannten »Periodendruck« geführt. Insofern sind natürlich die heutigen Versuche, auch noch die Periode mit Hilfe von Schmerzmitteln aus dem Bewußtsein zu drängen, durchaus konsequent. Ob sie aber für das Frausein sinnvoll sind, darf bezweifelt werden. Wie schwer es fällt, sich sein Schicksal mit pharmakologischen Tricks zu erleichtern, mag die Tatsache beleuchten, daß heute sogar das Unwohlsein während der Schwangerschaft zunimmt, was sicher mit der zunehmenden Doppelbelastung von Mutterschaft und Beruf und dem daraus erwachsenden Druck zusammenhängt.

Ein zusätzlicher Grund hinter dem immer weitere Kreise ziehenden Gefühl des Unwohlseins anläßlich der Monatsblutung könnte in ihrer Symbolik liegen, denn sie steht für den Bereich des Todes. Sie ist das Zeichen, daß jetzt kein neues Leben durch die Frau in die Welt kommt. Da wir aber zumindest in unserer westlichen Welt den Tod als Gegenpol des Lebens wie nichts anderes fürchten und verdrängen, ist es eigentlich weniger erstaunlich, wenn er mit Empfindungen des Unwohlseins verbunden wird. Wir feiern ein Freudenfest, wenn ein Kind geboren wird, und trauern, wenn ein Mensch stirbt. Auch wenn diese Feststellungen heute nicht mehr so überzeugend klingen, weil etwa die meisten Menschen eigenen Kindern eher kritisch gegenüberstehen, gelten sie doch ungebrochen tief im Innern der Seele.

In den Tiefen der Seelenlandschaft finden Psychotherapeuten immer wieder uralte Themen, die heute wenig Sinn zu machen scheinen, die sich aber aufgrund ihrer tiefen Wurzeln noch immer reichlich Beachtung verschaffen. Der permanente innere Nestbau während der zentralen fünfunddreißig Lebensjahre hat durch die Jahrtausende ein starkes Feld[7] wachsen lassen. Auf diesem

Hintergrund ist es kein Wunder, wenn fast alle Frauen zum Beispiel einen natürlichen Impuls verspüren, nach Männern Ausschau zu halten, die einem solchen gewaltigen inneren Nestbauprogramm in der äußeren Welt gerecht werden. Hier liegt auch die Problematik der alleinerziehenden Mütter, die notgedrungen die Doppelbelastung von innerem und äußerem Nestbau tragen müssen. Das ist heute von ehrgeizigen Frauen durchaus zu schaffen, aber es gibt noch kein Feld dafür, und so bleibt es – über die äußeren Probleme hinaus – seelisch belastend. Bei den afrikanischen Webervögeln können wir das Gegenteil beobachten. *Er* muß lange am äußeren Nest bauen, und nicht selten wird es von ihr ganz abgelehnt oder doch als deutlich verbesserungsbedürftig eingestuft. Dann muß er unter ihren strengen Blicken so lange arbeiten, bis sie zufrieden und der Meinung ist, daß sein Nestbau sich ihrer Eier würdig erweist. Wenn er – ohne sich entmutigen zu lassen – das dritte Nest hintereinander geknüpft hat, weil sie eines nach dem anderen mit ihrem kritischen Schnabel zerpflückt hat, dann kann sie wohl auch darauf vertrauen, daß er eine ganze Nistperiode lang mit ihr durchhält. Was bei den Webervögeln für heutige Verhältnisse reichlich überzogen wirkt, hat aber wahrscheinlich auch in unserer Seele ein Muster, das aus uralten matriarchalischen Zeiten stammen mag, aber noch heute seine Wirkungen zeigt.

Die Periode ist schließlich notwendige Bedingung, um das Rad des Lebens mit seinem Werden und Vergehen in Gang zu halten, und Voraussetzung für eine etwaige Empfängnis im nächsten Zyklus. Am Umgang mit der eigenen Periode läßt sich folglich auch die persönliche Einstellung zu Neuanfängen ablesen. Beim Hausputz muß klar Schiff gemacht werden, um neuen Möglichkeiten Raum zu geben. Altes muß zuerst abgeräumt werden, bevor neue, frische Schleimhaut, und mit ihr das neue Nest, wachsen kann.

Um die Periode ranken sich viele Mythen aus ältesten Zeiten, wobei die wesentlichen, weil ihrem Wesen angemessensten, aus den Zeiten des frühen Matriarchats für immer verloren sein dürften. Unsere christlichen Zeiten, die, wie schon erwähnt, unter patriarchalischen Vorzeichen stehen, haben zu einer entsprechenden Mythenbildung geführt. Danach ist es weibliche Aufgabe, unter Schmerzen zu gebären und mit der ständigen Bedrohung durch die Schlange, die Eva und ihren Töchtern nach der

Ferse trachten soll, zu leben. Diesem Mythos verdanken wir neben den Stöckelschuhen wohl auch die große Zahl von Schlangenphobien besonders unter Frauen. Hier erscheint natürlich das christliche Frauenbild als Verführerin, die bestraft werden muß. In mancher Hinsicht ist die Gynäkologie in ihrer Geschichte dem christlichen Bedürfnis nach Bestrafung der Frau nachgekommen, wobei es heute auch starke gegenteilige Tendenzen gibt, wie sie etwa in den Versuchen aufscheinen, die Geburt und auch die Periode zu einem gänzlich schmerzfreien und unbewußten Ereignis zu machen. Die Periode ist immer die Geburt der Schleimhaut und damit des nicht mehr gebrauchten Nestes, und insofern gilt für sie im kleinen, was für die Geburt im großen zutrifft.

Schmerz gehört sicher zum Menschsein und so natürlich auch zum Frausein. Ob es aber (für Frauen) sinnvoll ist, ihn im religiösen Sinn in der Geburtssituation so hochzustilisieren, wie in der christlichen Kultur geschehen, darf bezweifelt werden. Schon in alten Zeiten und bei archaischen Völkern wurden schmerzlindernde Tränke eingenommen, um sich zwar nicht des Erlebnisses der Geburt, aber doch der schlimmsten Schmerzen zu entledigen. Eine ähnliche Tendenz verfolgte die früher übliche Durchtrittsnarkose mit Lachgas, die allerdings den Frauen doch das Geburtserlebnis weitgehend nahm. Die Periode ist als allmonatliche Erinnerung an die Geburt auch ein Zeichen dafür, daß das Leben immer mit dem Tod, dem Sterben und dem Loslassen verbunden bleibt. All diese Prozesse sind bei unserer Tendenz zum Festhalten besonders intensiv mit Schmerzen verbunden. Es gibt wenig Grund, diese noch zu fördern. So wenig es uns sinnvoll erscheint, die Geburt mittels Narkose so weit zu entschärfen, daß sie gar nicht mehr wahrgenommen wird, so wenig ist es sinnvoll, jede Periode mit Schmerzmitteln vergessen zu machen.

Aber natürlich wäre sie sinnvoll dadurch zu entschärfen, daß sich die Frau ihrem Wesen entsprechend verhält und dadurch große Schmerzen überflüssig macht. Je mehr Widerstand vorhanden ist, um so schlimmer werden Schmerzen empfunden. Wird Kampf unbewußt abgewehrt, entsteht leicht Krampf. Wo dagegen Offenheit, Weite und Angstfreiheit herrschen, haben Schmerzen wenig Raum. Das läuft auf den Rat hinaus, all die schon angesprochenen Punkte des periodischen Geschehens bewußt zu akzeptieren und schätzenzulernen. Wird die Periode als persönliche Auszeit genommen und ihr der für Reinigung und Regeneration notwendige Raum eingeräumt, werden die Schmerzen nachlassen. Insbesondere können hier auch Gespräche mit der eigenen Gebärmutter, wie sie über *Reisen nach Innen* (siehe Literaturverzeichnis) erlernbar sind, helfen. So kann das Leid an der verpaßten Chance auch eher durch die neue Hoffnung auf kommende Möglichkeiten aufgewogen werden.

In den kommenden Jahrzehnten könnte das erstarkende Selbstbewußtsein der Frauen in den Industriegesellschaften zu einer Neubewertung der Periode führen. Vielleicht kommt sie als Mondzeit tatsächlich wieder zu ihrer alten, angestammten Würde. Allein schon die banale Erkenntnis »Ich reinige mich, also bin ich rein« könnte hier einiges bewirken und den Druck auf diejenigen verstärken, die sich als Mann keine Reinigungstage nehmen und auch sozial entsprechende Hygienemaßnahmen vernachlässigen. Allerdings ist auch die Gefahr abzusehen, daß die zunehmende Doppelbelastung der Frauen diese positiven Möglichkeiten wieder in den Hintergrund treten läßt.

Unregelmäßige Periode bei Mädchen und jungen Frauen

Es ist eigentlich selbstverständlich, daß es Zeit braucht, bis das Mädchen in seinen Lebenskreis als Frau hineinfindet und bis sich dieser stabilisiert. Das zyklische Geschehen muß sich erst einspielen, um dann fünfunddreißig Jahre lang verläßlich das Leben zu *regel*n. Im allgemeinen pendelt sich der Rhythmus innerhalb der ersten ein bis zwei Jahre ein, und so lange darf er ruhig unregelmäßig sein. Es gibt also gar keinen Grund zur Sorge, wenn der Kreis zu Anfang noch nicht ganz rund ist. Oft finden diese frühen Zyklen auch noch ohne Eisprung statt und zeigen damit, daß bislang keine Empfangsbereitschaft vorhanden ist. Ähnlich wie das Mädchen noch nicht festen Tritt im Kreis der Frauen gefaßt hat, ist auch der Lebensrhythmus noch nicht fest verankert. Das kann auch von Vorteil sein, denn es liegt ja die Aufforderung darin, sich noch Zeit zu nehmen – auch für verrückte Ideen und Unregelmäßigkeiten, die gut in diese nachpubertäre Zeit passen, später aber weniger angemessen wären.

Wenn der Zyklus auf Dauer unregelmäßig bleibt, deutet sich

damit an, daß das Mädchen nie zu einem stabilen Lebensrhythmus als Frau gefunden hat, daß sich das weibliche Leben noch immer nicht eingespielt hat und das Mädchen letztlich weiter auf der Suche bleiben muß, bis es sich (als Frau) gefunden hat. Auch hier wäre die Aufforderung zu erkennen, dem Körper die Aufgabe der Problemdarstellung abzunehmen, lieber auf seelischen und sozialen Ebenen zu experimentieren und ruhig bewußt aus der (sowieso noch unsicheren) Rolle zu fallen, um vielleicht so die eigene (Lebens-)Linie zu finden.

Die eigene Mitte ist leichter zu finden, wenn *frau* sich auch an Extreme herantraut, als wenn sie krampfhaft versucht, sich vorgegebenen Normen anzupassen. Das wird bildlich leicht deutlich. Soll die Mitte einer Strecke gefunden werden, ist es notwendig, sich an den beiden Endpunkten, den Extremen, zu orientieren. Solange in der Nähe der Mitte gesucht wird, bleibt diese selbst unbestimmbar. Das ist wohl auch eine jener Lebenssituationen, die mit dem Christussatz »Sei heiß oder kalt, die Lauwarmen will ich ausspeien« gemeint sind.

Die schulmedizinische Therapie ist hier sehr einfach. Wenn es mit dem eigenen Rhythmus nicht klappen will, bietet sie einen künstlichen an. Mittels Antibabypille wird ein Rhythmus (eigentlich ein Takt) aufgezwungen, der seelisch noch gar nicht gefunden ist. Jetzt wird das Zurechtfinden im weiblichen Lebenskreis eher schwieriger, weil der Anreiz und die Suchaufforderung wegfallen. Das Mädchen wiegt sich in der *schein*baren Sicherheit der Frau, die es noch gar nicht ist und so auch nur schwer werden kann. Hinzu kommt, daß die Pille eigentlich gar keinen Rhythmus und auch nicht einmal einen Ersatzrhythmus herbeizaubern kann, weil Rhythmus per Definition etwas Lebendiges ist. Das Leben mit Pille verhält sich zum natürlichen Zyklus wie der maschinelle Takt eines Metronoms zum Rhythmus lebendiger Musik.

Die moderne Medizin macht, wie diese ganze Gesellschaft, keinen großen Unterschied zwischen mechanischem Takt und lebendigem Rhythmus und ersetzt so viel zu offensiv lebendigen Herzrhythmus durch den maschinellen Takt von Schrittmachern. Selbst in der Musik geht der Trend heutzutage immer konsequenter weg vom Rhythmus hin zum Maschinentakt. Das ist aber keinesfalls im Sinne einer Verurteilung, sondern als Zeichen dieser wechselnden Zeiten, deren junge Leute sich lieber im Takt als zu Rhythmen bewegen, zu verstehen.

Das heutige Leben durchzieht eine ganz andere Musik, sie lebt mehr vom Takt als vom Rhythmus und hat so mehr mit dem Künstlichen als mit dem Lebendigen und Natürlichen zu tun. Das Zeitmaß wird auch immer kürzer, der Lebensfluß immer schneller und hektischer, ein menschlicher Schlagzeuger wäre diesen Anforderungen wahrscheinlich kaum noch gewachsen, und so übernehmen hier wie in anderen Bereichen der Gesellschaft die Roboter das Kommando über den Energiefluß. Ob das insgesamt gesund ist, muß aus psychologischer und medizinischer Sicht bezweifelt werden. Aber natürlich kann ein verläßlicher (Pillen-)Takt besser sein als das totale Chaos. Zu einem lebendigen Rhythmus aber wird er nie.

Aus gynäko*logischer* Sicht bringen die frühen Hormongaben auch die Problematik mit sich, daß in ein noch unfertiges System eingegriffen wird, das sich unter diesen künstlichen Umständen nur schwer fertig entwickeln kann. Die Konsequenzen sind dabei noch gar nicht ganz abzuschätzen. Oft bleibt unter dieser Therapie zum Beispiel die Gebärmutter klein, häufig kommt der lebendige Kreis des eigenen weiblichen Lebens später gar nicht mehr in Gang, und die Empfängnis eines Kindes ist in Frage gestellt.

Blutungsstau (Hämatokolpos)

Bei diesem sehr seltenen Krankheitsbild findet die Monatsblutung zwar statt, aber es kann kein Blut kommen, weil das Jungfernhäutchen, der Hymenalsaum, so verklebt ist, daß der Durchfluß versperrt bleibt. Hinter dem Hindernis sammelt sich ein Blutsee von bis zu über einem Liter Inhalt. Es handelt sich um eine angeborene Fehlbildung, die natürlich trotzdem gedeutet werden kann. Symbolisch zeigt die ins Leben mitgebrachte Blockade des Ausgangs die mangelnde Bereitschaft, das Blutopfer, das das Frausein erfordert, abzuliefern.

Die Gefahr liegt im Nichterkennen der Situation und der daraus folgenden Infektion des Blutsees. Dieser bedeutet gestaute Lebensenergie und seine Infektion einen Konflikt um diesen Energiestau. Ein solcher Konflikt kann in der Zeit der Menarche, des Durchbruchs der mächtigen weiblichen Energie, viele Gründe haben. Früher, als Mädchen sehr oft noch unaufgeklärt ihre erste Periode bekamen, führte das häufig zu Schockerlebnissen. Nicht selten waren diese noch verbunden mit Schuldgefühlen bezüglich vermeintlicher sexueller Verfehlungen. Das unbewußte Wissen um den eigenen Archetyp und die Problematik des ganzen Tabubereichs der Sexualität und des Frauwerdens konnte die Verhaltung der Periode noch fördern. Der Schock des Frauwerdens wurde aufgeschoben, die Erkenntnis des eigenen Frauseins noch einmal umgangen. Der tiefe Schrecken, nun unwiderruflich zum abgewerteten Pol des Weiblichen zu gehören, mag so den Nährboden für das Krankheitsbild bereitet haben.

Ein Blutsee an dieser Stelle ist natürlich ein idealer Nährboden für Keime, und sein Abfluß muß operativ gewährleistet werden. Eine äußere Unterstützung ist notwendig, um die Vitalität im weiblichen Bereich und damit das eigene Frausein in Fluß zu bringen. Wird die Situation rechtzeitig erkannt, ist es ein geringes Problem. Die Gynäkologen entjungfern also mit Gewalt und öffnen dem Fluß der weiblichen Vitalität Tür und Tor.

Psychisch handelt es sich wohl auch um Angst vor dem männlichen Eindringen, denn der Ausgang ist ja auch der Eingang, und dieser wird verbarrikadiert. Erreicht wird aber genau das Gegenteil, und wie so oft kommt es noch schlimmer, als *frau* denkt. Als offensiver Phallus kommt ein chirurgisches Messer herein; das Schwert dringt gewaltsam in die Scheide ein und eröffnet sie sich.

Ausbleiben der Periode (Amenorrhoe)

Der natürlichste Grund für eine ausbleibende Regel ist die **Schwangerschaft**. Aber auch beim Stillen bleibt das zyklische Geschehen bis zu einem Jahr still. Die Frau ist diesbezüglich auf natürliche Weise in Ruhe gelassen. Eine Schwangere verabschiedet sich so auch ein Stück von der Polarität des Auf- und Abbaus, die alte Regel gilt für sie nun nicht mehr. Dieses Abrücken von der Polarität während Schwangerschaft und Stillzeit zeigt sich auch in dem Gefühl der bedingungslosen Liebe für das Kind, bei manchen Frauen sogar für alles Lebendige – ein Gefühls- und zumeist Glückszustand, der der (göttlichen) Einheit nahekommt.

Bluten heißt auch zahlen, und sie muß oder kann ihren Tribut ans Frausein nun auf andere Art und Weise entrichten. Der kleine Rhythmus der normalen Regel mit seinem ständigen Stirb und Werde wird zugunsten des viel größeren Kreises der Schwangerschaft verlassen. Der Organismus schaltet für neun Monate ganz auf Werdeprozeß, und erst bei der Geburt kommt aus der Sicht der Mutter mit dem Loslassen des Kindes und dem Absterben des Mutterkuchens wieder das Sterben ins Spiel. Mit dem Verlassen des polaren Zyklus tritt die Schwangere in einen der Einheit näheren Lebenskreis ein. Das oft wundervolle Lebensgefühl während der Schwangerschaft ist Ausdruck dieser einheitsnahen Situation. Auch äußerlich wird die Frau runder und kommt damit dem weiblichen Archetyp näher. Besonders angenehm ist, daß sie jetzt runder werden darf, ohne daß es ihr verübelt wird. Letztlich nähert sie sich ganz legal ein wenig dem uralten Ideal, das uns nur noch in Figuren wie der Venus von Willendorf überliefert ist. Auch wenn *rund* heute kaum noch als *gesund* erscheint, ist dieses archetypische Muster doch noch tief in uns verankert. Im Gleichnis von den Kugelmenschen, das Plato in seinem *Gastmahl* erzählt, steht die Rundheit der menschlichen Kugel ebenfalls für eine vollkommene, der Einheit nahe Situation. Allerdings ist auch nicht zu übersehen, daß übertriebene Rundheit heute häufig auf den Ausbruch bereits latent vorhanden gewesener Eßstörungen, die wiederum oft mit einer Störung der Mutteridentifikation zu tun haben, zurückzuführen ist und darüber hinaus auf Schwangerschaftsgestosen.

Auch in der im Idealfall sich anschließenden **Stillzeit** kann eine sogenannte sekundäre Amenorrhoe bestehenbleiben. Sie gewährt in dieser Zeit einen relativen Empfängnisschutz, auf den *frau* sich zwar nicht verlassen kann, der aber doch das Risiko, sehr schnell ein weiteres Kind zu empfangen, deutlich verringert. Auch kann es sein, daß sich der Übergang zur alten (Lebens-)Regel etwas holperig gestaltet und die ersten Perioden noch unregelmäßig und je nach Lage der Dinge in ihrer Art verändert sind.

Mit der Zeit wird sich die zur Mutter gewordene Frau aber wieder in ihrem gewohnten Zyklus einfinden. Wenn die Mutterschaft ihr Leben insgesamt runder werden ließ, wird sich das möglicherweise auch in einer noch *regel*mäßigeren Periode ausdrücken. Oft hat die Periode nach Schwangerschaft, Geburt und

Stillzeit einen ganz anderen Stellenwert für die Frau, der sich nicht zuletzt darin zeigt, daß die »Unpäßlichkeit« jetzt paßt und daß die Periode schmerzfrei und problemlos über die Bühne geht. *Frau* hat im Muttersein den Widerstand gegen den weiblichen Lebenskreis aufgegeben und das Urprinzip Mond integriert. Durch die Schwangerschaft ist ein neues Feld entstanden, die Mutter fühlt sich nun in ihrer weiblichen Haut wohl, sie geht gleichsam in ihrer neuen Rolle auf. Manche Frauen haben wirklich das Gefühl, »da unten« sei ein Knoten geplatzt.

Amenorrhoen mit Krankheitswert

Abgesehen von völlig natürlichen Situationen wie Schwangerschaft, Stillzeit und Menopause verrät das Ausbleiben der Periode, daß der Fluß der weiblichen Energie ins Stocken geraten ist. Das Aufhören des Fließens ist gleichbedeutend mit Stockung und Stau. Es zeigt an, daß die Betroffenen nicht mit dem natürlichen Fluß der Reifung ihres Lebens fließen. Bei der Schwangerschaft ist hingegen das persönliche Wachstum zugunsten des Kindeswachstums zurückgestellt und der eigene Fluß auf wunderbare Weise angehalten. Hier kann Entwicklung nun ganz andere Wege gehen, und alles steht im Zeichen des Werdens neuen Lebens. Ansonsten überwiegen in dieser Situation der ausbleibenden Menstruation die Stau- und Blockadezeichen. Der typisch weibliche allmonatliche Wechsel findet nicht mehr statt, das alte Gewebe wird nicht mehr losgelassen, der Prozeß der zyklischen Reinigung ist blockiert.

Vieles spricht dafür, daß Frauen, die sich aufgrund von langjährigen Amenorrhoen nicht mit der lebenslangen monatlichen Wechselsituation vertraut machen konnten, später mit dem großen Wechsel in der Lebensmitte größere Probleme haben. Umgekehrt üben diesbezüglich gesunde Frauen ein Leben lang den Wechsel zwischen Kommen und Gehen, Auf- und Abbau und sind, je bewußter ihnen das Geschehen ist, desto besser für die Wechseljahre gerüstet. Allerdings kann gerade bei ihnen die Schwierigkeit, einen so gewohnten Rhythmus aufzugeben, auch größer sein als bei jenen Frauen, die schon Jahre Zeit hatten, sich daran zu gewöhnen, keine Periode zu haben.

Die Rhythmusstörung der Amenorrhoe zeigt, daß die Betroffenen nicht in ihrem Kreis leben. Die Frau regrediert wieder zum Mädchen, und unter einem bestimmten Blickwinkel wird sie sogar dem Mann oder Jungen ähnlicher (siehe unter Anorexia, Seite 438 ff.). Bei den Symptomen sind besonders die Stauungsgefühle unangenehm. Hier staut sich ein zentrales Lebensthema und findet keinen Weg, nicht einmal ein Ventil. Daß Schwangerschaft kein Thema mehr ist und diesbezüglich sicherer Schutz besteht, mag im Sinne eines sekundären Krankheitsgewinns auch als Vorteil empfunden werden, wie etwa bei der Pubertätsmagersucht. Aber auch jene, die so wenig mit ihrem Frausein ausgesöhnt sind, daß die Aussicht auf Schwangerschaft, Geburt und die entsprechende Verantwortung sie nur schrecken, sehen die ausbleibende Blutung als Vorteil. Aber selbst dann ist unbewußt oft auch ein Mangelgefühl mit im Spiel sowie die uneingestandene Angst, keine richtige Frau zu sein, keine Kinder bekommen zu können und damit eine Art Aussichtslosigkeit, was die typisch weiblichen Entfaltungsmöglichkeiten und Hoffnungen angeht. Sie kann in dieser Situation nicht *guter Hoffnung sein*.

Medizinisch betrachtet bleibt bei der Mehrzahl der Amenorrhoen das Signal vom Hypothalamus aus, und so entwickelt sich kein Follikel, was dann zum Ausfall des Eisprungs führt. Es wird weder vermehrt Östrogen noch später Progesteron gebildet. Der Organismus produziert offenbar lediglich das Nötigste an Östrogen, um das Überwiegen männlicher Hormone in Schach zu halten. So entsteht eine Ruhephase auch für die Gebärmutter und ihre Schleimhaut. Das Weibliche und mit ihm die typisch weiblichen Themen ruhen für einen oder auch einige Monde.

Wie empfindlich eine gesunde und damit auch sensible Frau reagiert, zeigt die Tatsache, daß bereits **Kuraufenthalte** eine auslösende Rolle spielen können. Die weiblichen Organe passen sich offenbar dem allgemeinen Trend an und schalten auf Entspannung oder erst einmal ganz ab, wobei natürlich auch der Reiz der Kur im Sinne eines gesunden, fordernden und damit fördernden Stresses hinzukommt.

Im Sinne einer »Reiseverstopfung auf gynäkologischer Ebene« kann die Monatsblutung auch auf Urlaubs- und anderen **Reisen** ausbleiben. Neben etwaigem Streß im Sinne von Hektik und dem Gefühl, sich in der Fremde nicht rund zu empfinden, mögen auch tiefere Gründe eine Rolle spielen. Manche Frauen fühlen sich in der Fremde nicht sicher genug, um an Nestbau zu denken. Öfter als *man* sich vorstellen kann, mag auch das Unbehagen hinzukommen, in der Fremde krank oder wenigstens in der Leistungsfähigkeit eingeschränkt zu werden, was mit der Periode zumindest in milder Form sehr oft gegeben ist. Natürlicherweise hat *frau* keine Lust zu reisen, wenn sie blutet. Gerade jetzt ist ihr mehr denn je nach ihrem Zuhause zumute.

Hinzu mag unbewußt noch kommen, daß sie ihr Blut nicht in der Fremde lassen will. Viele Frauen inszenieren um ihre gebrauchten Binden und Tampons einen aufwendigen Fetischzauber bis hin zu quasi rituellen Verbrennungen. All das ist auf Reisen in Frage gestellt und der Gefahr der Entdeckung preisgegeben. Hier dürfte es sich wiederum um Reste eines tief verwurzelten und ursprünglich einmal ganz normalen Wissens um magische Zusammenhänge handeln. Archaische Kulturen hielten es für selbstverständlich, daß über Blut, Haare, Fingernägel, aber auch Ausscheidungen wie Urin, Kot und Sperma Macht über deren ursprüngliche Besitzer zu erlangen sei. So wurden solche Ausscheidungen von Herrscher oder Herrscherin sorgfältig entsorgt, und es wurde streng darüber gewacht, daß sie niemals in die Hände von Feinden fallen konnten. Diese »Mumia« genannten Körperstoffe sind zudem in vielen magischen Ritualen bis heute in Gebrauch, zum Beispeil müssen die Jugendlichen beim jüdischen Pubertätsritual nach wie vor einige Haare lassen. Wo sich das Wissen hinter den Ritualen von diesen löst, entsteht Aberglaube, der heute wie eh und je eine Rolle spielt und sich durchaus nicht nur im Zauber um die Periodenausscheidungen auslebt.

Daß auch die **Hochzeit** die Periode vertreiben kann, mag verschiedene Gründe haben. Zum einen sind sicherlich der damit verbundene Leistungsdruck und die Erwartungsspannung zu nennen. Wenn schon die ganze Familie auf den Stammhalter wartet oder die Frau selbst diesen Wunsch lange, eben bis zur Hochzeit, aufgeschoben hat, kann das bereits ausreichen, die innere (An-)Spannung so zu erhöhen, daß sie aus ihrem runden Lebensgefühl und -zyklus fällt und nichts mehr geht. Darüber hinaus kann die *Hoch*zeit als hohe Zeit einen solchen Einbruch in den Lebensrhythmus – im Positiven wie im Negativen – bedeuten, daß auch hier der Streßaspekt überwiegt und der Organismus ihr damit anzeigt, daß sie sich erst einmal wieder in ihrem Lebenskreis (zurecht-)finden muß. Wenn es sich um eine erzwungene Hochzeit handelt, ist eine Amenorrhoe leicht nachzuvollziehen. Wo kein sicherer, vertrauter (Lebens-)Raum für die Mutter vorhanden ist, kann auch das Kind auf kein sicheres Nest hoffen. So ist freiwilliger Verzicht, wie ihn der Körper inszeniert, die naheliegende Lösung.

Einige Frauen leiden auch unter einer so großen Angst vor Schwangerschaft oder Geburt, daß sie eine Art psychischer Empfängnisverhütung betreiben, indem sie sich in bezug auf den Zyklus so verkrampfen, daß er schließlich ganz ausbleibt. Dieser unbewußte Verzicht auf die Periode hat aber häufig unangenehme Begleiterscheinungen wie Stauungssymptome, schmerzendes Schwellen der Brüste und des Bauches, Wassereinlagerungen im Körper. Auf diese Weise kommt das aus dem Bewußtsein gedrängte und sogar im Körper verhinderte Thema einer Mutterschaft über die Körperbühne doch noch zu seiner Inszenierung.

Auch tiefgehende **Partnerschaftsprobleme** können die Periode durcheinanderbringen bis hin zu ihrem Ausfall und zeigen damit, daß für das Kinderbekommen jetzt gar kein Raum vorhanden ist. Wenn die Frau ihre Kräfte für anderes braucht, ist es eigentlich natürlich, daß die Periode ausfällt und eine Ruheperiode eingelegt wird.

In die gleiche Richtung geht starker **Streß**, der durch die Ausschüttung von Adrenalin, einem archetypisch männlichen Kampfhormon, die weiblichen Kräfte im Organismus in die Defensive bringt. Unter starkem Streßeinfluß kann sie nicht entspannen, nicht loslassen und so auch nicht ernsthaft an Nestbau denken.

Schwere Erkrankungen sind natürlich auch ein Streß und eine enorme Herausforderung für den Körper, der jetzt all seine Energie (ver-)braucht, um mit der Bedrohung fertig zu werden. Der Körper kann sich das Zyklusgeschehen unter dieser Belastung energetisch nicht leisten. Besonders zu nennen sind an dieser Stelle **chronische** Krankheitsprozesse und vor allem **Entzündungen**, die symbolisch für faule Kompromisse im Leben stehen. Die solchermaßen blockierte Energie kann nicht fließen, sondern verbraucht sich stagnierend und fehlt für den lebendigen Kreisprozeß der Periode.

Wenn es bewußt angenommen wird, hilft das Symptom der

ausfallenden Periode, an tiefere seelische Botschaften heranzukommen. Der Körper macht der Frau damit klar, daß sie aus dem Kreis ihres Lebens gefallen und in dieser Situation nicht empfänglich ist und daß ihre Beziehung sich als nicht fruchtbar erweist. Ihr Körper ist nicht rhythmusbereit, weder will er abstoßen noch aufnehmen, weder schwanger werden noch zur Tagesordnung übergehen. Im Gegenteil zeigt er mit großer Ehrlichkeit einen generellen Stagnationsprozeß im Bereich des Weiblichen. Je besser es gelingt, Wertungen zu überdenken und fallenzulassen, desto leichter kann *frau* erkennen, daß alles, was der Körper unternimmt, sinnvoll ist.

Schicksalsschläge und **Schockerlebnisse** können die Monatsblutung ebenfalls zum Versiegen bringen und die Frau ihre Regel(mäßigkeit) und oft auch ihr geregeltes Leben verlieren lassen. In einer Situation von Schock und Verunsicherung könnte sie einem Kind keine Sicherheit und damit kein gutes Nest bieten. Da sie zudem alle Kraft für ihr eigenes Überleben braucht, ist für eine Schwangerschaft einfach keine Energie übrig. Insofern ist diese Art der Amenorrhoe zum einen ein ebenso natürlicher wie sinnvoller Schutz vor einer jetzt sicher überfordernden Schwangerschaft. Zum anderen kann eine Frau in einer derart bedrohlichen Situation gar keinen Lebenssaft opfern und wird ihn konsequent zurückhalten, bis sich der Schock gelegt hat.

Ist der Einbruch in ihr Leben verarbeitet, werden sich die Regelprobleme wieder von allein regeln. Geschieht das nicht, liegt der Verdacht nahe, daß das Ereignis nicht wirklich bis in seelische Tiefen verarbeitet werden konnte. Statt der schulmedizinischen Therapie einer Hormonsubstitution (Antibabypille) wäre es viel sinnvoller, homöopathisch oder mittels Bachblüten auf den seelischen Schockzustand Einfluß zu nehmen. Denn die Hormone fehlen ja gar nicht. Die Vorstellung, daß durch die Gabe der Pille wieder alles zu regeln ist, erscheint geradezu naiv. Es blutet dann zwar wieder, aber eben nicht wirklich regelmäßig, sondern im Takt der Pilleneinnahme. Der gravierende Unterschied zwischen lebendigem Rhythmus und mechanischem Takt ist bereits ausführlich bei der spät einsetzenden Menarche (Seite 123f.) behandelt. Nicht verarbeitete Schockerlebnisse können über Jahre nachwirken, zum Glück aber auch noch lange Zeit später verarbeitet werden.

Todesfälle und intensive Trauerzeiten können ebenfalls die Periode versiegen lassen. Ausdrücke wie »Alles steht seitdem still«, »Das Leben geht nicht weiter« oder »Ich fühle mich wie tot« verraten, daß der Zyklus als Symbol des Lebenskreises in seinem polaren Auf und Ab zum Stillstand gekommen ist. Damit das Leben weiterfließen kann, muß Abschied genommen werden und der Verstorbene losgelassen werden. Fehlende Trauer kann genauso zu einer seelischen Belastung werden wie überzogene Trauer im Sinne des Nichtloslassens. Im katholischen Brauchtum wäre der Leichenschmaus ein wunderbares Zeichen dafür, daß das Leben weitergeht. Auch symbolisch verbindet man sich durch die Nahrungsaufnahme wieder mit dem irdischen Leben.

Ob *frau* darauf verzichtet, neue Schleimhaut aufzubauen, körperlich die überreife Schleimhaut nicht loslassen kann oder einfach im Schock erstarrt ist – jeweils deutet sich die Situation fast von selbst. Statt dem schulmedizinischen Rat zu folgen und mittels Pille so zu tun, als wäre nichts gewesen, gilt es, den Verlust anzunehmen und wieder neu anzufangen, etwas aufzubauen, nachdem das Alte angemessen verabschiedet und losgelassen wurde, oder – im Fall des Schockes und der anschließenden Stagnation – das Rad des Lebens wieder anzustoßen. Der schulmedizinische Versuch, lebendigen Rhythmus durch den mechanischen Takt (der Pilleneinnahme) zu ersetzen, zementiert nur das nicht verarbeitete tote Element im Leben und läßt die zugrundeliegenden seelischen Probleme unverarbeitet.

Das bringt uns zur **Pillenamenorrhoe**, wissenschaftlich exakt Post-Pill-Amenorrhoe genannt. Eigentlich ist schon die Periode unter Pilleneinnahme keine wirkliche Regel, da sie eben keinen individuellen Rhythmus widerspiegelt. Mit Pillenamenorrhoe ist aber speziell das Ausbleiben der Regel nach dem Absetzen der Pille gemeint. Eine über Jahre durchgehaltene hormonelle Verhütung wird so aufs ganze Leben übertragen. Der eigene Rhythmus ist so weit gelöscht, falls er je vorhanden war, daß die Frau nicht mehr vom gewohnten Takt zum eigenen Rhythmus zurückfindet. Das heißt aber auch, daß sie sich in ihrer individuellen weiblichen Eigenart nicht mehr findet.

Medizinisch ist das Dilemma der verlorenen Regel leicht zu verstehen. Da die Antibabypille in der Hierarchie der hormonellen Steuerung nach oben, also zur Hypophyse (Hirnanhangsdrüse), für lange Zeit eine Schwangerschaft vorgetäuscht hat, kann der Organismus das eingefahrene Programm nicht mehr aus eigener Kraft umstellen. Die Hypophyse hat verlernt, die richtigen Botenstoffe auszusenden, um den Eierstöcken die notwendigen Arbeitsanreize zu geben. Die Intelligenz des Körpers und seine Anpassungsfähigkeit richten sich hier gegen die Frau. Werden Muskeln oder andere Organe lange nicht benutzt, bilden sie sich zurück, wie man einem nach Wochen aus dem Gipsverband befreiten Glied ansehen kann. Das heißt, der Organismus hat sich so an den chemisch aufgezwungenen Zustand der Pseudoschwangerschaft gewöhnt, daß er die Fähigkeit verloren hat, einer echten Schwangerschaft den Boden zu bereiten. Wenn wir jemandem lange genug etwas abnehmen, wird er es irgendwann verlernen. Seit wir zum Beispiel Armbanduhren tragen, können wir die Zeit kaum noch am Sonnenstand ablesen, auch wenn das unseren Vorfahren noch sehr einfach gelang. Auf vergleichbare Weise können sowohl die Eierstöcke als auch die Hypophyse es verlernen, die entsprechenden Hormone zu produzieren.

Auf der seelischen Ebene heißt das entsprechend, daß die jahrelang gepflegte Aversion gegen eine Schwangerschaft sich verinnerlicht und verselbständigt hat. Das innere Feld für Schwangerschaften ist gestört oder sogar zerstört. Auf der urprinzipiellen Ebene ausgedrückt, hat sich die Frau zu lange für das Venus- und gegen das Mondprinzip entschieden und kann nun auf kein »Mondfeld« mehr zurückgreifen. Ob dieses wieder aufzubauen ist, hängt davon ab, in welcher Phase ihres Lebens sie sich des Problems bewußt wird und wieviel Zeit sie bereit ist, sich und ihrem Mondwesen zu schenken. Glücklicherweise ist der Körper fast immer in der Lage, etwas einmal Gekonntes wieder zu erlernen, wenn er die entsprechenden Signale von der Seele bekommt.

Die schulmedizinische Therapie macht es sich ein weiteres Mal recht einfach. Wieder werden Hormone gegeben. Diese unterscheiden sich zwar chemisch, aber ihrem Wesen nach nicht sehr von denen der Antibabypille, die das Problem heraufbeschworen haben. Sie vermitteln aber wenigstens die Illusion, daß alles regelrecht und in Ordnung sei. Bei der Antibabypille handelt es sich um Ethinylöstradiol, bei der Osteoporoseprophylaxe um Östrogenvaerat. So wird die Norm(alität) erzwungen und zugleich ein wenig »Osteoporosevorbeugung« betrieben. Das eigentliche Problem bleibt natürlich ungelöst. Solange die Frau keinen dringenden Kinderwunsch hat, hält sich das Leid in Grenzen, und sie kann sich in der Illusion wiegen, ganz *normal zu funktionieren*. Da diese Art von Therapie schon wegen der »Osteoporoseprophylaxe« immer mehr um sich greift, ist dieser Zustand tatsächlich allmählich als *normal* zu bezeichnen. Wir sollten dabei nur nicht vergessen, daß es sich hier eigentlich viel eher um einen Mißstand handelt, hinter dem eine kranke Norm steht. Nur wenn wir das in Erinnerung behalten, werden wir, wenn die Zeit einmal für diesen Schritt reif sein sollte, den Weg aus dieser Sackgasse finden[8].

Interessant ist in diesem Zusammenhang auch das gegenteilige Phänomen. Wenn rhythmisch menstruierende Frauen anfangen, die Pille zu nehmen, kann es vorkommen, daß ihre Regel von Mal zu Mal, von Mond zu Mond schwächer wird, um schließlich ganz zu versiegen. Das ließe sich als Zeichen dafür deuten, daß die Betroffene unbewußt diese sichere Art der Verhütung ablehnt. Sie ist gar nicht mehr bereit, Lebenssaft zu opfern, wenn dabei doch nichts *herauskommt*.

Viel seltener, als es behauptet wird, liegen dem Ausbleiben der Regel primär **Hormonstörungen** zugrunde. Grundsätzlich sind Hormone in diesem Zusammenhang immer mitbetroffen, denn sie vermitteln all die notwendigen Schritte von der Psyche über das limbische System zur Hypophyse, dem Drüsengehirn unseres Körpers, und von dort zu den Eierstöcken, aber auch den anderen Hormondrüsen wie etwa der Schilddrüse. Mechanistisch betrachtet funktionieren diese Systeme wie die Regelkreise der Kybernetik, nur daß hier viele Kreise ineinandergreifen und die Seele auf alle Stufen Einfluß nehmen kann, so daß sich letztlich ein sehr komplexes Gefüge ergibt, das wir noch längst nicht bis in alle Einzelheiten durchschauen.

Hormone sind für die Steuerung der empfindlichen Gleichgewichtssysteme dieser Regelkreise unseres Organismus verantwortlich. Wenn es hier Störungen gibt, geraten wir aus dem Gleichgewicht, beziehungsweise wenn wir seelisch aus dem Gleichgewicht sind, zeigen sich hier oft Probleme. Betreffen diese die Eierstöcke, handelt es sich um Ungleichgewichte im Bereich der archetypisch weiblichen Themen der Fortpflanzung. Natürlich wird ein Prozeß, der die Eierstöcke stört, auch die Regel stören. Zu deuten wäre dann primär das Eierstockproblem. Auch eine Störung einer höheren Etage in der Hierarchie, etwa ein Hypophysentumor, kann sich auf die Menstruation auswirken. Auch hier wäre zuerst das übergeordnete Problem zu deuten und natürlich auch zu behandeln.

Schilddrüsenprobleme sowohl im Hinblick auf eine Über- als auch Unterfunktion bringen ebenfalls leicht die gynäkologischen Gleichgewichte mit durcheinander. Bei der Unterfunktion (Myxödem) laufen alle Prozesse im Organismus äußerst träge ab, und die Rückkoppelungen funktionieren oft nicht mehr. Das Leben kommt bei diesem Krankheitsbild allmählich immer mehr zum Erliegen bis hin zu Scheintodsituationen, und so schläft natürlich auch das weibliche Geschehen ein. Ausführliche Deutungen hierzu wie auch zur Überfunktion (Hyperthyreose) finden sich in *Krankheit als Sprache der Seele.* Bei der Überfunktion ist der Stoffwechsel und mit ihm leicht der ganze Organismus überdreht, was natürlich auch oft die Regel stört.

Bei sehr **übergewicht**igen Patientinnen bleibt ebenfalls häufig die Periode aus. Wenn die Fülle des Gewichtes innere Erfüllung kompensieren muß und die Patientin also sehr unglücklich mit sich und der Figur ist, die sie in der Welt macht, kann das zu erheblichen seelischen zusätzlich zur sowieso vorhandenen körperlichen Belastung führen. So wie ein Schock den Organismus überfordern kann, ist das auch bei extremem Streß möglich. Darüber hinaus täuscht die runde Figur äußerlich fast eine Schwangerschaft vor, und so könnte es über einen ähnlichen Weg wie bei der Pillenamenorrhoe zu einer Irreführung des Organismus kommen. Häufig geht das Übergewicht darauf zurück, daß eine Frau ihre Probleme in sich hineinfrißt. Manchmal kann so das Übergewicht den heimlichen Wunsch nach einer Schwangerschaft ausdrücken, wofür die Frau sich zumeist schämt. So wie sie sich aber für die unbewußten Schwangerschaftswünsche schämt, kann sie das auch für das Übergewicht tun.

Durch das übermäßige Essen kann zusätzlich eine Hormonstörung hinzukommen. Der häufige Verzehr von Kalbfleisch etwa kann sich heute bereits störend auswirken, da viele Kälber während ihrer Mast illegalerweise mit Hormonen gequält werden. Aber auch andere hormonbetonte Nahrung wie zum Beispiel Hühnchenfleisch kann hier eine ungute Rolle spielen. Selbst größere Mengen Ginseng, die vor allem zur Stärkung der geschlechtlichen Kraft und in der Hoffnung auf Langlebigkeit eingenommen werden, entfalten östrogenähnliche Wirkungen und können die Regelkreise durcheinanderbringen. Schließlich haben auch Pestizide häufig östrogenähnliche Wirkungen, und so sind nicht einmal Vegetarierinnen, sofern sie nicht sehr aufpassen, vor solchen störenden Einflüssen sicher.

Die Therapie müßte natürlich vorrangig das Übergewicht als Grundproblem angehen. Das Einstellen der Periode ist ja nur eine sekundäre und obendrein sinnvolle Sicherheitsmaßnahme, um in einer solchen *schwer* er*träg*lichen Situation eine Schwangerschaft zu verhüten. Eine hin und wieder anzutreffende große Trägheit bei stoffwechsel- oder hormonell mitbedingtem Übergewicht, zeigt auch den schwerfälligen und trägen Fluß des Werdens und Vergehens, als würde sich der Zyklus wie in Zeitlupe verlängern und die Periode dadurch entsprechend verzögert.

Unser Taschenbuch *Gewichtsprobleme* kann weiterhelfen, die seelischen Themen hinter den dicken Mustern zu entschlüsseln. Durch deren Bearbeitung erst kann die Basis für eine individuell stimmige Figur und ein gesundes Gewicht gefunden werden. Diäten und medizinische Eingriffe verlagern das Leid lediglich auf eine andere, oft eher schwerwiegendere Ebene.

Auf dem Gegenpol führt die **Magersucht** mit großer Sicherheit zur Amenorrhoe. Das ist nicht erstaunlich und sogar meist im Sinne der Patientinnen. Es handelt sich bei ihnen fast ausschließlich um Mädchen, die unbewußt den Schritt zur Frau verweigern. Sie wollen keine weiblichen Kurven an ihrem Körper dulden und auch sonst überhaupt nichts, was sie an ihr vom Schicksal auferlegtes Frausein erinnern könnte. Insofern ist ihnen die Monatsblutung sowieso ein Dorn im Auge, und sie sind meist froh, wenn sie ihr hungernd den Boden entziehen können. Von seiten des Organismus ist diese Einsparung mehr als (physio-)logisch. Wenn es ums Überleben geht, wird sogar die Möglichkeit der Arterhaltung zurückgestellt, was uns sehr deutlich macht, daß die Natur das mütterliche Leben an die erste Stelle setzt und erst danach an Kinder denkt.

Außerdem kollidiert die Monatsblutung mit dem ausgeprägten

Reinheitsideal der Magersüchtigen. Sie möchten um jeden Preis, leider auch um den ihres Lebens, dem reinen Ideal des (unberührten, unschuldigen) Mädchens treu bleiben und alles vermeiden, was sie tiefer in die ge*schlecht*liche Welt der Polarität bringen könnte. Die Periodenblutung ist diesbezüglich für sie eine gefährliche Verunreinigung nicht nur in konkreter, sondern eben auch in übertragener Hinsicht. Ihre Grundangst ist ja, sich mit dem Gift des polaren Weiblichen zu infizieren.

Darüber hinaus bringt die Magersucht den Organismus in schwersten Streß, er ist am Verhungern. Das Einstellen der Monatsblutung ist aus seiner Sicht als Notwehrmaßnahme zu sehen und hat eine deutliche Schutzfunktion. Das ändert nichts daran, daß diese Maßnahme zugleich zeigt, daß die Betroffene nicht bereit ist, ihrem Frausein das von der Natur geforderte monatliche Blutopfer zu bringen. Der Körper ist kaum noch in der Lage, sich selbst zu erhalten, er hat absolut nichts mehr zu verschenken und könnte neuem Leben keine Basis geben. Das Ausbleiben der Regel zeigt hier sehr deutlich das außerhalb der *Regel*n laufende Leben, das am Wesentlichen vorbeigeht. So wie wir das Nichtaufbauen von Schleimhaut als Weigerung zum Nestbau interpretieren können, entspricht das Nichtloslassen der Schleimhaut dem Nichtloslassen der Kindheit. Sie will das eigene Nest nicht verlassen, fühlt sich aber (durch die natürliche körperliche Entwicklung) hinausgeworfen. Sicher kann sie in dieser Situation neuem Leben kein Nest bauen. Wenn sie es einmal schafft, für ein Kind empfangsbereit zu werden, hat sie den Kampf gewonnen. Solange sie aber ihr Frausein nicht annehmen kann, wird sie weder Verlangen noch Bereitschaft zu eigener Mutterschaft entwickeln.

Extreme **Abmagerung** kann ebenso wie extremer Streß zur Amenorrhoe führen, in diesem Fall auch **Notstandsamenorrhoe** genannt. Ein schreckliches Beispiel waren die Frauen in den Konzentrationslagern. Die sadistische Behandlung wie auch die Mangelernährung trugen gleichermaßen zum Ausbleiben der Periode bei. Bei Unterernährung spart der Körper alles Mögliche ein und kann sich den Blutverlust gar nicht mehr leisten, denn es fehlt ihm an sich schon alle Lebenskraft. Frauen in solchen Situationen haben nichts mehr zu geben. Sie sind im wahrsten Sinne des Wortes auf der körperlichen Ebene ausgebrannt, und so bleibt keinerlei Energie mehr für den mondigen Pol übrig. Wer selbst nicht genug zum Leben hat, sondern mit dem Überleben kämpft, kann vernünftigerweise nicht an Nestbau und Nachwuchs denken. Der Körper erlernt dieses Leben auf Sparflamme und paßt sich selbst extremen Lebensverhältnissen recht schnell an. Wahrscheinlich kann er auch hier auf alte Felder zurückgreifen, denn die Menschheitsgeschichte dürfte viele Phasen von Mangelernährung gekannt haben.

Auch nach langem **Fasten** kann die Periode ausbleiben, was neben dem vorrangigen Einsparungsargument wohl auch mit der Reinigungskraft des Fastens zusammenhängt. Letzteres wird besonders deutlich, wenn eine Periode schon nach kürzerer Fastenzeit ausbleibt. Überhaupt liefert Fasten gute Argumente für den Reinigungswert der Monatsblutung. Fällt sie in den Anfang der Fastenkur, ist sie oft besonders stark, weil der Körper, offenbar die Zeichen der Zeit erkennend, auch diesen Weg nutzt, um loszuwerden, was schon lange überfällig war. Fällt die Periode dagegen an das Ende einer Fastenkur, wird sie häufig sehr schwach, weil offenbar schon auf anderen Wegen entsorgt ist, was überflüssig war. Bei extremen Fastenlängen wäre natürlich auch an eine Notstandsamenorrhoe zu denken. Sollte die Periode eigentlich kurz nach einer Fastenkur eintreten, fällt sie hin und wieder ganz aus, weil es offenbar auf dieser Ebene nichts mehr zu tun gibt. Zu essen gibt es jetzt wieder, und der Einsparungseffekt im Angesicht von Mangel kann also nicht mehr der alleinige Grund sein. Solch ein Ausfall hat aber keinen Krankheitswert, und danach wird sich das zyklische Geschehen wieder einspielen, oft sogar *regel*mäßiger als vorher. Insgesamt tun längere Fastenzeiten dem Organismus offenbar gut, vielleicht weil er in ein altes Muster und Feld zurückkehren kann, denn früher wurde ja aus religiösen Gründen regelmäßig gefastet und oft auch notgedrungen gehungert. Was die Lebenserwartung angeht, bekommt dem Organismus solch regelmäßige Nahrungsenthaltung jedenfalls gut, und er kann sich dann auch die Einsparung der Blutung gut leisten.

Bei Schlankheitskuren, die auf eine ganz neue Figur und damit Gestalt im Leben zielen, mag auch hereinspielen, daß sich die Betroffene im neuen »Körperhaus« noch nicht so zu Hause fühlt, daß sie schon an Nestbau denken mag. Sie ist noch nicht bereit, einen Gast im neuen Heim zu *empfangen*. Wahrscheinlich braucht sie noch Zeit für sich, bis sich ihr Bewußtsein der neuen äußeren Situation anpaßt. Bei Abmagerungskuren ist ja das Entscheidende, daß neben den Kleidern auch das Bewußtsein weiter wird. Je mehr die Kur in Richtung einer bewußten Fastenzeit tendiert und deren spirituelle Dimensionen mit einbezieht, desto weniger ist mit dem Problem zu rechnen. Je mehr aber das Abnehmen im Vordergrund steht, desto größer ist die Gefahr der späteren Anpassungsschwierigkeiten. Das ist ganz analog zu einem Umzug zu sehen. Sind die Umziehenden sich ihres Schrittes sehr bewußt und wird dieser gut vorbereitet, werden sie anschließend kaum Probleme haben, sich im neuen Haus zurechtzufinden. Sind sie aber aus äußeren Gründen ins neue Haus gestolpert, werden sie sich dort zu Anfang eben noch nicht zu Hause fühlen, und dann ist natürlich auch keine Basis für einen gleich anschließenden Nestbau gegeben.

Aus religiöser Sicht ließe sich hier noch anführen, daß Fasten auch ein Weg zur Einheit ist und folglich aus der Polarität hinausführt. Nicht nur Christen wissen darum, sondern auch die Anhänger aller anderen großen Religionen. So sagte etwa Mohammed, beten führe auf den halben Weg zu Gott, fasten aber bringe an die Schwelle des Himmels. Die Periode ist ein starker Ausdruck der Polarität und kann so fastend auf dem Weg zur Einheit wegbleiben.

Medikamentös bedingte Amenorrhoen sind bei Mitteln wie Zytostatika (die Zellteilung hemmende Substanzen) an der Tagesordnung, wobei diese Therapien ja auch nur bei schwersten Krankheitsbildern wie vor allem Krebs zum Einsatz kommen. Wenn der ganze Organismus ums Überleben kämpft und zusätzlich noch zellwachstumshemmende Mittel verabreicht werden, sind die Bedingungen natürlich nicht mehr zum Kinderbekommen geschaffen, und die Periode wird sinnvollerweise eingespart. Das kann aber auch schon bei Kortisongaben passieren. Kortison ist als das Antistreßhormon des Körpers in der Lage, fast alle Körperreaktionen, die nicht direkt dem Überleben dienen, zu unterdrücken. Die Periode fällt auch darunter, da sie zwar Voraussetzung für das Überleben der Art ist, aber zum Überleben der Betroffenen im Akutfall nicht beiträgt. Bei Kortison kommt es zusätzlich leicht zur Unterdrückung der Regel, weil es auch direkt in den Zyklus eingreift. ACTH, ein wichtiger Botenstoff des Regelkreissystems, der von der Hypophyse ausgehend primär auf die Nebenniere zielt, wird blockiert und damit auch die Ausschüttung jenes Releasing-Faktors (FSH = follikelstimulierendes Hormon), der in der Hypophyse den Botenstoff zur Anregung der Eierstöcke aktiviert.

Ihrer Art entsprechend blockieren auch viele Psychopharmaka die Periode, weil sie die Tendenz haben, das limbische System lahmzulegen und von dort aus die Regelkreise zu blockieren. Bei all diesen Situationen ist es klar, daß zuerst die Grundthematik anzugehen ist. Wobei die Einnahme von Psychopharmaka auch bei leichteren Problemen, die oft nicht einmal medizinische Gründe als Auslöser haben, heute schon so verbreitet ist, daß an diese gynäkologischen Auswirkungen zu denken ist. Wer wegen nervlicher Überlastung auf »Valium« setzt, macht sich vielleicht nicht bewußt, wie weit die Auswirkungen gehen können. Heute bekommen schon Schulkinder Psychopharmaka verabreicht, die sie in die Lage versetzen sollen, dem Leistungsstreß zu entsprechen und den Ehrgeiz ihrer Eltern zu befriedigen. Selbst bei Berufen wie Orchestermusikern, wo man derlei eigentlich kaum erwartet, ist der Konsum von Betablockern inzwischen verbreitet.

Leistungssportlerinnen haben hin und wieder ebenfalls Probleme mit der Regel bis hin zu ihrem Totalausfall. Die Probleme beginnen schon damit, daß die Regel sich nicht um Trainingsprogramme und Wettkampftermine kümmert. Wenn ein Mädchen oder eine Frau solche Daten aber über ihren körpereigenen Rhythmus stellt, ist von seiten eines sensiblen Organismus bereits mit Signalen zu rechnen. Wer jahrelang auf einen wichtigen Wettkampf hin trainiert hat, wird ihn nicht wegen einer ungünstig fallenden Monatsblutung ausfallen lassen wollen. Lieber verschieben *man* (auf der Trainerseite) und *frau* dann die Periode. So verliert diese aber ihre Funktion als (Lebens-)Regel, denn nun regeln ja andere Bedürfnisse den Körperrhythmus. Die hohe Intelligenz des Körpers stellt diesen auch auf diese unnatürliche Situation bestmöglich ein. In der Entwicklungsgeschichte ist so etwas sicher oft passiert, und Leistungssport ist durchaus vergleichbar mit extremen Überforderungen im Alltag. So spart sich der Organismus, was sowieso keinen Raum im Leben bekommt: das typisch weibliche Leben.

Mythologische Vorbilder wären hier die Amazonen um deren Anführerin Penthesilea. Diese kämpferischen Frauen lebten ein eher männliches Leben in harter Auseinandersetzung und Kampfesdisziplin. Wie weit das ging, zeigt Penthesilea, die sich ihre rechte Brust eigenhändig abschnitt, weil sie ihr beim (Bogen-)Schießen im Weg war. Jetzt konnte sie ihren Bogen besser spannen. Ob sie den Bogen insgesamt so überspannte, daß auch die Periode ausblieb, wissen wir natürlich nicht. Denkbar aber wäre es, denn offenbar ist es leichter, sich die Periode abzuschneiden als die Brust. Wenn sich moderne Amazonen aus sportlichen Gründen von ihren weiblichen Wurzeln abschneiden, führt das jedenfalls häufig zum Verlust von Regel und Rhythmik. Was keine Energie mehr bekommt, nimmt der Körper zurück. Das mag den Betroffenen auf den ersten Blick nicht tragisch erscheinen, im Gegenteil sind viele Leistungssportlerinnen sogar froh, wenn sie die lästige Störung durch die Regel los sind. Allerdings üben sie das Feld des Weiblichen durch diese Haltung auch nicht, und hier dürften die Gründe dafür liegen, daß so viele Leistungssportlerinnen später große Probleme mit Empfängnis, Schwangerschaft und Geburt haben. Wer ganz im männlichen Archetyp (des Wettkampfes) aufgeht, wird dem Weiblichen natürlich nicht gerecht und programmiert damit geradezu Schwierigkeiten in diesem Bereich.

Wenn noch im Rahmen des immer üblicher werdenden Dopings die Einnahme von Anabolika zum Muskelaufbau hinzukommt, ist es kein Wunder, wenn sich etwas so Weibliches wie die Periode verabschiedet. Steroide führen selbst bei Männern zu Impotenz, weil sie die Regelkreise der Hormonausschüttung so nachhaltig durcheinanderbringen. Die Aufgabe, die sich in diesem Fall in der Amenorrhoe verkörpert, läge in der Bewußtmachung der Situation. Erst wenn sie erkennt, daß sie das Reich der weiblichen Archetypen vorzeitig und ohne Not verlassen hat, gibt es überhaupt die Möglichkeit, umzukehren.

Eine Umkehr im natürlichen Sinne ist die **Menopause**. Auch hier hat die Frau das Reich bestimmter weiblicher Archetypen verlassen, sie hat diesen Teil ihrer weiblichen Aufgabe erledigt. Venus und Mond stehen nun nicht mehr im Dienst der Partnersuche, der Familiengründung und des Familienunterhalts, sondern müssen und dürfen die Ebenen wechseln. Auf die Thematik der Menopause werden wir an anderer Stelle ausführlich zurückkommen (siehe Seite 444 ff.). Der Körper signalisiert jedenfalls auch hier mit dem Ausbleiben der Periode, daß er sich das Blutopfer spart, und in diesem Fall auch, daß die Zeit des monatlichen Opferns vorbei ist. Auf der körperlichen Ebene muß damit nun Schluß sein.

Ovarialinsuffizienz

Übersetzt sagt dieser Ausdruck, daß der Eierstock (Ovar) ungenügend und damit ungeeignet ist, ein Ei springen und damit eine Schwangerschaft entstehen zu lassen. Die primäre Aufgabe des Eierstocks ist es, als weibliche Schatzkammer der Evolution die Fruchtbarkeit der Frau sicherzustellen. Er ist über die in ihm gespeicherten Eier eine Art Gedächtnis der Entwicklung und soll den Lebenssamen nicht nur aufbewahren, sondern auch im wahrsten Sinne des Wortes Leben schenken, indem er das ureigene, ganz individuelle Erbgut dieser Frau mit dem Eisprung weitergibt. In diesem letzten Punkt liegt das Versagen bei der Insuffizienz.

Von der Schulmedizin wird die Ovarialinsuffizienz in sieben Gruppen eingeteilt, wobei genetische Faktoren, die Nichtanlage der Gebärmutter, ein Übermaß an dem Hormon Prolaktin aufgrund von Tumoren oder anderen Gründen eher selten sind und eine untergeordnete Rolle spielen. Im Überblick lassen sich zwei große Bereiche unterscheiden: Erstens das Nicht- oder Schlechtfunktionieren der Eierstöcke, obwohl genug stimulierende Hormone (follikelstimulierendes Hormon und luteinisierendes Hormon) von oben kommen. In diesem Fall reagieren die Eierstöcke auf die stimulierenden Hormone von Hypophyse und Hypothalamus nicht ausreichend und produzieren zuwenig Östrogen und Progesteron. Oder zweitens ist die Anregung von oben unzureichend, und intakte Eierstöcke können ihrer Aufgabe nicht nachkommen, weil ihnen die notwendige Steuerung fehlt. In beiden Fällen kommt es zu einer Störung des Zyklus in dem Sinn, daß die Blutung zu schwach ist oder auch ausfällt. Jedenfalls ist eine Empfängnis ausgeschlossen. Letztlich wird in der Praxis alles, was die Empfängnis verhindert, mit dieser Diagnose belegt.

Wenn das Problem angeboren ist, wobei der Fehler sowohl auf der Ebene von Hypothalamus und Hypophyse als auch auf der von Eierstock und Gebärmutter liegen kann, kommt das Mädchen schon mit der entsprechenden Aufgabe zur Welt. Viel häufiger ist die sogenannte sekundäre Ovarialinsuffizienz, die anzeigt, daß das Gleichgewicht der einschlägigen Hormone durcheinandergeraten ist. Die Kraft der Frau geht ganz offenbar in eine andere Richtung als die ihrer Weiblichkeit.

Bei der traumatisch-entzündlichen Insuffizienz haben Eierstockentzündungen, -tumoren, -zysten oder selten auch eine Eierstockschwangerschaft für entsprechende Zerstörungen gesorgt. Die seelische Bedeutung hängt dann mit den Grundsymptomen zusammen, wie etwa mit Konflikten im Fall einer Entzündung.

Im Grunde genommen kann die Ovarialinsuffizienz als eine Art Schutzmechanismus gedeutet werden, der verhindert, daß eine Frau ein Kind empfängt, in deren Bestimmung das (im Augenblick oder dauerhaft) gar nicht liegt. Oft ist die Frau auf anderen Ebenen viel zu aktiv und fruchtbar und bekommt so durch das Symptom die Aufforderung, hier weniger empfänglich zu werden, weniger Ideen zu produzieren und sich auf weniger einzulassen. Wenn sie vor lauter Kindern im übertragenen Sinn, vor Projekten und Ideen kaum noch zu sich kommt, kann sie nicht mit eigenem Nachwuchs rechnen. Natürlich können auch negative Dinge wie schwere Sorgen und bedrückende existentielle Probleme alle Energie verbrauchen und so eigener konkreter Fruchtbarkeit im Weg stehen. Für die Deutung ist natürlich entscheidend, ob die Kinderlosigkeit überhaupt Leidensdruck verursacht.

Wie immer geht es darum, die Körperbühne von der Darstellungsaufgabe zu entlasten und das Thema in seelische Bereiche zu verlagern. In diesem Fall sollte sie also dem Körper die Darstellung der Verweigerung von Kreativität und die Behinderung des Wachsenlassens von Neuem (Leben) abnehmen und sich auf der übertragenen Ebene mehr zurücknehmen. Wird sie dort zurückhaltender und gibt weniger Energie in äußere Aktivitäten (und damit in archetypisch männliche Bereiche), wächst die Wahrscheinlichkeit, daß sie dafür auf körperlicher Ebene empfänglicher wird. Psychotherapeutisch ginge es darum, überhaupt erst einmal ein Feld zu schaffen, in dem sich ein Kind entwickeln könnte. Solange die Voraussetzungen nicht stimmen, läßt sich der Organismus auf ein so gewaltiges Projekt wie eine Schwangerschaft nicht ein.

Die dem Körper innewohnende Intelligenz beantwortet so auch ungeeignete Partnerschaften, Bindungsängste oder den Versuch, den Partner durch eine Schwangerschaft zu binden, mit einer Ovarialinsuffizienz – einfach um noch Schlimmeres zu verhindern. Es gibt heutzutage zum Beispiel zunehmend Frauen, bei denen das Venusprinzip dermaßen im Vordergrund steht, daß ihre Angst, schlaffere Brüste *davonzutragen*, schwabbelige Haut oder Krampfadern zu entwickeln, den vorhandenen Kinderwunsch nicht wirklich Früchte tragen läßt. Wenn dann der Druck aus der Partnerschaft, der Familie, dem Freundeskreis oder im weiteren Sinn der Gesellschaft so groß wird, daß die Schwangerschaft noch als das kleinere Übel erscheint, kann es doch noch zur Empfängnis kommen. Allerdings handelt es sich jetzt letztlich um eine Art von Vergewaltigung, was sich nicht selten in Frühaborten oder Übelkeit mit unstillbarem Erbrechen in der Frühschwangerschaft zeigt. Eine tiefe Instanz in ihr möchte noch immer die mondische Bedrohung gegen den vertrauten Sexappeal eintauschen und kann nur schwer die neue Herausforderung akzeptieren.

Schulmedizinisch versucht *man* dieser (jedenfalls im Augenblick) für eine Schwangerschaft ungeeigneten Frau mittels Hormongaben doch ein Kind zu verschaffen, indem *man* dem Eierstock zu mehr Kraft verhilft oder das hormonelle Gleichgewicht wiederherstellt. Er wird mittels Hormonen entsprechend stimuliert und dann der Eisprung mit HCG (Human-Chorion-Gonadotropin) provoziert. Natürlich ist es möglich, daß die Frau auch über diesen Weg mehr in ihren weiblichen Pol hineinkommt und dadurch geeigneter zur Mutterschaft wird, zumal solche Kuren oft monatelang dauern und von einem erheblichen Aufwand (tägliche Arztbesuche, Injektionen, Temperaturmessungen usw.) begleitet sind und schon dadurch ein neues Feld schaffen können.

Ähnlich wie sich der Meditationsschüler – dem Buddha gleich – in eine perfekte äußere Meditationshaltung begibt in der Hoffnung, daß sein Inneres sich der äußeren Haltung von Makellosigkeit anpaßt, kann auch in diesem Fall versucht werden, der Seele über den Körper wichtige Anstöße zu geben. Voraussetzung für Erfolg in dieser Richtung ist aber, daß die Betroffene sich diesen Impulsen seelisch öffnet. Jedenfalls würden sich dadurch ihre Chancen, schwanger zu werden, wesentlich verbessern. Beide Wege sind grundsätzlich gangbar: den Körper von der Seelenebene anzuregen und die Seele über den Körper zu stimulieren. Am besten wäre natürlich wie immer, wenn beide Seiten zusammenarbeiteten und Hand in Hand gingen.

Die Ovarialinsuffizienz ist als übergeordnetes Thema zu sehen, das bei einigen der folgenden Krankheitsbilder eine Rolle spielt wie etwa bei den zu seltenen Blutungen, den Zyklen ohne Eisprung, bei Zwischenblutungen und den zu schwachen Perioden, aber auch bei Blutungen nach dem Geschlechtsverkehr.

Seltene Blutungen, zu lange Zyklen

Ein wesentlicher Grund für die Überlänge des Zyklus kann in einer ungewöhnlich langen Follikelphase liegen. In diesem Fall läßt sich die Hypophyse sehr viel Zeit mit der Absonderung des notwendigen follikelstimulierenden Hormons (FSH). So ist zum Beispiel bekannt, daß Infektionen wie auch seelischer Streß die FSH-Freisetzung verzögern können. Dieses Verhalten ist aus der Sicht des Organismus mehr als verständlich. In einer Situation akuter seelischer Belastung ist die Frau im Grunde nicht in der Lage, ein Kind adäquat zu empfangen und zu versorgen. Sie könnte es zwar körperlich empfangen, ist aber seelisch nicht wirklich offen für diese Aufgabe. Ähnlich wären Infektionen in diesem Zusammenhang zu deuten. Sie verkörpern Konflikte, die – aus dem Bewußtsein gedrängt – den Weg in den Körper genommen haben. Konflikte – insbesondere chronische –, die manchmal weder körperlich (schlummernde Herde) noch seelisch (faule beziehungsweise nicht wirklich akzeptierte Kompromisse) erkannt werden, verhindern, daß *frau* ein adäquates Nest bereitstellen kann. Die verlängerte Follikelphase könnten wir übersetzen als die Unentschlossenheit des Organismus (oder des in ihm wirkenden Inneren Arztes[9]), in dieser Situation überhaupt ein Ei freizugeben und damit eine Schwangerschaft zu riskieren.

Was lange währt, kann aber natürlich trotzdem gut werden. Dieses Sich-Zeit-Lassen könnte auch, vor allem wenn es *regelmäßig* auftritt, als eine Eigenart der betreffenden Frau gedeutet werden. In vielen alten Medizintraditionen wie etwa der chinesischen oder der ayurvedischen ist es eine Selbstverständlichkeit, von verschiedenen Menschentypen auszugehen, deren Symptome dann auch auf dieser unterschiedlichen Basis gedeutet werden. Im Ayurveda etwa wären Pitta und Vata die »schnelleren« (Arche-)Typen, während Kapha als Erdelement entsprechend langsamer einzustufen wäre. Auch in unserer Tradition wurde lange Zeit mit diesen verschiedenen Typen gearbeitet. Heute spielen diese Unterscheidungen zwischen Cholerikern, Sanguinikern, Melancholikern und Phlegmatikern in der Schulmedizin kaum noch eine Rolle und werden jedenfalls nicht mehr auf den Körper bezogen. Eigentlich liegt ja auf der Hand, daß ein Feuertyp oder Choleriker auch körperlich anders reagiert als ein Erdtyp, bei dem auf allen Ebenen gilt: »Gut Ding will Weile haben.«

Hier wäre also zuerst einmal an die *Eigen*art zu denken und nicht an behandlungsbedürftige Symptome. Vielleicht läßt sie sich körperlich mehr Zeit, weil sie sich seelisch für diesen ganzen Bereich mehr Zeit und Aufmerksamkeit nehmen sollte, dazu aber in ihrer augenblicklichen Situation nicht in der Lage ist. Unter diesem Aspekt würden wir hier Frauen finden, die das Thema ihrer rhythmischen Weiblichkeit aus dem Leben drängen, möglichst wenig damit zu tun haben wollen und nur selten daran erinnert werden möchten, daß sie eigentlich fruchtbar wären. Wird die Periode als unangenehm eingestuft, wird natürlich begrüßt, daß sie verspätet oder selten eintritt.

Sicherlich gibt es aber auch im Bereich des Gesunden eine erhebliche Bandbreite, die zwar gedeutet werden kann, aber keiner Therapie bedarf. Eingangs hatten wir ja schon festgestellt, daß viele Frauen die von der Schulmedizin vorgegebenen Normen nicht genau erfüllen. Es gibt, wie erwähnt, Frauen mit kurzwelligen und solche mit langwelligen Mustern. Letztlich hat jede ihren eigenen Rhythmus, denn die Zeiten, als alle im Mondrhythmus menstruierten, sind lange vorbei. Selbst damals dürfte es aber schon eine gewisse individuelle Bandbreite gegeben haben, da sich das Leben nie über ein und denselben Kamm scheren läßt.

Trotzdem lassen sich Überlängen und starke Verkürzungen deuten. Zyklusveränderungen laufen letztendlich praktisch immer auf Irritationen im Lebensrhythmus hinaus, sehr oft bedeuten sie auch Probleme mit der Empfänglichkeit. Das gemeinsame

Thema für zu kurze und zu lange Zyklen lautet: Beide sind aus dem Kreis, aus der Regelzeit gefallen. Alles in der Natur hat aber seine Zeit. Früher wurde zu Neumond menstruiert, zu Vollmond empfangen, alles war im Kreis natürlicher Rhythmen ge*regel*t. Heute bestimmen vor allem unnatürliche, oft sogar widernatürliche Arbeits- und Terminpläne den Ablauf des Lebens, wenn wir etwa an Wechselschichten denken. Die Nähe der Gegenpole wird hier wieder deutlich, wenn sowohl verkürzte als auch verlängerte Perioden zu Fruchtbarkeitsstörungen (Fertilitätsstörungen) führen. Aus dem Rhythmus mit der Natur zu fallen ist für Frauen offenbar noch schlimmer als für Männer. Allerdings sind hier die Schwankungsbreiten, auch was natürliche Rhythmen angeht, groß. In der chinesischen Medizin wird beispielsweise alles, was zwischen 28 und 36 Tagen liegt, als normal eingestuft, wobei man dort davon ausgeht, daß die 28tägigen Zyklen mehr einem Mondrhythmus entsprechen, die über 30 Tage hinausgehenden eher einem Sonnenzyklus.

Mit zu langen Zyklen verkörpert der Organismus die Neigung, auf der körperlichen Ebene zu überziehen und zu langsam zu wechseln. *Frau* müßte das auf einer anderen, erlösteren Ebene als dem Körper tun. Sie müßte lernen, Geduld zu haben, in sich Neues in Ruhe reifen zu lassen und natürlich sich vorher vom Alten zu lösen. Loslassenlernen ist ein wesentlicher Teil der (vor allem weiblichen) Aufgabe. Wenn sie sich in seelischer Hinsicht längere Rhythmen gönnen würde, könnten die weiblichen Anliegen ihres Lebens besser zur Reife kommen.

Statt die Dinge körperlich zur Überreife zu treiben, will das Schicksal zeigen, daß die seelischen Themen ihre Zeit brauchen, um wirklich auszureifen, und daß *sie* genügend Zeit dafür hat. Entsprechende Themen wären, sich mit der entscheidenden Partnerwahl, mit dem Kinderbekommen usw. Zeit zu lassen und überhaupt wahrzunehmen, daß alles seine Zeit hat. Es gilt zu erkennen, daß ein grüner, unreifer Apfel genauso ungenießbar ist wie ein überreifer, in Fäulnis übergehender. Die ganz einfachen Rhythmen der Natur wären überhaupt die besten Lehrerinnen der Frauen bezüglich ihrer Regeln. Das bewußte Betrachten des Zyklus der Jahreszeiten enthält alle Weisheit, die zum Verständnis des weiblichen Regelkreises und überhaupt des ganzen Körpers notwendig ist[10].

Betroffen sind häufig Frauen, die dazu neigen, sich innerlich unter Druck zu setzen. Sie sind nicht wirklich gelassen, obwohl sie auf Außenstehende oft so wirken. Mangelnde Motivation, fehlender oder nicht eingestandener Ehrgeiz und oft auch Angst verhindern schnellere Bewegungen im Lebensrhythmus und verbreiten den (falschen) Eindruck ruhiger Entspannung. Das Schicksal aber will echte Gelassenheit, Geduld und die Zeit zum Reifen.

Frauen, die sich körperlich viel Zeit lassen, neigen zu langen Zyklen und analog dazu, auch im großen Lebensmuster spät zu wechseln. Frauen, die ausgepowert und ausgeblutet sind, die ihre Vitalität, symbolisiert im Lebenssaft des Blutes, oft und reichlich verausgabt haben, kommen dagegen meist früher in die Wechseljahre. Ausgelöst durch Medien und Pharmaindustrie haben aber oft gerade Frauen mit schwacher und seltener Blutung Angst vor einem vorzeitigen Klimakteriumsbeginn. Frauen, die dagegen noch genügend Reserven zurückbehalten und sich nicht über Gebühr verausgabt haben, kommen später in den Wechsel, und viele sind darüber froh und manche sogar geradezu stolz. Sie brauchen sich dann auch hier nicht so bald auf die neue Lebensphase einzustellen. Allerdings sind heute auch viele Frauen froh, wenn sie ihre Ruhe vom Zyklus und damit von all dem typisch Weiblichen in ihrem Leben haben.

Die schulmedizinische Therapie besteht auch beim überlangen Zyklus wieder in der einfachsten Lösung: der Hormonsubstitution durch die Antibabypille, die bei näherem Hinsehen aus den schon beschriebenen Gründen aber keine wirkliche Lösung, sondern lediglich eine Verschiebung des Problems bringt. So werden Frauen, die sich dieser Behandlung anvertrauen, zwar auf einen kürzeren Zyklus *festgelegt,* aber es ist nicht ihr eigener Rhythmus, und so ist außer einer fragwürdigen Einhaltung der Norm nichts gewonnen. Daß sie mittels Antibabypille unempfänglich ist, läßt sich sogar wissenschaftlich mittels Pearl-Index nachweisen. Was soll also eine solcherart verkürzte Periode an Vorteilen bringen? Hier haben wir es mit einer eigenartigen Gynäko-Logik zu tun, über die man später einmal nur staunend die Stirn runzeln wird.

Sehr häufige Blutungen, zu kurze Zyklen

Auch hier gilt, wie so oft, daß es innerhalb des Gesunden eine Bandbreite gibt, die offensichtlich viel größer ist, als es die strengen Normen verpflichtete Schulmedizin wahrhaben will. Die Mehrheit der Frauen hält sich einfach nicht daran, was männliche Gelehrte bezüglich der Regel vorgeben. Das Symptom der zu schnell aufeinanderfolgenden Perioden zeigt eine gewisse Ungeduld, aber auch Voreiligkeit, denn sie bricht das Nest ja immer schon ab, bevor es überhaupt seine Bestimmung erfüllen konnte. Dieses »Zu häufig, zu schnell« ist ein typisches Fortschrittssymptom, das sich hier in den urweiblichen Bereich einschleicht. Diese Art von (zu schnellem) äußerem Fortschritt führt zu vielfältigen Problemen, die, wenn sie nicht durchschaut werden, bis in den Körper durchschlagen. Wenn sie die Mitte des Lebens, die Herzensthemen, betreffen, können sie sich als Arrhythmien äußern. Betreffen sie dagegen typisch weibliche Themen wie den Lebensrhythmus und die Fruchtbarkeit, trifft es eher das Zyklusgeschehen.

Übertragen auf die seelische Ebene zeigt das Symptom übertriebene Eile, ja Hektik. Sie lebt zu schnell, die Wellenlänge ihres Rhythmus ist zu kurz, um ihrem Frausein wirklich gerecht zu werden. Sie will ständig das Nest, noch bevor es ganz fertig ist, wieder loswerden, und so muß sie sich nie wirklich darauf einlassen. Wir konnten beobachten, daß Frauen mit zu kurzen Perioden dieses Muster oft von Geburt an kennen und schon als Frühgeburten zur Welt kamen, das heißt, daß sie auch schon im Mutterleib ihre Zelte zu früh abbrachen. Der zu schnelle Zykluswechsel macht sie letztlich im urweiblichen Bereich unproduktiv. Über das häufige Bluten kann sie zudem häufigen Geschlechtsverkehr verhindern und so auch eine Schwangerschaft.

Den Frauen mit zu kurzen Perioden will das Schicksal offenbar Beine machen, was ihre Weiblichkeit angeht. Häufig haben sie auch ansonsten ein eher hektisches Lebensmuster, neigen zu Ungeduld und voreiligen Aktionen. Sie wollen zuviel in zu kurzer Zeit und erreichen so gar nichts. Statt auf der körperlichen, müßten sie auf der seelischen Ebene den weiblichen Weg betonen, zum Beispiel sich lieber früher auf eine tiefe Beziehung einlassen, früher »ihre« Kinder bekommen, sich klarmachen, daß der typisch weibliche Teil des Lebens kurz bemessen ist. Auf der Körperebene könnten sie nach einer seelischen Neuorientierung erleben, daß weniger mehr ist. Vom äußeren Erscheinungsbild und Lebensmuster her sind Frauen, die unter diesem Symptom leiden, oft den zu stark blutenden Leidensgenossinnen vergleichbar, wie auch jenen mit Zwischen- oder Durchbruchsblutungen.

Die schulmedizinische Therapie setzt wieder auf die Antibabypille, macht aus dem zu kurzen, aber immerhin noch lebendigen Rhythmus einen mechanischen Takt und wiegt die Betroffenen in der trügerischen Sicherheit, daß alles *regel*gerecht sei. Die sinnvolle Aufgabe in diesem Symptom würde dagegen nahelegen, dem Körper das Zuviel an weiblichem Blutopfer abzunehmen und sich auf geistig-seelischer Ebene mehr im weiblichen Bereich zu verausgaben, das heißt, die typisch weiblichen Energien öfter fließen zu lassen, sich aber auch in diesem Bereich auf schnellere Rhythmuswechsel einzustellen. Wenn diese vorrangige Lernaufgabe durchschaut und erlöst ist, entsteht die Basis für die Verwirklichung des Gegenpols, nämlich lernen, an weiblichen Themen dranzubleiben und sie so lange festzuhalten, bis ein Ergebnis erreicht ist, letztlich etwas durchzuhalten, bis es wirklich fertig ist.

»Natürliche Abtreibung«

Wenn eine Frau nach eingetretenem Eisprung und sogar geglückter Befruchtung in schwere Belastungen (Streß) körperlicher oder seelischer Art gerät, kann die Gelbkörperphase so verkürzt ablaufen, daß dem (befruchteten) Ei gar nicht genug Zeit bleibt, das vorbereitete Nest zu erreichen, geschweige denn zu beziehen. Für diesen Weg benötigt das Ei mindestens sechs Tage, die ihm bei vorzeitigem Abbruch der Progesteronproduktion nicht bleiben. Hier verhindert der Innere Arzt oder körpereigene Intelligenz eine Schwangerschaft auch noch nach der Befruchtung. Die Deutung dieses Geschehens ähnelt im Prinzip derjenigen bei verkürzten Zyklen. Wenn *frau* keine Zeit und keinen Raum zum Nisten hat, wird sich das Ei auch nicht einnisten, selbst wenn die ersten Schritte in diese Richtung schon getan sind.

Nun haben sich Forscher die Frage gestellt, ob man der bewußten Intelligenz der Frau nicht auch zu einer solchen Entscheidung verhelfen sollte, wenn ihre unbewußte Intelligenz sich diese Freiheit sowieso jederzeit nehmen kann. Das Ergebnis ist die Abtreibungspille (»RU 486«) beziehungsweise das Antigestagenzäpfchen zur Aborteinleitung. Beide funktionieren nach demselben Prinzip. Sie sind in Deutschland bis jetzt jedoch gesetzlich verboten, obwohl man mit den Forschern argumentieren könnte, daß hier ja eigentlich nur ein Vorgehen des Organismus nachvollzogen wird.

Der Grund für das trotzdem durchgesetzte Verbot liegt darin, daß *man* (mehrheitlich haben das wie üblich Männer entschieden) verhindern will, daß routinemäßig, dauernd und in eigener Regie, also ohne ärztliche Mitarbeit, abgetrieben wird. Tatsächlich würde die Abtreibungspille dem Mißbrauch Tür und Tor öffnen und, verantwortungslos eingesetzt, jedenfalls aus esoterischer Perspektive zu furchtbarem Elend auf seiten der betroffenen Seelen führen. Hinzu kommt, daß dieses Verfahren keineswegs so harmlos abläuft, denn durch die Anregung der glatten Muskulatur kommt es nicht nur zur Anregung der Gebärmutter, sondern auch des Darmes. Folge sind Durchfälle und entsprechende Kreislauflabilität.

Auf der anderen Seite ist unsere Gesellschaft ansonsten wenig geneigt, sich von Skrupeln spiritueller Menschen in ihre sogenannte Selbstbestimmung hineinfunken zu lassen. Was die Seele des ungeborenen Kindes angeht, ist der moderne, fortschrittsorientierte Mensch nicht gerade zimperlich und alles andere als human.

Die BefürworterInnen der Abtreibungspille argumentieren mit einer gewissen Logik, daß gerade diese frühe Form zu erwägen wäre, wenn man schon Abtreibungen erlaubt. Die Abtreibungspille würde einer verantwortungsbewußten Frau zum Beispiel die Möglichkeit geben, auf eine völlig harmlose, nebenwirkungsfreie Verhütungsmethode wie etwa Kondome zu setzen und doch für seltene Versager gerüstet zu sein. Die Abtreibungsgegner haben sich in diesem Fall aber durchgesetzt, und so ist diese Pille in Deutschland (noch) nicht erhältlich. Bei dem bei uns herrschenden Bewußtseinsstand der Bevölkerungsmehrheit ist das wohl der sicherste Weg, um an diesem Punkt massiven Mißbrauch zu verhindern. Allerdings ist das Thema nicht vom Tisch, denn unter den nun regierenden Sozialdemokraten wurde die Methode eher befürwortet.

Sehr böse Zungen (zum Beispiel in der Frauenbewegung) interpretieren den Status quo allerdings in etwa so: Abtreibungen ja. Aber nur, wenn sie spät stattfinden, dadurch aufwendig sind und Ärzten Arbeit schaffen. Erstaunlich ist tatsächlich, daß in einer Gesellschaft, die mehrheitlich so wenig Bedenken hat, dem ungeborenen Leben zu Leibe zu rücken, plötzlich solche Skrupel bei einer Methode auftauchen, die Frauen unabhängiger machen würde. Verantwortlich (falls das in diesem Fall überhaupt möglich ist), das heißt nur in Notsituationen eingesetzt, würde mit der Abtreibungspille ein weiterer Schritt in Richtung weiblicher Gleichberechtigung möglich. Unverantwortlich eingesetzt, würde allerdings die Abtötung werdenden Lebens zu einer Routineangelegenheit. Insofern können wir geradezu froh sein, daß das Interessenkartell zwischen Kirchen, Politik und Ärzten die Zulassung bislang verhindert, denn die grundsätzlichen Einwände würden sicherlich beim jetzigen Bewußtseinsstand der Bevölkerungsmehrheit gegenüber praktischen Erwägungen zu kurz kommen.

Allerdings muß die Frage vieler Kämpferinnen für die Gleichberechtigung ernst genommen werden, die sich mit Recht wundern, warum diese Pille in einem seltenen Einverständnis, nachdem sie schon große Entwicklungskosten verschlungen hatte, freiwillig zurückgezogen wurde. Wenn unsere ganz auf Geldverdienen eingerichtete Industrie einmal freiwillig auf Geld verzichtet, sind im allgemeinen materielle und wohl kaum ausschließlich ethische Erwägungen im Spiel. Wir wollen hier weder das ökonomische Interesse der Pharmaindustrie schlechtmachen, denn es ist regulär und normal in unserem Gesellschaftssystem, noch für die Abtreibung Stellung beziehen. Diese verbietet sich nach unserem Empfinden aus einem spirituellen und religiösen Bewußtsein von selbst. Hinweisen wollen wir aber doch darauf, daß hier ein starker Widerspruch auftritt. Wie immer wir uns aber rechtlich entscheiden, die Natur hat diese Methode ganz offenbar für adäquat befunden und benutzt sie scheinbar gar nicht so selten. Denn viele Frauen sind weit öfter schwanger, als sie bemerken, und die Frucht löst sich auf diesem Weg wieder. Insgesamt enden 25 bis 30 Prozent aller Schwangerschaften als

Fehlgeburten, wenn auch die in Form der nächsten Blutung unbemerkt bleibenden Abgänge mitgezählt werden.

Zyklen ohne Eisprung (anovulatorische Zyklen)

Bei sehr starken körperlichen oder seelischen Belastungen kann der Eisprung ganz ausbleiben, was der betroffenen Frau nicht einmal auffallen muß. Der Follikel reift in diesem Fall zwar, aber er platzt nicht und entläßt kein Ei. So kann sich weder ein Gelbkörper entwickeln, noch kann das entsprechende Hormon, Progesteron, ausgeschüttet werden. Auch die Basaltemperatur wird nicht ansteigen und zeigt damit, daß sich die Frau in dieser Lebensphase nicht für das Kinderkriegen *erwärmen* kann. Der Follikel schüttet zwar ununterbrochen Östrogen aus, aber irgendwann reicht es der immer mächtiger heranwachsenden Schleimhaut in der Gebärmutter trotzdem nicht mehr. Dieser relative Östrogenmangel läßt die Schleimhaut dann doch zugrunde gehen. Da sie aber durch den Progesteronmangel besonders stark ausgeprägt war, kann die Abstoßung langwieriger und etwas anstrengender vor sich gehen. Die Gebärmutter vollzieht stärkere Kontraktionen, um die dicke Schleimhaut ganz loszuwerden. Die Menstruation kann so länger dauern und schmerzhafter sein. Oft beginnt sie auch nur recht zögernd, etwa mit einer **Schmierblutung**, die immer stärker wird. Manche Frauen fühlen sich sogar an einen Abgang erinnert, obwohl sie davon in dieser Situation besonders weit entfernt sind.

Akute Krankheitsbilder verhindern zum Beispiel häufig, daß es zum Eisprung (Ovulation) kommt. Aus der Sicht des Organismus ist die Frau mit einem anderen Thema so beschäftigt, daß sie alle Energie für diese Auseinandersetzung auf der körperlichen (immunologischen) und/oder seelischen Ebene braucht und nicht genug Kraft für eine Schwangerschaft zur Verfügung steht. Hier treffen wir auf eine der natürlichsten Formen von Schwangerschaftsverhütung. In Zeiten des Übergangs von einer Lebensphase zur anderen sind solche eisprunglosen Zyklen ebenso häufig wie sinnvoll. Solange das Mädchen noch nicht in der Lage ist, einer Schwangerschaft gerecht zu werden, ist es weise, wenn der Organismus sich erst einmal auf Manöver beschränkt und den

Ernstfall noch aufschiebt. In der Menopause, wenn die Frau das Thema eigentlich schon hinter sich hat oder jedenfalls haben sollte, wird ihr der Organismus mit der Einsparung des Eisprungs eine Bedrohung ihrer Gesundheit durch eine so späte Schwangerschaft ersparen, aber sich andererseits noch Zeit nehmen, aus einem so erprobten Muster wie der Menstruation langsam auszusteigen. Natürlich bekommt sie damit auch Zeit, sich seelisch aus dieser Lebensphase langsam, aber sicher zu lösen.

Die Forderungen der modernen Gesellschaft nach Emanzipation und männlicher Durchsetzungskraft führen offensichtlich zu einem Nachlassen der inneren Eisprungbereitschaft. Besonders junge Frauen sind immer häufiger auf dem Karriereweg, und erst wenn es spät und häufig sogar schon zu spät ist, besinnen sie sich auf die zweite gesellschaftliche Forderung nach eigenen Kindern. Hier wäre es besonders wichtig, sich im Reich der Archetypen zu orientieren und sich frühzeitig auf den eigenen persönlichen Weg zu machen.

Je technisierter und damit künstlicher eine Gesellschaft ist, desto mehr treten die biologischen Aufgaben der Menschen in den Hintergrund. Je natürlicher und damit unzivilisierter Gesellschaftssysteme dagegen noch sind, desto zentraler bleiben die biologischen Forderungen. Argumente der Arterhaltung, der sozialen Absicherung kommender Generationen, Sinnfindung und innere Erfüllung zählen bei uns heute kaum noch. Sie waren aber das zentrale Anliegen der archaischen Gesellschaften.

So könnten wir aus ihrer nachlassenden Fruchtbarkeit durchaus schließen, daß es für die Frauen der westlichen Industriegesellschaften viel mehr um Fruchtbarkeit im übertragenen als im biologischen Sinne geht und daß damit die sogenannten Zyklusstörungen ein Wegweiser in diese Richtung sind, sich aus dem »biologischen Gefängnis« (wie Osho es nannte) zu befreien.

Eine weitere Interpretation wäre, den Rückgang der Fruchtbarkeit in den Industrienationen als einen Ausgleich der Kräfte auf diesem Planeten zu deuten. Denn es sind ja eindeutig die Menschen der Ersten Welt, die das Leben auf der gesamten Erde gefährden. Wenn sie nun drastisch weniger werden, mag das längerfristig ein momentan extrem bedrohtes Gleichgewicht wieder stabilisieren. Global betrachtet müssen wir in den Industrienationen den männlichen Pol sehen und in den Ländern der Dritten Welt den eher weiblichen. Insofern gehören auch die Frauen der Industriewelt zum männlichen Pol, sind sozusagen der Yin-Punkt im Yang-Zeichen des Tai-Chi-Symbols. Wenn sie ihre Fruchtbarkeit reduzieren, tragen sie damit zur Wiederherstellung des Gleichgewichts auf diesem Planeten bei.[11]

In der Natur ist es völlig selbstverständlich, daß sich Tiere zum Eierlegen zurückziehen und sich Zeit und Ruhe gönnen. Auf jedem Hühnerhof läßt sich das noch jederzeit beobachten. Es ist vielleicht nicht so verwunderlich, daß Frauen gerade in dem Maß, wie sie noch naturverbunden, das heißt mit ihrer inneren Natur eng verbunden leben, ebenfalls eine gewisse Ruhe und Geborgenheit brauchen, um zum Eisprung zu kommen. Wenn sie aber aus sozialen Zwängen immerzu auf dem Sprung zu sein haben, kann sich diese Hektik negativ auf die innere (Ei-)Sprungbereitschaft auswirken. Frauen, deren Eisprung nicht so selbstverständlich und nebenbei geschieht, sind so unter Umständen sogar die natürlicheren, noch mehr mit ihrer Natur verbundenen, weil sie Störungen wenigstens noch wahrnehmen können.

Die seelische Aufgabe hieße wie immer, dem Körper abzunehmen, was er stellvertretend lebt, und es statt dessen auf erlöstem Niveau im seelischen Bereich bewußt auszuleben. Der Körper empfiehlt auf diese Weise ganz direkt, Ruhe zu geben und nicht mehr so viel herumzuspringen sowie dem kreativen Potential Raum zu geben, egal auf welcher Ebene.

Eine ganz besondere Situation stellt in diesem Zusammenhang das bewußte Herbeiführen anovulatorischer Zyklen dar. Im Tao Yoga nach Mantak Chia (siehe Literaturverzeichnis) wird empfohlen, darauf hinzutrainieren, die Energie, die beim Eisprung frei wird, einzusparen und sie lieber für die spirituelle Entwicklung einzusetzen. Auf diesem Weg findet dann auch kein Eisprung mehr statt oder nur noch, wenn die Frau sich dafür entscheidet, ihn wieder zuzulassen, um schwanger zu werden. Die Methode setzt allerdings lange Übung und viel Disziplin voraus. Sie ist auch nur im Zusammenhang mit dem ganzen System des Tao Yoga sinnvoll.

Zwischenblutungen (Metrorrhagie)

Zwischenblutungen können so massiv werden, daß sie Periodenstärke erreichen und die betroffenen Frauen glauben machen, sie hätten alle vierzehn Tage ihre Periode. Der körperliche Auslöser ist eine zu geringe Östrogenausschüttung, so daß der Schleimhautaufbau zuwenig Nahrung bekommt und vorzeitig eingestellt wird. Es fließt – mit anderen Worten – zuwenig Energie in den Nestbau. Der Innere Arzt bricht ein so aussichtsloses Unterfangen, das keine Chance hat, sein Ziel zu erreichen, vorzeitig ab. Gynäkologen sprechen von Abbruchs- oder Durchbruchsblutung. Auf diese Weise wird auch die Einnistung eines Eis verhindert, häufig auch bereits der Eisprung.

Man bezeichnet das Östrogen auch als Liebeshormon; wenn es zu schwach fließt, ergibt sich die Be-Deutung von selbst. Die tiefer zielende Aufgabe bestünde darin, sich einzugestehen, daß zuwenig Liebesenergie fließt. Der Mangel an Liebesenergie zeigt sich vor allem an fehlender Selbstliebe, was die eigene Weiblichkeit, den eigenen (weiblichen) Körper mit seinen Aufgaben und Möglichkeiten und auch die Liebesfähigkeit in Partnerschaften anbelangt.

Die Betroffenen müßten ihrem Körper die Aufgabe abnehmen und mehr Lebensenergie in die Mitte ihres eigenen Lebenskreises fließen lassen. Es ginge darum, sich weniger für äußere Dinge und Außenstehende zu verausgaben, sondern sich selbst anzunehmen und zu lieben sowie die eigene Energie zu zentrieren. Statt anderen Pseudoliebesdienste zu leisten, wäre die Lebensenergie in den eigenen weiblichen Pol zu lenken.

Mit der häufigen Blutung wird der Neumondanteil, der Hekatepol, betont und damit das Lebennehmende statt des Lebenspendenden. Wie die Periodenblutung zeigt auch die Zwischenblutung, daß es in diesem Zyklus kein neues Leben geben wird. Zugleich offenbart das Symptom aber auch, daß es sich hier um eine eklatante Verschwendung von Lebensenergie an falscher Stelle handelt.

So verwundert es wenig, wenn sich unter diesem Symptombild häufig überdrehte Frauen finden, die sich über die Maßen verausgaben und zu Unruhe und Hektik neigen. Oft sind es eher ausgezehrte, hagere Frauen, die auch äußerlich wenig Mütterliches mitbringen. Sie finden nicht genug Ruhe, ein Nest aufzubauen und ausreifen zu lassen. Im Gegenteil enthüllt ihnen das Symptom, daß sie zu voreilig das Ganze wieder zusammenbrechen lassen, ohne ihm und sich auf dieser Ebene eine echte Chance zu geben. Der Ausdruck »überdreht« verrät schon, daß sie zu hochtourig durchs Leben hasten und zuwenig Zeit auf die langsamen weiblichen Rhythmen verwenden. Ihre Aufnahmefähigkeit ist schwach, und häufig verhindern sie schon durch ihr andauerndes Bluten den Schritt davor, denn die Durchbruchsblutung ist für viele ein Hindernis für den Geschlechtsverkehr.

Es kann nicht verwundern, daß es sich bei den Frauen, die unter zu starker und zu häufiger Blutung leiden, und jenen mit Zwischenblutung um ein und denselben Typ handelt. Beide haben ganz ähnliche Probleme und verlieren zu oft zu viel Lebensenergie. Die Konsequenzen können dann bis zur Blutarmut (Anämie) reichen. In der Blutarmut[12] wird der Energiemangel auch nach außen sichtbar.

Die Schulmediziner greifen mal wieder zur Antibabypille, die ihnen und den Patientinnen suggerieren soll, daß alles *regelmäßig* und in Ordnung ist, in Wirklichkeit wird es dadurch aber nur pharmagerecht. Die Substituierung durch Hormone nimmt dem Körper lediglich seine Aufgabe ab, was langfristig dazu führen muß, daß er immer weniger in der Lage ist, seine notwendige Arbeit zu leisten. Aus dem natürlichen Rhythmus wird so ein Takt, und alles läuft wie am Schnürchen. Gerade das ist aber oft das Problem: Diese Frauen funktionieren wie aufgezogen. Dieses Muster gilt es zu durchschauen und zu durchbrechen. Wenn wir der Natur die Arbeit abnehmen, um alles besser kontrollieren zu können, werden wir unserem Wesen nach keineswegs natürlicher, sondern immer maschinenhafter und seelenloser.

Schmerzhafte Periode (Dysmenorrhoe)

Da das Problem der schmerzhaften Periode stark zunimmt, müssen wir davon ausgehen, daß es immer schmerzhafter wird, in dieser Zeit und Gesellschaft Frau zu sein. Zwar wollen uns die Erfolge der Emanzipationsbewegung eines Besseren belehren, doch der Körper ist in seiner Ehrlichkeit unbestechlich. Prostaglandine, schon bei der Geburt für die Wehentätigkeit zuständig, regulieren auch die Menstruation, die ja eine Geburt im kleinen ist. Zu dieser Geburt der Schleimhaut sind ebenfalls wehenartige Kontraktionen nötig, die mehr oder weniger schmerzhaft empfunden werden. Die Abstoßung des nicht gebrauchten Nestes wird hormonell über Progesteron vermittelt. Es sind aber zumeist nicht die Abschilferungsprozesse der Schleimhaut, die Schmerzen verursachen, sondern die Kontraktionen der Gebärmutter. *Man* kann sich das vorstellen, als winde sich die Gebärmutter, um loszuwerden, was sie nicht mehr (be-)halten kann. Aus der Natur dieser Umstände ergibt sich, daß ein leichtes wehenartiges Ziehen praktisch immer dazugehört, daß aber auch je nach Situation und Frauentyp schwere Schmerzzustände auftreten können.

Der grundsätzliche, mit dem Weiblichen verbundene und schon in der Bibel erwähnte Schmerz tritt hier mehr oder weniger stark zutage. Es geht darum, nach einer Zeit des Einsseins zwei zu werden. Das ist die (traurige?) Geschichte des Abschieds aus der Einheit des Paradieses und die der Geburt, bei der sich ja auch die Einheit von Mutter und Kind unter Schmerzen löst. In jedem Mondzyklus wird das Thema in der Abstoßung des überflüssig gewordenen Nestes wieder aufgewärmt, so als sollte es nicht einmal für kurze Zeit in Vergessenheit geraten. Wirkliche Trennungsschmerzen treten aber natürlich nur dort auf, wo der Trennung Widerstand entgegengesetzt wird. Nirgendwo zeigt sich der subjektive Charakter von Schmerz und Leid so überzeugend wie bei der Monatsblutung.

Die allmonatliche Wunde des Weiblichen erinnert in ihrem Schmerz an das weibliche Schicksal schlechthin. Und da es nichts gibt, was nicht auf seinem Gegenpol das Gegenteil mit sich herumschleppte, kann auch die schmerzhafte Periode positiv empfunden werden. So ist bei jungen Mädchen der Schmerz oft geradezu ein Statussymbol, bedeutet er doch, daß das Mädchen jetzt Frau ist. Bedenkt man, was Menschen wegen Statussymbolen alles auf sich nehmen, zum Beispiel der x-fach gepiercte Teenie oder der alte Rheumatiker im offenen Sport-Cabriolet, mag die positive Aufnahme der Periodenschmerzen verständlich erscheinen.

Archetypisch weiblich ist auch der Tod, denn Frauen bringen mit dem Leben zugleich auch Sterben in die Welt. So entspricht der Schmerz der Periode dem grundsätzlichen der Polarität. Die Monatsblutung ist ja vor allem Ausdruck eines Absterbeprozesses und des Nicht-in-Erfüllung-Gehens eines Traumes, der tatsächlich so alt ist wie die Menschheit und deshalb viel mehr Macht über uns hat als alle sonstigen Zwecke und Ziele.

Das ursprüngliche Frau- und Muttersein ist immer mit den Themen des Hergebens, Loslassens und Gebärens verbunden. Auch heute noch ist Frausein objektiv schwerer, weil viel mehr mit »Frau Welt« verbunden. »Bluten« ist umgangssprachlich nur ein anderer Ausdruck für »bezahlen«. Schmerzhaft bluten bedeutet folglich, unter Schmerzen Tribut für sein Frausein zu entrichten. Hier wird noch immer für die mutige Auflehnung im Paradies bezahlt. Die Vertreibung aus der Einheit scheint noch nicht genug gewesen zu sein, danach müssen Evas Töchter noch unter Schmerzen gebären, woran die Periode in jedem Mondkreis erinnert. Wenn Frauen sich aus diesem ursprünglichen Zwang befreien wollen, ist das nur zu verständlich, allerdings muß es wieder – und nicht nur symbolisch – mit dem eigenen Blut bezahlt werden. Nur zahlreiche Schwangerschaften mit anschließenden langen Stillzeiten könnten diesen Blutzoll reduzieren. Zu keinen Zeiten haben Frauen so viele Perioden gehabt wie heutzutage und so darunter gelitten, und das gerade, weil sie sich heute vom Druck dauernder Schwangerschaften befreit haben.

Bis in die Doppelbelastung von Beruf und Familie, die viele moderne Frauen erleben, läßt sich diese nahe Beziehung zur Polarität verfolgen. Die sich daraus häufig ergebende Zerrissenheit ist moderner Ausdruck des Sturzes aus der Einheit in die Zweiheit. Viele Frauen erleben denn auch die Schmerzen der Periode wie ein Zerrissenwerden von innen heraus. Es ist nicht sehr weit hergeholt zu vermuten, daß es sich hier gerade um diejenigen handelt, die sich zerreißen, um allen Anforderungen der äußeren Welt gerecht zu werden, oft auf Kosten ihrer inneren. Der schwerwiegendere Ausdruck ist dann die Spaltung der Interessen, die bis zur Bewußtseinsspaltung gehen kann.

Die Nähe zur Zweiheit kommt auch in vielen typisch weiblichen Aufgaben zum Ausdruck, die *sie* im wahrsten Sinne des Wortes in die Verz*wei*flung treiben können. Die Aussichtslosigkeit des Ganzen erinnert an das mythische Drama des Sisyphos. Typische Hausarbeiten wie Putzen und Kochen müssen zwar immerzu verrichtet werden, aber *frau* wird nie fertig damit. Das Geputzte und Gewaschene wird gleich anschließend wieder schmutzig (gemacht), das Gekochte und Gebackene aufgegessen, und übrig bleiben nur die Arbeit und das Leid des Wieder-von-vorn-Anfangens. Immer wieder die gleichen (Kinder-)Zimmer aufzuräumen, ohne je einen Fortschritt zu sehen, kann durchaus deprimieren. Wenn es dann, wie so häufig, obendrein keine Anerkennung für die endlose Plackerei gibt, ist Verzweiflung eine verständliche Reaktion. Die einzig denkbare Lösung läge in bewußter oder instinktiver Hingabe an das zyklische, rhythmische Geschehen als Lebensaufgabe, die sich symbolisch in endlos vielen Kleinigkeiten täglich spiegelt und wiederholt.

Interessanterweise leiden nach Untersuchungen von Professor Molinski aus Düsseldorf vor allem jene Frauen an Dysmenorrhoen, deren Mütter auch schon mit diesem Thema kämpften. Hier handelt es sich wohl weniger um genetische als um soziale Vererbung von Familientraditionen. Wenn in einer Familie die zentrale Botschaft der Mutter lautet »Frausein = schmerzhaft«, wird das die Tochter über die Jahre prägen. Die enorme Bedeutung solcher Prägungen wird uns erst allmählich bewußt, obwohl Konrad Lorenz schon vor Jahrzehnten in anderem Zusammenhang darauf aufmerksam gemacht hat.

Abhilfe könnte hier ein Ritual schaffen. Wenn die Tochter von der Mutter die Periode als Leidenszeit zu übernehmen droht, lohnt der Versuch mit einem angemessenen und jedenfalls würdigen Fest zu Ehren der ersten Periode. Wird eine derart zelebrierte erste Blutung zu einer mit Stolz und Genugtuung empfundenen Erfahrung, sind die Weichen in eine bessere weibliche Zukunft gestellt. Noch besser ist es natürlich, wenn bei dem Mädchen das Wissen hinzukommt, daß die Periode als spontaner Aderlaß und damit als Reinigungsritual ausgesprochen gesund ist und daß es angemessen ist, sich einmal im Monat ein paar Tage zurückzunehmen und für sich zu sein. Das Wort »unpäßlich« könnte auch ausdrücken, daß jetzt eben nicht paßt, was sonst gut ist, daß es darum geht, sich diesem großen weiblichen Ritual, das alle Frauen dieser Welt miteinander verbindet, in Muße und mit Achtung hinzugeben.

Selbstverständlich ist es schwer für eine Mutter, die das Problem für sich selbst nicht lösen konnte, solch einen positiven

Rahmen herzustellen. Es wäre aber die wundervolle Chance, einen der vielen Teufelskreise, in dem das Weibliche gefangen ist, aufzubrechen. Leichter als ausbrechen ist es natürlich, in der Gefangenschaft zu bleiben und mit Widerwillen oder gar Abscheu stumm eine Schachtel Tampons zu überreichen, damit sie sich vor den Nachstellungen des Weiblichen »sicher fühlen« kann.

Der Volksmund bezeichnet die Schwangerschaft auch als »guter Hoffnung sein«. Da die Monatsblutung jeweils anzeigt, daß es zu keiner Schwangerschaft gekommen ist, beendet sie damit diese Hoffnung. Wieder stirbt mit der Schleimhaut eine Hoffnung ab und wird unter Krämpfen widerwillig geboren. Die Tatsache, daß die Kontraktionen von vielen Frauen kaum schmerzhaft wahrgenommen werden, belegt, daß es zusätzlich zum äußeren des inneren Krampfes bedarf, um Schmerzen zu bekommen. Krampf ist immer Ausdruck von Kampf, der wiederum Widerstand voraussetzt. Wenn *frau* dagegen in Harmonie mit dem Loslassen an sich ist, wird sie das wieder einmal nicht gebrauchte oder nicht angenommene Nest ohne Probleme schmerzlos gebären.

An diese Thematik können sich verschiedene Unterschwingungen *hängen*. Das ganze weibliche Selbstwertgefühl kann mit der Schleimhaut zusammenbrechen. Sie fühlt sich dann nicht einmal gut genug, ein Kind zu bekommen, und erlebt die Tatsache, daß ihr Angebot wieder nicht angenommen wurde, als persönliche Herabsetzung. Sie hatte doch alles vorbereitet – und (das) wird zurückgewiesen. So muß sie ihre Vorbereitungen opfern. Wenn sie das nicht bereitwillig tut, sondern schmerzhaft verarbeitet und sich diese Tatsache nicht eingesteht, tut die Periodenblutung um so mehr weh.

Solch ein Zusammenbruch seelischer Art parallel zum körperlichen der Schleimhaut wird die Schmerzempfindlichkeit drastisch erhöhen, zumal Schmerz sowieso ein äußerst subjektives Phänomen ist. Andererseits wird es ihr um so schlechter gehen, je mehr es weh tut, und um so mehr wird auch ihr Weltbild einstürzen. Möglicherweise mühsam weggedrängte Vorurteile können bei solchen Gelegenheiten wieder hervorbrechen. Das ganze in Jahrtausenden des Patriarchats aufgehäufte weibliche Elend mag sich da melden: von beschmutzt über dreckig sein bis zu blutverschmiert, verunreinigt und überhaupt unrein und minderwertig.

Vom Typ her handelt es sich meist vorwiegend um junge als um reifere Frauen. Sie sind eher leptosom, also sehr schlank bis athletisch, als rundlich, eher sportlich bis hin zur Leistungssportlerin, häufiger schwarzhaarig als blond und oft eher *haarige* Typen. Zusammenfassend betrachtet gehören die Betroffenen also eher zu den männlicheren Frauen als zu den typisch weiblichen. Je mehr eine Frau mit ihrem Geschlecht, seinen Aufgaben und Chancen ausgesöhnt ist, desto leichter wird sie sich in den weiblichen Rhythmus fügen und ihn widerstandslos leben. Je mehr sie aber zum leistungsorientierten männlichen Gegenpol neigt, der dem rhythmischen Geschehen Spitzenleistungen von bleibendem Wert entgegensetzt, desto mehr wird sie die monatliche Blutung aus der Bahn werfen – das geschieht immer in der Hoffnung, daß sie in ihre wirklich angestammten Bahnen zurückfindet und die eigentliche Regel ihres Lebens (an-)erkennt.

Auch wenn statistisch mehr männlich geprägte Frauen an der Blutung leiden und diese mit Schmerzen quittieren, kann es auch sehr weibliche Frauen treffen. Bei diesen steht dabei aber eher das (unbewußte) Problem im Vordergrund, daß es mit dem Schwangerwerden wieder nicht geklappt hat. Die Periode wird hier als Zeichen schmerzlich empfunden, nicht aber das Lebensschicksal, eine Periode zu haben.

Der innere, zumeist unbewußte Widerstand gegen das eigene, in der *regel*mäßigen Blutung sich symbolisierende Schicksal ist vor allem für die Krämpfe verantwortlich. Krampf entsteht als Ergebnis von Widerstand gegen den Energiefluß. Besonders zum männlichen Pol neigende Frauen tendieren auch dazu, unter dem Aspekt der Hoffnungs- und Aussichtslosigkeit zu leiden, denn es wird sich an der Periode für die Hauptzeit des Lebens ja nichts ändern. Diese Frauen werden das schulmedizinische Angebot der Antibabypille zu schätzen wissen, denn die Pille macht aus dem quälenden, unkontrollierbaren Einbruch in ihr Leben ein gut kontrollierbares, ja geradezu verläßliches Pillenschlucken und läßt doch die Illusion, eine normale Periode zu haben, und damit das Gefühl, eine Frau zu sein.

Häufig bessern sich die Schmerzen nach der Geburt eines Kindes. Die meisten Frauen kommen dadurch leichter in ihr weibliches Muster hinein und können sich über die Liebe zu ihrem Kind auch leichter mit den schönen Seiten des Frau- und Mutterseins anfreunden. Fast immer werden Frauen durch eine Geburt weiblicher und damit ausgesöhnter mit ihrem Frausein, und das gilt insbesondere für die ursprünglich eher männlich geprägten. In manchen Fällen mag auch das Gefühl eine Rolle spielen, endlich ihrer biologischen Aufgabe gerecht geworden zu sein. *Frau* hat nun, was sie tief drinnen wollte und brauchte; in ihr ist etwas in Fluß gekommen, was bis dahin den Durchbruch nicht schaffen konnte.

Manchmal wird die Problematik aber durch ein Kind auch noch stärker. Wenn eine Frau im Muttersein nun ihre Bestimmung gefunden hat, wird sie jede weitere Blutung erst recht an eine betrogene Hoffnung und zunichte gemachte Chance erinnern. Zum Problem wird sich diese Situation natürlich erst entwickeln, wenn sie ihre weiteren bewußten oder unbewußten Kinderwünsche nicht ausleben kann.

Selten entsteht die Schmerzproblematik überhaupt erstmals nach einer Geburt. Nach der Zeit der Einheit mit dem Kind und damit in gewisser Weise dem Herausgehobensein aus den Zwängen der Polarität erinnert das neuerliche Einsetzen der Periode daran, daß nun die Rückkehr in den Alltag bevorsteht. Die Zeit von Schwangerschaft und Wochenbett geht (schon) zu Ende, und die Polarität hat sie wieder in vollem Umfang. Gesetzlich ist der Mutterschutz heute auf vierzehn Wochen reduziert – sechs Wochen vor und acht nach der Geburt. Das ist viel zu kurz, und viele Frauen spüren das zum Glück auch noch. Sie wollen noch nicht so schnell zum Alltag übergehen, dessen Symbol die Periode ist. Wenn eine Frau ein Jahr Zeit zum Stillen hätte und während dieser Zeit materiell versorgt wäre, würde sich dieses Problem kaum ergeben.

Schließlich kann eine Periode auch nach der Geburt schmerzhaft werden, weil sie als Geburt im kleinen ein nicht verarbeitetes Geburtstrauma immer wieder aufs neue belebt. Hier wäre die beste Lösung in der psychotherapeutischen Verarbeitung dieses Traumas zu sehen, wobei zuerst an die eigene Geburt der Frau zu denken wäre und dann erst an die ihres Kindes. Die Aufarbeitung der eigenen Geburtsproblematik wäre überhaupt die mit Abstand wichtigste und wirksamste Geburtsvorbereitung. Das ist auch der Hauptgrund, warum die erste Geburt als die schwerste empfunden wird. Mit jedem Geburtsakt wird es ein bißchen leichter, denn *frau* bearbeitet daran ihr Trauma. Natürlich wäre es sinnvoller, das im Rahmen einer Therapie als im Ernstfall der Geburt zu durchleben.

Eine Verschärfung der Situation kann durch eine Geburt aber auch dann eintreten, wenn im Hintergrund ein sehr tiefer Widerstand gegen (unangenehme) Aspekte des Frauseins besteht. Bekommt eine Frau die Mutterrolle gar nicht in den Griff und leidet fortgesetzt unter ihr, wird die Periode als klassischer Ausdruck der Geburt im speziellen und des weiblichen Schicksals im allgemeinen nun erst recht krampfhaft bekämpft.

Zudem kann die Periode auch an die schmerzhaften Seiten des Mutterseins erinnern, denn sie ist symbolischer Ausdruck des Todesgeschehens. Gerade nachdem eine Frau geboren hat, setzt die Sorge um das Leben des Kindes besonders stark ein. Jede Periode erinnert aber daran, daß der Tod in Hekates Gestalt immer mit dabei ist. Nicht umsonst beten Millionen christlicher Mütter zur Mater dolorosa, zur schmerzvollen Mutter Gottes.

Die schulmedizinische Therapie zielt wie fast immer auf die Unterdrückung der Symptome, in diesem Fall der Schmerzen. Nachdem Hormonuntersuchungen nichts gebracht haben und auch die in dieser Situation »leicht zu rechtfertigende« Bauchspiegelung (Laparoskopie) zu keinen Ergebnissen geführt hat, kommen Schmerzmittel zum Einsatz. Während aber die Hormonuntersuchung für die Patientinnen noch einfach und problemlos ist, da sie aus dem Blut erfolgt, bringt die Bauchspiegelung doch bereits die Möglichkeit unangenehmer Nebenwirkungen mit sich. Auch wenn die Untersuchungen bei Periodenschmerzen praktisch nie etwas erbringen, verzichten viele moderne Gynäkologen nur ungern auf diese Diagnostik. Alles Unklare muß heute besichtigt werden, um »Sicherheit« zu bekommen. Daß das Ergebnis trotz all der schönen, aber für Laien unverständlichen Photos eher in noch größerer Verunsicherung auf seiten der Patientinnen besteht, weil neue und andere Schmerzen entstehen, ficht die Mediziner kaum an. Immerhin leben viele Kliniken heute schon zu einem Drittel von Bauchspiegelungen. Und kann denn etwas schlecht sein, was sich so gut dokumentieren läßt und so deutliche Aufnahmen ergibt? So wird der Teufel nicht selten mit dem Beelzebub ausgetrieben.

In eine ähnliche Richtung weisen die ebenfalls zunehmenden

Operationen wegen Eierstockzysten seit der Einführung der Vaginalsonographie, der Ultraschalluntersuchung aus der Scheide. Obwohl bei den Frauen durchaus verpönt, führt *man* die phallusähnliche Sonde mit zunehmender Begeisterung in die Scheide ein, um noch genauere Photos zu erzielen. Durch die Nähe von Eierstock und Scheidensonde werden nicht selten ganz normale Follikelzysten zu großen Zysten hochstilisiert beziehungsweise fehlinterpretiert und anschließend der »operativen Lösung zugeführt«.

Nachdem all diese Diagnostik bezüglich der Schmerzen im allgemeinen nicht weiterführt, kommen letztlich dann doch Schmerzmittel zum Zuge. Hier bieten sich besonders Prostaglandinantagonisten an, die Gegenspieler der wehenauslösenden Prostaglandine, wie zum Beispiel Aspirin oder Rheumamittel. Aber auch eher banale Schmerzmittel, die mit dem typischen Wehenschmerz in keinem Zusammenhang stehen, werden reichlich verordnet und eingenommen. Auf diese Weise werden die Hilferufe des Körpers unterdrückt, und das Problem ist nicht einmal angegangen, geschweige denn gelöst. Manchen Frauen aber reicht noch immer das Gefühl, sie seien »in Behandlung«.

Schmerz will immer Zuwendung und bekommt sie auch in diesem Fall zielsicher. Die Betroffenen werden sich gezwungenermaßen ihres Unterleibes bewußt und kümmern sich um ihn. Das eigentliche Thema, das hier mit der Abstoßungsblutung aktuell ist und Aufmerksamkeit verlangt, wäre Loslassen. Der ganze Wirbel, der um die schmerzhafte Periode kreist, müßte auf das eigentliche Thema, die eigene Weiblichkeit mit ihrer Rhythmik von Wachsen und Sterben, übertragen werden. Die vordergründige Beachtung, die von den Schmerzen eingefordert wird, kann natürlich auch im Sinne eines sekundären Krankheitsgewinnes genutzt werden, um sich Vorteile zu verschaffen. An die Möglichkeit, unangenehmen Dingen wie etwa »ehelichen Pflichten« zu entkommen, wäre hier zu denken. Über die Schmerzen bekommt die Frau jene Ruhezeit, die sie eigentlich generell einmal im Monat benötigt, um sich zu regenerieren. Diese schmerzhaft ertrotzte Zeit des In-Ruhe-gelassen-Werdens wird von vielen Betroffenen zum Überleben gebraucht. Sie wäre besser genutzt, generell das archetypische Thema »Loslassen und Hingabe an die eigene weibliche Kraft« kennen- und liebenzulernen.

Blutungen nach dem Geschlechtsverkehr

Diese Symptomatik findet sich oft im Zusammenhang mit einer Ovarialinsuffizienz, das heißt einem Mangel an weiblichen Hormonen. Das paßt wiederum zu der Beobachtung, daß es, ähnlich wie bei der Zwischenblutung, nicht selten Frauen trifft, die physisch eher zum »männlichen« Typ neigen. Vom Archetyp wäre an Artemis, die jungfräuliche Göttin der Jagd und Natur, zu denken, der sich kein Mann aus eigener Initiative nähern darf. Als es doch einmal einer versucht, verwünscht sie ihn und verwandelt ihn in einen Lorbeerbaum, und zwar letztlich nur, weil er ihr beim Baden zugesehen hatte.

Verletzungen entstehen im allgemeinen, wenn Widerstand gebrochen wird. So kann Blut bei einer Vergewaltigung fließen, wenn der Vergewaltiger den Widerstand der Frau brutal bricht. Aber auch wenn eine Frau scheinbar bereit ist, kann von ihrer Seite unbewußt Widerstand im Spiel sein. Ist ihr das überhaupt nicht bewußt, kann der Körper das Thema auf seiner physischen Darstellungsebene zum Beispiel in einem Mangel an Hormonen, vor allem an Östrogenen, zeigen. Ist der Widerstand bewußtseinsnäher, mag er sich dadurch ausdrücken, daß sie sich während des Vorspiels nicht wirklich öffnet und so das Gewebe nicht entsprechend weich und geschmeidig wird. Wenn die Frau innerlich widersteht, wird das im vergossenen Blut sehr deutlich. Blut hat immer etwas extrem Beunruhigendes, auch wenn sein Verlust von der Menge her hier keinerlei Gefahr darstellen mag. Im allgemeinen dreht es sich bei der vorliegenden Problematik um das Thema »Widerstand«.

Ob also ein meßbarer Hormonmangel vorliegt oder »nur« seelischer Widerstand einfließt, von der Deutung her läuft es darauf hinaus, daß die betroffene Frau dem herausfordernden Männlichen Widerstand entgegensetzt. Sie will sich nicht ganz auf das Männliche einlassen und es damit auch nicht wirklich einlassen. Das kann auch dann der Fall sein, wenn sie sich selbst dessen nicht bewußt ist und ganz andere Signale aussendet. Eine weitere Möglichkeit ist, daß das eigene Männliche (unbewußt) zu stark im Vordergrund steht, um Hingabe, die letztlich auch Unterwerfung meint, zuzulassen.

»Bluten« ist – wie schon erwähnt – auch ein Ausdruck für »bezahlen«, und so kann das Symptom auch bedeuten, daß die Frau mit ihrem Blut für etwas bezahlt, das sie sich insgeheim oder gänzlich unbewußt nicht zugestehen mag. Deshalb muß dieses Symptom manchmal auch als Strafe für uneingestandene Lust herhalten. Kommen noch Schmerzen hinzu, was häufig der Fall ist, wird möglicherweise ein Akt der Selbstbestrafung mitschwingen. Sie bestraft sich mit Schmerzen, bezahlt mit ihrem Blut und leidet dafür, daß sie sich mit dem Gegenpol, dem Schatten, eingelassen hat. In diesem Fall wäre das spätere Kapitel »Schmerzen bei Geschlechtsverkehr« (siehe Seite 416 ff.) mit zu Rate zu ziehen.

Schließlich kann das Bluten beim Verkehr auch an die Entjungferung erinnern und ein diesbezügliches Trauma wiederbeleben. Der männliche Phallus hat wie das Schwert, das in die Scheide eindringt, archetypisch immer etwas Bedrohliches und Verletzendes und kann so, auch wenn er sich in liebevoller und sanfter Absicht nähert, einen ursprünglich rücksichtslosen Akt im Bewußtsein wiederbeleben. Das immer wieder neuerliche Erleben dieses Traumas zielt aus der Sicht des Schicksals auf eine Aussöhnung mit dem ersten und allen folgenden Geschlechtsakten. In ähnlicher Weise werden wir auch in vieler anderer Hinsicht immer wieder mit denselben Schwierigkeiten konfrontiert. Wer Angst vor Enge hat, wird überdurchschnittlich oft mit Engesituationen konfrontiert, weil das Leben offenbar die Hoffnung nicht aufgibt, daß sie sich irgendwann doch noch mit der Enge und Angst ihres Geburtstraumas aussöhnt. Das Blut ist in diesem Fall Zeichen der gefährlichen Penetration bei der Entjungferung. Therapeutisch gilt es, sich diesen Zusammenhang bewußtzumachen und sich mit dem ursprünglichen Trauma auseinanderzusetzen. Ziel muß es sein, den ursprünglich sinnvollen Widerstand im Bewußtsein von weiteren Geschlechtsakten zu lösen. Oft reicht ein nochmaliges, sehr bewußtes Durchleben des ursprünglichen Traumas in einer Therapiesitzung, um diese notwendige Trennung zu erreichen und sich selbst von dem Problem zu befreien.

Mythologisch wäre auch an die sich ewig erneuernde Jungfernschaft mancher antiken Göttin zu denken. Bei jedem Geschlechtsverkehr neuerlich zu bluten könnte so auch ein Zeichen für den Wunsch sein, immer wieder neu und verwundbar in den

Akt hineinzugehen. Symbolisch wird hier ausgedrückt, daß der Schritt der Auslieferung an die Polarität und die Lust, die damit verbunden sein kann, doch immer problematisch bleibt und der letztendlichen Bestimmung der Rückkehr in die Einheit im Weg steht. In unserer christlichen Kultur könnte Maria bei diesem Problem Patin stehen, die ja nach verschiedenen Geburten noch Jungfrau geblieben sein soll. Selbst bei der engen katholischen Bibelsicht, die ihr die anderen Kinder neben Jesus aberkennt und einen eindrucksvollen Mythos um die jungfräuliche Empfängnis spinnt, bleibt das Rätsel der jungfräulichen Geburt ebenso unerwähnt wie unerklärt. Legenden sollten früher das Erklärungsdefizit beheben, und so heißt es, eine ungläubige Hebamme sei von Maria selbst nach Jesu Geburt eines Besseren belehrt worden. Denkbar ist, daß in diesem katholischen Dogma gefangene Frauen diesen Mythos unbewußt an ihrem eigenen Körper wiederbeleben.

Die immerwährende physische Jungfräulichkeit Marias ist medizinisch selbstverständlich genauso indiskutabel wie auch ihre nach Jesu Geburt erhaltene Jungfräulichkeit. Mythologisch macht sie aber durchaus tieferen Sinn und weist auf die sich ewig erneuernde Jungfernschaft von Mutter Natur hin, die jedes Jahr wieder neu befruchtet werden muß, ohne dabei Schaden zu nehmen, und die ihre Knospen auch jeweils neuerlich aufbrechen läßt. Beim antiken Mythos der griechischen Göttinnen ist uns das leichter zugänglich als bei der Gestalt der Maria, aber letztlich gilt jeder echte Mythos immer auf vielen vorder- und hintergründigen Ebenen zugleich.

Die betroffenen Frauen sitzen unter Umständen dem gleichen Irrtum auf wie manche fundamentalistischen Katholiken, die die Bibel historisch und wörtlich statt symbolisch und mythologisch verstehen und dem Glauben an die physische Jungfräulichkeit Marias anhängen. Diese Frauen scheuen sich, in der Gefolgschaft Marias wirklich mit allen Konsequenzen in die Polarität ihres Frauseins einzutreten, und bleiben mit einem Teil ihres Wesens und ihrer Identifikation dem heilen Bereich der Einheit (des Mädchens) verhaftet. Damit hängen sie immerhin dem heute in der westlichen Welt mächtigsten weiblichen Archetyp an. Maria ist ja überhaupt die einzige »Göttin« der christlichen Welt, wenn auch nur der katholischen. Evangelische Christen scheinen auf eine weibliche Gottheit verzichten zu können. Die betroffenen Frauen wollen ihre Unschuld (Reinheit) nicht verlieren, haben Angst davor, sich (vom phallischen Speer) verletzen und sich so ihr Heil(sein) zerstören oder auch sich beschmutzen zu lassen. Mit ihrem Blut und ihrem Schmerz zahlen sie sofort für ihren Fehltritt und zeigen sich und der Welt symbolisch mit jedem Bluten, daß sie noch jungfräulich, das heißt unverletzt und rein waren.

Mit dem Bluten reinigen sie sich auch gleich wieder, denn kurzfristig verlieren sie ja ihre Unschuld und Reinheit. Das herausfließende Blut trägt den zurückgelassenen Schmutz des Geschlechterkampfes mit hinaus und wäscht die entstandene Wunde rein. Es zeigt natürlich auch, daß das (späte) Mädchen die einst geschlagene Wunde des Geschlechts nie wirklich geschlossen hat. Sie bricht vielmehr immer wieder neu auf und zeigt so das Verwundetsein und die fehlende Aussöhnung mit der polaren Welt der Gegensätze und der Zweiheit. Die Frau ist letztlich nach dem ersten verletzenden Akt in ihrer Seele nie mehr wieder heil geworden, und die Wunde bricht bei jeder einschlägigen Gelegenheit neu auf.

Der antike Mythos ist hier noch deutlicher als der christliche, der ja mit der Illusion spielt, Maria sei nur einmal (eben auf göttlichem Weg) befruchtet worden. Hera dagegen, Mutter und Frau des Göttervaters Zeus, lebt immer wieder ihre Geschlechtlichkeit und erneuert anschließend ihre Unschuld, indem sie sich von Nymphen in die Quelle Canathus tauchen läßt. Anders ausgedrückt wird sie beim Geschlechtsverkehr weder schuldig noch sündig. Das aber heißt nichts anderes, als daß sie sich nicht in der polaren Welt verfängt. Sündigen bedeutet, sich abzusondern oder den Punkt zu verfehlen. Diese Absonderung von der Einheit oder das Verfehlen des (Mittel-)Punktes des Lebensmandalas findet bei Hera nicht statt. Sie steht heil(ig) und unschuldig in der Welt, und die Zeiten lustvoller Sexualität tun dem keinen Abbruch. Eine gewisse Unterstützung findet diese Argumentation in der Tatsache, daß häufig religiöse Frauen und eigentlich Mädchen, die auf ihre Reinheit gesteigerten Wert legen, von der Symptomatik betroffen sind.

Natürlich ist auch an ganz konkrete Probleme zu denken, etwa an blutende Tumoren wie Gebärmutterhalspolypen oder blutende Ektopien (Gewebeverlagerungen, deutlich vermehrt bei Pilleneinnahme). Dann stehen die dazu gehörigen Deutungen im Vordergrund. Sogar die Spirale, die innerlich nicht wirklich akzeptiert ist, kann – selten – beim Geschlechtsverkehr Blutungen auslösen. Auch an echte Verletzungen durch Fingernägel und manchmal auch Masturbationshilfen ist zu denken, und diese bedürfen dann wesentlich banalerer Deutungen.

Bezüglich Verletzungen und der Angst davor wären schließlich noch jene Gerüchte zu entlarven, daß ein zu großes männliches Glied schuld sei. Weder macht ein kleines Schwert Frauen objektiv Probleme, auch wenn sein Besitzer noch so sehr darunter leiden mag, noch ist ein großes ein wirkliches Problem. Was im Ruhezustand als ziemlicher Unterschied aufscheint, nivelliert sich in voller Aktion recht weitgehend. Die Kampfkraft ist überhaupt gänzlich unabhängig von der Größe. Manch kleines Schwert ist, geschickt geführt, zu wesentlich tiefergehenden Eroberungen fähig als manch ungeschlachter mächtiger Degen. Der Zauber um den männlichen Zauberstab entpuppt sich zumeist als fauler Zauber. Wie bei einem echten Zauberstab kommt es weniger auf seine äußere Form an als auf die ihm innewohnende Magie. Schwerter jedenfalls, die – bei friedlicher Absicht – die Scheide physisch verletzen, sind extrem selten, wohingegen sie im übertragenen Sinn nicht selten großes Unheil stiften und tiefe Spuren hinterlassen.

Das Prämenstruelle Syndrom (PMS)

Unter all den Periodenproblemen ist PMS sicher das jüngste, weil erst in letzter Zeit stark ins Gerede gekommen. Vor allem in den USA ist geradezu ein Kult darum entstanden, wobei es wohl schon immer in den Industrienationen zu spüren war und nur aufgrund der geringen Beachtung, die alles Weibliche in diesen Gegenden der Welt erfährt, schlicht ignoriert wurde. Medizinisch hat PMS mit der Wirkung des Hormons Progesteron zu tun. Die Progesterone wollen die Schleimhäute wieder abbauen, nachdem sich kein Ei eingenistet hat, und so den vergeblichen Versuch des Organismus, schwanger zu werden, beenden. Viele Frauen kommen mit dieser Phase ihres Zyklus nur schwer zurecht, praktisch alle Frauen spüren sie zumindest ein wenig. Die Symptome reichen von gereizter Stimmung, leichter Erregbarkeit oder tiefer Trauer bis zu düsteren seelischen Ahnungen drohenden Unheils. Manche Frauen werden geradezu melancholisch als Hinweis auf die dunkle Situation, die sich hier anbahnt, ohne daß ihnen der Zusammenhang aber wirklich bewußt wird. Andere entwickeln einen gespannten Unterleib als Ausdruck der (an)gespannten Lebenssituation in ihrer unteren weiblichen Hälfte. Aber auch Kopfschmerzen an höchster Stelle können signalisieren, daß der Konflikt bis in die Zentrale reicht. Schmerzen und Spannungen in der Brust sprechen davon, wie es sie schmerzt und an ihr zerrt, dem nährenden Mondaspekt wieder nicht gerecht zu werden. Gehen die Mißempfindungen tiefer und reichen bis in die Herzgegend, verdeutlichen sie den Schmerz in ihrer Mitte und zeigen, wie sehr sie bezüglich ihrer Herzensanliegen unter Druck kommt. Hinzu kommt noch die Botschaft an den Partner: »Rühr mich nicht an!« Solche Empfindlichkeit mag aus unbewußter Enttäuschung folgen, so daß sie von jeder*mann* in Ruhe gelassen werden will. Stimmungsschwankungen verraten, daß der Körper einspringen muß, weil sie den Umschwung im Bewußtsein nicht verkraftet und akzeptiert. So stellt er sich wieder als Bühne zur Verfügung und verkörpert einen Wechsel nach dem anderen. Tatsächlich hat ja diese Phase im Zyklus eine Beziehung zu jenem großen Wechsel im Leben, bei dem sich die Lebensrichtung und -stimmung generell ändert. Jeder Zyklus könnte somit Übungsfeld für den großen Lebenskreis sein.

Die depressive Stimmung, die diese Zeit vor der Regel für viele Frauen zu einer Qual macht, hat häufig auch mit einer fehlenden Auseinandersetzung mit dem Sterben zu tun, das thematisch zu dieser Phase des Lebenskreises gehört. Die eigentliche Aufgabe wäre, das Alte absterben zu lassen, loslassen zu lernen und sich mit dem Tod auszusöhnen. Jeden Monat müßte die Frau das Sterben in dieser Phase von neuem annehmen. Es gehört so natürlich zu ihrem Leben wie das Ausatmen zum Atemzyklus. Eine erlöste Ebene dieses Prinzips wäre Hingabe, die ja ebenfalls mit dem Los- und Geschehenlassen eng verbunden ist. Die traurige Stimmung ist also angesichts dieses allmonatlichen kleinen Sterbeprozesses durchaus angemessen. Oft sind die Frauen selbst auch weniger davon gestört als ihre Umgebung, wenn sie »schon wieder schlecht drauf« sind. Es scheint einfach nicht mehr in unsere Zeit zu passen, sich solchen Gefühlen hinzugeben. *In* ist, wer immer gut drauf ist – hip und hop und *fit for fun*.

Bei vielen Frauen läßt das sexuelle Bedürfnis in dieser Zeit stark nach oder verschwindet sogar ganz. Das trifft besonders für die vom Mondarchetyp geprägten Frauen zu. Biologisch ist ja nun für sie nichts mehr zu holen, mit einer Schwangerschaft wird es in diesem Mond wieder nichts. Das kann bis zu (berechtigter) Wut auf den Mann gehen, der (in Sachen Fruchtbarkeit) schon wieder versagt hat. Bewußt, unterbewußt oder auch gänzlich unbewußt mag *frau* das Gefühl entwickeln, keine fruchtbare Beziehung zu haben.

Die depressive und zugleich gereizte Stimmung, die häufig zu Auseinandersetzungen führt, besonders wenn *man frau* in dieser Zeit nicht in Ruhe läßt, gleicht der vor einem Gewitter. Es blitzt und donnert zwar noch nicht, aber jede Kleinigkeit kann das drohende Gewitter entfesseln und die fälligen Entladungen auslösen. Die hereinbrechende Periode, wenn es dann endlich blutet, kann in ihrer reinigenden Wirkung ebenfalls mit der Situation nach einem Gewitter verglichen werden. Die Atmosphäre ist wieder gesäubert, so wie die Gebärmutter von allen Resten des vergeblichen Nestbaus befreit ist.

Andererseits können, wo das venusische Element überwiegt, die erotischen Bedürfnisse in dieser Zeit auch stärker werden. Hier handelt es sich um jene Frauen, die eine Schwangerschaft eher fürchten. Bei ihnen ist ein Zunehmen der Libido verständlich, denn jetzt können sie sich in ihrer weiblichen Art gefahrloser ausleben. Das Venusische bekommt nun Oberwasser, während das Mondige nachläßt. Aber auch hier können unangenehme Symptome wie das Gefühl, aufgedunsen zu sein, und eine echte Gewichtszunahme bis zu drei Kilogramm auftreten, die anzeigen, wie dringend *frau* die Nestbaureste loswerden will oder wie sehr das Biologische drängt.

Wo es zu keiner Aussöhnung mit den Botschaften der verschiedenen Symptome kommt, bleibt die Symptomatik häufig im Körperlichen stecken, und das PMS geht in eine schmerzhafte Regel über. Betroffen sind vom Typ her statistisch gesehen wieder eher jene Frauen, die auch zu schmerzhafter Regel (Dysmenorrhoe) neigen und mit ihrem Frausein weniger ausgesöhnt erscheinen. Betont weibliche, eher mollige Frauen, die mit Leib und Seele in ihrem Archetyp aufgehen, neigen dagegen weniger zu PMS, es sei denn, ihre Kinderwünsche sind noch unerfüllt. Betroffen sind natürlich auch häufig jene Frauen, die aufgrund ihrer Lebenssituation eigentlich kein Kind »brauchen« können, aber sich tief innen doch danach sehnen. Sie stehen in einem echten Konflikt, einem Double-Bind, der sich dann in der körperlichen Symptomatik symbolisch Ausdruck verschafft. Die Doppelbindung ist eine aussichtslose Situation, in der *frau*, wie immer sie sich auch verhält, einem Teil ihres Wesens nicht gerecht werden kann.

Die schulmedizinische Therapie ist einfach und läuft wie so oft auf die Unterdrückung aller Symptome hinaus. Mit Hilfe der Antibabypille oder von Progesteron, das in der zweiten Zyklushälfte verabreicht wird, versucht *man*, das rhythmische, lebendige Geschehen in den pflegeleichteren Takt umzuwandeln. Dieser hat zwar nichts mehr mit der individuellen Frau zu tun, er macht ihr aber deshalb scheinbar keinen Ärger. Wenn einer Frau diese Verschleierungstaktik nicht behagt, was immer häufiger geschieht, kommen Beruhigungsmittel (Sedativa), Schmerzmittel (Analgetika) und Psychopharmaka zum Einsatz.

Beruhigungsmittel geben dem Körper einerseits chemisch, was er seelisch benötigt, nämlich Ruhe, andererseits vermitteln sie auch dort Ruhe, wo eigentlich zu Recht Beunruhigung herrschen müßte. Auf diese Weise wird, ähnlich wie mit Psychopharmaka, die seelische Situation der Frau vor ihr selbst, aber auch vor dem Umfeld, verschleiert. Dadurch aber kommt sie immer weiter weg von ihren eigentlichen Bedürfnissen, die in den Symptomen wenigstens symbolisch noch deutlich werden.

Alternative Therapieansätze gehen viel eher auf die tieferen seelischen Bedürfnisse der Frauen ein, wenn sie Rückzug in die Dunkelheit eines abgeschiedenen Raumes empfehlen, Loslassen und Ruhe als hilfreich erachten und keine Leistungen in dieser Zeit fordern, sondern statt dessen Wärme und Kräutertee, zum Beispiel Frauenmanteltee, ins Spiel bringen.

Die beste Therapie bei PMS wäre naturgemäß die freiwillige Einbindung in das zyklische Geschehen und das Annehmen der symptomatisch so deutlich vorgetragenen Forderungen der Seele. Ein guter Hinweis kommt diesbezüglich aus einer völlig unerwarteten Richtung. In den USA und England bekommen Frauen vor Gericht mildernde Umstände zugebilligt, wenn sie zur Tatzeit unter PMS-Einfluß standen. Sie gelten dann als vermindert zurechnungsfähig. Nun braucht *frau* ja nicht zu warten, bis *ihr* alle Sicherungen durchbrennen. Sondern die Idee der Unzurechnungsfähigkeit ließe sich auch in einem viel umfassenderen Sinn vorbeugend und damit positiv aufgreifen. Wenn es einer Frau gelingt, sich die Periode als Auszeit zu nehmen und sich darein zu fügen, daß sie in jedem Zyklus drei Tage für die Belange der (Um-) Welt ausfällt, kann sich das Thema von einem unangenehmen Symptom in eine echte Chance wandeln. Mit ihr ist nun nicht zu rechnen, niemand sollte mit ihr rechnen dürfen, sie ist wirklich nicht zurechnungsfähig in dieser Zeit, kann nicht zur normal funktionierenden, schuftenden Bevölkerung gerechnet werden, sondern braucht ein paar Tage für sich.

Mit einer Wärmflasche im Bett, der Lieblingsmusik und einem interessanten Buch auf dem Nachttisch wird das Drama weitgehend entschärft. Tatsächlich würde sie so nicht einmal viel Zeit verlieren, denn solche Freizeiten zahlen sich auf verblüffende Weise aus. Selbst Chefs, die naturgemäß anfangs für Ausfallzeiten nicht zu begeistern sind, können – eine gewisse Offenheit vorausgesetzt – bald erkennen, daß auch sie mit dieser Lösung besser fahren. Wenn sich eine Frau gegen ihre innere Natur anstemmt und sich in »ihren Tagen« ins Büro schleppt, hat die Firma meist wenig davon. Nach den durchgestandenen »Horrortagen« wird sie sich eher schlechter fühlen, als wenn sie sich die Zeit (frei) genommen hätte.

Wenn sie sich geben, was ihr Körper so deutlich verlangt, werden viele Frauen das Krankheitsgefühl im Zusammenhang mit ihrer Periode verlieren. Allerdings verlangt dies vorher oft Durchsetzungskraft, um zum Beispiel auch den eigenen Kindern klarzumachen, daß mit Mama nun nicht in gewohnter Weise zu rechnen ist. Ist der Schritt aber einmal gelungen, tut den meisten Kindern diese Phase weitgehender Selbstversorgung und -verantwortung ganz gut, von den Ehemännern ganz zu schweigen. Das »Taxiunternehmen Mama« wird danach wieder viel mehr geschätzt, auch die »Köchin« und »Putzfrau« bekommen wieder etwas mehr Achtung, und sogar die »Nachhilfelehrerin« wird manchmal vermißt.

Dieses Vorgehen des überschaubaren Rückzuges entspricht einem uralten Muster, das der menschlichen Seele tief eingeprägt ist. An jedem Tag sollten wir eine Pause zur Regeneration einlegen: »Nach dem Essen sollst du ruhn oder tausend Schritte tun.« In der Woche sollten wir einen Tag der Ruhe einlegen, klassischerweise den biblischen Sabbat, den orthodoxe Juden bis heute von jeder Anstrengung und also zum Beispiel auch vom Autofahren freihalten, aber es dürfte in der patriarchalischen Gesellschaft natürlich auch der Sonntag sein. In einem Mondzyklus sollten wir uns ein ganzes Wochenende geben, ursprünglich die Neumondphase, in ganz alten Zeiten die Tage der weiblichen Menstruation. Im Jahr sollte es ein ganzer Monat sein. Wo das heute kaum noch geschieht und die Regeneration auf der Strecke bleibt, beginnt Leid. Ein einziger Muttertag im Jahr ist einfach zuwenig!

PMS dürfte nichts anderes sein als das körperliche Einklagen eines uralten, angestammten Monatsrechtes. Je freiwilliger eine Frau dieser Forderung ihres Organismus nachkommt, desto weniger wird sie leiden. Je mehr Widerstand sie aber leistet, desto unangenehmer wird die Symptomatik. Im Fall ihrer schulmedizinischen Unterdrückung wird der berechtigte Anspruch auf Regeneration und Aussöhnung mit der eigenen Weiblichkeit in die Zukunft verschoben. Je später aber dieses Thema im Lebenskreis wieder auftaucht, desto schwieriger wird es, ihm noch gerecht zu werden. Oft hat sich bis zur Menopause, wo dann Bilanz gezogen werden muß, so viel angestaut, daß die Probleme unübersehbar erscheinen.

Wie schon erwähnt, entspricht die Phase im Zyklus, in der PMS auftritt, dem Rückweg im Lebensmuster des Mandala und damit der Heimkehr im Lebenskreis[13]. Es ginge also viel eher darum, sich im monatlichen und lebenszeitlichen Rhythmus zu finden, sich einzuordnen und ein Verbundenheitsgefühl zu den eigenen archetypischen Aufgaben zu entwickeln. Den ureigenen weiblichen Rhythmus zu finden und vor allem zu akzeptieren, sich im Mandala zu orientieren und der eigenen Weiblichkeit hinzugeben, das sind die tiefer zielenden Forderungen der Symptome von PMS. Insgesamt betrachtet sind sie nicht nur in Ordnung, sondern sie sind eine gute Chance, wieder in Ordnung zu kommen.

Zu starke Blutung (Hypermenorrhoe)

Von Hypermenorrhoe spricht man, wenn die Periode bis zu sieben Tage dauert, zu stark ist und damit zu viel Blut verlorengeht. Die Folge ist Blutarmut (Anämie) und damit die Verarmung an Lebenskraft. Die Frage aber, was »zu viel« oder »viel Blut« bedeutet, ist kaum zu klären und insofern für wissenschaftlich denkende Mediziner wenig erheblich. Frauen über- und unterschätzen meist die Menge des Menstruationsblutes. Die Bewertung ist abhängig von der subjektiven Einstellung zum Blut, zum eigenen Körper und insbesondere zum Unterleib. Die einzige medizinisch sinnvolle Maßnahme, um hier für Klarheit und Objektivität zu sorgen, ist die Bestimmung des Hämoglobinwertes (HB-Wert) im Blut, mit dem die Folgen eines Blutverlustes abgeschätzt werden können.

Die medizinische Erklärung für eine zu starke Blutung beruht auf der Analyse der Hormonsituation. Wichtig für einen »normalen« Periodenverlauf ist eine gut aufgebaute Schleimhaut, wofür Östrogen und Gestagen verantwortlich sind. Fließen sie zu knapp, ist ein geregelter Schleimhautaufbau behindert. Wird eine solche minderwertige Schleimhaut schließlich durch den Hormonentzug abgebrochen, sind zu starke Blutungen die Folge. Es ist also letztlich der Auf- und Abbau dieses minderwertigen Nestes, der so viel Lebenskraft in Form von Blut verbraucht.

Das Symptom zeigt also einerseits, daß sie sich und ihre Lebenskraft zu sehr verausgabt, und andererseits, daß sie zu sparsam mit dem »Liebeshormon« Östrogen und folglich ihrer weiblichen Energie umgeht. Sie verausgabt sich auf der falschen Ebene und *blutet* dabei manchmal geradezu *aus*. Auch wenn sie eine besonders eindrucksvolle Periode aufweisen kann, ist sie hormonell doch aus dem Gleichgewicht geraten und befindet sich nicht in ihrem weiblichen Rhythmus. Sie lebt nicht *regel*recht, vielleicht noch *regel*mäßig, aber bei großem Blutverlust nicht wirklich regulär.

Vom Typ her sind eher schlanke, überdrehte Frauen betroffen, die sich völlig verausgaben, ohne ihrem weiblichen Rhythmus gerecht zu werden. Eine Patientin bezeichnete sich einmal treffend als »hochtouriger Typ«. Manchmal trifft dieses Thema auch Frauen, die (zu) schnell hintereinander ihre Kinder bekommen haben und überall mitmischen – vom Aufbau des Kindergartens bis zum Elternbeirat in der Schule. Die Mutterrolle hat hier geradezu etwas demonstrativ nach außen Gerichtetes. Sie zeigt allen, was für eine gute Mutter und zugleich starke Frau sie ist.

Das Grundthema ist die in der überstarken Blutung deutlich werdende Verausgabung von Lebenskraft. Ständig überall engagiert zu sein, sich überall verantwortlich zu fühlen, aber selten bis nie zu tun, wonach ihr Herzblut wirklich verlangt, das ist eine Überforderung, die auf Dauer spürbar wird. Genauso summieren sich die vielen Blutverluste zur Blutarmut (Anämie), die sich dann in körperlicher Erschöpfung und Schwäche deutlich macht. So schön Hilfsbereitschaft ist, wer sich selbst nie zu helfen weiß, wird irgendwann hilfsbedürftig und schwach und schließlich sogar hilflos. Bei ausgeprägter Blutarmut werden die Betroffenen tatsächlich so schlapp, daß sie sich der Ohnmacht nahe durchs Leben schleppen.

Auch hier sind wie bei PMS eher Frauen vom männlichen Pol betroffen, die sehr weiblichen eigentlich nur, wenn sie ihrem Äußeren innerlich nicht entsprechen. So wie die Frauen vom männlichen Typ schmerzempfindlicher sind, neigen sie auch mehr zum Bluten. Generell sind Frauen in der archetypisch männlicheren zweiten Phase des Zyklus empfindlicher und Männer überhaupt empfindlicher als Frauen (nicht nur, aber auch bei Schmerzen). Die Blutung betrifft diese zweite, durch Progesteron gesteuerte Zyklushälfte, auch wenn das Problem seinen Ausgang beim Östrogenmangel in der ersten Phase nimmt.

Eine weitere, allerdings seltenere Möglichkeit ist, daß Frauen unter der starken Blutung gefühlsmäßig gar nicht sehr leiden, weil sie sie im Rahmen einer Art Reinigungsfanatismus interpretieren nach dem Motto: »Hinaus mit dem ganzen Abfall!« Hinter dieser Einstellung verbirgt sich zumeist eine deutliche Abneigung oder gar Ablehnung gegenüber der eigenen Weiblichkeit. Solche Frauen neigen dazu, hart mit sich und insbesondere ihrer weiblichen Seite umzuspringen, bis sie durch die Blutarmut[14] irgendwann doch in die Knie gezwungen werden.

Die Erlösung der Aufgabe läge darin, die eigene Kraft und Energie ausgiebig fließen zu lassen und sich mehr als bisher dieser Energie anzuvertrauen. Die Schwäche der Blutarmut fände ihre Einlösung in Hingabe und passivem Sichanvertrauen und Mitfließenlassen im Strom des Lebens. Statt sich auf der körperlichen Ebene zu verausgaben, wäre es zielführender, sich in geistig-seelischer Hinsicht mit der eigenen Energie großzügig zu zeigen und sie für die ureigenen weiblichen Interessen zu verausgaben. Daß es darum geht, der Weiblichkeit mehr Opfer zu bringen, mehr zu bluten für das Frausein, *ihr* Herzblut für den weiblichen Pol zu geben, mag daran deutlich werden, daß nach der Geburt eines Kindes sich das Symptom oft bessert oder ganz verschwindet. Ein Kind zu empfangen, es auszutragen und ihm dann *das Leben zu schenken* ist offenbar ein ausreichender Tribut an die eigene Weiblichkeit, die nun bewußt ein so großes Opfer und die damit verbundene Anerkennung bekommt, daß sie nicht mehr jeden Monat ein Blutopfer einzuklagen braucht. Das Frausein mitsamt seiner Opferbereitschaft will offenbar auf einer angemesseneren Ebene gezeigt werden als in einer so ausgeprägten Periode. Wobei ein Kind zu bekommen sicher nicht die einzige Einlösung dieser Thematik ist. Gelingt es, dem eigenen (weiblichen) Auftrag gerecht zu werden, sein Herzblut in diese Aufgabe zu geben, wird der Körper in seiner Stellvertreterrolle entlastet, und der Blutverlust läßt nach.

Wenn Betroffene nicht nachgeben, werden sie vom (*blutigen*) Schicksal in die Ruhe gezwungen. Die Schwäche, verursacht durch langes Bluten, führt häufig über eine bedrohliche Blutarmut bis ins Krankenhaus, wo nichts als Ruhe übrig bleibt. Hier wird das Leben nun streng ge*regel*t und zwangsweise in der Passivität des weiblichen Pols gelebt.

Für die vielen Frauen mit dieser Symptomatik, die sich in positiven Eigenschaften wie aufopferungsvoller Hilfsbereitschaft ergehen und sich für andere zerreißen, gibt es ein sehr schönes Gleichnis zu der Frage »Wo bin ich reif zu geben, wo nicht?«: Ein Apfelbaum steht in voller Blüte, und ein hungriger Wanderer kommt vorbei und bittet ihn um Hilfe. Der gutwillige Baum läßt sich breitschlagen und gibt dem Wanderer einen Korb voller duftender Blüten. Die fehlen dem Baum dann allerdings, um später Früchte auszutragen und den Hunger wirklich zu stillen. Die Aufgabe des Baumes ist eindeutig, zu geben, aber zur rechten Zeit und im richtigen Ausmaß!

Jene Frauen, die ihre sehr starke Blutung als Selbstreinigungsritual überhöhen und körperlich übertreiben, fänden ihre Einlösung, indem sie in den Tagen der Periode die Zeitqualität des Aufräumens und Ordnungmachens erkennen würden. Wird diesen Themen im Außen konsequent Raum gegeben, wird Altes, Überlebtes ver- oder entsorgt und abgestoßen, kann das erhebliche Erleichterung bringen, auch was die Monatsblutung angeht.

Die schulmedizinische Therapie bei zu starker Monatsblutung sieht wieder in erster Linie die Verschreibung der Antibabypille vor. Diese verringert den Blutverlust sofort, da ja nun ein von den zugeführten Hormonen geregelter Takt das weibliche Leben bestimmt und den eigenen unbequemen Rhythmus mit seinen herausfordernden Botschaften und in diesem Fall seinem »übertriebenen Blutopfer« ersetzt. Durch die Zufuhr von Hormonen können alle hormonellen Ungleichgewichte beseitigt werden. Der Östrogen-Engpaß in der ersten Zyklushälfte hat nun keine Chance mehr, auf den Mangel an Liebe(shormon) hinzuweisen. Zum anderen täuscht die Pille eine Schwangerschaft vor, und das wäre häufig eine gute Einlösung, wobei es hier allerdings hormonelle Illusion bleibt.

Früher hat *man* solche Unannehmlichkeiten durch die Herausnahme der Gebärmutter gelöst, jedenfalls bei Frauen über vierzig ohne bewußten Kinderwunsch. Damit wurden die Betroffenen von ihrer fruchtbaren Weiblichkeit konkret und auch symbolisch einfach abgeschnitten. Da alle geistig-seelischen Themen im Körper eine Repräsentanz haben – Paracelsus sprach davon, daß der Mikrokosmos Mensch dem Makrokomos Welt entspricht –, ist das natürlich eine geradezu peinliche Lösung des Problems. Selbst in der Politik haben inzwischen die meisten begriffen, daß das Ausklammern und Ausschließen von brisanten Themen diese auf Dauer nicht lösen. Der Schulmedizin steht diese Erkenntnis noch bevor.

Heute gehen »fortschrittliche« Schulmediziner den Weg der Endometriumablatio. Dabei wird die Schleimhaut innerhalb der Gebärmutter weggebrannt oder nach Professor Semm ausgestanzt. Frühere Versuche mit massiven Ausschabungen (Kürettagen) haben nicht genügt, da die enorme Regenerationskraft des Körpers immer wieder für ein Nachwachsen der Schleimhaut sorgt – um das allmonatliche blutige Spiel weiterhin aufführen zu können. Gegenüber der Gebärmutterentfernung oder der Pilleneinnahme, die oft nicht gut vertragen wird, sind die modernen

Varianten schulmedizinisch gesehen auf alle Fälle die besseren Lösungen. Danach gibt es keine oder kaum noch eine Blutung, weil kaum noch Schleimhaut vorhanden ist. Was nicht mehr ist, kann auch nicht mehr bluten. Und trotzdem bleibt die Integrität der Frau weitgehend erhalten, jedenfalls gefühlsmäßig. Genauer betrachtet ist das natürlich auch ein radikaler Schritt weg vom eigenen Rhythmus und enthält eine gute Portion Resignation. Wenn eine Frau Zuflucht zu solchen Eingriffen nimmt, hat sie wohl die Auseinandersetzung mit ihrer weiblichen Seite weitgehend auf- oder verlorengegeben.

Zu schwache Blutung (Hypomenorrhoe)

Der Krankheitswert dieses Symptoms ist relativ. Von manchen Frauen wird es als angenehm empfunden, wenn sie die Monatsblutung mangels Blutandrang kaum bemerken. Auf eine Situation, in der *frau* möglichst wenig von ihrem Frausein in Form der Periode mitbekommt, zielen auch die Werbeaussagen der Tamponhersteller. Daraus läßt sich unschwer schließen, daß viele Frauen am liebsten gar nichts von dem ganzen weiblichen »Theater« mitbekommen würden. In einer Zeit, die den weiblichen Pol wenig schätzt und den männlichen so sehr bevorzugt, ist das leicht verständlich.

Wenn kein Kinderwunsch besteht und folglich auch kein Leidensdruck vorhanden ist, wird dieses Symptom keinen Anreiz zu Veränderung mit sich bringen. Die Übersetzung auf die seelische Ebene heißt ja auch, daß der weibliche Fruchtbarkeitspol offenbar wenig Energie von den Betroffenen fordert und auch nicht viel Zuwendung braucht. Naturgemäß werden die Betroffenen die eingesparte Energie in andere, vor allem wohl vom männlichen Pol geprägte Bereiche geben (dürfen).

Leid entsteht aus dem »Symptom« nur bei Kinderwunsch, der auf dieser Grundlage nicht in Erfüllung gehen kann. Die zu schwache Blutung zeigt ihr, daß sie auf dieser Ebene nicht fruchtbar ist und auch (zu) wenig für diese urweibliche Art der Fruchtbarkeit tut. Die Gebärmutter baut zuwenig Schleimhaut auf und dem Ei damit kein adäquates Nest. In der Konsequenz wird sie mehr Energie für andere Themen zurückbehalten.

Ist ein Kinderwunsch vorhanden, der auf diese Art keine Befriedigung findet, wäre dieser zuerst einmal darauf zu prüfen, ob er wirklich dem Herzen der betroffenen Frau entspringt. Vielfach stehen nämlich eher alte Muster dahinter, nach dem Motto: »Um eine richtige Frau zu sein, muß *man* auch ein Kind haben.« Hier ist die Sprache sicher wieder sehr ehrlich und verrät eine eher männliche Vorstellung. Zwar werden Frauen für die von ihnen geborenen Kinder in der patriarchalischen Gesellschaft gar nicht so sehr geschätzt, aber sie sind noch immer ein gutes Mittel, um Frauen in den Griff zu bekommen. Durch Kinder kann man sie an den Herd fesseln, und wenn sie keine bekommen, kann man ihnen darüber Minderwertigkeitsgefühle suggerieren.

Herauszufinden wäre natürlich auch, ob nicht hinter dem Satz: »Um eine richtige Frau zu sein, muß *man* auch ein Kind haben« ganz konkret ein Mann steht, der Vater werden will. Offenbar verhindert der Organismus mit seiner Ehrlichkeit die Möglichkeit, je*man*dem zuliebe schwanger zu werden. So wäre bei dringendem Kinderwunsch zuerst einmal zu erforschen, wie es denn sonst mit dem Thema »Nestbau« im Leben steht. Gibt es eine Nestsituation für die Frau selbst und dann auch für das ersehnte Kind? Ist die partnerschaftliche Situation überhaupt so, daß sie die Hormone zum Fließen bringt? Die alles verbindende letzte Frage müßte lauten: Was bedeutet ein Kind für sie und die Partnerschaft? Will sie sich überhaupt so auf diesen urweiblichen (Mond-) Bereich einlassen mit den dann notwendig werdenden Opfern? Wo das bejaht werden kann, muß zuerst einmal für das Mondprinzip, das bisher zu kurz gekommen ist und dessen Energien zu schwach geflossen sind, ein Feld aufgebaut werden.

Ihre Aufgabe lautet also, sich einzugestehen, daß es ihr im Augenblick offenbar (noch) nicht um Fruchtbarkeit dieser Art geht und andere Formen, fruchtbar zu sein, im Vordergrund stehen. So ist es verständlich, daß sich das Symptom häufig zur Zeit der Menarche und Spätpubertät zeigt, wo oft weder körperlich noch seelisch die nötige Reife für ein Kind gegeben ist. Bei Stewardessen zum Beispiel, die außerhalb aller biologischen Regeln leben müssen und auch wollen, ist es eigentlich aus der Sicht des Organismus ganz vernünftig, wenn er die eigene Regel in einem dermaßen von äußeren Regeln bestimmten Leben niedriger hängt. Stimmigerweise wird ein Nachlassen der inneren Regel auch gern in Kauf genommen oder sogar geschätzt, solange Stewardeß der persönliche Traumberuf ist. Wenn das Fliegen dann aber das Besondere verliert und zur Gewohnheit wird, wenn die Desillusionierung bezüglich des ehemaligen Traumberufs erfolgt ist oder wenn eine Partnerschaft in den Vordergrund rückt, ist Umdenken angesagt. Dann muß das weibliche Muster aber erst wieder aufgebaut werden, was viel Zeit und neue Einfühlung in den einst verlassenen Rhythmus erfordert. Oftmals ist dann auch ein Wechsel im äußeren Berufsmuster nötig, bis die innere Regel wieder greifen kann und stabiler und stärker wird. Wenn *frau* lange Zeit dem weiblich-periodischen Element in ihrem Leben wenig oder keine Energie gegeben und ihrem Mondfrausein kaum geopfert hat, so daß dieser Aspekt ihres Frauseins nicht mehr gefühlt wird, muß sie ihm nun vor allem wieder Zeit geben, sich erneut bemerkbar zu machen. Sich selbst sollte sie ebenso Zeit lassen, wieder zu sich beziehungsweise zu diesem anderen Aspekt von sich zu finden, der einige Zeit geruht hat.

Die Schulmedizin setzt erst einmal wieder auf Hormonuntersuchungen. Wenn die zu erwartenden niedrigen Werte dann aktenkundig sind, wird die Hormonausschüttung stimuliert. In diesem Fall kann die Antibabypille ausnahmsweise nicht verabreicht werden, weil sie als Verhütungsmittel von den betroffenen Frauen gar nicht akzeptiert würde. Diese kommen ja in der Regel gerade wegen ihres unbefriedigten Kinderwunsches. Daher versucht *man* eine Anregung der Hormonausschüttung über den indirekten Weg der Stimulierung der Releasing-Faktoren. Es wird also in der Hormonhierarchie oberhalb der Eierstockebene angesetzt und versucht, Druck auf die Hypophyse zu machen. Das ist – vor allem wenn es von den entsprechenden seelischen und Bewußtseinsschritten unterstützt wird, auch durchaus in einer ganzheitlichen Perspektive sinnvoll. Wo immer es ohne schädliche Nebenwirkungen gelingt, Körper, Seele und Geist parallel in den Gesundungsprozeß einzubinden, ist das natürlich anzustreben. In diesem Zusammenhang sind auch die allerdings leider etwas aus der Mode gekommenen Moorbadekuren und durchblutungsfördernden Maßnahmen angebracht.

Mittelschmerz

Dieses Schmerzphänomen in der Mitte der Periode tritt auf, wenn der Eisprung schmerzhaft empfunden wird. Der Eisprung steht für die weibliche Fruchtbarkeit, und wenn er schmerzlich erlebt wird, spricht das dafür, daß die eigene Fruchtbarkeit zum schmerzlichen Problem geworden ist, ohne daß es zu Bewußtsein kommt. Erst über das Symptom verschafft sich das Thema Gehör, der Schmerz ist der entsprechende Hilferuf: Das Thema »Fruchtbarkeit« schreit nach mehr Aufmerksamkeit.

Medizinisch gesehen kann ein platzender Follikel ein kleines Blutgefäß verletzen und so zu einem geringen Reizzustand im Bauchraum führen, unter Umständen verbunden mit geringfügigen Blutungen in die Bauchhöhle. Allerdings wird das nur selten der Fall sein. Viele Frauen spüren von ihrem Eisprung gar nichts, andere haben regelmäßig große Schmerzen, die bis zu Bettlägerigkeit gehen können. Geht die Thematik mit Blutungen einher, wird nicht selten sogar der Notarzt bemüht. Manche Frauen wiederum nehmen den Eisprung zwar wahr, aber ohne daraus ein Problem zu machen und vor allem ohne Schmerzempfindungen. In diesem Fall ließe sich von bewußter Sensibilität für die eigene Fruchtbarkeit sprechen, eine Situation, die sicher dem bei uns als normal geltenden und von den meisten angestrebten Nichtspüren vorzuziehen wäre. Die Wahrnehmung eines leichten Mittelschmerzes zeigt, daß *frau* sensibel für ihre Situation ist und um die Zeitqualität in ihrem Mondkreis genau Bescheid weiß. Es wird sich hier um Frauen handeln, die auch gut über ihre Position im Lebenskreis orientiert sind. Zusätzlich haben sie große Vorteile beim Einsatz der natürlichen Empfängnisverhütung mittels Temperatur- und Schleimmethode und können so mit der eigenen Fruchtbarkeit gezielter umgehen. Umgekehrt führt diese Verhütungsmethode durch das In-sich-Hineinhorchen und das Hinspüren zum zyklischen Geschehen häufig erst zur Wahrnehmung des Eisprungs beziehungsweise des Mittelschmerzes.

Wahrscheinlich war es in frühen Zeiten, als die Menschen noch mehr nach innen auf die eigene innere Stimme als auf die vielen äußeren Stimmen horchten, ganz normal, daß Frauen den markanten Mitte(l)punkt ihrer Periode wahrnahmen. So ist es typisch für unsere Zeit, daß wir von all den körperlichen Geschehnissen möglichst wenig mitbekommen wollen. Weder wollen wir die Periode besonders spüren, ja manchmal nicht einmal eine Geburt, noch wollen wir durch Müdigkeit daran erinnert werden, daß Rückzug und Regeneration gefordert sind. Wenn uns Darmgeräusche an Verdauungsprozesse erinnern, sind wir geradezu peinlich berührt. Mediziner sprechen von Indolenz, wenn dem Patienten wichtige Körperwahrnehmungen entgehen. Vielleicht haben wir heute eine kollektive Indolenz – jedenfalls allen spezifisch weiblichen Körperregungen gegenüber – zur Norm erhoben.

Vom Typ her sind heute vor allem sehr sensible Frauen, die entgegen allen Trends auf ihren Körper achten und mit ihm auf vertrautem Fuß leben, in der Lage, den Eisprung zu spüren. Wo dieser Mittelschmerz allerdings zu einem medizinischen Schmerzproblem wird, ist die Sensibilität in Überempfindlichkeit umgeschlagen. Wenn aus diesem Grund immer wieder nach dem Notarzt verlangt wird, ist sogar jener übersensitive Zustand erreicht, der noch immer gern als hysterisch bezeichnet wird. Betroffen sind häufig Frauen, die auch beim Geschlechtsverkehr zu Schmerzen neigen und dabei leicht bluten. Es handelt sich also in diesen Fällen offenbar um eine extrem erhöhte Sensibilität, die bis zu Überreaktionen reicht. Beim reinen Mittelschmerz richtet sich die Überempfindlichkeit gegen die Fruchtbarkeit, der Verlust des Eis schmerzt. In letzter Tiefe handelt es sich um ein Ablehnung des Stirb-und-Werde-Prozesses. Widerstand gegen den Eiverlust zeigt, daß das Ei nicht aus seinem Stock heraus soll. Wenn es seiner Natur folgend doch springt, wird das als schmerzlich empfunden. Damit wird zugleich das Typische am mütterlichen Frausein schmerzlich und mit Widerstand erlebt. Schon der erste Schritt in Richtung Mutterschaft wird unbewußt abgelehnt. Zugleich aber schreit das Thema durch den Schmerz auch um Aufmerksamkeit. Manchmal sind Frauen betroffen, die selbst ungern ihren »Familienstock« verlassen, um in die Ungewißheit eines eigenen Lebens zu springen.

In dieser Situation läge die Aufgabe darin, die erhöhte Sensibilität in sinnvolle Bahnen zu lenken, Aufmerksamkeit auf das zyklische Geschehen der Periode zu richten, ihm freiwillig Beachtung zu schenken, sich der Mitte der eigenen Mondzeit bewußt zu werden. Ähnlich wie die Mitte des Lebens, der sie analogisch und symbolisch entspricht, sollte auch die Mitte jedes Zyklus beachtet werden.

Es geht außerdem darum, sich mit dem monatlichen Sprung in Richtung Mutterschaft auseinanderzusetzen, selbst wenn es in kritischer oder sogar kämpferischer Weise geschehen muß. Letztlich hat eine Frau die Tatsache als gegeben anzunehmen, daß jeder Monat von ihr einen Sprung aus der Reihe, einen Sprung ins Ungewisse und damit ins Wagnis fordert. Es gilt, diesen Sprung zu akzeptieren, Bereitschaft zu zeigen, sich mit dem ersten Schritt in Richtung Mutterwerden auseinanderzusetzen und gegebenenfalls sogar um die eigene Fruchtbarkeit zu kämpfen.

Die schulmedizinischen Therapien verlegen sich auf die Unterdrückung des Schmerzes. Mittel wie »Diclofenac« (»Voltaren«) und andere Schmerzhemmer betäuben zwar die Schmerzen, aber sie machen auch taub für die dahinterliegenden Themen. Insofern sind sie als Dauerlösung nicht zu rechtfertigen.

Auch die mehr von naturheilkundlich orientierten Therapieansätzen getragene Verordnung von Wärme und Ruhe zielt an der eigentlichen Aufgabe vorbei. Wobei natürlich Zuwendung und sanftes Beruhigen im Akutfall immer erwünscht und notwendig sind. Langfristig ginge es hier um die Umwandlung der Überempfindlichkeit in Sensibilität und des Schmerzes in mutige Auseinandersetzung.

Toxisches Schocksyndrom

Bei diesem seltenen, aber bedrohlichen Krankheitsbild handelt es sich eigentlich um ein Tamponsyndrom. Im Jahr 1982 kamen in den USA auf 100 000 menstruierende Frauen sieben Erkrankungen. Wenn völlig abwehrgeschwächte Frauen einen Tampon zu lange benutzen, können sich in dem durch die Barriere abgeschlossenen körperwarmen Scheidenraum Bakterien, vor allem der Art Staphylococcus aureus, so vermehren, daß sie einen toxischen und manchmal tödlichen Schock auslösen.

Der Tampon ist ein praktisches, aber ziemlich unnatürliches Hilfsmittel. Die Natur strebt von sich aus den freien Abfluß des Menstruationsblutes an, was mehr als logisch ist, wenn man bedenkt, daß es sich hier auch um Abfallstoffe handelt. Betrachtet man die Periodenblutung unter anderem auch als eine Reinigungsaktion des Organismus, ist es natürlich fatal, den Strom des

Abfalls aufzuhalten und im Körper anzusammeln, wie es der Tampon tut. Der so entstehende Blutstausee bietet allen möglichen Bakterien einen geradezu idealen Nährboden, um sich ungehindert zu vermehren. Das explosionsartige Wachsen von Staphylococcus aureus, einem Fäulniserreger und Eiweißzersetzer, macht dann deutlich, daß in der weiblichen Unterwelt einiges faul ist. Das Auftreten eines solchen Erregers erfüllt den Tatbestand der Infektion und verrät damit den unbewußten Konflikt, der hier auf der Körperbühne aufgeführt werden muß, weil er im Bewußtsein keinen Raum bekommt. Noch entscheidender als die kriegerische Auseinandersetzung ist aber die Giftentwicklung durch die Bakterien.

Ein Tampon, der dem freien Fluß der Säfte im Weg steht, muß deshalb häufig gewechselt werden – je stärker der Fluß ist, desto häufiger. Für Behinderungen des freien Flusses der Energie muß sonst auf schreckliche Weise bezahlt werden. Ursprünglich galten die Frauen in der Zeit der Periodenblutung als tabu, und somit war für sie automatisch Ruhe und Rückzug angesagt, was dem freien Abfluß ihrer Reinigungssäfte sehr entgegenkam. Die Benutzung von Tampons erlaubt Frauen heute geradezu männliche Bewegungsfreiheit während des ganzen Mondzyklus. Durch die Einführung des penisähnlichen Tampons, der in der feuchten Scheide aufquillt und so den Zugang hermetisch verriegelt, werden Frauen auch unabhängig von ihren weiblichen Rhythmen. Sie nehmen sie immer weniger wahr und fallen dadurch noch leichter aus ihrem *regel*mäßigen Lebenskreis. In manchen islamischen Kulturen sind Tampons streng verboten, weil sie in jungen Jahren das Jungfernhäutchen (Hymen) vorzeitig zerstören könnten, und vor allem wohl, weil sie den Frauen mehr Unabhängigkeit erlauben würden, als diese Männergesellschaften glauben, ertragen zu können. In diesen, jedenfalls was weibliche Lust angeht, extrem lustfeindlichen Patriarchaten glaubt man auch teilweise, daß der penisähnliche Tampon den Frauen bereits Lust machen könnte, vergleichbar jenen Lustkugeln, die in anderen östlichen Gesellschaften genau zu diesem Zweck erfunden wurden.

Um Opfer einer so massiven Infektion mit Staphylokokken zu werden, muß einiges zusammenkommen und *frau* zusätzlich zur Blockade ihrer Säfte eine erhebliche Abwehrschwäche aufweisen. Erst das Zusammentreffen von extremer Abwehrschwäche, schweren unbearbeiteten Konflikten mit der Periode (und dem Frausein) und weitestgehender Vernachlässigung und Verdrängung dieses ganzen Themenbereiches macht sie anfällig für den gefürchteten Schock. Ein solches Szenario, bei dem eines das andere ergibt, ist zwar durchaus vorstellbar. Eine Frau muß aber vollkommen geschwächt und am Ende ihrer Kräfte sein, um zu vergessen, den Tampon zu wechseln.

Wo die Todesfälle auf jene »Spezialtampons« zurückgehen, die *frau* angeblich drei Tage lang benutzen kann, liegt das Problem vordergründig bei den ungeeigneten Tampons, aber in Wirklichkeit bei einer völlig unpassenden Denkweise. Dahinter steckt natürlich der Wunsch, sich so wenig wie irgend möglich um Weiblichkeitsthemen kümmern zu müssen. Dieser Wunsch kann tödlich enden, er ist genauso unsinnig wie die Idee solcher »Spezialtampons«, die das Thema – auf typisch männliche Weise – auf deren Saug- und Aufnahmefähigkeit reduzieren und den Zeitfaktor in bezug auf etwaige Erreger völlig ignorieren.

Eine Infektion ist immer Ausdruck von Konfliktfeindlichkeit. Wer sich bewußtseinsmäßig nicht mehr erregen läßt, öffnet sich tendenziell dafür mehr den Erregern und macht den eigenen Körper zur Bühne für ein Stück, dessen bewußte Aufführung zu unangenehm ist. Auch die Menstruation ist ja eine Art von Konflikt, eine Verletzung, eine blutende Wunde in der urweiblichen Unterwelt. Wird jener Bereich mit einem Tampon zugestopft und dieser dann vergessen, spricht das an sich schon für eine Verdrängung des Konfliktes um die Menstruation und die rhythmische Weiblichkeit. Das Thema der weiblichen Wunde soll zumindest vergessen, wenn nicht verdrängt werden, nach dem schon erwähnten, aus der Tamponwerbung hinlänglich bekannten Motto: »Ihre Periode können Sie vergessen, wenn Sie sich mit XY schützen.«

Wie die Todesfälle in den USA belegen, suggeriert die Werbung hier gefährliche Sicherheit und relativen Schutz. Geht nämlich dieses Vergessen zu weit, ist das lawinenartige Wachsen von Staphylococcus aureus die Konsequenz, die den Konflikt schockartig zu Bewußtsein bringt. Es ist etwas so faul in der weiblichen Unterwelt, daß es das Leben akut gefährdet. Durch die massenhafte Bakterienvermehrung kommt es zu einer entsprechenden

Giftausschüttung. Diese Vergiftung aus dem Scheidenbereich greift auf den ganzen Organismus über und bedroht das Leben. Die Übersetzung auf die seelische Bedeutungsebene ist einfach: Die weibliche Unterwelt ist so weit in Vergessenheit geraten, die Vernachlässigung so weit gediehen, daß sie den im Blut symbolisierten Strom der Vitalität vergiftet (Sepsis) und das ganze Leben bedroht. Die Verdrängung ist offenbar schon so weit gegangen, daß nur noch ein Schock helfen kann, wieder aufzuwachen und sich dieses unteren Bereichs des Lebens und der Lust zuzuwenden.

Auf der Ebene der okkulten Medizin des Ostens sind von der Blockade die beiden untersten Chakren betroffen, die mit den Themen »Sexualität«, »Vitalität« und »Macht« zu tun haben. Werden sie blockiert, kommt es zu Abwehrschwäche und Ohnmacht, aber auch zu Lustlosigkeit (am Leben). Auffällig ist der Häufigkeitsgipfel des Syndroms mit 23 Jahren, was dafür spricht, daß vor allem unter jungen Frauen einige zu diesem totalen Verdrängen ihrer Monatsblutung neigen. Auch kommt das Syndrom fast nur, nämlich zu 97 Prozent, bei weißen amerikanischen Frauen vor. Die schwarzen Frauen haben entweder eine bessere Abwehrlage, ziehen Binden vor oder haben weniger verdrängte Konflikte mit dem Thema »Weiblichkeit«.

Die Empfängnisverhütung und ihre Probleme

Auch in dem heute gut beherrschten Bereich der Empfängnisverhütung stoßen wir bei genauerer Betrachtung auf kleine Ungereimtheiten, hinter denen sich größere Themen verbergen. Zum Beispiel holen sich noch immer Männer Kondome vor allem heimlich auf öffentlichen Toiletten, während Frauen die Pille ganz offen in Apotheken kaufen. Gilt noch immer, daß Verhütung Frauensache ist? Warum schämen sich Männer, in der Apotheke vor vielen wartenden Kunden Kondome zu verlangen? Könnte es sein, daß sie verheimlichen wollen, daß sie mit einer Frau schlafen? Eher nicht, denn damit prahlen sie ja bei anderen Gelegenheiten. Wie konnte es überhaupt dazu kommen, daß Frauen die Verhütung übernehmen mußten, wo sie doch heutzutage oft mehr als Männer auf Empfängnis aus sind?

Dahinter steht mit Sicherheit, daß Frauen zu oft mißbraucht und vergewaltigt wurden und in früheren Zeiten, als sie mit jeder Schwangerschaft ihr Leben riskierten, sich wohl auch viel weniger auf die lebensgefährliche Anstrengung des Kinderbekommens einlassen wollten. Einiges spricht sogar dafür, daß der Terror der Inquisition gegen die Weisen Frauen damit zu tun hatte, daß diese das Problem unfreiwilliger Empfängnis durch Verhütungs- und Abtreibungsmethoden so weit im Sinne der Frauen gelöst hatten, daß der Kirche und den anderen Großgrundbesitzern die Arbeitskräfte auszugehen drohten. So gibt es neben machtpolitischen Gründen, die es Männern aus ihrer sozialen Überlegenheit, die sie sich im Patriarchat gesichert hatten, erlaubten, in diesem Punkt rücksichtslos zu sein, auch historische, insofern als Weise Frauen in archaischen Gesellschaften wohl zuerst auf den Gedanken der Verhütung kamen. Praktisch blieb in der patriarchalischen Vergangenheit den Frauen gar nichts anderes übrig, als die Empfängnisverhütung in die eigenen Hände zu nehmen, wollten sie nicht ohnmächtig sitzengelassen werden. So übernehmen sie traditionell und bis heute in diesem Punkt mehr Verantwortung, weil sie auch die Konsequenzen zu tragen haben. Früher wie heute aber gilt: Ein Mann, der keine Verantwortung für Verhütung übernimmt, ist sicher auch in anderer Hinsicht wenig verantwortungsvoll und egoistisch und damit zum gemeinsamen Kinderbekommen denkbar ungeeignet. Die Tatsache, daß ein Mann zumindest in der deutschen Gesellschaft bei ehelichen Kindern wenigstens materiell zur Verantwortung gezogen wird, enthüllt auf ihrer Kehrseite, daß für uneheliche Kinder noch immer vor allem die Frau bestraft wird, während der Mann mit einem monatlichen Almosen davonkommt. Vor noch gar nicht so langer Zeit wurden die Frauen in dieser Situation auch noch moralisch verfolgt, während man Männer diesbezüglich in Ruhe ließ.

So können die »kleinen« Unterschiede bei der Verantwortungsverteilung hinsichtlich der Kondombeschaffung doch einiges aufzeigen. Solche Kleinigkeiten heute noch hochzuspielen mag etwas kleinlich wirken, aber dahinter lauern solche massiven Ungleichgewichte, wie die Tatsache, daß sich noch immer Frauen mittels einer Bauchoperation sterilisieren lassen, während es bei ihren Männern mit einem kleinen Eingriff getan wäre. Den Männern ist aber offenbar bereits diese Kleinigkeit zuviel. Oder könnte es sein, daß sie mehr Angst vor einem kleinen Pieks haben als Frauen vor einer Operation mit Narkose?

Hinsichtlich der Wahl der Verhütungsmethode hat sich durch den Einbruch von Aids, aber auch der Chlamydien in die vordem eher friedliche bürgerliche Geschlechtswelt einiges verändert. Die Pille und die Spirale sind seitdem für Ungebundene mit wechselnden Beziehungen grundsätzlich nicht mehr so problemlos zu empfehlen. Besonders Aids würde eigentlich eine ganz neue Sexualmoral notwendig machen. Dennoch beherrschen eher die Haltung »Liebe macht blind« und die Verdrängung nach wie vor das Feld der Lust.

Unter den Methoden der Empfängnisverhütung gibt es die »natürlichen«, die im wesentlichen auf Wahrnehmung beruhen und sich dem weiblichen Archetyp zuordnen ließen, und die »unnatürlichen«, die eher dem männlichen Prinzip zuzuordnen sind, da sie eingreifen und aktiv verhindern. Was die Gefahren der Methoden angeht, ist insgesamt festzustellen, daß nicht verhüten und viele Kinder gebären statistisch gesehen viel gefährlicher ist. Frauen, die konsequent (Leben) verhüten, leben länger, außer sie nehmen die Pille und rauchen. Kinder zu bekommen ist anstrengend und zehrt, besonders nach Mitte dreißig, sehr an der Lebenskraft der Frau.

»Natürliche« Methoden

Die **Temperaturmethode**, der ähnlich wie der noch viel vageren Knaus-Ogino-Methode unzählige Kinder ihr Leben verdanken, ist in unserer Zeit mit Hilfe moderner Geräte deutlich zuverlässiger geworden. Sie ist aber streng genommen ähnlich widernatürlich wie alle Empfängnisverhütung, auch wenn das immer wieder anders dargestellt wird. Die Natur verhütet nur in seltenen Notsituationen, ansonsten setzt sie im Gegenteil alles daran, für so viele Nachkommen wie irgend möglich zu sorgen. Die Temperaturmethode paßt jedoch noch am besten in das Konzept der Kirchen, denn sie verlegt ja notgedrungen alle geschlechtlichen Aktivitäten in jene Zeiten, in denen physio*logischer*seits die Lust geringer ist. Das ist natürlich auch ihr größter Nachteil, denn die menschliche Lust steht ihr entgegen. Immer wenn *frau* am meisten will, weil ihr uraltes unbewußtes Menschheitserbe sich meldet, darf sie nicht. Daß das zudem auf Dauer im übertragenen Sinn nicht gerade befruchtend auf die Beziehung und ihre Sinnlichkeit wirkt, ist klar. Diese Fakten mögen mit zur großen Unsicherheit dieses Verfahrens beigetragen haben.

Dank der modernen Methoden der Temperaturmessung mit Computer und zusätzlicher Hormonbestimmung im Urin ist der Pearl-Index, der die Sicherheit einer Verhütungsmethode mißt, unter 1 gesunken, was für einen Grad an Sicherheit spricht, der jenem bei Spirale und Pille vergleichbar ist. Dieses Verfahren ist für fortschrittliche, moderne Frauen geeignet, die den Kontakt und die Verbindung zu ihrem inneren Rhythmus wiederherstellen und dabei auch gleich das Empfängnisthema mit größter Sicherheit in den Griff bekommen wollen. Insofern wird es auch schon in den einschlägigen Illustrierten propagiert.

Mit der Temperaturmethode verwandt ist die **Schleimme-**

thode, die auch von Männern gut ausgeübt werden kann und manchmal zu deren Kontrolle dient, um wirklich sicherzugehen, daß »nichts passieren« kann. Denn nur wenn *ihr* Vaginalschleim Fäden zieht, können die Spermien den Aufstieg in den Olymp der Gebärmutter schaffen. Dann aber ist Geschlechtsverkehr gerade tabu. Bezüglich dieser sogenannten natürlichen Methoden empfiehlt sich die Lektüre des Büchleins von Margret Nofziger: *Natürliche Empfängnisverhütung*.

All diese Verfahren sind selbstverständlich auch für die umgekehrte Absicht bestens geeignet, nämlich die fruchtbarsten Tage für eine mögliche Empfängnis herauszufinden. Die Zukunft dieser Methoden wird wohl auch eher in diesem Bereich liegen, da sich die Verhütung immer mehr von selbst regelt, aber die Empfängnis immer schwieriger wird.

Völlig abzuraten ist von **Scheidenspülungen**. Sie sind sinnlos, was die Verhütung, und gefährlich, was die Hygiene und Erhaltung des Scheidenmilieus angeht. Vor allem geschehen sie wohl aus seelischen Gründen in einer Art Verzweiflung, um sich wieder rein zu waschen, und erreichen genau das Gegenteil. Den Geschlechtsakt jedenfalls können sie nicht ungeschehen machen, was wohl meist ihr Ziel ist. Im Gegenteil führen sie zu langen Erinnerungen daran, indem sie eine Schwangerschaft nicht verhindern und Infektionen sogar fördern.

Die **astrologische Bestimmungsmethode** nach Dr. Eugen Jonas wurde im Rahmen des seit zwanzig Jahren zunehmenden Interesses für Esoterik und damit auch Astrologie wieder populärer. Sie ist von schulmedizinischer Seite natürlich nie auf ihre Verläßlichkeit geprüft worden, weshalb auch keine Pearl-Index-Bestimmung vorliegt, die den Sicherheitsgrad angibt. Nach unseren Erfahrungen – die einige süße Kinder einschließen, die dieser Methode ihre Existenz verdanken – können wir sie als alleinige Methode nicht empfehlen. Es wäre aber wünschenswert, dieses an sich einfache Verfahren, das neben Empfängnisverhütung noch andere Vorteile verspricht, über einen längeren Zeitraum zu überprüfen, etwa durch Frauen, die das Risiko, trotzdem schwanger zu werden, auf sich nehmen.

Schon die alten Ägypter verwendeten **Kondome** aus Schafsdarm. Für die englischen Könige wurden eigens gefütterte Modelle entwickelt. Die eigentliche Blütezeit der Kondome aber kam erst mit der Entdeckung des Kautschuks, und ihren zweiten Frühling erleben sie in unserer Zeit durch den Einbruch von Aids. Aus ersterem Anlaß werden sie bis heute »Gummis« genannt, vielfach aber auch »Pariser«. »Überzieher« ist ein eher funktionaler Ausdruck wie auch »Regenmantel«. All diese Ausdrücke aber werden kaum der Ernsthaftigkeit des Anliegens gerecht, was daran liegen mag, daß sie vor allem von Männern gewählt und benutzt werden und diese möglicherweise keine ganz ernsthaften Absichten mit ihnen verbinden.

Der Gebrauch von Kondomen erfordert eine gewisse minimale Intelligenz und etwas Disziplin von beiden Partnern. Im Zeitalter von Aids sind sie ohne Alternative. Die beiden Gefahren, die mit ihrer Anwendung verbunden sind, liegen darin, daß Kondome im Eifer des Gefechts abrutschen und in seltenen Fällen reißen können. Bei der heute elektronisch kontrollierten Undurchlässigkeit und Reißfestigkeit ist aber höchster Verlaß auf sie. Leider haben sie einen eher schlechten Ruf bei Männern, die am liebsten mit Verhütung nichts zu tun haben wollen, aber eben oft auch nicht mit den Konsequenzen ihrer Unbewußtheit und Unachtsamkeit. Dabei hätten sie sogar für junge, oft übererregte Männer noch den Vorteil – über den Schutz vor Nachwuchs und Infektion hinaus –, daß sie die Reize ein wenig dämpfen, so daß der Akt wirklich ein Akt werden kann und nicht zum Kurzschluß verkommt.

Das **Diaphragma**, die in die Scheide einzuführende Gummiplatte, kann leider nicht vor Aids schützen, was es dem Kondom schon in dieser Hinsicht unterlegen macht. Auch der Schutz vor Empfängnis ist nicht besonders gut, wenn nicht die Ränder des Diaphragmas zusätzlich mit spermienabtötender Substanz eingestrichen werden. Dieses hat den Nachteil, daß eine recht giftige Substanz in die Scheide eingebracht werden muß. Daß die einschlägige Industrie sie für gänzlich harmlos hält, ist klar. Die Frage ist nur, warum sie dann spermizid wirkt, also die Spermien tötet. In den siebziger Jahren wurde von einer Berliner Frauengruppe ein rein pflanzliches Gel angeboten, das sich allerdings nicht durchsetzen konnte. Außerdem ist der korrekte Sitz des Diaphragmas für weniger Geübte nicht so leicht zu kontrollieren, weil der Schauplatz der Barriere, der Gebärmuttermund, nicht einsehbar ist. Darüber hinaus ist natürlich die Frage naheliegend, warum *sie* eine so aufwendige und unsichere und dabei noch gefährliche Methode anwenden soll, wenn *er* das gleiche Prinzip mittels Kondom so einfach, bequem, übersehbar und sogar noch aidssicher anwenden könnte.

Spermizider Schaum zur Verhütung ist Geschmacksfrage. Abgesehen von der subjektiven Belastung für die Frau, sich einen solchen chemischen Giftschaum per Patrone (zum Beispiel »Patentex oval«) in den eigenen Unterleib einzuführen, haben sensiblere Männer auch oft keine Lust, ihr Glied in dieses Schaumbad zu tauchen. Manchen brennt es danach oder sogar schon dabei gewaltig, und diese lassen sich im allgemeinen nur einmal ein solches chemisches »Feuer an die Lunte legen«. Auch die Patronen und ihre Schaumsubstanzen schützen im übrigen nicht vor Aids und werden schon dadurch weitgehend entwertet. Da wären die Minzezäpfchen, wie sie in der Antike zur Anwendung kamen, oder die Petersilienrezepte des Mittelalters noch die angenehmere und gesündere, wobei von der Sicherheit wohl fraglichere Methode.

Einnistungsverhütung: Die Spirale

Medizinisch gesehen gehören Spiralen zu den Einnistungsverhütungsmitteln. Das Milieu in der Gebärmutter wird durch sie so verändert, daß dem ankommenden befruchteten Ei die Lust vergeht, sich an solch einem Ort einzunisten. Meist entsteht eine leichte chronische Entzündung der Gebärmutterschleimhaut. Sie kann durch die mechanische Reizung der Schleimhaut oder durch ein Material wie Kupfer hervorgerufen werden, das nicht nur antibakteriell wirkt, sondern offenbar auch die Samentierchen vergrämt. Auch Spiralen, die langsam Hormone abgeben, sind erfunden worden. Ihre Anwendung gilt der Kirche allerdings bereits als Abtreibung. Ein solches Modell ist heute für ca. 250 Euro zu haben. Das wirkt teuer, da es aber fünf Jahre lang verwendet werden kann, ist es im Vergleich zur Pille sogar kostengünstig.

Das Problem der Spiralen ist ihre Wirkungsweise selbst: Sie ruinieren das Milieu in der Gebärmutter. Manche Frauen vertragen sie schon von daher gar nicht, entwickeln Krämpfe dagegen, und die Spirale muß herausgeholt werden, bevor der Organismus sie unter Wehen gebiert. Bei längerem Fasten passiert es immer wieder, daß der Körper sie unter entsprechenden Krampfwellen loszuwerden versucht. Da der Organismus sich fastend in verblüffender Weise regeneriert und zu sich und seiner Kraft findet, ist dieses Verhalten kein gutes Zeichen für die Spirale, denn es heißt ja, je gesünder und kräftiger der Organismus wird, desto dringender will er den Fremdkörper aus seiner Tiefe loswerden.

Oft rufen Spiralen auch sehr lange Monatsblutungen von bis zu zwei Wochen hervor, gerade so als wollte der Organismus sie mit dem nicht enden wollenden Blutstrom hinausspülen. Kaum eine Frau aber toleriert deutlich verlängerte Blutungen. Der Geschlechtsverkehr wird durch lange Blutungen nicht gerade gefördert, auch das Blutbild und damit die Vitalität leiden darunter. Diese Art von Empfängnisverhütung kostet die Betroffene ganz offensichtlich zuviel Lebensenergie. Eine weitere Gefahr stellen immer wieder zu beobachtende stumme, das heißt symptomarme Eileiterschwangerschaften mit nachfolgender Sterilität dar.

Ein schwerwiegender Nachteil ist ferner, daß zwar selten, aber doch immer wieder Frauen trotz Spirale schwanger werden, was früher zumeist zu einer Abtreibung führte. Bis vor kurzem ging man davon aus, daß ein unter diesen Umständen ausgetragenes Kind mit der Gefahr der Verletzung und daraus folgenden Mißbildungen belastet wäre, weshalb die Medizin die Abtreibung empfahl. Nach neuesten Erkenntnissen wäre aber eine Spirale kein Abbruchgrund mehr. Trotzdem dürfte bei den meisten Betroffenen, die ja in jedem Fall Mutter wider Willen sind, ein ungutes Gefühl erhalten bleiben.

Außerdem erhöht die Spirale die Wahrscheinlichkeit einer Bauchhöhlen- oder Eileiterschwangerschaft. Das Schicksal sucht offenbar krampfhaft Auswege, um anstehende Themen durchzusetzen, und die Botschaft ist deutlich: Blockade auf der angemessenen Ebene verleitet bei starkem unbewußtem Kinderwunsch zu ungewöhnlichen Auswegen. Selbstverständlich teilt die Spirale auch den Nachteil, nicht vor Aids zu schützen, mit allen anderen Methoden außer dem Kondom. All das heißt aber nicht, daß es nicht auch Frauen gäbe, die die Spirale gut vertragen und ihre Nachteile denen einer chemischen Verhütung vorziehen.

Hormonelle Methoden

Nach oben, zur Hypophyse, der übergeordneten Steuerungshormondrüse, täuscht die **Antibabypille** durch den von ihr verursachten Hormonspiegel eine Schwangerschaft vor, und die Hypophyse läßt sich täuschen. Darüber hinaus ersetzt die Pille den natürlichen Rhythmus durch einen Takt, der ganz regelmäßig und berechenbar ist, was der eigene Zyklus mit seinen natürlichen Schwankungen niemals ist. Vergleichbar ist das einem Leben mit Herzschrittmacher, der ja auch nur einen Maschinentakt an die Stelle des lebendigen Herzrhythmus setzen kann.

Die Vorteile der Pille sind nicht zu übersehen. Sie kann alle Angst vor unerwünschten Schwangerschaften nehmen und damit der Sexualität etwas Unbeschwertes geben. Ohne besondere Vorbereitung kann eine Frau ihrem Partner nun gelassen begegnen und sich ihm auch hingeben, wenn sie Lust hat. Die Pille wird etwaige bisherige Unpäßlichkeiten im Zusammenhang mit der Periode hormonell überspielen. Trotzdem gibt es in Deutschland im Gegensatz zu den USA eine deutliche Pillenmüdigkeit, die mit der zunehmenden Aversion gegen alles Künstliche und Unnatürliche und mit der trotz aller gynäkologischen Aufklärung nach wie vor an der Pille klebenden Angst vor Krebs zusammenhängen dürfte.

Eine hormonelle Alternative gäbe es an sich bereits. Die Pille für Männer ist längst erfunden, kommt aber nicht auf den Markt, weil *man* sie angeblich nicht will. Wahrscheinlich wäre sie wirklich kein gutes Geschäft, denn welcher Mann würde schon täglich Hormone schlucken und dabei alle möglichen Befindlichkeitsänderungen in Kauf nehmen, nur um Nachwuchs zu verhindern oder *ihr* die Verhütung abzunehmen? Bis es einmal so weit kommt, müßte sich vieles im männlichen Bewußtsein und Selbstverständnis ändern, und bis dahin dürften wir aufgrund der »sanften Ausrottung« (siehe Seite 206) schon ganz andere Probleme haben.

Inzwischen hat die Industrie für jeden Frauentyp die spezielle

Pille entwickelt, so daß die gewünschten Wirkungen optimal und unerwünschte Nebenwirkungen minimal sind. Jede Frau findet so für sich die Pille, die sie am besten verträgt – das verkündet die Werbung und hat sogar recht, sofern der verschreibende Arzt wirklich Bescheid weiß.

Jugendliche Patientinnen nehmen im allgemeinen östrogenbetonte Pillen, damit bei ihnen alles noch besser nachreifen kann. Diese eignen sich ebenso bei Frauen mit schwacher Blutung (Hypomenorrhoe) und Neigung zu Zwischenblutungen, bei Akne und Hautproblemen, zu kleiner Gebärmutter, zu kleiner Brust, im Fall von Untergewicht (das zugeführte Östrogen sorgt dann über den Weg der Wassereinlagerung für mehr Rundlichkeit) und mangelnder Libido, aber auch bei bestimmten Pilzproblemen (Soor) in der Scheide. Andererseits können Östrogene aber auch wieder Scheidenpilze fördern.

Eine Pille, deren Gestagenanteil eine androgene (männlichere) Teilwirkung hat, bekommen dagegen Frauen verschrieben, die eine zu starke Periode haben, an Mastopathie oder Mastodynie (Brustschmerzen), an Übergewicht, Ödemen oder Neigung zu Völlegefühl leiden, weil diese Gestagene eher entwässern. Frauen mit Seborrhoe (Schweißneigung und stark fettende Haut) und dem Problem Haarausfall bekommen eine Pille (wie etwa »Neoeunomyn«) verschrieben, deren Gestagenanteil eine antiandrogene Wirkung hat. Bei Vermännlichungserscheinungen und schwerer Akne werden Pillensorten verordnet, deren Gestagenanteil durch ein reines Antiandrogen wie Androcur (so in »Diane«) ersetzt wurde.

Bei genauer Betrachtung der Langzeitwirkungen hat sich diese Verordnung nach Symptomen, die natürlich streng allopathisch vorgeht, aber nicht bewährt, außer im letztgenannten Fall. Offenbar bekommt es den Frauen langfristig nicht gut, hormonell in den Gegenpol geschoben zu werden. Östrogenbetonte Frauen sind vom Schicksal offenbar auch als Mondfrauen gemeint und sollen und wollen gar nicht in ihrer Weiblichkeit reduziert werden. Die gestagenbetonten Frauen sollen aber offenbar auch nicht chemisch mehr in den Mondpol geschoben werden, jedenfalls bekommt es ihnen nicht besonders gut. Aus Sicht der deutenden Medizin ist das natürlich klar: Alle Überarbeitungs- und Verbesserungsversuche an dieser Schöpfung sind langfristig nicht besonders erfolgreich. Die Aufgabe, sich mit dem Gegenpol auszusöhnen, ist (etwa im Sinne von C. G. Jung) offensichtlich seelisch und nicht chemisch gemeint.

Von der chemischen Zusammensetzung her gibt es verschiedene Arten von Präparaten. Am häufigsten werden Kombinationspräparate eingesetzt, die beide Hormone enthalten. Die Einphasenpräparate enthalten immer das gleiche Gemisch von Östrogen und Gestagen. Zweiphasenpräparate sind dagegen dem Zyklus angepaßt und bringen anfangs mehr Östrogen und dann in der zweiten Phase mehr Gestagen ins Spiel. Sequentialpräparate enthalten zuerst nur Östrogen und dann nur Gestagen. Das Ziel war und ist immer noch die möglichst niedrig dosierte Pille. Eigentlich könnte man sich fragen, warum, da die Industrie doch immer wieder versichert, wie harmlos die Hormone sind.

Das Ergebnis der Bemühungen um Hormonreduzierung ist die **Minipille**. Sie enthält nur noch Gestagene, und das in geringsten Dosen. Im wesentlichen verhindert sie durch Beeinflussung des Schleimmilieus den Aufstieg der Spermien. In Frage kommt sie laut Pharmainformation besonders für die pillenmüden Frauen, die nicht auf ihren eigenen Zyklus verzichten wollen und keine Probleme mit Unregelmäßigkeiten im Rhythmus haben. Östrogenbetonte Mondfrauen reagieren allerdings oft schlecht auf geringste Mengen von Gestagen. Manche Frauen entwickeln selbst bei kleinsten Dosen von Gestagen erstaunliche Nebenwirkungen wie Akneschübe, Zwischenblutungen und Amenorrhoe.

Unter den allgemeinen Nebenwirkungen der Pille wäre zuerst das Thema des Verlustes des eigenen weiblichen Rhythmus zu sehen. Außer der Minipille bringen alle Sorten der Pille den natürlichen Kreislauf zum Stocken. Zu den bekannten Nebenwirkungen der Pille gehören Hochdruck, Thrombosehäufung (besonders im Zusammenhang mit Rauchen), Leberstoffwechsel-Störungen und Bluterkrankungen. Auch die Wahrscheinlichkeit einer Verkalkung der Gehörknöchelchen (Otosklerose) steigt. Migräneanfälle können ausgelöst oder verstärkt werden, und Myome wachsen. Brustschmerzen, Gewichtszunahme, Schwindel (Nausea) und Libidoverminderung (bei Gestagenen) können ebenfalls auftreten. Als unangenehm, wenn auch nicht gefährlich, sind die Chloasma genannten braunen Flecken um den Mund herum einzustufen. Als Langzeiteffekt ist mit der sogenannten Pillenamenorrhoe zu rechnen. Der Organismus hat dann offenbar das Verhütungsprogramm verinnerlicht und macht in eigener Regie weiter. Der eigene Rhythmus ist so weit gelöscht, daß er sich nicht mehr von allein einstellt. Auf der Bedeutungsebene könnte das so verstanden werden, daß die Betroffene ihre weibliche Identität, ihren Lebensrhythmus so weitgehend eingebüßt hat, daß sie ihn aus eigener Kraft nicht mehr finden kann.

Was die Sterblichkeit (Letalität) angeht, muß eindeutig festgestellt werden, daß das Risiko durch Schwangerschaften weit größer ist als das durch die Verhütung mit der Pille. Von 30 000 Frauen, die ihr ganzes Frauenleben hindurch die Pille nehmen, sterben laut Statistik zwölf an direkten Pillenauswirkungen und eine an einer trotzdem aufgetretenen Schwangerschaft. Pro 10 000 Schwangerschaften sterben aber heute immer noch durchschnittlich zwei Frauen. Das Risiko, neues Leben zu wagen, ist offenbar größer als die konsequente Verweigerung desselben.

Aus medizinischer Sicht spricht darüber hinaus wenig gegen die Pille. Vor ihrer Verschreibung kann eine Reihe von Untersuchungen gemacht werden. Nach drei Monaten kann bereits eine Vorladung zur Kontrolle erfolgen, alle sechs Monate werden Untersuchungen der Brüste und des Genitales sowie Abstrichentnahmen angeraten, ab und an wird allen Ernstes sogar der Hormonspiegel bestimmt, was unter Pilleneinnahme sicherlich Unsinn ist. Die früher übliche und angeratene Pillenpause gilt dagegen inzwischen als unnötig. Sie wurde gemacht, um festzustellen, ob die Regelkreise noch funktionieren. Die in der Pillenpause beobachtete erhöhte Schwangerschaftsneigung wird als Rebound-Effekt bezeichnet, wobei dieser heute schon wieder bestritten wird. Die Deutung jedenfalls wäre einfach: Ein lange Zeit an seiner Bestimmung gehinderter Organismus nutzt die erste Chance, doch noch zum Ziel zu kommen.

Die Pille danach: Eine Pille wie »Tetragynon« oder der frühere Geheimtip »13 Mikrolut« (beides Minipillen) müssen innerhalb der ersten 48 Stunden nach dem ungeschützten Geschlechtsverkehr genommen werden und »bereinigen« das Problem durch eine sichere und schnelle Abbruchblutung mittels ihrer Progesteronmenge. Dieses Verfahren ist deshalb erlaubt, weil die Schleimhaut noch vor der Einnistung des Eis zusammenbricht, so daß die

Schwangerschaft juristisch gesehen verhindert, aber nicht abgebrochen wird. Die »Methode« kommt höchstens nach einem einzelnen Ausrutscher in Frage, weil sie zu einer Blutung führt und den natürlichen Zyklus völlig durcheinanderbringt.

Das Präparat »RU 486«, die Abtreibungspille, haben die Hersteller hierzulande von sich aus zurückgezogen, weil sie sich gegen das bereits eingenistete Ei richtet und das nach deutschem Recht Abtreibung wäre (siehe auch Seite 151 f.).

Die Dreimonatsspritze stellt unter den Hormonmethoden den brutalsten Eingriff in den Hormonhaushalt der Frau dar. Sie bringt wirklich alles durcheinander, was durcheinanderzubringen ist. Wegen dieser extrem unangenehmen Nebenwirkungen ist sie bei uns fast völlig verdrängt worden. Allerdings wird sie in der Schweiz noch häufig nach Geburten zur Verhütung während der Stillperiode gegeben. Inzwischen wird sie bei uns auch wieder bei Frauen vor den Wechseljahren bei ansonsten therapeutisch nicht zu beeinflussenden Migräneanfällen, hin und wieder bei Endometriose und schwersten Dysmenorrhoen eingesetzt. Auch Leistungssportlerinnen scheinen sie wegen der sicheren Amenorrhoe zu schätzen.

Ansonsten bekommen sie fast nur noch geistig Behinderte in Heimen verordnet, was zu denken geben und unbequeme Fragen heraufbeschwören müßte. Wie kommt *man* eigentlich dazu, etwas, das Menschen, die sich wehren können, konsequent verweigern würden, denen anzutun, die sich nicht wehren können? Sobald Bewußtsein sich nicht klar artikulieren kann, wie am Anfang des Lebens – von der Empfängnis bis zum fünften Monat – oder auch an seinem Ende, wenn es um Organentnahmen geht oder eben auch, wenn der Intellekt zurückgeblieben oder ausgefallen ist, werden wir in dieser Gesellschaft erstaunlich mutig.

Sterilisation

Es muß zwischen der Sterilisation von Männern und der von Frauen deutlich unterschieden werden, weil es zwei völlig verschieden schwere Eingriffe sind. Nur aus den alten patriarchalischen Machtstrukturen heraus zu erklären ist die Tatsache, daß sich – im Vergleich zu den Frauen – aller (männlichen) Logik zum Trotz verschwindend wenige Männer diesem Eingriff unterziehen, obwohl er bei ihnen nur wenige Minuten dauert, körperlich völlig harmlos ist und in örtlicher Betäubung stattfinden kann. Bei Frauen dagegen, die in Deutschland und Österreich noch immer in 99 Prozent der Fälle eine Sterilisation auf sich nehmen, geht es nur mittels Bauchspiegelung oder -operation und erheblichem Aufwand in der Klinik. Während bei Männern durch den Eingriff die Lebenserwartung leicht steigt, wohl weil sie keinen Samen mehr verlieren, was in der tantrischen Lehre als schwächend beschrieben wird, geht bei der Frau dadurch die Östrogen- und Gestagenproduktion um etwa 10 Prozent zurück. Durch die Unterbindung der Gefäße um die Eileiter läßt auch die Blutzufuhr zu den Eierstöcken nach, was die Hormonproduktion leicht einschränkt. Das heißt im übertragenen Sinn: Durch die Sterilisation zwingt sich die Frau zu mehr Männlichkeit, als ihr eigentlich entspricht. Was gute Aufklärung bewirken kann, zeigt das Beispiel der Schweiz, wo inzwischen auf 100 Sterilisationen von Frauen immerhin 80 bei Männern kommen.

Medizinisch ist es sehr aufwendig, ein für das Überleben der Art so zentrales Geschehen wie die Einnistung des Eis zu verhindern. Es gibt dazu verschiedene Techniken. Einmal kann, sofern keine Schwangerschaft besteht, der Eingriff heute auch laparoskopisch, das heißt vereinfacht ausgedrückt, durch einen sehr kleinen, später kaum mehr sichtbaren Schnitt durchgeführt werden. Nach der Geburt geht man dagegen um den Nabel herum hinein (Periumbilicalschnitt), holt die Eileiter (Tuben) heraus und unterbindet sie mit nicht resorbierbarem Faden. Zusätzlich werden sie zumeist mit einer elektrischen Zange verkocht (koaguliert), am besten an zwei Stellen, weil es sonst doch wieder zu einer Schwangerschaft kommen kann. Dann müssen die Eileiter zusätzlich auch noch durchschnitten werden. Nur das gilt als sicher. Aber nicht nur der jeweilige Eileiter allein, der sich immer noch regenerieren könnte, darf so behandelt werden, sondern auch die Begleitgefäße müssen mit verkocht werden, so daß die Durchblutung in diesem Bereich bis zu 15 Prozent abnimmt, weshalb auch der Eierstock in Zukunft etwas weniger Blut abbekommt. Natürlich muß die Prozedur auf beiden Seiten erfolgen.

Eine andere Methode, die einen sogenannten Clip setzt, konnte sich nicht durchsetzen. Sie ist technisch noch aufwendiger, bietet aber weniger Sicherheit. Die Idee war dabei, die Sperre später wieder öffnen zu können. Möglicherweise ergeben sich aus einem solchen doch recht massiven Vorgehen innere Energieblockaden, was immer wieder im Zusammenhang mit dem Vorhandensein innerer Energiekanäle im Sinne der Meridiane behauptet wird.

Die Nachteile dieser Methode liegen auf der Hand, zumal die Komplikationen, verglichen mit denen auf männlicher Seite, erheblich sind. Und trotz dieses Aufwandes kommt es immer noch in 0,5 bis 1 Prozent der Fälle von Unterbindungen zu Schwangerschaften, was einmal mehr auf die hohe natürliche Kraft der Regeneration in einem entwicklungsmäßig so wichtigen Bereich hinweist. In einer auf Dauer angelegten Beziehung unter intelligenten, gleichberechtigten Menschen müßte die auf seiten der Frau angewandte Methode eigentlich indiskutabel sein. Wobei natürlich auch auf seiten des Mannes Komplikationen möglich sind, vor allem im seelischen Bereich, wenn Fehlinformationen, mangelnde Aufklärung und irrationale Ängste vorherrschen.

Schlußbetrachtung zur Empfängnisverhütung

Interessant mag noch die Frage sein, welcher Typ von Frau zu welcher Art von Verhütung neigt. Zu Pille und Spirale tendieren zum Beispiel die eher zum männlichen Pol neigenden Venusfrauen, während die aufwendigeren Schleim- und Temperaturmethoden eher von östrogenbetonten Mondfrauen bevorzugt werden. Kondome fordern natürlich eher die selbstbewußten (Venus-)Frauen von den Männern. Allerdings wollen Venusfrauen den Sexualakt auch oft nicht gern durch Interventionen (wie das Anlegen von Kondom oder Pessar) stören. Sie bevorzugen es, selbst *Herr* über ihre Konzeption zu sein. Einfache sichere Methoden sind daher, vom Macherpol aus gedacht, verlockender. Diese Frauen nehmen zum Beispiel auch lieber Tampons als Binden. Mondfrauen neigen dazu, sich im Frauengesundheitszentrum ein Diaphragma anpassen zu lassen. Die geringere Sicherheit nehmen sie durchaus in Kauf, so wie sie auch die Umstände nicht scheuen, die die Verwendung von Binden mit sich bringt.

Was die einzelnen Methoden betrifft, gibt es keine Patentlösung für jede Frau und Situation. Sehr sensiblen, gesundheitsbewußten Frauen schenkt etwa die Kenntnis des eigenen Körpers und Zyklus genügend Sicherheit, um mit Temperatur- und Schleimmethode, ergänzt durch Kondome in den »gefährlichen« Zeiten, auszukommen. Für viele junge Mädchen bedeutet das aber im allgemeinen ein fatales Risiko mit dem zusätzlichen Nachteil, sich die Freude an frei genossener Erotik zu nehmen, und die Pille kommt hier ins Spiel, vorausgesetzt, die junge Frau hat bereits einen verläßlichen festen Partner. Gegenüber einer verkrampften Sexualität ist die passende Pille wohl das geringere Übel. Im Fall von häufigem Partnerwechsel ist heutzutage das Kondom völlig konkurrenzlos, weil es als einzige Methode Sicherheit bezüglich der Gesundheit gewährt. Ansteckung wird damit ebenso verhindert wie ein Eingriff in die sensiblen Hormongleichgewichte. Außerdem hat es noch den Vorteil eines vergleichsweise niedrigen Kaufpreises.

Unfruchtbarkeit

Empfängnisprobleme in der heutigen Zeit

Bezüglich dieses Themas kommen immer mehr Frauen in eine Double-Bind-Situation, das heißt, wie sie es auch machen, ist es falsch. Einerseits tut diese Gesellschaft so ziemlich alles, um Kindern das Leben schwerzumachen und ihre Empfängnis zu behindern, andererseits fordert die Gesellschaft von den Frauen, Kinder zu gebären.

Ohne größere Skrupel wird in den Industrienationen die Umwelt in einem nie dagewesenen Maße belastet. Unsere Atomkraftwerke hinterlassen den kommenden Generationen für Jahrhunderte ein strahlendes Erbe. Zugleich erhöhen wir ständig die sowieso schon horrende Geschwindigkeit des gesellschaftlichen Lebens, obwohl bereits viele, und insbesondere Kinder, längst nicht mehr mitkommen.

Die männliche Spermaproduktion jedenfalls kann mit dem atemberaubenden Lebenstempo der modernen Gesellschaft schon lange nicht mehr Schritt halten. Die Zahl der Spermien im Ejakulat hat sich in den letzten Jahrzehnten dramatisch verringert – seit dem Kriegsende ist sie um mehr als die Hälfte zurückgegangen, und auch die Qualität nimmt laufend ab. Immer mehr mißgebildete und bewegungsunfähige Spermien können ihr Ziel nicht mehr erreichen, wenn sie sich überhaupt noch auf den Weg machen. Die Gründe sind vielfältig: Einerseits ist es jenes weltbeherrschende Phänomen, das unter dem Namen Streß Weltruf erlangte, das die Männer immer mehr auf Hochtouren und ihre Samenproduktion zugleich herunterbrachte, andererseits schlägt sich hier auch die Überschwemmung unserer Umwelt mit Östrogenen nieder. All die Tonnen von Antibaby- und Wechseljahrspillen, die die Pharmaindustrie täglich produziert und die Millionen

Frauen täglich schlucken, verlassen den Organismus über den Urin und sind danach biochemisch durchaus noch aktiv. Hinzu kommt, daß viele Pestizide und Herbizide nebenbei hormonähnliche Wirkungen in der Umwelt entfalten, ganz zu schweigen vom Konsum hormonverseuchten Fleisches.

Ob wir wollen oder nicht, wir nehmen auf dem Weg über die Nahrung zunehmende Mengen von Hormonen auf. In den USA beobachten Biologen seit einiger Zeit, wie Wassertierarten in Bedrängnis geraten, weil die männlichen Tiere keinen fortpflanzungsfähigen Samen mehr produzieren können. Bei den Alligatoren in den Keys von Florida geht das Drama bis zu Penisveränderungen, männliche Fische verlieren die Fähigkeit der Samenproduktion. Die Arterhaltung von Tieren wie den Seeadlern, die nur vom Verzehr von Wassertieren leben, kommt durch den Ausfall der männlichen Tiere bei der Fortpflanzung bereits in ernste Schwierigkeiten.

Was auf den ersten Blick als ein Problem der Biologen erscheinen mag, betrifft inzwischen durchaus in meßbarer Weise auch uns Menschen. So sind in den USA bereits über 50 Prozent der jungen Männer zeugungsunfähig, und der Zeitpunkt, zu dem es kaum noch zeugungsfähige männliche US-Bürger geben soll, läßt sich errechnen. Zum Glück für die Amerikaner und die anderen Männer der Industrienationen verlaufen aber natürliche Entwicklungen nie linear. Einige zeugungsfähige männliche Individuen werden aller Wahrscheinlichkeit nach übrig bleiben. Auf deren Rolle darf man heute schon gespannt sein. Wobei beim derzeit bereits bestehenden Trend eigentlich ziemlich sicher sein dürfte, daß sie wohl wie Zuchthengste und -bullen zur Erfüllung der Kinderwünsche und zur Erhaltung der Art eingesetzt werden müßten. Da es sich bei ihnen um die biologisch robustesten Exemplare der Gattung handeln wird, dürfte ab diesem Zeitpunkt dann – evolutionär betrachtet – eine extreme Hochzucht der menschlichen Art erfolgen, wie sie sich wohl die Nazis in ihren kühnsten Vorstellungen nicht erträumt haben.

So erschreckend dieses Szenario auch ist, wird es doch von den Männern der Industrienationen mit erstaunlicher Gelassenheit zur Kenntnis genommen. Das wiederum dürfte vor allem daran liegen, daß sie sich nicht klarmachen, wie sehr neben ihrer Fruchtbarkeit auch ihre Potenz in Gefahr ist. Der Sexualforscher

Bornemann sagte sogar bereits das Ende der Heterosexualität voraus, womit er zwar ziemlich übertrieben haben dürfte, aber doch einen Trend erfaßte. Auch in der (Ehe-)Beratungspraxis läßt sich diese Tendenz erkennen. Stand jahrzehntelang die Klage der weiblichen Ratsuchenden über zu viele sexuelle Wünsche des Partners im Vordergrund, hat sich der Wind in den letzten Jahren eindeutig gedreht. Früher hieß es eher: »Herr Doktor, er will immerzu, viel zu kurz, viel zu oft!« Heute geht es eher in die andere Richtung: »Er ist immer so müde, vollkommen fix und fertig. Wenn er heimkommt, kann er gar nimmer! Gibt es nicht ein gutes Stärkungsmittel für ihn?«

Der ganze Bereich der zunehmenden männlichen Impotenz ist die direkte Entsprechung der zurückgehenden Fruchtbarkeit. Allerdings war das Thema »Potenz« die längste Zeit über noch stärker tabuisiert. Erst der beispiellose Markterfolg des Potenzmittels »Viagra« brachte hier Ehrlichkeit ins Spiel des Lebens.

Was von den einzelnen Männern als individuelles Problem erlebt wird, ist in Wirklichkeit längst ein kollektives und wird von Fachleuten bereits als »sanfte Ausrottung der Ersten Welt« beschrieben. Da wir aber gewohnt sind, über männliche Probleme kaum je öffentlich zu sprechen oder gar zu schreiben und zu lesen, ist die Wissensverbreitung in diesem Punkt relativ gering. Heute kann *man* in jeder Illustrierten über die weiblichen Symptome nachlesen, die auftreten, wenn *frau* die Kurve in der Lebensmitte nicht kriegt. Über die mindestens so deutlichen und oft drastischeren männlichen findet *man* nicht einmal in Fachbüchern besonders viel. Das Tabu bezüglich männlicher Probleme schadet natürlich zuerst einmal den betroffenen Männern, denen es eigentlich ja gerade nutzen sollte. Sekundär (be)trifft es aber auch ihre Frauen. Denn wenn er nicht mehr kann, wird er das lieber auf seine Partnerin projizieren, als sich selbst als therapiereif einzustufen.

Wenn es um das Thema »Fruchtbarkeit« geht, haben wir noch immer das Problem, daß sich zuerst alle Aufmerksamkeit auf die Frau konzentriert. Lieber werden *ihre* Eileiter durchblasen, als daß *er* seine Spermien zählen ließe. Letzteres würde in der Mehrzahl der Fälle das Hauptproblem auf einfache Weise enthüllen. Hier spielt leider auch eine Rolle, daß es inzwischen eine Menge (arbeits-)hungrige Frauenärzte und kaum entsprechende Männerärzte (Andrologen) gibt. Gynäkologen aber neigen naturgemäß dazu, zuerst alles bei den Frauen abzuklären, bevor sie die mitbetroffenen Männer in die Diskussion bringen. Hinzu kommt, daß diese oft auch gar nicht besonders willig sind, insbesondere wenn der Kinderwunsch überwiegend von *ihr* ausgeht. Der heute offiziell vorgeschlagene Weg wäre, nach dem Führen einer Basaltemperaturkurve und der Bestimmung eines Hormonstatus ein Spermiogramm zu erstellen. In der Schweiz soll grundsätzlich bereits beim ersten Gespräch ein Spermiogramm vorgeschlagen werden, was dann von einem Urologen durchgeführt wird. Natürlich halten sich – zumindest in den letzten zwanzig Jahren – viele verantwortungsvolle Gynäkologen auch an diese Richtlinien. Doch leider sind es bei weitem nicht alle. Und viele Frauen machen ihnen das auch noch leicht, da sie alle diesbezüglichen Schwierigkeiten bei sich suchen und von daher einer einseitigen Betrachtung des Problems wenig Widerstand entgegensetzen. Vor allem aber zeigen Männer überhaupt keine Neigung, bei sich selbst nach Ursachen für wie auch immer geartetes partnerschaftliches oder eheliches Versagen zu forschen.

Die Rolle der kindlichen Seele bei der Empfängnis

Um dem Thema der Empfängnis und ihrer Hindernisse bis in die Tiefe gerecht zu werden, halten wir es für unabdingbar, nicht nur die Rolle der Frau und ihres Partners, sondern auch die des Kindes, um das es ja eigentlich geht, zu beleuchten. In zwanzig Jahren psychotherapeutischer Arbeit ist es uns zur Gewißheit geworden, daß die Seele und mit ihr das menschliche Leben viel unabhängiger von unseren menschlichen Eingriffen existiert, als wir gemeinhin annehmen. Weder können wir mit einer Abtreibung die Seele umbringen und Leben töten, noch können wir es mit der Empfängnis erschaffen. Wirkliche Schöpfung liegt außerhalb unserer Möglichkeiten. Bei der Abtreibung nehmen wir der Seele das Körperhaus, das sie für ein Leben in unserer (polaren) Welt dringend benötigt, bei der Empfängnis stellen wir die Weichen, um ihr ein solches wachsen zu lassen.

In der von uns bevorzugten Form von Psychotherapie erleben die Patient(inn)en unter anderem ihre eigene Empfängnis,

Schwangerschaft und Geburt. Aus diesen Erfahrungen müssen wir schließen, daß die Seele von Anfang an, genaugenommen schon vor der Empfängnis, da ist und dann auch alles weitere sehr bewußt miterlebt. Es gibt viele Hinweise darauf, daß sie sich sogar ihre Eltern selbst aussucht. Diese Erfahrungen decken sich weitgehend mit dem Wissen östlicher Religionen und bringen den entscheidenden Vorteil mit sich, daß alle Schuldzuweisungen in Richtung Mutter beziehungsweise Eltern sinnlos werden. Praktisch hat das die Konsequenz, daß die Verantwortung für das eigene Leben auch in die eigenen Hände genommen wird. Schuldprojektionen, wie sie manchmal noch nach langen Psychoanalysen anzutreffen sind, bringen nur Nachteile für alle Beteiligten mit sich.

Wenn sich aber eine Seele ihre Eltern und damit den Platz ihrer nächsten Inkarnation selbst – ihrer anstehenden Lernaufgabe entsprechend – aussucht, wird es verständlich, daß nicht jeder Platz in Frage kommen kann. Die Eltern bereiten mit ihrer Einstellung und Grundhaltung das Feld vor, in dem sich eine Seele niederlassen kann oder solches hartnäckig verweigert wird. Zur Vorbereitung dieses Feldes gehören neben körperlichen Gegebenheiten wie dem notwendigen hormonellen Gleichgewicht und intakten Organen auch das seelische und soziale Umfeld. Alle Erfahrungen sprechen dafür, daß Nest und Seelenmuster des empfangenen Kindes immer zusammenpassen. In einem Feld, das zum Beispiel durch einen glühenden Kinderwunsch der Mutter und eine Verweigerungshaltung des Vaters gekennzeichnet ist, wird sich nur eine Seele einfinden, die diese Gespaltenheit sucht und selbst in sich trägt. In jedem Fall kann man davon ausgehen, daß die Seele von Anfang an alles mitbekommt und so auch mitverantwortet. Diese Erkenntnis mag für bewußte Menschen manches im Bereich von Empfängnis, Schwangerschaft und Geburt verschärfen, sie kann aber auch in vielen Punkten entlasten.

Nun mag diese Haltung bei uns vielen fremd sein, wohingegen sie den meisten Buddhisten völlig selbstverständlich erscheint. Tatsächlich ist sie ja in unserer Kultur auch fremd. In christlichen Gesellschaften ist der Hang zur Projektion groß, und obige Erkenntnis nähme diesem Mechanismus die Basis. Wer aber einmal erkannt hat, daß Projektion, das heißt die Verschiebung der Verantwortung auf andere, sowieso praktisch ausnahmslos zu

Leid führt, kann sich vielleicht leichter mit der hier vertretenen (Welt-)Anschauung anfreunden. Notwendig für die Krankheitsbilder-Deutung und das Verständnis dieses Buches ist sie nicht, sie würde aber die Einsicht in viele Punkte in diesem Buch und in dem des Lebens erleichtern. Ein guter Kompromiß könnte sein, diese Ansicht einmal als Arbeitshypothese im Hintergrund mitlaufen zu lassen.

Ungewollte Kinderlosigkeit

Bevor die Ursachen der ungewollten Kinderlosigkeit auf weiblicher Seite und entsprechende Deutungen zur Sprache kommen, wäre auch zu bedenken, daß es nicht nur einen weiblichen Archetyp gibt, sondern deren viele, wie sie am Anfang des Buches ausführlich dargestellt wurden. So kann es sein, daß eine Frau auf den Spuren von Venus ihre Bestimmung mehr im »Blühen« als im »Fruchttragen« findet. Frauen vom Venustyp haben dann zum Beispiel oft mehr Probleme mit dem Altern und Verblühen als Mondfrauen. Sie auch noch in die Kinderpflicht zu nehmen ist ihnen ganz unangemessen. Wenn in diesen sensiblen Bereich Wertungen hineinspielen, wie es in der patriarchalischen Gesellschaft die Regel ist, entsteht zumeist seelisches Unheil. Die evangelische Kirche, die den Frauen gar keinen göttlichen Archetyp zugesteht, und die katholische, die sich ausschließlich auf den Marientyp versteift, machen es heutigen Frauen extrem schwer. Selbst wenn sie sich – wie in letzter Zeit – scharenweise von den Kirchen abwenden, bleiben sie doch zusammen mit der Gesellschaft in den herrschenden Mustern gefangen. Der Marienarchetyp fordert von der Frau, unbedingt Kinder zu bekommen und ihre (einzige) Erfüllung in der Mutterschaft zu suchen, allerdings ohne sich dabei die Scheide *schmutzig zu machen*, das heißt, ohne sich mit der Polarität einzulassen und vor allem ohne Lust zu empfinden. Falls ihr das auf wundersame Weise gelingen sollte, bleibt sie natürlich die berufliche Karriere schuldig, die ja heute ebenfalls von ihr gefordert wird. Eine noch hoffnungslosere Aufgabenstellung ist also kaum denkbar.

Daneben gibt es viele Frauen vom Mondtyp, die Kinder wollen und nicht bekommen können. Ihre Zahl scheint zuzunehmen, was wenig überrascht. In diesem Fall wird – wie schon erwähnt – fast regelmäßig bei der Frau der Hormonstatus bestimmt und manchmal eben auch ein so vergleichsweise tiefgehender Eingriff wie die Eileiterspiegelung vorgenommen, bevor seine Spermien auf einfachstem Weg unter dem Mikroskop landen. Ergibt sich bei der Spiegelung der Eileiter auch nur ein Verdacht, werden sie in einem kleinen Eingriff durchblasen, um sicherzustellen, daß sie nicht verklebt oder verwachsen sind. Bei unklaren oder grenzwertigen Hormonbefunden wird manchmal sogar eine Hormonkur versucht, noch bevor der Mann ins Spiel kommt. Natürlich ist dieser ganze Bereich wie kaum ein anderer mit Tabus befrachtet und wird häufig auch in der Beziehung nicht ausreichend besprochen. Noch immer fällt es vielen Frauen offenbar leichter, Hormone zu schlucken, als mit ihrem Mann über dessen Zeugungsfähigkeit zu sprechen oder gar diese in Frage zu stellen. Das diesbezügliche Aufwachen auf seiten der Männer wird wohl erst erfolgen, wenn der parallele Zusammenhang zu ihrer zunehmenden Impotenz in aller Munde ist.

Natürlich gibt es neben vielen seelischen auch einige primär körperliche Ursachen auf weiblicher Seite, die eine Empfängnis verhindern. In den Kapiteln zu den Zyklen ohne Eisprung, zur Ovarialinsuffizienz usw. sind die hormonellen Hindernisse bereits angeklungen. Hinzu kommen, wenn auch seltener als angeschuldigt, mechanische Hindernisse, wie die Verlegung der Eileiter als Folge von Eileiter- und Eierstockentzündungen. Die entsprechenden Deutungen des entzündlichen und damit konfliktträchtigen Ausgangsgeschehens (siehe Seite 262 ff.) sind natürlich bei der Unfruchtbarkeit zuerst zu berücksichtigen.

Mädchen haben bei der Geburt ein bis zwei Millionen sogenannte Primärfollikel, Vorstufen von Eiern also, die bereits im Mutterleib angelegt waren. In der Pubertät sind dann noch 300 000 bis 500 000 Primärfollikel übrig und zeitlebens allen äußeren und inneren Einflüssen ausgesetzt. Insofern trifft die Verseuchung unserer (Um-)Welt Frauen viel stärker als Männer, deren Spermienproduktion immer wieder von neuem beginnt. Da stets neues Sperma erzeugt wird, laufen die Schädigungen durch Radioaktivität und die sich daraus ergebenden Mißbildungen vor allem über die Mutter. Deren Eier sind durch die jahrzehntelange Lagerung besonders gefährdet. Diese lange Zeit prädestiniert sie zugleich auch für die Einlagerung von Giften und Schlacken, und so findet sich heutzutage tatsächlich Quecksilber bereits in den Follikeln. Schwer geschädigte Eier können taub, das heißt nicht befruchtungsfähig, bleiben oder zu frühen oder auch späteren Abgängen führen. Wenn sich die Schäden in Grenzen halten, können auch Kinder mit Fehlbildungen daraus hervorgehen.

Bei all diesen und den vielen seelischen und sozialen Gründen für Kinderlosigkeit werden die Deutungen letztlich ähnlich ausfallen, handelt es sich doch aus Schicksalssicht jeweils um Mittel zum Zweck der Verhinderung eigenen Nachwuchses. Die verschiedensten Ursachen können zwar in ihrer Art differenzierend gedeutet werden, aber im Ergebnis läuft es darauf hinaus, daß diese beiden Menschen zusammen – jedenfalls auf dieser körperlichen Ebene – keine Frucht hervorbringen. Sind die Eileiter verlegt, ließe sich argumentieren, daß die Frau sich den Zugang zu Kindern versperrt, daß ihr etwas Wesentliches im Weg steht. Fließen die Hormone nicht ausreichend, läßt sie ihre weiblichen Energien nicht genügend zum Zuge kommen, um dem Ei den (Ab-)Sprung zu ermöglichen und damit der kindlichen Seele eine Chance zur Verkörperung zu geben. Oder aber die mobilisierten weiblichen Energieströme sind zu gering, um einen Nestbau zu ermöglichen.

Die häufigen männlichen Probleme lassen sich natürlich ebenso interpretieren, auch wenn das nicht Thema der Frauenheilkunde ist. Kurz angedeutet läßt sich feststellen, daß häufig die Samenspenden zuwenig Substanz enthalten und oft zusätzlich die Qualität so zu wünschen übrig läßt, daß den Samentierchen die Kraft zur Befruchtung fehlt. Sie sind wie ihre Besitzer in dieser Hinsicht zu träge, um ihr Ziel zu erreichen, oder genetisch zu fehlerhaft programmiert, um Erfolg zu haben. Die betroffenen Männer sind ebenfalls zu sehr auf andere Dinge programmiert und kommen so als Väter nicht mehr in Frage. Sie geben zuwenig Substantielles in die Beziehung, und was sie an Engagement aufbringen, erfüllt nicht die notwendigen Qualitätskriterien. Für sie wäre es wichtig zu erkennen, daß weniger mehr sein kann, allerdings auf anderen Ebenen.

Unter den Empfängnishindernissen auf seiten der Frau ist es vor allem unbewußte Abwehr gegen ein Kind, die das Einlassen einer Seele und auf eine Seele verhindern kann. Selten wird auch die unbewußte Ablehnung des Partners in der allergischen Reaktion gegen dessen Samen direkt deutlich. Im allgemeinen sind die Abwehrmethoden vielfältig und greifen erst in letzter Instanz auf körperliche Ebenen zurück. Arbeitsüberlastung, die beim Mann in engem Zusammenhang mit einem Mangel an vitalen Spermien steht, spielt auch bei Frauen eine Rolle. Sie suggeriert der Empfängnis suchenden Seele, daß hier niemand Zeit für sie hat. Noch eine Steigerung kann Streßüberflutung sein, wobei hier Streß im negativen, überfordernden Sinn gemeint ist. Eigentlich heißt das englische Wort ganz wertfrei »Betonung«, und so sprach sein »Entdecker« Hans Selye auch von anregendem Eustreß und schädlichem Distreß. Heute wird das Wort »Streß« meist allgemein für die schädliche, überfordernde Variante verwendet.

Ein wesentliches Empfängnishindernis können auch tiefe unbewußte Ängste sein, die so eng machen, daß scheinbar keine Seele mehr den Engpaß passieren kann oder will (lat.: *angustus* = eng). Uneingestandene Ängste vor der Endgültigkeit der Bindung zum Partner, die durch ein Kind besiegelt würde, oder der mit der Mutterschaft verbundenen Verantwortung stehen ebenfalls häufig im Weg. Eine potentielle Mutter mit diesen Problemen hätte natürlich auch vorrangig die Aufgabe, zuerst einmal ihr eigenes Geburtstrauma zu bearbeiten und langfristig erwachsen zu werden.

Hin und wieder findet sich psychotherapeutisch hinter einem nicht erfüllten Kinderwunsch auch eine eher unehrliche Motivation, wie zum Beispiel der Versuch, den Partner durch ein Kind zu binden. Auch eine zu starre Planung kann sich hinderlich auswirken. Paare, die sich alles genau ausgerechnet haben, bekommen nach jahrelanger Verhütung dann oft kein Kind – fast als wollte das Schicksal ihnen zeigen, daß sie wenigstens diesen Punkt in ihrem Leben nicht bis auf das i-Tüpfelchen berechnen können. Eine extrem eingefahrene und starre Lebensplanung scheint Seelen oft geradezu abzuschrecken. Vielleicht scheuen sie sich ja, eine so strikte Ordnung durch ihre Ankunft zu stören.

Auch der geradezu besessene Wunsch nach einem Kind verhindert nicht selten werdendes Leben. »Ich will ein Kind!« – »Ich bestimme den Lauf des Schicksals!« – »Ich will es haben!«: *Frau* vergißt dabei, daß ein Kind, und damit das Leben, ein Geschenk Gottes ist. Egoismus und Kontrollwünsche verhindern Kinder.

Auch Kinderwünsche, die an Bedingungen geknüpft sind (»Das Kind muß so und so, muß perfekt sein«), führen oft in die Kinderlosigkeit. Aus Schicksalssicht soll die Erfahrung mit einem Kind wohl auch das Erlebnis einer allumfassenden Liebe vermitteln. Werden von vornherein Bedingungen gestellt, wird diese Erfahrung zunehmend unmöglich und das Kinderbekommen seines tieferen Sinnes für die Mutter beraubt. Offenbar läßt sich das Schicksal nur schlecht für Statusgewinn und andere spekulative Absichten einspannen.

Im übrigen können natürlich auch die Archetypen der jungfräulichen Göttinnen Athene, Artemis oder Hestia prägend sein, und dann ist der Kinderwunsch einfach kein wesentlicher Teil des zu bewältigenden Musters.

Sterilitätsbehandlung

Ein erster Schritt bei Schwierigkeiten, ein Kind zu empfangen, wäre, sich der eigenen Motivation klarzuwerden. Wieviel ist mir ein Kind wert? Wieviel wäre *frau (man)* bereit, für die Erweiterung der Familie zu tun und an Zeit und Energie zu investieren oder gar zu opfern? Wenn die Prioritäten geklärt sind, fällt es unter Umständen viel leichter, die entscheidenden Schritte zu tun. Es gilt also die Frage zu beantworten: Was kommt zuerst und hat Vorrang – der Kinderwunsch, die Beziehung und der Partner, die Arbeit, die Karriere oder die Lebensplanung? Ist *frau* sich darüber klar, kann sie ebenso klare Konsequenzen ziehen. Wenn der Kinderwunsch sowieso nur unter ferner liefen rangiert, wird sich das Leid über seine Versagung nach solch einer ehrlichen Analyse auf alle Fälle relativieren. Ist er aber aus ganzem Herzen vorrangig, fällt es leichter, ihm auch Zeit und Hingabe zu opfern.

In unserer so sehr am Funktionalen hängenden Zeit ist es üblich geworden, an alles Bedingungen zu knüpfen. Das konnte auf Dauer auch die Kinderwünsche nicht aussparen. Natürlich wünschen sich alle Eltern wundervolle und insbesondere gesunde Kinder. Aus den Grundlagen fast aller Religionen geht aber hervor, daß wir unser Schicksal und folglich auch die uns geschickten Kinder, die ja schnell zu unserem Schicksal werden, in jedem Fall anzunehmen haben. Christlich ausgedrückt hieße das, sich bereit zu machen nach dem Motto: »Dein Wille geschehe.« Eigentlich dürfte man sich also erst für ein Kind entscheiden, wenn man bereit ist, jedes Kind mit jeder mitgebrachten Aufgabe dankbar aufzunehmen. Das ist ein hoher Anspruch, der in der Zeit einer immer raffinierter werdenden vorgeburtlichen Diagnostik geradezu weltfremd erscheinen mag.

Nach unseren in zwanzig Jahren Psychotherapie gesammelten Erfahrungen können wir uns aber durch noch so viel Raffinesse nichts wirklich ersparen und bekommen an Aufgaben, was wir zu lernen haben. Insofern wäre bei nicht in Erfüllung gehenden Kinderwünschen zu klären, wieweit die eigene Motivation wirklich reicht. Wer aus dem Bewußtsein lebt, von der Schöpfung zu bekommen, was notwendig und richtig für ihn ist, kann natürlich viel entspannter mit allen Wünschen umgehen. Die Offenheit dafür, daß wir bekommen, was wir uns wünschen, oder etwas Besseres bekommen, was wir vielleicht nur noch nicht gleich erfassen können, wäre die beste Basis für diese Situation. Salopp ausgedrückt: Wir werden nicht dadurch glücklich, daß wir bekommen, was wir wollen, sondern dadurch, daß wir wollen, was wir bekommen.

Auf solcher Grundlage werden auch alle heute zahlreich angebotenen Maßnahmen zur diesbezüglichen Chancenverbesserung mehr Erfolgs- und vor allem Erfüllungsaussichten haben. Bei konkreten Vorschlägen zur Erhöhung der Empfängniswahrscheinlichkeit wäre natürlich zuerst an die mit Abstand erfolgversprechendsten zu denken, und auch erfahrene Spezialisten moderner Befruchtungstechnik geben hin und wieder zu, daß die alten Hausmittel immer noch am besten anschlagen, nach dem Motto: »Fahren Sie mal zusammen in Urlaub, spannen Sie aus, und gehen Sie alles in Ruhe an.« Wenn es tatsächlich gelingt, den Leistungsdruck auszuschließen, insbesondere auch bei den diesbezüglich besonders empfindlichen Männern, steigen die Chancen sofort. Ein Urlaub, der einzig und allein der Regeneration und Entspannung dient, erhöht die Empfängnischancen beträchtlich. Wenn dann noch zusätzlich darauf geachtet wird, für die eher fruchtbaren Zeiten nach dem Eisprung Samen zu sparen, steigen sie weiter. Hier wäre aber dringend darauf zu achten, daß sich daraus nicht wieder eine Streßsituation entwickelt. Wenn sie sich zwei Wochen lang ziert und letztlich verweigert, dann aber den

Spieß umdreht und fordert: »Heute müssen wir aber unbedingt noch!«, ist er wahrscheinlich gleich wieder so im Streß, daß der Schuß danebengeht.

Viel erfolgversprechender wäre es, ein Feld für die Erotik zu schaffen, die auch ohne Schwangerschaftsabsichten Freude und Lust schenkt, beide belebt und erhebt. In solch einem Feld, das allerdings einige Bewußtheit und dann in der Folge Zeit und Aufmerksamkeit erfordert, ist es gar nicht so schwer, den männlichen Orgasmus bis zum Höhepunkt ihrer voraussichtlichen Empfänglichkeit hintanzustellen. So kann der entscheidende Akt in schöner Atmosphäre zu einem echten Höhepunkt werden. Und wenn es mit der Empfängnis nicht gleich klappen sollte, riskieren beide bei dieser Therapie nur, sich sehr viel Lust und Lebensenergie (umsonst) geschenkt zu haben.

Eine besonders erfolgversprechende Methode, die auf den ersten Blick in eine fast gegenteilige Richtung geht, ist folgende: Beide nehmen sich gemeinsam Zeit für eine **Fastenkur**, die in idealer Weise geeignet ist, Regenerationsmaßnahmen im Körper anzustoßen. Dabei ist darauf zu achten, daß das Fasten nicht etwa nebenbei geschieht und zur Nulldiät verkommt, wodurch es schnell so nullwertig wird wie die meisten Diäten. Wichtig ist vielmehr, Ferien zu haben und sich Zeit zu nehmen. Kaum eine Methode ist besser geeignet als eine Fastenkur, um den inneren Lebensrhythmus wieder zu verlangsamen und so einerseits dem mütterlichen Organismus Ruhe und Muße für einen angemessenen inneren Nestbau und andererseits den Spermien Gelegenheit zum Ausreifen zu geben. Beim Fasten fällt es zudem besonders leicht, trotz liebevollen Beisammenseins eine Pause beim Geschlechtsverkehr einzulegen. Wobei hier eigentlich nur wichtig ist, daß der Mann seinen Samen behält, was mit Methoden tantrischer Sexualität sogar genußvoll möglich wäre. Durch die in Regie des Inneren Arztes fast unbemerkt ablaufenden Reinigungsmaßnahmen während der Fastenzeit werden die Weichen ganz allgemein auf mehr Empfänglichkeit gestellt. Die äußere und die eigene innere Natur werden wieder mehr wahrgenommen, Frau und Mann lassen wieder sinnliche Eindrücke an sich heran und zu sich herein. Nach der am besten gemeinsam durchgeführten Fastenzeit ist die Empfänglichkeit auf ihrer und die Samenvitalität auf seiner Seite größer, und wenn dann noch ein für sie und ihre hormonellen Nestvorbereitungen günstiger Zeitraum gefunden wird, stehen die Chancen gut.

Wenn eine gemeinsame fastende Vorbereitung nicht möglich ist, wäre das schon einmal als Zeichen zu deuten. Etwas anderes ist dann eben offenbar doch wichtiger. Sich das ehrlich einzugestehen – ohne Wertungen hineinzubringen – ist wichtig. In einer solchen Situation wäre immer noch die kleine Lösung einen Versuch wert. Derjenige von beiden, an dem es aller Wahrscheinlichkeit nach eher liegt, könnte sich die Fastenzeit allein gönnen. Da das sehr viel häufiger der Mann sein wird, liegt hier natürlich ein Problem, denn in der Regel ist er zu viel weniger Opfern bereit als sie. Daß sie fastet, wenn es an ihm liegt, ist natürlich ihrer Gesundheit förderlich, bringt aber zur Lösung des gemeinsamen Problems wenig. Andererseits bringt Fasten wirklich nur dann etwas, wenn *man* es auch innerlich bejaht und sich den vielfältigen körperlichen und seelischen Prozessen bereitwillig hingibt. Eine (von ihrer Seite) mit Nachdruck verordnete Fastenkur für ihn führt mit großer Sicherheit in eine frustrierende Nulldiät, die nur selten etwas bringt. Manchmal reicht allerdings selbst das, um den Samen entsprechend aufzumöbeln.

Wenn wir der Seele Bewußtsein zugestehen, ist es eigentlich leicht nachvollziehbar, daß sie sich lieber in einem frisch gereinigten und aufgeräumten Körperhaus niederläßt als in einem verkommenen. Auch jeder Erwachsene legt sich lieber in ein frisch bezogenes Bett und bevorzugt ein gemachtes Nest. Eine bewußte Fastenzeit[15] wird offenbar von den Seelen als Einladung empfunden und gern angenommen, sei es, weil die Situation so grundlegend bereinigt ist, oder vielleicht auch, weil dieses persönliche Opfer und das Ausmaß an Hingabe, das darin zum Ausdruck kommt, sie anlockt.

Selbst wenn es nach einer ersten Fastenzeit nicht klappen sollte, eine Seele einzufangen, sind die dadurch heraufbeschworenen Nebenwirkungen ausschließlich positiv zu bewerten. Möglicherweise braucht der eine oder andere Organismus länger, um zu wirklicher Regeneration zu kommen. Wer jedenfalls fastend die Grundlage für eine Schwangerschaft legt, braucht nicht zu befürchten, damit negative Nebenwirkungen für sich oder das Kind heraufzubeschwören, und so kann der Kinderwunsch Motivation für weitere Fastenzeiten (im Mindestabstand von einem halben Jahr) werden, die die mütterliche Gesundheit fördern, und irgendwann wird dann wahrscheinlich doch eine Seele der wiederholten Einladung folgen.

In dieser Richtung steht noch eine Reihe von Maßnahmen bereit, die zu einer Reinigung und Entschlackung des Organismus beitragen und so eine Empfängnis wahrscheinlicher machen.[16] Schon die Umstellung auf vollwertige Nahrung und ruhige Essensrituale können langfristig Wunder wirken.

Leider liegt in unserer materialistisch denkenden und handelnden Gesellschaft der Schwerpunkt der genutzten Maßnahmen im funktionalen Bereich. Hormonkuren versuchen äußerlich zu erzwingen, wofür innerlich die Bereitschaft fehlt. Natürlich könnten sie beitragen, vom Körperlichen her die Weichen zu stellen, und so eine seelische Umorientierung erleichtern, aber auch das setzt eine entsprechende innere Haltung voraus. All diese Maßnahmen haben natürlich den scheinbaren Vorteil, daß sie von den Betroffenen keine Umstellung der Lebensweise verlangen, aber das ist unter anderem auch gerade ihr Nachteil. Hier wird die notwendige Hingabe an eine Schwangerschaft an Spezialisten delegiert. Das ist oft zusätzlich zu einer inneren Wandlung sinnvoll, reicht als alleinige Maßnahme aber häufig nicht, eine Seele anzulocken.

Bei näherer Betrachtung ist es eigentlich unverständlich, daß die technisch-funktionalen Maßnahmen bevorzugt werden, wo die natürlichen so lustvoll sein können, so viel Spaß und Lebensfreude vermitteln und dabei obendrein billig bis umsonst sind. Wer zu tiefergehenden eigenen Prozessen nicht bereit ist und das Ganze als ein Problem der Frauenärzte sieht, will wahrscheinlich in der Tiefe seiner Seele gar nicht wirklich ein Kind. Beim Gynäkologen holt *frau* sich dann oft lediglich ein Alibi: Sie hat alles versucht, und an ihr liegt es wenigstens nicht. – Vielleicht liegt ihr ein Archetyp, der ganz anderes von ihr erwartet, viel näher.

Fortpflanzungsmedizin

Diese Sparte der modernen Gynäkologie ist längst aus der Sensationsebene hinausgewachsen und heute ein ernstzunehmender gesellschaftlicher Faktor, der angesichts der ungebremst fortschreitenden »sanften Ausrottung« (siehe Seite 206) noch weiter an Bedeutung gewinnen wird. Retortenbabys finden kaum mehr besonderes Interesse, schon haben sich Kliniken auf dieses (gute) Geschäft spezialisiert und gehören zum medizinischen Alltag. Daß wir in unserer direkten Umgebung keine Retortenbabys kennen, dürfte daran liegen, daß die betreffenden Eltern diese Tatsache kaum weitererzählen, oft nicht einmal den so erzeugten Kindern. Zu Zeugungsunfähigkeit und Unfruchtbarkeit will sich kaum jemand bekennen.

Diese Art, sein Heil ganz in die Hände von Spezialisten zu legen, die einen Akt der Liebe und Lust zu einer technisch raffinierten Aktion künstlich steriler Befruchtung machen, scheint in unsere Zeit gut zu passen. In der Veterinärmedizin ist der Vorgang seit langem gang und gäbe. Bei Rindern, Kühen und Schweinen überläßt eine Hochleistungslandwirtschaft nichts mehr dem Zufall. Selbst bei Kühen zeigen sich die Probleme der Abwertung weiblicher Lebensmuster, und so hat ihre Geburtenrate drastisch abgenommen. Die hochgezüchteten und ausgepowerten Hochleistungskühe »nehmen auf normalem Weg immer schlechter auf«, wie die Veterinäre sagen.

Wir könnten uns an der aus solchen Praktiken hervorgegangenen Landwirtschaft klarmachen, wohin dieses Denken und Handeln führt. Natürlich sind solche Analogien auf den ersten Blick empörend, aber das liegt vor allem daran, daß sie bei genauerer Betrachtung von der Wirklichkeit immer schneller eingeholt werden. In den USA wird es bereits immer üblicher, beim Akt der künstlichen Befruchtung auch gleich »hochwertigeres« Sperma ins Spiel zu bringen und den eigenen Partner diesbezüglich gar nicht mehr zu bemühen. Das ist auch bei uns im Kuhstall längst die Methode der Wahl. In den USA ist Samen von Nobelpreisträgern inzwischen ähnlich im Handel wie bei uns der von Hochleistungsbullen und Spitzenebern. Noch rümpfen wir die Nase über die Amerikaner, aber wer würde es sich denn leisten, sein Kind mit der heute noch als normal geltenden Intelligenz aufwachsen zu lassen, wenn die anderen Kinder einen IQ über 150 haben? Wenn die Ehrgeizgesellschaft die Zeugung sowieso immer mehr aus den gemütlichen Privatbetten in die sterilen Reagenzgläser und Brutkästen der Gynäkologen verlegt, ist der Schritt zum »besseren« Menschen auch bei uns nicht mehr weit.

Aufschlußreich ist auch noch das Vorgehen der Fertilisationsspezialisten. Sie entnehmen der Frau durch Punktion ihres Eierstocks einige Eier, während der Mann onanierend Samen sammeln muß. Dieser wird anschließend zentrifugiert, gespült und geputzt, und nur sorgfältig auserlesene Samen, also ausschließlich erste Qualität, kommt in die engere Wahl. Die Auslese wird von Spezialisten unter dem Mikroskop getroffen. Der solcherart *raffinierte* Samen muß nun bis zu seinem Einsatz warm gehalten werden – bei 37 Grad mit guter Sauerstoffversorgung in künstlicher Luft. Allein die Brutschrankapparatur kostet über 15 000 Euro, da Sterilität nötig ist. Diese eine Summe mag andeuten, welchen materiellen Umfang dieses ganze Gebiet inzwischen angenommen hat. Das vorbereitete Ei wird in ähnlicher Weise bis zur entscheidenden Begegnung aufgehoben, die einer erzwungenen Hochzeit gleicht.

Im Reagenzglas oder oft auch in einer Petrischale läßt *man* dann die angereicherten Spermien auf das Ei los. Da den Samenfäden nun der Weg durch die Vagina zum Ei abgenommen ist, schaffen sie es leichter, das Ei zu erreichen. Die solcherart befruchteten Eier werden dann im günstigsten Moment des Zyklus in die Gebärmutter der Frau geschwemmt. Wenn das Grundproblem beim Mann liegt, macht die Einnistung meist keine großen Probleme mehr, wobei man heute dazu übergegangen ist, sicherheitshalber auf drei Eier zu setzen, damit mindestens eines sich zu einem Kind entwickelt.

Die Gefahr von Zwillingsgeburten ist bei diesem Vorgehen geringer als bei Hormonkuren, die erheblich häufiger als bei natürlichen Zeugungen zu Mehrfachgeburten führen. Heute gibt es selbst da schon technische Abhilfe, indem man während der Schwangerschaft das oder die überzähligen Kinder unter Ultraschallkontrolle mittels eines Stiches direkt ins Herz tötet. Dabei wird eine Substanz injiziert, die die Herzkammern in kürzester Zeit verklebt. Ganz abgesehen von der schon diskutierten Abtreibungsproblematik (siehe Seite 150) müßte einem fühlenden Menschen hier eigentlich klarwerden, wie weit wir uns mit solchen Ein- und Übergriffen von allem Gefühl und jeder Ethik entfernt haben. Erst erzwingen wir eine Empfängnis, und wenn dieser Wunsch dann in zu großem Stil in Erfüllung geht, wir also vom Schicksal an dem Spruch »Bedenke, worum du bittest, es könnte dir gewährt werden« gemessen werden, töten wir einfach, was wir so dreist erzwungen haben.

Die Frage ist: Was beschwören wir damit herauf? Nach unseren Erfahrungen aus der Reinkarnationstherapie ist es bisher noch nie gelungen, das Schicksal zu betrügen. Es sitzt am weitaus längeren Hebel, und unsere menschlichen Möglichkeiten sind viel zu beschränkt, um Schicksal wirklich zu ändern, selbst wenn die moderne Medizin manchmal diese Illusion erweckt. Auch mythologische und religiöse Zeugnisse wissen um die Aussichtslosigkeit aller Versuche, das Schicksal zu zwingen. Die heiligen Schriften sind voll von entsprechenden Beschreibungen und ihrem Scheitern. In der Mythologie steht zum Beispiel der Ödipusmythos als einer unter vielen für die Hoffnungslosigkeit solchen Unterfangens. Die Rache für menschliche Hybris erfolgte noch in jedem Fall.

Dabei mutet die oben beschriebene Art von Reagenzglasbefruchtung heute beinahe schon natürlich an gegen die modernen Varianten der In-vitro-Fertilisation (IVF). Da die Spermien inzwischen oft so schlapp sind, daß sie es selbst bei großer Übermacht nicht mehr schaffen, die Eihülle zu sprengen, müssen ihnen überaus hilfsbereite Gynäkologen auch das noch abnehmen. Sie bringen das Ei in eine ausweglose Situation, aus der es nicht mehr entweichen kann, spießen es mit einer Kanüle auf und injizieren dann den Samenfaden direkt ins Allerheiligste. Die solcherart vergewaltigte Eizelle muß sich auf diesem Weg von einem Samen gewaltsam befruchten lassen, der bei ihr überhaupt keine Chance hätte, wenn es mit rechten (natürlichen) Dingen zuginge. Es ist ja meistens bei einer Vergewaltigung so, daß sich der Gewaltanwendende auf normalem Weg keine Chance ausrechnen könnte.

Der Produzent dieses zwangseingeführten Samens wird so um die Erkenntnis gebracht, daß er von der Evolution für die Vaterschaft als bei weitem zu durchsetzungsschwach angesehen wird und sein Samen eigentlich der natürlichen Auslese anheimfallen würde. Dabei sind es aber gerade die in dieser Gesellschaft als besonders durchsetzungsfähig geltenden Typen, deren Spermien diese ganz andere Wahrheit auf einer tieferen Ebene signalisieren. Dank der IVF-Spezialisten brauchen sich die Betroffenen dergleichen aber nicht zwingend bewußtzumachen. Ließe sich Männern von außen ansehen, ob sie noch zeugungsfähig sind, ergäbe sich eine etwas andere Hierarchie als in unserer Wirtschaft. Diesbezüglich wäre die Frage zu wagen, ob eine Wirtschaft, die in der Dritten Welt zu so viel Elend und in der sogenannten Ersten zu so viel Unfruchtbarkeit führt, nicht als Mißwirtschaft zu bezeichnen ist.

An dieser Stelle wirft sich natürlich auch die Frage auf, warum wir ein so delikates Thema überhaupt auf seine seelische Bedeutung hin untersuchen und für einen erheblichen Teil der Männer so deprimierende Tatsachen zutage fördern und auch noch offen ausbreiten. Wichtig wäre, daß sich die Betroffenen, die oft vor wirtschaftlicher Potenz nur so strotzen, klarmachen, wie sehr sie hinsichtlich eigener Durchsetzungskraft kompensieren und auf allen möglichen sozialen und wirtschaftlichen Ebenen brillieren, weil auf einer zentralen Ebene des Menschseins so gar keine Durchsetzungsfähigkeit und Fruchtbarkeit und manchmal auch Potenz mehr vorhanden ist. Ihnen und den mitbetroffenen Frauen werden alle Wunderpotenzpillen dieser Welt höchstens helfen, das Problem ein wenig länger zu verschleiern, aber dadurch wird es in der Tiefe nur furchtbarer.

Was heißt das alles für die Seele und ihr Erleben? Was erlebt die Seele des Ungeborenen bei der Empfängnis im Reagenzglas oder in der Petrischale? Wie wird die Spermaaufbereitung empfunden? Wir wissen es nicht genau, denn noch sind keine »Reagenzglaskinder« zu uns in die Therapie gekommen. Die Vermutung liegt aber nahe, daß auch all das technisch-klinische Geschehen genauso miterlebt wird wie die natürliche Empfängnis. Statt mit Lust werden diese Seelen mit raffinierter Technik eingefangen. Wie sich das auf ihre spätere Entwicklung auswirkt, kann nur die Zeit zeigen.

Doch auch bei der In-vitro-Fertilisation finden wir, daß selbst dieses Geschehen symbolisch im vorgegebenen archetypischen Rahmen bleibt. Was der Mann mit seinem Glied nicht mehr schafft, schafft man mit der Injektionsnadel, die symbolisch seinem Zauberstab in vielem entspricht. Sie ist nur noch viel härter, spitzer und zielsicherer, dringt (noch) rücksichtsloser ein und durchbohrt, was sich ihr in den Weg stellt, den Samen aber spritzt sie mit ähnlich viel Nachdruck heraus wie das Glied. Ob das Erleben der eigenen Empfängnis durch eine Nadel statt durch ein

Glied allerdings angenehmer ist, darf bezweifelt werden, aber vielleicht ziehen spätere Cyberspacer auch die sterile Atmosphäre eines Edelstahltunnels dem unüberschaubar winkligen alten Kanal vor.

Unterleibsbeschwerden

Für kleine Kinder liegt das Zentrum ihres Empfindens noch ganz im Bauch, und so neigen sie auch dazu, alle Beschwerden im Bauch zu lokalisieren. Im Laufe des Lebens verlagert sich das Zentrum des Lebensgefühls in andere Körperbereiche. Männer, die sich nur noch um ihren Kopf und die damit verbundene Selbstbe*haupt*ung kümmern, projizieren nicht selten alle Probleme in Form der einschlägigen Schmerzen in ihre *Haupt*sache. Entsprechend neigen viele Frauen dazu, vieles auf den Unterleib zu schieben, und in diese ihre Mitte projizieren sie dann auch eine Reihe von Problemen, die ganz anderen Ursprungs sind. Wenn das Zentrum, um das sich alles dreht, der Unterleib ist, werden sich Beschwerden auch am ehesten hier zeigen. Das können so unspezifische Probleme sein wie ein beschwerlich empfundenes Leben, über das sich die Betroffene hier unten *beschwert.* Selten finden sich hier Probleme bei einem erfüllten Leben, häufig dagegen projizieren sich berufliche, partnerschaftliche oder schwangerschaftsbedingte Sorgen, aber auch unerfüllte Kinderwünsche oder unbefriedigende Sexualität hierher. Schon Paracelsus bemerkte, daß Unterleibsbeschwerden auf sexuelle Probleme hinweisen.

Auch wenn die eigentliche Entstehungsebene der Schmerzen in Deutung und Behandlung mit einbezogen werden muß, lassen sich doch auch projizierte Schmerzen in bezug auf den Ort der Projektion deuten. Mit dem Unterleib schmerzt die Unterwelt, das heißt, mythologisch drängt Pluto (Hades) ans Licht und mit ihm alles Zwielichtige und Verdrängte aus dem Bereich des Weiblichen. Archetypisch wäre hier an Göttinnen wie Hekate, aber auch die indische Kali, die für die dunkle Weiblichkeit stehen, zu denken. In der Progesteronzeit der zweiten Zyklushälfte werden die hierher lokalisierten Beschwerden deshalb oft noch stärker empfunden als in der Östrogenzeit, die mit der ersten Zyklushälfte und dem weichen, lieblichen Weiblichen verbunden ist.

Fast ein Drittel der Klagen geht bei genauerer Untersuchung auf das Konto des Darmes, ein weiteres auf das der Wirbelsäule. Allerdings projiziert sich auch einiges Gynäkologische auf den Kreuzbeinbereich. Nicht selten wandern die subjektiven Beschwerden zwischen den drei Bereichen hin und her. Die Basis der Wirbelsäule, unsere Lebensachse, hat enge Beziehungen zu den weiblichen Organen, die ihrerseits die Basis des weiblichen Lebens ausmachen. Handelt es sich um Schmerzen, die vom Darm herrühren, erfordern sie natürlich Deutung und Behandlung auf Verdauungsebene[17]. Häufig stoßen wir hier auf Beziehungskreise, die enthüllen, wie eng alle Gewebe und Organe untereinander verbunden sind und wie sehr alle seelischen Komponenten miteinander zusammenhängen. Obendrein sind beide Ebenen natürlich auch untereinander noch aufs engste verwoben.

Nicht selten entwickelt sich etwa folgender Kreisprozeß und führt zu »Unterleibsproblemen«: Ein worin auch immer begründetes Unbefriedigtsein führt zu Ersatzhandlungen wie Essen und Trinken und einer entsprechenden Stimulation der körpereigenen Endorphine. Werden auf dieser Ebene zum Beispiel große Mengen an Süßigkeiten verdrückt, weil orale Befriedigung leichter zu haben ist als genitale oder gar seelische, und wird etwa noch süßer Alkohol dazu getrunken, ist der »moderne Blähbauch« ziemlich sicher. Auf dieser Basis können sich Pilze wie Candida prächtig entwickeln, und das Drama im Darm beziehungsweise Unterleib nimmt seinen Lauf. Zwar findet sich die medizinische Ursache im Darm, aber die tiefere und eigentliche Entstehung des Problems liegt in der mangelnden Befriedigung.

Ähnlich kann ein unerfülltes Leben als Last empfunden werden. Die Last des Lebens drückt aber häufig auf das Kreuz, und von dort werden Rückenschmerzen nicht selten an dessen Basis und in den Unterleib projiziert. Auch existentielle Sorgen gehen häufig ins Kreuz und können von dort verschoben im Unterleib gespürt werden.[18]

Gar nicht so selten ist auch ein Zusammenhang mit Allergien zu finden, die sich auf der Darmschleimhaut austoben. Hier machen sich dann im wahrsten Sinne des Wortes die Probleme unter der Gürtellinie schmerzhaft bemerkbar, sind doch hinter vielen Allergien[19] aggressive Konflikte um die Sexualität verborgen.

Medizinisch kommt noch eine Reizblase in Frage. Bei ihr geht es um das Thema »Druck ablassen«, das mittels dieses Symptoms dringend gelernt werden will. Die Betroffenen können keine Spannungen aushalten und erleichtern sich ständig auf der körperlichen Stellvertreterebene der Blase. Das häufige Bedürfnis zum Wasserlassen in der Schwangerschaft zum Beispiel hat hier seine Basis, auch wenn jetzt natürlich mechanische Gründe hinzukommen und den äußeren Anlaß liefern. Die aus der Psychotherapie hinlänglich bekannten Patienten, die während einer Sitzung mehrmals die gefüllte Blase als Anlaß zur Flucht nehmen, gehören ebenso hierher.

Ein anderes wichtiges Thema, das sich in diese heiße Zone projizieren kann, sind Hüftprobleme. Die Abnutzung der Iliosakralgelenke und generelle Verspannungen in dieser Region sind bei uns zu einer Routineangelegenheit des Alters geworden und lassen urprinzipiell sogleich an jovische Themen denken. Fortschritt und jeder Aufstieg sind körperlich behindert und verraten das seelische Problem. Die religiöse Rückverbindung (*religio*) ist nicht ausreichend. Fortschritt, der von den Menschen fort schreitet, ergibt Bewegung ohne Sinn, und diese wird bei dem Symptom schmerzhaft verhindert. Wenn das Problem mit einer grundsätzlichen Problematik in der weiblichen Unterwelt verbunden ist, wird es sich wiederum häufig im Unterleib melden.

Auch Knochenverfall durch Mineralienmangel sowie falsche Ernährung und Verschlackung können zu der Situation beitragen. Auf der übergeordneten Ebene sind es natürlich eher die Probleme der Wechseljahre, wie die Verweigerung des jetzt geforderten Ballastabwerfens, die das Knochengerüst massiv schwächen können. Denn wenn die Betroffenen dieser Aufgabe nicht nachkommen, muß wie immer der Körper einspringen und tut es über die Entkalkung seiner Knochen im Sinne der Osteoporose.

Schließlich können sich auch vom Steißbein ausgehende Schmerzen im Unterleib melden. Wer schon einmal auf der einen oder anderen Ebene auf den Allerwertesten gefallen ist, kann diesbezüglich betroffen sein. Aber auch eine Geburt drückt das Steißbein oft nach außen und kann so für ein anhaltendes Trauma sorgen. Therapeutisch wäre hier neben der Bewußtmachung der

Ursprungssituation auch an eine Craniosakral-Therapie zu denken.

Neben all diesen in den Unterleib projizierten Problemen stehen die echten Unterleibsprobleme in diesem Buch naturgemäß im Vordergrund. Sie stellen einen großen Teil der Beschwerden von Frauen dar, die an ihrem Frausein kranken. Der Unterleib als klassischer weiblicher Bereich, der die entscheidenden Organe der Fruchtbarkeit und Fortpflanzung beherbergt, hat in unserer christlichen Kultur zusammen mit allem Weiblichen eine erhebliche Abwertung erfahren. Im Bereich der mythologischen Bilderwelten sehen wir das schon daran, daß Frauen in der offiziellen christlichen Religion kaum eine Rolle spielen. Wo sie am Rand unverzichtbar sind wie in den Figuren von Maria als Gottesmutter und Maria Magdalena werden sie zumindest ohne Unterleib gedacht. Maria hat ja nicht nur ohne Unterleibsbeteiligung empfangen, sondern auch geboren. Daraus dürfte bis heute unsere Vorliebe für den Kaiserschnitt herrühren als männliche Lösung eines an sich urweiblichen Geschehens. Statt die umfassende Kraft des Hohlmuskels der Gebärmutter mehr zu nutzen, wird recht schnell das Messer gezückt und eingesetzt. Die Gebärmutterhöhle ist mit ihrer urwüchsigen Kraft archetypisch weiblich, wohingegen das phallisch spitze und scharfe Messer archetypisch männlich ist. Bei Maria Magdalena ist der dezente Verzicht auf den Unterleib vielleicht noch auffälliger, denn immerhin war sie ja wohl eine Liebesdienerin.

Wie weit die Herabsetzung der Unterleibsregion insgesamt geht, kann auch die Einstufung des dortigen Schleimes als ekelig und schmutzig zeigen. Daß das eine eher unnatürliche Einschätzung ist, können uns Indianerkulturen offenbaren, die im Schleim eher die Lebenskraft vermuten und ihn von daher oft für heilig halten. Eigentlich ist die Logik mehr auf ihrer Seite. Die Indianer haben wohl bald bemerkt, daß beim Zeugen der Kinder Schleim eine wichtige Rolle spielt, und glaubten, daß er das Geheimnis des Lebens enthalten müsse. Wenn man davon ausgeht, daß ja auch die Samenflüssigkeit etwas Glitschiges hat, liegen sie damit nicht einmal so falsch. Wir verraten mit unserer Abwertung alles Schleimigen, Glitschigen und Rutschigen dagegen unsere Verachtung für den weiblichen Pol der Schöpfung.

In früheren Zeiten muß das auch bei uns anders gewesen sein, wie ein Ausdruck aus der Anatomie verrät. Das Kreuzbein, das eindeutig unter der Gürtellinie und dann auch noch hinten liegt, in einer Region, wo kein Christenmensch mehr etwas Heiliges vermuten würde, heißt lateinisch *os sacrum*, das heilige Bein. Daraus ist zu schließen, daß auch unsere medizinischen Ahnen noch sehr wohl um die tieferen Zusammenhänge zwischen oben und unten wußten. Der Weg zum Heil und damit zum Heiligen beginnt tatsächlich hier unten. Im Osten ist es ein offenes Geheimnis, daß sich die Energie- oder Kundalinischlange auf ihrem Weg nach oben aus diesem Bereich erhebt. Ausgehend vom Wurzelchakra, das im Bereich des heiligen Beines anzusiedeln ist, klettert sie von Chakra zu Chakra nach oben, bis sie das Scheitelchakra erreicht und der betreffende Mensch Befreiung erlangt. An Buddhastatuen sehen wir dieses Phänomen oft in der Königskobra verkörpert, die sich hinter dem Buddha erhebt und ihn sowohl behütet als auch verdeutlicht, daß er zu seinem vollen Potential erwacht ist.

Frauen mit Unterleibsbeschwerden müßten die kollektive Abwertung ihrer Basis durchschauen und klären, inwieweit sie sich ihr unbewußt angeschlossen haben. Möglicherweise haben sie den Unterleibsbereich ignoriert, und er ruft nun mit seinen Schmerzen um Hilfe. Schmerzen wollen immer Aufmerksamkeit auf sich ziehen und Beachtung wie Zuwendung erzwingen. Wo es einer Frau gelingt, sich zu einer positiven Einschätzung ihrer eigenen Unterwelt durchzuringen und den Unterleib aus der christlichen Schmuddelecke zu befreien, wird hier generelle Erleichterung einkehren. Wo der Unterleib sogar zur Quelle uneingeschränkter Freude und Lust wird, bekommt er freiwillig Zuwendung und muß sie sich nicht ertrotzen. Diese Umwertung der ganzen Region gilt generell bei Beschwerden in diesem Bereich, wird aber insbesondere bei jenen Symptomen wichtig, die sich trotz vielfältiger Untersuchungen nicht auf bestimmte Organe oder Krankheitsbilder eingrenzen lassen.

Von der Haut ausgehende Erkrankungen der Vulva

Pruritus vulvae

In der gynäkologischen Fachsprache wird als Pruritus vulvae das ausgesprochen lästige Jucken im Bereich des äußeren Genitales bezeichnet. Oft wird es noch durch ein ebenso heftiges Jucken im Analbereich verschlimmert. Es handelt sich sehr häufig um eine Begleiterscheinung von Hauterkrankungen wie Diabetes und Allergien.[20] Bei beiden Krankheitsbildern wird der Bezug zum Thema »Liebe« symbolisch deutlich: Bei Diabetes kann die Süße des Lebens nicht aufgenommen werden, bei den Allergien wird sehr häufig das Erotisch-Sexuelle aggressiv bekämpft. Im Jucken ist dieser Bezug offensichtlich. Die Umgangssprache läßt keinen Zweifel daran, daß das, was uns juckt, uns zugleich lockt und reizt. Wir neigen dann zum Kratzen und öffnen damit unsere Hautoberfläche auf aggressive Weise, ja, wir reißen uns mit den Fingernägeln, den Resten unserer Krallen, die Haut auf. Dieses Öffnen der Grenze nach außen führt – trotz blutiger Kratzspuren – zumeist zum spürbaren Nachlassen des Juckreizes.

Die Deutung ergibt sich daraus wie von selbst: Die Betroffene ist sich des Reizes nicht bewußt, der von ihrem Geschlecht ausgeht. Das konkrete Jucken verrät ihr, wie sehr es sie diesbezüglich noch jucken würde. Die Einlösungsaufgabe ergibt sich aus der Selbstbehandlung des Kratzens, die ja kurzfristig bessert, solange eben die Hautgrenze geöffnet ist. Es ginge folglich darum, die eigene Außengrenze auf der übertragenen Ebene zu öffnen und die Themen »Polarität« und »Geschlechtlichkeit« wieder an sich heran und zu sich herein zu lassen. Natürlich wäre es eine wundervolle Einlösung, sich ein erfüllendes Geschlechtsleben zu verschaffen und der eigenen Sexualität die entsprechende Anerkennung zu geben. Der Aufforderungscharakter dieses Symptoms ist so offensichtlich, daß er auch der Schulmedizin und ihrer aus der Psychoanalyse kommenden Psychosomatik nicht verborgen bleiben konnte. Doch so einfach die Lösung auch klingt, sie ist oftmals eher schwer zu bewältigen, und manchmal liegt auch die beste Zeit dafür lange zurück. Auf einer grundsätzlichen Ebene ginge es bei diesem Thema auch um die Polarität ganz allgemein, um die Welt der Gegensätze und der Zweiheit. Die Aufgabe lautet also, sich auf beide Seiten des Lebens einzulassen, die lichte und die dunkle, die weibliche und die männliche. Hier stoßen wir an den Punkt, an dem Sigmund Freud glaubte, praktisch alle Probleme auf die Sexualität beziehen zu können. Wenn wir statt »Sexualität« den übergeordneten Begriff »Polarität« wählen, kommen wir dem Kern schon näher.

Die Schulmedizin wußte die längste Zeit bei diesem lästigen Symptom wenig Rat. Die Patientinnen wurden mit Vitaminen wie Nikotinsäure, Riboflavinsäure, Vitamin A und E »aufgesättigt«, ohne daß das aber im allgemeinen wesentliche Erleichterung brachte. Ausreichende Vitaminversorgung und insbesondere die Gabe von Vitamin E wird ja zunehmend in Zusammenhang mit der Libido gebracht, und insofern könnte hier wenigstens ein gewisser Zusammenhang mit dem anstehenden Thema gesehen werden. Darüber hinaus versuchte man früher durch das Einschmieren der Vulva mit Invertzucker- und Honigzubereitungen, Besserung zu erreichen. Hier ist der symbolische Zusammenhang zum drängenden Thema unübersehbar. Mit Zucker und Honig werden Symbole der Süße des Lebens und des venusischen Archetyps auf den Scheideneingang geschmiert. Das brachte zwar nicht viel, aber immerhin zielte es in die richtige Richtung.

Heute empfehlen Gynäkologen häufig, die Vulva mit Östrogensalben einzucremen, was guten Erfolg bringt, weil dadurch die Vulva mit weiblichen Hormonen beruhigt wird. Genau darum ginge es: mehr Östrogen ins Spiel des Lebens zu bringen – allerdings vor allem mit Auswirkungen auf die seelische Ebene. Natürlich gibt es auch hier wieder ganz banale Unterdrückungsversuche, früher etwa das Einschmieren der Vulva mit Teer oder Bitumen, was abgesehen von der Krebsförderung durch den kanzerogenen Teer nicht allzuviel gebracht hat. Heute würde Kortison sehr wohl den Juckreiz unterdrücken, aber damit auch die Chance, an die wirkliche Ebene des Problems heranzukommen. Als Streßhormon des Körpers, das in der Lage ist, praktisch alle nicht überlebenswichtigen Reaktionen zu unterdrücken, hat es auch hier vordergründig Erfolg. Langfristig entwickelt es aber die fatale Tendenz, die Haut zu erschöpfen und seinerseits Symptome zu verursachen, die an die Kortisonakne im Gesicht erinnern. Die Frau wird in dieser empfindlichen Region sozusagen dünnhäutig.

Selbstverständlich müssen äußere Voraussetzungen, die dem Juckreiz Vorschub leisten, in jedem Fall beseitigt werden. Bestehen zum Beispiel oberflächliche Hauteinrisse (Rhagaden), weisen diese zwar symbolisch auf die erforderliche Offenheit in diesem Bereich hin, sie sind aber trotzdem am besten schnell zu verätzen und zur Abheilung zu bringen. Natürlich sind auch ungeschickte Hygienemaßnahmen zu vermeiden, wie etwa eine falsche Wischrichtung bei der Säuberung mit Toilettenpapier, was zu Verunreinigungen mit Kolibakterien, Pilzen und Würmern (Oxyuren) und den entsprechenden juckenden Entzündungen führen kann. Auch Filzläuse, die ja zumeist im Rahmen des Geschlechtsverkehrs erworben werden, sind natürlich zu bekämpfen, zeigen aber auch zugleich den Konflikt, der hier am Eingang zur weiblichen Unterwelt ausgebrochen ist. Ebenso sollte auf ungeeignete Wäsche, die zu mechanischen Reizungen und daraus resultierenden Entzündungen führt, verzichtet werden.

Auf dem Gegenpol können auch übertriebene und sogar gefährliche Hygienemaßnahmen wie Scheidenspülungen und Intimsprays dieses Symptom fördern. Hier zeigt sich schon in den Maßnahmen selbst, wie die Frau sich gegen diesen als schmutzig empfundenen Bereich zu wehren sucht und wie problematisch er ihr ist. Auf der anderen Seite verrät die dauernde (Selbst-)Beschäftigung mit der eigenen Scheide auch, wie sehr diese Region im Mittelpunkt ihres Interesses steht. Es ginge jetzt »nur« darum, dieses Interesse in lustvolle und erfüllende Bahnen zu lenken und sich im übertragenen Sinn sauberzuhalten.

Daß auch eigene Manipulationen, die lustvoll gedacht sind und es während der Aktion auch waren, zu einem chronischen Jucken führen können, liegt vor allem daran, daß die Frau unbewußt spürt, daß dieser Weg nicht wirklich zur Erfüllung ihrer Wünsche führt. Insofern können hier auch sexuelle Konfliktstoffe verkörpert werden. Die Abwehr gegen einen Partner oder dessen als unangemessen oder sogar pervers empfundene Sexualpraktiken kann dazu führen, daß es sie jucken würde, zu schreien und sich (ihrer Haut) zu wehren, sie es sich aber nicht traut. Auch für eigene Praktiken kann sie sich auf diesem Weg bestrafen, und so mag das Jucken zur Selbstbestrafung werden, oftmals sogar für so harmlose Dinge wie Masturbieren, wenn das mit religiösen Tabus belegt ist. Andererseits können sich auch unerfüllte erotisch-sexuelle Erwartungen an den Partner in Jucken zeigen. Es würde sie jucken, das und jenes zu bekommen und zu erleben. Selbst frühere Traumatisierungen können sich juckend in Erinnerung bringen. Es juckt dann, an dieses wenn auch noch so gräßliche Thema zu rühren, um langfristig davon freier zu werden.

Lichen sclerosus et atrophicus
Bei diesem Hautkrankheitsbild der Vulva der alten Frau verliert die Haut als Grenze nach außen ihre Geschmeidigkeit, sie wird trocken und schuppig und manchmal ekzematös. Es kommt zum Verlust der Schamhaare, und in der nächtlichen Bettwärme stellt sich häufig quälender Juckreiz ein. Betroffen sind Frauen über sechzig mit einem Schwerpunkt über siebzig. Sehr häufig liegt eine zum Diabetes neigende Stoffwechsellage vor. Bevorzugt betroffen sind dickleibige Frauen, deren Gewebe die Tendenz hat, herunterzuhängen, was bis zu einem Scheuerekzem gehen kann. Aber auch Verstopfung mit Blähungen, Leber- und Gallenprobleme sowie ein schlechter Stoffwechsel bringen die Symptomatik hervor. Psychisch wirken die Frauen oft träge und depressiv, was damit zusammenhängen mag, daß sie häufig ihren Mann schon lange verloren haben und ihr Vulvabereich von daher eher unbelebt ist. Wieviel Zündstoff hinter diesem Symptom noch steckt, zeigt die Gefahr des Übergangs in ein Vulvakarzinom.

Die Deutungen der Symptomatik laufen auf eine dem Alter eher unangemessene Aufforderung heraus, im polaren sexuellen Bereich die eigenen Außengrenzen zu öffnen. Beim Ekzem öffnet sich die oberste Hautschicht und macht die Betroffene offen, wund und verletzlich, was als direkte Aufforderung zu verstehen ist. Das Ausfallen der Schamhaare macht nackt, und diese Nacktheit im Schambereich, die islamische Männer oft von ihren Frauen verlangen, hat tendenziell etwas Schamloses, auch wenn ursprünglich hygienische Gründe im Vordergrund standen. Hier ist die Scham nun ohne jeden Schutz und signalisiert totale Offenheit und sexuelle Bereitschaft. Daß das Jucken in der nächtlichen Bettwärme noch unerträglicher wird, verstärkt den Aufforderungscharakter des Symptoms zu einer Zeit, die besonders typisch für sexuelle Aktivitäten ist. Sie kann sich nicht mehr anders helfen, als sich zu jucken, zu kratzen und sich die Scham mit ihren Fingernägeln, den Resten unserer Krallen, aufzureißen. Die diesbezügliche Be-Deutung des Juckens und Kratzens wie auch der Zusammenhang zum Diabetes wurde bereits im vorangehenden Kapitel über den Pruritus vulvae beschrieben. Daß dickleibige Frauen bevorzugt von der quälenden Juckerei heimgesucht werden, spricht dafür, daß schon früher sinnliche Bedürfnisse durch Essen als Ersatz befriedigt wurden. Die Tendenz des Gewebes, herunterzuhängen, spricht für ein Sichhängenlassen auch in übertragener Hinsicht. Die Verstopfung[21] signalisiert das Mißverhältnis zwischen Nehmen und Geben und die Verweigerung, am Kreislauf des Lebendigen teilzunehmen, was auch von der Stoffwechselträgheit angedeutet wird. Leberprobleme symbolisieren Schwierigkeiten, Sinn im Leben zu finden, und die Gallenproblematik spricht von unterdrückten weiblichen Aggressionen. Dazu paßt das häufig anzutreffende Bild der lebensunfrohen Frau, die – von ihrem Mann allein gelassen – keinen Sinn mehr findet und zur Altersdepression[22] neigt.

Nun mag all das bei einer Siebzigjährigen mehr als übertrieben wirken. Tatsächlich ist es aber so, daß das Schicksal fast rücksichtslos alles Nicht- oder Zuweniggelebte anmahnt. Hinzu kommt, daß dem Körper immer nur die einfache Bilderebene seiner Organsprache zur Verfügung steht, um offengebliebene seelische Themen zu verkörpern. Sexualität bedeutet urprinzipiell die Verbindung der beiden gegensätzlichen Pole des Weiblichen und des Männlichen. Der Orgasmus ist die bescheidenste Form von Einheitserfahrung. Insofern können diese auffordernden Symptome auch auf Einheitserlebnisse auf seelischer Ebene zielen: sozusagen Orgasmus mit der Schöpfung statt mit einem ihrer männlichen Vertreter. Es ginge dann darum, die Gegensätze im eigenen Wesen zusammenzubringen, den Animus mit der Anima zu versöhnen und sich bewußt der Einheit, dem Göttlichen, zu nähern. In dieser Hinsicht wären auch die häufig mit ins Spiel kommenden Depressionen einzuordnen, die ja eine bewußte Auseinandersetzung und Aussöhnung mit dem Sterben einfordern. Der Tod, der dieses polare Leben überwindet, ist ja das letzte Einheitserlebnis. In den Leberproblemen[23] klingen zudem Probleme mit der *religio* an, die ebenfalls in diesen Zusammenhang gehören und auffordern, den letzten Sinn des sich zu Ende neigenden Lebens zu suchen. Wie brisant das Thema ist und wieviel Druck dahinterstehen kann, zeigt die Möglichkeit der Entartung (Krebs). Sie kann dieses Leben zu diesem Zeitpunkt beenden und mit dem Tod eine vorzeitige Rückkehr in die Einheit erzwingen.

Bei diesen hohen Einlösungsebenen ist aber andererseits nicht zu übersehen, daß manchmal die ganz profane Ebene körperlicher Sexualität auch im fortgeschrittenen Alter noch gemeint sein könnte und im Phänomen der »geilen Greisin«, des »geilen Greises« auch durchaus bekannt ist. Frauen haben ein Leben lang weit weniger Chancen als Männer, ihre etwaige »Geilheit« auszudrücken, sie zwicken Männer nicht in den Hintern und greifen ihnen nicht ohne Zustimmung zwischen die Beine, einfach nur weil es sie gerade mal so juckt. Wo sie weniger Ventile haben, wird sich bei ihnen diesbezüglich eher mehr anstauen. Warum sollte sich Aufgestautes nicht auch später im Leben auf der Körperbühne und in einem von dieser Gesellschaft als heikel empfundenen Bereich zeigen?

Die schulmedizinische Therapie setzt heute auf Antihistaminika zur Unterdrückung des Juckreizes, auf Kortison zur Unterdrückung des ganzen Phänomens, auf Barbiturate und andere Schlafmittel zur Sedierung, um die seelischen Reaktionen zu unterdrücken. Daß darin wirkliche Lösungen liegen, wird gar nicht erst behauptet. Auch wenn heute mit besserem Ergebnis Östrogensalben eingesetzt werden, als früher vom Einschmieren der Vulva mit Teer, Honig und dergleichen zu erwarten war, bleibt das Ergebnis letztlich unbefriedigend. Abgesehen von der Gefahr der Krebsauslösung bei Anwendungen von Teer auf der Haut, hatten die reinen Unterdrückungsmaßnahmen nur geringen Erfolg. Bei Zucker und Honig fällt aber immerhin der urprinzipielle Bezug zum Venusthema auf, der ebenso bei den Östrogensalben zu erkennen ist und hier sogar eine gewisse Erleichterung bringt. Allein schon dieser Erfolg spricht dafür, daß es um eine späte Bearbeitung des Erotikthemas geht. Naturheilkundliche Anwendungen wie Sitzbäder mit Kamillenauszügen oder Eichenrindenabkochungen bringen leider nur geringe Verbesserungen und werden als zu mühsam abgelehnt.

Ein so unliebsames Thema wie eine chronisch gereizte Scham wollen besonders in diesem Alter die meisten Betroffenen einfach nur aus der Welt schaffen. Insofern akzeptieren sie manchmal in ihrer Verzweiflung auch das Wegschneiden der ganzen Vulva oder früher deren Verstrahlen mit Röntgenstrahlen. Was nicht mehr da ist, kann einen auch nicht mehr jucken, und das allein ist oft das Begehren. Die Betroffenen wollen ihre (wohlverdiente?) Ruhe, und alles, was dazu beiträgt, wird bereitwillig akzeptiert. Nebenwirkungen oder schädliche Langzeiteffekte interessieren sie (und die Mediziner aufgrund des fortgeschrittenen Alters der Patientinnen) weniger. Aus Sicht der hermetischen

Philosophie ist es aber nie zu spät, noch Ungelerntes zu lernen, und was jetzt noch zu bewältigen ist, braucht nicht mit hinübergenommen zu werden. Um diesen Ansatz akzeptieren zu können, ist natürlich der Glaube an eine unsterbliche Seele und deren Weiterleben nach dem physischen Tod des Körpers vonnöten. Aber ganz abgesehen von der Lebensphilosophie gibt es selbst noch nach solch rabiaten Therapien wie der Amputation der ganzen Vulva die Chance, das Thema »Vereinigung der Gegensätze« auf einer anderen, höheren Ebene als der anatomischen zu bewältigen.

Zysten am Eierstock

Es gehen nicht wenige Unterleibsbeschwerden von den Eierstöcken (Ovarien) aus. Unter diesen spielen neben den Entzündungen, die in einem eigenen Kapitel (siehe Seite 262 f.) beschrieben werden, die Zysten eine wichtige Rolle. Die Entwicklung der Eierstöcke im Laufe des geschlechtsreifen Lebens kann Rückschlüsse auf die hier auftretenden Probleme ermöglichen. Bereits ab dem 25. Lebensjahr nehmen die Eierstöcke deutlich an Gewicht ab, was kontinuierlich bis zum 35. Lebensjahr anhält. Ab Mitte 30 geht es dann bis Mitte 50 steiler bergab. Von hier an flacht sich die Kurve bis zum 60. Lebensjahr ab, um dann auf niedrigem Niveau fast konstant zu bleiben. Die Haupt- und Hochzeit der Eierstöcke liegt demnach zwischen der Pubertät und Mitte 20. Noch ein weiteres Jahrzehnt wäre als Übergangszeit mit nachlassender Bedeutung anzusehen, um dann ab Mitte 30 drastisch an Bedeutung zu verlieren. Dieses über Jahrmillionen gewachsene Muster, das sich im übrigen mit dem der meisten Säugetiere deckt, gilt aber heute für moderne Menschen nicht mehr im selben Maß, da sie, wenn überhaupt, erst deutlich später bereit sind, Kindern das Leben zu schenken. Insofern entsteht eine Diskrepanz zwischen tief in Körper und Seele verwurzelten Anlagen und Sehnsüchten sowie den gesellschaftlichen Gegebenheiten und Zwängen.

Die mit ihren Besitzerinnen aus dem natürlichen Rhythmus gefallenen Eierstöcke werden so zum Schauplatz verschiedener Probleminszenierungen. Insofern ist es auch nicht verwunderlich, daß Zysten deutlich zugenommen haben und diese Tendenz noch weiterbesteht. Neben der objektiven Zunahme spielt hier allerdings sicherlich auch die immer besser werdende Ultraschalldiagnostik eine Rolle, ohne die Zysten früher kaum sicher zu identifizieren waren. Diese zystenträchtige Zeit hat sich also auch die Mittel geschaffen, ihnen auf die Spur zu kommen.

Außerdem scheint die Regel zu sein: einmal Zyste, öfter Zyste. Es handelt sich hier offenbar um ein häufig nicht in den Griff zu bekommendes und damit chronisches Problem beziehungsweise um ein Problem, das auf die gängige schulmedizinische Therapie nicht oder jedenfalls nicht langfristig anspricht. Wie sehr das Thema mit dem des Kinderbekommens zu tun hat, mag die Tatsache beleuchten, daß Zysten praktisch nur nach erfolgter Entjungferung auftreten.

Ein häufiger Entstehungsweg, der zu erheblichen Beschwerden im geschlechtsreifen Alter führen kann, ist die **Follikelpersistenz.** Zum über seine Zeit hinausgehenden Weiterbestehen des Follikels kommt es, wenn das Ei den Sprung verweigert. Das hat auf körperlicher Ebene häufig seine Ursache darin, daß die Follikelblase nicht platzt, weil sie zu derb und hart ist. Nicht selten wächst dann das Eibläschen an Ort und Stelle, wird größer und kann in einer bis zu zehn Zentimeter großen, zumeist wassergefüllten Zyste enden. Für die Betroffenen wäre zu klären, inwieweit ihr Gewebe ihnen einen Spiegel vorhält und sie insgesamt zu hart und zu derb mit sich selbst, vor allem in bezug auf das Thema »Kinderbekommen«, umgehen. Wo alles zu bindegewebig, hart und fest ist und das Ei nicht mehr freigegeben werden kann, mag auch der Hinweis auf einen Mangel an Loslassen im ureigenen weiblichen Bereich anklingen. Es fehlt offenbar Vertrauen, und statt dessen kommt es zur Panzerung und Absicherung. Die ganze Situation entbehrt der (arche-)typisch weichen weiblichen Hingabefähigkeit und gewinnt dafür an männlicher Derbheit und Härte.

Geht man noch einen Schritt weiter und stellt die Verbindung zwischen weiblichem Ei und Mond- und damit Gefühlsprinzip allgemein her, ließe sich vermuten, daß die Betroffenen sich nach vielen Gefühlsverletzungen, die ihre weibliche Seite abbekommen hat, einen Panzer (verhärtetes Gewebe) zugelegt haben und lieber nichts mehr von ihrer weichen Seite, von ihren Gefühlen und Tränen herauslassen.

Eine Parallele zur Tendenz der zunehmenden Derbheit des Bindegewebes im Eierstock und in der direkten Umgebung der Eier zeigt sich immer häufiger auch in einem späteren Entwicklungsschritt. Sogar die Eihaut scheint häufig derber zu werden, während die männlichen Spermien ihrerseits zu immer mehr Schwäche tendieren, so daß es ihnen zunehmend seltener gelingt, die Eihaut zu durchdringen, mit dem Ergebnis, daß das verletzende Männliche nicht mehr eingelassen wird. Das ist wiederum der Grund, aus dem die Befruchtungsspezialisten die Eier zunehmend vergewaltigen müssen, um den Spermien überhaupt noch Zutritt zum Allerheiligsten zu verschaffen. Anders formuliert könnte man sagen: Das Weibliche wird zu hart und männlich, das Männliche zu weich und weiblich. Das geschieht aber leider nicht auf der seelischen Ebene, wo es nach C. G. Jung sinnvoll wäre, wenn sich die Frau mit ihrem männlichen (Animus) und der Mann mit seinem weiblichen Seelenanteil (Anima) einließe, sondern stellvertretend im Körper, wo es unter anderem zu den beschriebenen Problemen führt. Hierher paßt auch die sich immer deutlicher abzeichnende Erkenntnis, daß die Unfruchtbarkeit (Infertilität) bei Männern und Frauen gleichermaßen erschreckend zunimmt, wobei selbst gynäkologische Forscher, die naturgemäß dazu neigen, das Problem eher in ihrem Arbeitsfeld, also bei den Frauen, zu sehen, heute in über fünfzig Prozent der Fälle von Unfruchtbarkeit von primär männlichen Problemen ausgehen.

Auf die seelische Ebene übersetzt, würde diese Problematik für die Frauen darauf hinauslaufen, sich in übertragener Hinsicht vermehrt abzuhärten, besser abzusichern und konsequenter durchzusetzen, um auf körperlicher Ebene weniger zu verhärten und nicht in diesem Ausmaß Mauern errichten zu müssen.

Die Frau, deren Ei nicht springt, schafft den Absprung zu wirklicher Fruchtbarkeit nicht und hält ihr bio*logisch* wertvollstes Geschenk ans Leben zurück. Damit bleibt sie auf dem Sprung, solange der Follikel in der zystischen Form weiterbesteht oder sogar wächst. Die Gefahr des verspäteten Sprungs des viel zu groß gewordenen Follikels – mit anderen Worten: das Platzen der Zyste – kann dann sehr bedrohlich für das Leben der verhinderten Mutter werden. Statt neues Leben zu schenken, bedroht sie ihr eigenes, jedenfalls wenn die Zyste groß genug geworden ist.

Andererseits wächst auch ein unfertiges und damit taubes Ei an falscher und folglich gefährlicher Stelle heran. Es wird so früh zurückgehalten, daß die notwendige Beteiligung des männlichen Gegenpols zu seiner Ergänzung und Vervollständigung nicht erfolgen kann. Es ist also letztlich nichts dahinter (hinter dem Kinderwunsch?), sondern eine leere Frucht, ein übertriebenes (»faules«) Ei, das für eine überbetonte und problematische Fruchtbarkeitsthematik steht. Die zum Teil enorme Größe könnte den Umfang des unbewußten Anspruchs zeigen, hinter dem aber letztlich doch nur ein *faules* Ei entsprechend einem faulen Kompromiß steckt. Folglich wäre der Frage nachzugehen, inwieweit die Betroffene unbewußt den für die echte Fruchtbarkeit einer Beziehung unverzichtbaren Schritt zum männlichen Partner verweigert und ihre Fruchtbarkeit statt dessen an falscher und sogar gefährlicher Stelle wachsen läßt. Denkbar wäre auch, daß sie zuwenig bereit ist, ihre Fruchtbarkeit mit dem Partner zu teilen. Letztlich fehlt ein Einlassen auf die Polarität mit allen Konsequenzen.

Es handelt sich um ein aufgeblasenes und damit die Wichtigkeit des Themas betonendes Ei, das den Sprung verweigert und am falschen Ort wächst. Das Ei als Symbol der Fruchtbarkeit hat es nicht geschafft, sein erstes Nest zu verlassen und sich auf den anstrengenden und abenteuerlichen wie gefährlichen Entwicklungsweg zu machen. Einerseits ist das Fruchtbarkeitsthema also deutlich überbewertet und geradezu aufgeblasen, andererseits traut sie sich damit nicht ans Licht und findet nicht das richtige Umfeld, um ihr Anliegen auszuleben. Einerseits überbetont, kann es sich andererseits nicht am (richtigen) Ort ausdrücken und verwirklichen. Hinter Zysten können sich so auch eingefrorene, auf Eis gelegte, zurückgehaltene und mit der Zeit verhärtete und letztlich nicht eingestandene Schwangerschafts- und Selbstverwirklichungswünsche verbergen.

Denkbar wäre auch, daß die Betroffene sich ohne Mann ein eigenes Nest – allerdings am falschen Ort – baut. Hierher wären jene Zystenentwicklungen zu rechnen, die sich in unmittelbarer zeitlicher Nähe zu Trennungen und Situationen von äußerem Geborgenheitsverlust entwickeln. Das Ei, das den Sprung zu seiner eigentlichen Bestimmung nicht schafft, kann aber auch Symbol für ein Den-Absprung-nicht-Schaffen sein. So finden sich

Zysten auch in Situationen, in denen etwa das Frau- und Erwachsenwerden verweigert und zeitlich hinausgeschoben wird.

Die Flüssigkeitsansammlungen in den Hohlräumen der Zysten, die durch späteres Platzen gefährlich werden können, enthüllen eine weitere Bedeutungsebene. Sich ansammelndes Gewebewasser entspricht wie alles Wasser dem seelischen Element. In der Zyste kapselt sich also seelische Energie ab, die nicht gelebt werden kann und sich folglich staut. Häufig handelt es sich um angesammelte Tränen, die nicht im richtigen Moment und am richtigen Ort geweint werden konnten, da sie dann aufgefallen wären. Tränen, die *frau* nicht offen zeigen kann, gelten nicht selten unbewußten oder halb bewußten Kinderwünschen, die hier im Unterleib eingemauert werden und so nie an das Licht der Bewußtheit oder gar Öffentlichkeit kommen. Wenn sie gar nicht bis zum Partner vordringen, bekommen sie auch nie die Chance seines Segens, weder im übertragenen Sinn noch in der ganz konkreten Form seines Samens. Unter Umständen ist die ganze Situation nicht danach, daß *frau* sich traut, Kinderwünsche zu äußern, da sie dem Mann nicht vertraut. Gerade im Fall einer Schwangerschaft ist sie aber besonders auf den Schutz des Partners und das Vertrauen in ihn angewiesen. Ist aus irgendwelchen inneren Gründen, wie zum Beispiel schlechten Erfahrungen mit dem eigenen Vater, oder äußeren Anlässen, etwa bereits erlebten Enttäuschungen durch den (nicht) in Frage kommenden Partner, dieses Bedürfnis nach Geborgenheit nicht gewährleistet, wird das Ei zurückgehalten. Es kommt zu einer Art inneren Empfängnisverhütung, gepaart mit zurückgehaltenen inneren Schmerzen und abgekapselten Tränen. All das wird häufig damit zusammenhängen, daß auf den Frauen heute die ganze Last des Ungleichgewichts zwischen biologischem und zeitgeistlichem Anspruch ruht und es keine verläßliche Rollenverteilung mehr gibt, die jedenfalls in biologischer Hinsicht sinnvoll war.

Druckbeschwerden und Ziehen im Unterleib, falls die Zyste erhebliche Ausmaße annimmt und auf andere Strukturen drückt, zeigen, daß das Thema die Betroffene unter Druck setzt und ihre Energie und Aufmerksamkeit absorbiert, auch wenn ihr das gar nicht so bewußt sein mag. Der Druck der Zyste auf andere Organe wie die Blase könnte darauf hindeuten, daß andere Lebensbereiche und Themen bereits in Mitleidenschaft gezogen werden.

Die gefährlichste Komplikation der großen Zyste ist ihr Platzen. Dazu kommt es, wenn die Zystenwand, jener Damm, der das abgekapselte Seelenwasser zurückhält, zu sehr unter Druck gerät und diesem nicht mehr standhalten kann. Auch in übertragener Hinsicht kann *frau* sich diesbezüglich zum Platzen und irgendwann außerstande fühlen, die aufgestauten Seelenenergien weiter zurückzuhalten. Wenn sich die abgekapselten Seelenenergien aber in Form des gestauten Gewebewassers Bahn brechen, besteht die Gefahr einer Flutwelle, die sich sintflutartig in Unterleib und Bauch ausbreitet und sich nun in einen Flächenbrand (Entzündung) wandeln kann. Die Überschwemmung betrifft jetzt nicht nur den typisch weiblichen Bereich des Unterleibes, sondern greift darüber hinaus oft auf den übrigen Bauch über mit der Gefahr der massiven Bauchfellreizung. Das entzündliche Element des Geschehens verrät den heißen Konflikt. Mit Unterleib und Bauch brennt die Betroffene in ihrem körperlichen Zentrum. Letztlich steht jetzt alles in Flammen, und ihr Leben ist in Gefahr. Der Konflikt geht nun über das Thema »Fruchtbarkeit« beziehungsweise die Frage »Will ich oder will ich nicht empfänglich sein?« deutlich hinaus und bedroht ihr Leben. Das aber verrät, wie wichtig dieses Thema der Betroffenen unbewußt immer war, so daß sie in letzter Konsequenz nun sogar ihr Leben dafür riskiert. Auch wenn ihr das nie so bewußt gewesen sein mag, zeigt der Körper es jedenfalls in all der ihm eigenen Ehrlichkeit.

Daß Frauen, die sich chronisch mit Zysten herumschlagen, im Klinikalltag als eher verhärtet, konfliktgeladen und verhärmt auffallen, mag auf dieser Basis verständlich werden. Das englische Verb »to harm« (»verletzen«) kann hier Hinweise geben. Verhärmte Menschen sind verletzt worden und haben Probleme nicht verarbeiten können. Ein Beispiel aus der Psychotherapie mag das veranschaulichen. Eine Frau bäuerlicher Herkunft heiratet in ein fremdes Nest ein, wo sie weder von der dort herrschenden Hausherrin, der Mutter ihres Mannes, angenommen noch von ihrem Mann gegen deren Bosheit in Schutz genommen wird. Sie ist schweren Drangsalierungen ausgesetzt und kann sich überhaupt nicht wehren, zumal das Ganze vor streng katholischem Hintergrund abläuft und sie der Hauptforderung nach Nachwuchs nicht schnell genug nachkommen kann. Die Situation – daß sie von ihrem Partner keine Liebe bekommt und von dessen Mutter mit erfundenen Diebstahlsbeschuldigungen schikaniert wird – nimmt sie klaglos und scheinbar ohne äußere Reaktionen wie Weinen hin. Statt aber ihr Ei springen zu lassen und etwaige Kinder in dieses lieblose, ungeeignete Nest zu entlassen, gebiert sie ihre Tränen unter Lebensgefahr lieber dort unten, wo sie lange niemand bemerkt. Oben, wo sie ihr Erleichterung verschaffen könnten, würden sie aber allen anzeigen, daß sie an ihren Grenzen angelangt ist. Erst das nicht mehr zu verbergende Wachsen einer gewaltigen Zyste zeigt an, womit sie in Wahrheit schwanger geht.

Die Aufgaben, die das Krankheitsbild der Eierstockzyste stellt, ergeben sich aus den symbolhaften körperlichen Abläufen. Der schlimmsten körperlichen Entwicklung, dem Platzen der Zyste und dem Erguß der gestauten Seelenenergie in den Bauchraum, wird offenbar am besten dadurch vorgebeugt, daß *frau* ihre schon gestaute Seelenenergie rechtzeitig und im sozialen, mitmenschlichen Bereich statt in den eigenen Bauchraum explodieren läßt. Statt eine Bauchfellreizung durchzumachen wäre es sinnvoller, frühzeitig heiße Auseinandersetzungen über das Thema zu führen – mit sich selbst, aber gegebenenfalls auch mit dem Partner.

Wenn ihr die Problematik frühzeitig bewußt wird, wäre es im vorbeugenden Sinn natürlich noch sinnvoller, diesen Strom des Seelischen in alle zentralen Lebensbereiche mit Betonung der speziell weiblichen Themen fließen zu lassen. Das heißt also, nicht erst abzuwarten, bis sie sich bereits zum Platzen fühlt, sondern schon zu reagieren, wenn sie nur unter Druck gerät. Schon vom ersten Ziehen im Unterbauch könnte sie ihre Aufmerksamkeit in diese Richtung ziehen lassen. Tränendruck könnte sich heilsamer gleich an Ort und Stelle, nämlich im Moment der Traurigkeit und im oberen Bereich der Augen, bemerkbar machen. Tränen fließen zu lassen erleichtert bekanntlich und setzt auch für die Außenwelt Zeichen, die – wenn auch oft übersehen – doch immer wieder verstanden werden, oft besser als intellektuelle Erläuterungen.

Möglichst früh zu klären wäre auch die Frage, inwieweit ihre äußerliche Lebensplanung mit ihrer innerseelischen Gemütslage überhaupt vereinbar ist. Wie weit die Forderungen des Zeitgeistes, die oft vom männlichen Gegenpol wie selbstverständlich vorausgesetzt werden, ihr überhaupt seelisch entsprechen, insbesondere was das Thema »Kinderbekommen und Nestbau« angeht. Vielleicht ist sie seelisch altmodischer, als es ihrer intellektuellen Ausbildung und Ausrichtung entspricht. Das heißt noch nicht, daß sie dem Seelischen nachgeben müßte, aber es sollte dazu führen, den Konflikt bewußtzumachen. Dazu ist es hilfreich, sich einzugestehen, wie nahe ihr das weibliche Erbe doch geht. Da Frauen über Jahrmillionen darauf gepolt waren, zu empfangen, wenn sie biologisch empfänglich wurden, sind diese archaischen Bestrebungen oft viel stärker, wenn auch weniger bewußt als zeitgeistadäquate Wünsche. Symptome wie die Zysten können diese Diskrepanz bewußtmachen und damit eine neue Standortbestimmung erfordern.

Im homöopathischen Sinne verlangt die Situation von der Betroffenen, den Wunsch nach Kindern, der meist aus ihr selbst erwachsen wird oder seltener auch einmal vom Partner oder dessen Ursprungsfamilie an sie herangetragen sein kann, bewußt zurückzustellen. Sie müßte sich zum Beispiel eingestehen, daß trotz Kinderwunsches ihre äußere Situation gar kein geeignetes Nest hergibt und sie so ihre Kinder erst einmal für sich im Nest (des Eierstocks) behalten muß. Das verlangt dann auch, in dieser Hinsicht mit sich selbst konsequenter, härter und ehrlicher zu sein. Auf dieser Basis könnte sie sich dann gegebenenfalls auch strikter und härter in der Partnerschaft für ihre Anliegen bezüglich des Kinderbekommens einsetzen.

Die Größe einer Zyste entspricht der Wichtigkeit des Themas »Fruchtbarkeit« und sollte Anlaß zu Überlegungen geben, wie sie dieses große Thema in ihr Leben integrieren kann. Erfahrungsgemäß fällt es vielen und besonders jüngeren Frauen schwer, dieser Thematik auf einer anderen als der biologischen Ebene gerecht zu werden. Aber natürlich ist es möglich, Kinder auf verschiedenen Ebenen zu bekommen. Hierfür eignen sich Projekte und Themen, die ihr wirklich ans Herz wachsen, mit denen sie schon lange schwanger geht und die Erfüllung versprechen und auch noch nach ihrer Geburt der (Für-)Sorge bedürfen. Sie sollte jedenfalls dem Leben ihre Energie schenken, bevor es (das Thema) sie innerlich zerreißt oder sie platzt.

Wichtig wäre auch das Eingeständnis, daß sie mit der Zyste auf gefährlichem Weg ist und sich in Sachen Fruchtbarkeit und Nestbau offenbar getäuscht hat. Noch bevor sie diese Idee mit dem Partner wirklich geteilt hat und er eine Chance hatte, seinen Teil (und vielleicht seine Meinung) dazu zu äußern, fängt sie schon mit dem Nestbau auf einem ungeeigneten Terrain an. Das mag an der uneingestandenen Überbetonung des Themas liegen, aber auch daran, daß sie sich auf diesen Partner unbewußt gar nicht verlassen will und er so auch nicht wirklich teilhaben soll. Aus der Zurückhaltung der Seelenenergie in Form des Wassers ließe sich sogar die Notwendigkeit herauslesen, sich in der Thematik des Kinderwunsches innerlich vom Partner unabhängig zu machen und zu lernen, sich abzugrenzen, statt Seelenenergie einzukapseln.

Immer wiederkehrende Zystenprobleme legen den Verdacht nahe, daß die Situation und damit auch die Problematik chronisch geworden sind. Das bewußte Zurückhalten der Tränen mag keine ideale Lösung sein, aber solange es bewußt geschieht, wird die Thematik wenigstens nicht in den Körper sinken und sich in Symptomen verkörpern. Es ist eben auch nicht zu allen Zeiten immer dieselbe Reaktion passend. Während es die längste Zeit angemessen sein kann, sich zurückzunehmen, mag es in einer Extremsituation, wie etwa kurz vor dem Durchbruch (der Zyste auf körperlicher Ebene), dann doch besser sein, allen Emotionen freien Lauf zu lassen und die ganze Flut herauszulassen, auch wenn die äußere Lebenssituation das gar nicht tragen kann und dann der große Konflikt voll ausbricht. Aber lieber eine heiße und gefährliche Auseinandersetzung wagen, selbst wenn es dafür keine tragfähige Grundlage gibt, als einen Krieg auf der körperlichen Entzündungsebene riskieren.

Druck und ein Ziehen im Unterleib weisen darauf hin, wieviel Druck auf dem Thema lastet, und legen nahe, (Nach-)Druck hinter die seelische Thematik der Fruchtbarkeit und des Kinderbekommens zu bringen. Die Lebensgefahr im Extremfall zeigt, daß hier eine für sie lebenswichtige Thematik liegt, die nicht beliebig aufgeschoben werden kann, da *frau* irgendwann den inneren Druck nicht mehr aushalten könnte.

Zur Einlösung wäre es notwendig, sich mit allen Seelenkräften an die Themen »Fruchtbarkeit«, »mütterliche Weiblichkeit«,

»weibliches Erbe« usw. heranzuwagen, um sich schließlich mit dem archetypischen Mondthema im eigenen Leben auszusöhnen. Daraus ergäbe sich dann die Basis für eine erfolgreiche Suche nach den geeigneten Bedingungen und Begleitumständen. In *andere Umstände* kann sie sich gefahrlos nur begeben, wenn die äußeren Umstände das erlauben. Die Forderung nach äußeren Veränderungen ist erfahrungsgemäß von wenig Erfolg gekrönt, solange die inneren Weichen nicht entsprechend gestellt sind. Auch das ist zwar noch keine Garantie, aber steigert doch die Wahrscheinlichkeit erheblich, daß sich auch die äußeren Umstände günstig fügen. Natürlich kann es auch sein, daß der Absprung aus einer Partnerschaft, die keine Basis für ein notwendiges und tragfähiges Nest bietet, ansteht. Statt fauler Kompromisse sind dann unter Umständen harte Konsequenzen zu tragen.

Die Aufgabe für die Helfer auf gynäkologischer Seite bestünde darin, den Frauen auf die Sprünge zu helfen, den Weg zu befriedigender Fruchtbarkeit zu finden. Das wird meistens nicht mit Hormongaben getan sein, wie etwa der Verabreichung von Gestagenen zum Eintrocknen der Zyste. Dadurch wird die Wachstumstendenz (Proliferation) des gesamten Eierstockgewebes unterdrückt und folglich die Patientin in ihrer Fruchtbarkeit und in ihrem Frausein behindert. Diese Behandlung mag zunächst körperlich erleichternd sein, sie kommt aber nicht einmal in die Nähe einer Lösung. Zwar wird die Explosion verhindert, aber die Chance auf Veränderung der unhaltbaren Lage verspielt. Zumindest müßte solch eine unterdrückende Therapie von einer entsprechenden psychologischen Wegweisung begleitet sein. Ähnlich naheliegend ist für die Schulmedizin die operative Entfernung der Zysten, die heute auch zunehmend endoskopisch, das heißt ohne großen Schnitt und entsprechende Narben, vorgenommen wird. Doch die oft von Patientinnen damit verbundene Vorstellung, daß ein kleiner Schnitt eine kleine Operation bedeute, ist falsch. Die Gefahren der endoskopischen Eingriffe sind zum Beispiel im Hinblick auf die Beherrschung etwaiger Blutungen sogar größer. Da Zysten zwar selten, aber eben doch hin und wieder (in bis zu zehn Prozent der Fälle) bösartig sein können, entsprechen die meisten Patientinnen dem Wunsch der Operateure nach schnellem Handeln meist dankbar und lassen sich das Problem wegschneiden. Leider gelingt das, wenn überhaupt, nur auf der körperlichen Ebene. Auf der seelischen muß sich ein unverarbeitetes Problem nun einen anderen Weg suchen, doch noch bis ins Bewußtsein vorzudringen. Dabei ist leider zu beobachten, daß die Gefährlichkeit bei solchen Verschiebungen zumeist sehr zunimmt, was sich aus der Logik des ganzen Systems auch zwanglos ergibt. Aber selbst bei operativen Radikallösungen wäre es immer noch möglich, parallel die eigentlich anstehende und nun in ihrer körperlichen Symbolik herausgeschnittene Problematik doch noch zu bearbeiten. Das würde nicht nur die kurzfristigen Operationsergebnisse verbessern. Da es auch körperlich die Akzeptanz des Eingriffs erhöht, könnte es vor allem die Langzeitergebnisse sehr verbessern.

Eine ungleich mildere, aber auch weniger durchschlagende Therapie wäre die Anwendung von Wärme etwa im Rahmen von Moorbädern. Diese bewirken fast das Gegenteil der Gestagentherapie. Moorbäder erhöhen die Spiegel aller beteiligten Hormone, sorgen für bessere Durchblutung und unterstützen die Wiedergewinnung des inneren Gleichgewichts. Die Anregung der körpereigenen Hormonproduktion kann den Durchbruch weiblichen Selbstverständnisses erleichtern. Ganz nebenbei lenken Moorbäder natürlich auch im positiven Sinn die Aufmerksamkeit auf die betroffene Region, was allein schon die Heilkraft des Inneren Arztes, jener Instanz, die nach Paracelsus für alle Heilungen zuständig ist, anregen wird. Allein wird solche Therapie aber meist nicht ausreichen. Hier wäre die ergänzende seelische Bearbeitung der drängenden Problematik aber eine ideale Möglichkeit, alle Kräfte auf das eine Ziel einer tiefergehenden Lösung zu lenken.

Bei den selteneren **Corpus-luteum-Zysten**, die sich aus einem bestehenbleibenden Gelbkörper entwickeln, gelten die obigen Deutungen der Zystenproblematik mit entsprechenden Einschränkungen. Das Ei ist in diesem Fall ja bereits gesprungen, aber die Reste seines ersten Nestes werden nicht aufgegeben, sondern wachsen sogar weiter. Im Fall der eingetretenen Schwangerschaft entwickelt sich nach dem Eisprung aus dem Corpus luteum (Gelbkörper) eine Zyste, die aber häufig im dritten Monat der Schwangerschaft verschwindet und dann eigentlich auch nur ein vergrößertes Corpus luteum darstellt. Insofern ist die Problematik gering und das Ganze zumeist nur ein Nebenbefund. Alles oben bezüglich des ausgebliebenen Eisprungs Angeführte entfällt hier. Dafür wäre eine Auseinandersetzung mit dem Problem des zu langen Festhaltens an alten Vorstellungen bezüglich Fruchtbarkeit und Kinderbekommen anzuraten, die schließlich sogar die Fruchtbarkeit gefährden und die Frau erheblich unter Druck bringen können. Wenn die Schwangerschaft gefährdet wird, ist auch diese Zystenart viel dramatischer einzuschätzen.

Dermoidzysten, Teratome

Bei diesen Hautanhangsgeschwüren handelt es sich um die häufigsten Eierstocktumoren im Kindesalter. Sie kommen praktisch nur im Eierstock und im Hoden vor. Die Quelle des Wachstums sind die Keimzellen, und die Tumoren sind immer embryonaler Herkunft. Ein Teil des genetischen Materials eines Eis fängt an zu wachsen, ohne daß eine Befruchtung stattgefunden hätte. Es handelt sich folglich um eine Art Parthenogenese, ein Schwangerwerden ohne Außeneinwirkung, ohne Mann, bei dem das Mädchen durchaus Jungfrau bleibt. Das Ergebnis ist entsprechend unvollständig, denn nur das äußere Keimblatt, das Ektoderm, beginnt mit den unkontrollierten Wachstumsprozessen und bringt aus seinem Repertoire Haare, Talgdrüsen, Zähne und manchmal auch ein Stück Kieferleiste hervor. Das Ektoderm liefert als äußere Keimanlage eine Art Schutzschiene für den Organismus und ist mit Aufgaben der Grenzsicherung und Verteidigung beschäftigt. Die Keimzelle ist noch omnipotent, und folglich kann aus ihr alles werden, auch Bösartiges, und in drei Prozent der Fälle kommt es tatsächlich zur krebsigen Entartung dieser Ektodermanteile.

In extremen Fällen kann es zwanzig bis dreißig Jahre dauern, bis die Geschwülste zu wachsen beginnen oder bis ihr Wachstum so zunimmt, daß es bemerkt wird. Der spektakulärste Fall war der »schwangere Hauptmann von Passau«. Dieser Offizier der königlich bayerischen Armee bekam allmählich einen Bauch wie eine Schwangere, was ihm vor allem Ärger und den Spott seiner Kameraden eintrug. Als die Ärzte schließlich auf operativem Weg ein deutlich erkennbares Kind zutage förderten, war es mit seiner Offizierslaufbahn zu Ende, und er wurde angesichts dieser unsoldatischen Entwicklung in Schimpf und Schande verjagt. Hier handelte es sich allerdings um einen besonderen und annähernd einmaligen Fall, weil es wirklich um ein erkennbares Kind ging. Das Präparat dieses unglücklichen Wesens wurde noch bis zum Ersten Weltkrieg in der Münchner Universität aufbewahrt.

Die Ursache für solche auffälligen Fehlentwicklungen ist auch in den weniger spektakulären Fällen von seiten der Schulmedizin ungeklärt. Symbolisch wuchs im schwangeren Hauptmann wohl sein dunkler Zwillingsbruder oder seine entsprechende Zwillingsschwester mit heran. Vom Typ her trifft das Krankheitsbild dann auch Menschen, die ein Stück ungelebtes Leben unbewußt mit sich herumschleppen. Die Tatsache, daß es sich dabei im allgemeinen um Material des äußeren Keimblattes handelt, kann die Deutung noch spezifizieren. Die äußere Haut hat in diesem Fall ebenso wie die Haare mit dem Grenz- und Schutzthema zu tun. Die Zähne sind unsere Waffen und gehören wie die Kieferleiste eigentlich in den Mund, so daß wir zu- und abbeißen und damit sicherstellen, daß wir unseren Teil vom Leben abbekommen. Auch hier wäre neben den offensiven Möglichkeiten wieder die Schutzfunktion zu erkennen, denn man kann sich ja auch beißend verteidigen. Die Betroffenen lassen ganz offenbar Schutz- und Sicherungsmaterialien an äußerst ungünstigen Stellen nachwachsen. Als Aufgabe wäre naheliegend, zu lernen, sich auf angemessenen Ebenen seiner Haut zu wehren und die Zähne zu zeigen.

Im Teratom wächst ein Teilmensch mit, der offenbar in übertragener Hinsicht zuwenig Lebensenergie abbekommen hat. Hinzu kommt, daß es sich dabei um einen nicht befruchteten und damit letztlich auch in übertragener Hinsicht unfruchtbaren Keim handelt. Daß diese Gewächse vor allem im Kindesalter vorkommen, mag damit zusammenhängen, daß in dieser Zeit das magische Verständnis noch viel größer ist und Kinder dazu neigen, sich Dinge bis in unsere Realität hin*einzubilden*. So wächst dann ganz konkret das »Schwesterchen« oder »Brüderchen« heran, das einem fehlt, wobei das gar nicht zu materiell gemeint sein muß, sondern durchaus auch auf den ungelebten und damit fehlenden Schatten zu beziehen ist.

Gebärmuttervorfall

Dieser *Vorfall* (Prolaps) mit der Gebärmutter (Uterus) beruht körperlich gesehen darauf, daß sich nicht nur die Gebärmutter, sondern auch Scheide und oft Blase und Mastdarm senken. Das wiederum wird möglich durch die Erschlaffung des Halteapparates der Gebärmutter und der anderen Organe der Region. Der Halteapparat besteht aus bindegewebigen Strukturen, die wie ein Spinnennetz die Gebärmutter an Ort und Stelle festhalten. Ist die Haltefähigkeit der Bänder erschöpft und sind die Organe selbst erschlafft, kommt es zu einem Nachgeben und Loslassen auf der körperlichen Ebene, das bis zu deutlichem Druck der Gebärmutter und damit unkontrollierbarem Urinabgang gehen kann. Diese Inkontinenz, die sich als unstetiges Harnträufeln bemerkbar macht, wird anschließend gesondert gedeutet.

Die Gründe, die zur Erschlaffung der Gewebe in diesem Bereich führen, liegen auf den ersten Blick in jahrelanger Überbeanspruchung und Überlastung. Die Schulmedizin führt in ihrer typischen Art eine ganze Reihe von körperlichen Punkten an: viele schwere Geburten, zu schweres Tragen über längere Zeit usw. Die Tatsache, daß häufig überarbeitete Bäuerinnen, die nach heutigem Zeitgeistgeschmack zu viele Kinder geboren haben, betroffen sind, mag das noch untermauern. Auffällig oft kommen Thrombosen in den Beinvenen, Ulcera crura (offene Beine) und daraus folgend dicke, geschwollene Unterschenkel hinzu. Vieles davon läßt sich unter dem Thema der Bindegewebsschwäche zusammenfassen. Dieser Konstitutionstyp verrät auf der Ebene seiner Gewebe eine gewisse Haltlosigkeit und Unverbindlichkeit, die zwar durch alle möglichen Anstrengungen kompensiert wird, aber über die Gewebeebene doch immer wieder sehr ehrlich macht. Die Bindegewebsschwäche begünstigt rein körperlich das Nachlassen der Spannkraft in den Haltebändern der Gebärmutter ebenso wie in den Venen der Beine. Das Ergebnis sind dann medizinische Vorfälle auf beiden Ebenen. Das Herabsinken der Gebärmutter und das Nachgeben der Venenklappen führen letztlich zu Inkontinenz der Blase und zu Blutwasseraustritt ins Gewebe auf der einen Ebene und in letzter Konsequenz zum Aufgehen der Beine auf der anderen Ebene.

Die Grundsituation sogenannter Bindegewebsschwächlinge,[24] die zum Beispiel ihre ganze Lebenskraft (symbolisiert im ausgesandten Blut) verausgaben und dann kaum etwas zurückbekommen, weil das Blut in den ausgeleierten Venen versackt und den Weg zurück zum Herzen nicht findet, führt zu oft eindrucksvollen Kompensationsversuchen. *Frau* reißt sich zusammen und gibt und tut noch mehr, um die gewünschte Anerkennung zu bekommen. Je weniger diese kommt, desto aktiver wird sie in ihren Anstrengungen und desto mehr überlastet sie ihr Gewebe. Schweres Heben bei schwachem Bindegewebe erhöht natürlich den Druck auf die tragenden Strukturen und verstärkt die Problematik. Falsches Heben bringt den Zusammenbruch der haltenden Strukturen noch schneller zuwege. Je schwächer die innere Verbindlichkeit, symbolisiert im schwachen Bindegewebe, desto mehr mag *frau* sich anstrengen, Verbindlichkeit und Bindungsfähigkeit unter Beweis zu stellen. Je geringer der innere (Rück-) Halt, desto mehr wird sie sich äußerlich oft zusammenreißen. Wo Frausein durch Kindergebären unter Beweis gestellt wird, wird das auch das Gewebe erschöpfen. Insofern paßt der ausgemergelte Eindruck einer Person, die alles an Lebensenergie aus sich herausgepreßt hat, gut in das Gesamtbild einer vom mondigen Archetyp geprägten Frau, die aber den Mondforderungen vor allem auf äußeren Ebenen gerecht zu werden sucht. Zuviel Gebären, zuviel mechanische Sexualität auf brachiale Weise und zuviel Arbeit erschöpfen körperlich und bewirken die entsprechende seelische Erschöpfung. Wobei viel heben noch nicht bedeutet, daß *frau* viel *auf die Reihe gebracht* hat, ebensowenig wie viel tragen und ertragen bedeuten muß, daß sie vieles weitergebracht hätte. Im Gegenteil, da es sich zumeist um Kompensationsanstrengungen handelt, ist die Wahrscheinlichkeit, damit viel zu erreichen, sogar ausgesprochen gering.

Beim Herausfinden der Lebensthematik und der Aufgabe, die hinter diesem Bild steht, kann uns das in dieser Situation auch häufig angezeigte homöopathische Mittel »Sepia« weiterhelfen. Zu diesem Mittelbild gehört das Gefühl: »Alles drängt nach unten, die Gebärmutter drängt zur Scheide hinaus.« Sepiafrauen hängen häufig zwischen männlichem und weiblichem Pol, beziehungsweise ihr männlicher Anspruch und die weibliche Aufgabe lassen sich nicht vereinbaren. Willibald Gawlik schreibt bezüglich des Mittelbildes: »Das weibliche Prinzip, die Mutterwelt, befindet sich diesem männlichen Prinzip gegenüber in Aufruhr, zumal Sepia seinen großen Platz an der Schwelle des Klimakteriums hat.« Darüber hinaus weist er darauf hin, daß der Tintenfisch (Sepia) scheinbar nicht viel mit seiner Geschlechtlichkeit im Sinn hat. Er löst sein Geschlechtsteil im entscheidenden Moment von sich ab, so als wollte er mit der Befruchtung selbst gar nichts zu tun haben. Meist haben die betroffenen Frauen zwar viele Kinder geboren, aber ihre Sexualität kaum genossen. Oft würden sie sie am liebsten gleich mit der unten hinausdrängenden Gebärmutter loswerden und wären auch gern das als beschwerlich empfundene Drängen ihrer Männer mit los. In diesem letzten Punkt gleichen die Sepiatypen den ebenfalls häufig betroffenen Frauen vom Typ jener Bäuerinnen, die unter einer Art Animusbesessenheit leiden, das heißt, männliche Anstrengungen unternehmen und sich überstrapazieren, um im harten Leben auf dem Bauernhof mit seinen heutzutage fast ausschließlich männlichen Wertvorstellungen zu bestehen.

Dazu passen auch die sich aus dem Vorfall ergebenden *Beschwerden* der zugehörigen Männer, die nämlich nicht selten die Scheide blockiert finden, so daß sie manchmal ihr »Schwert« gar nicht unterbringen können. Wenn nämlich die Gebärmutter nach vorn kippt und auf die Scheide drückt, ist die Höhle blockiert, zumal wenn auch noch das notwendige Gleitmittel fehlt, was sehr häufig der Fall ist. Wo keine Lust ist, geht eben nichts wie geschmiert. Die auf vielen Ebenen erschöpften Frauen, die von allem genug haben, neigen dazu, einen Stein vor die Höhle zu rollen und den Eingang von innen zu blockieren. Sie wären lieber allein im Haus und allein mit sich und ihrem Elend. Das Träufeln aus der Blase kann hier sehr deutlich als Weinen auf der unteren Ebene, wo es niemand sieht, erlebt werden. Für andere Menschen sichtbares Weinen kann sich die Betroffene oft nicht leisten, ihre Situation erlaubt nicht einmal dieses Zeichen seelischer Erschöpfung. Eine Patientin stellte diesen Zusammenhang einmal selbst her, als sie sagte: »Lieber lass' ich meine Tränen da unten fließen, da kann sich wenigstens niemand darüber lustig machen.« So wandelt sich die nicht eingestandene Pein zur Peinlichkeit auf der Blasenebene.

Das körperliche Gefühl, im Unterleib nicht im Gleichgewicht

zu sein, beschreibt sehr direkt den Zusammenhang zum Seelischen. Es ist ja nicht nur die Gebärmutter in Schieflage geraten, sondern mit den Organen hängt zumeist in diesem Körperhaus auch der ganze Haussegen schief. Viel zu lange waren die Gewichte falsch verteilt, und jetzt müßte sie sich der Schieflage eher bewußt hingeben und das notwendige Ungleichgewicht ausleben. Das weibliche Element in ihr will sich in übertragener statt konkret körperlicher Hinsicht setzen und (ge-)wichtig werden. In den Symptomen verschafft es sich sein Recht der Beachtung und verwirklicht den Wunsch nach Zuwendung, allerdings nur auf körperlicher Ebene. Wie immer ist auch hier die Ebene problematisch, nicht das Anliegen an sich.

Wichtig wäre auch die Erkenntnis, daß der Halteapparat so sehr erschlafft, weil der ganze Bereich des Unterleibs und seine Aufgaben mit Widerstand angegangen werden. Wären von Anfang an Hingabe und wirkliches Einlassen im Spiel, Nachgiebigkeit aus Lust statt aus Pflichtgefühl, könnte sich auch das Gewebe elastischer auf die Situation einstellen. Nur Widerstand erschöpft die Kräfte in diesem Ausmaß und verbraucht die Reserven so nachhaltig. Die oft geradezu schreckliche Ermüdung des Gewebes, der Nerven und des Gemütes ist das Ergebnis des Zähnezusammenbeißens über Jahrzehnte. Wer benutzt wird, fühlt sich recht bald abgenutzt und verbraucht – und auch der Körper spiegelt diesen Zustand wider. Vergewaltigung verursacht erhebliche Verletzungen auf körperlicher und seelischer Ebene, liebevoller Geschlechtsverkehr aber keineswegs. Dieser wird die Gewebe und das Gemüt eher lebendig und energiegeladen halten. Ein über Jahre erfülltes und auch mit mehreren Kindern gesegnetes Geschlechtsleben wird also weder die Gewebe noch die Seele verbrauchen und schwächen, der oft unbewußte innere Widerstand aber kann die seelische und körperliche Haltung so weit strapazieren, daß sie schließlich zusammenbricht. Oft haben sich die Betroffenen über Jahre und nicht selten Jahrzehnte bemüht, äußerlich Haltung zu bewahren und gute Miene zum bösen Spiel zu machen. Irgendwann ist aber Schluß, und die äußerlich angenommene Haltung bricht zusammen und läßt die tiefe innere Haltlosigkeit und Erschlaffung offenbar werden.

Die Aufgabe läge darin, statt das Loslassen und Nachgeben auf der körperlichen Ebene dem Unterleib zuzuschieben, beides im

Seelischen geschehen zu lassen. Auf den ersten Blick mag solch ein Rat entsetzen, und man würde den Betroffenen lieber raten, sich gegen die Überforderungen und Zumutungen zu wehren und eigene Stärke in der Verweigerung zu zeigen. Das aber wäre allopathisch, und letztlich geht es auch bei dem homöopathischen Rat nicht darum, dem Mann nachzugeben und sich seinen Forderungen zu unterwerfen, das machen die Betroffenen im allgemeinen ja schon viel zu lange, sondern Hingabe an die eigene Geschlechtlichkeit steht an. Gefordert ist, das Weibliche in der eigenen Unterwelt mit Liebe und Leben zu erfüllen. Hingabe mag auch bedeuten, sich herabzulassen in die – nach christlichem Mißverständnis – »niederen« Gefilde des weiblichen Beckens, den Anerkennungsanspruch an die männliche Welt zurückzustellen und sich mit ganzem Herzen den mütterlichen Aufgaben zu widmen. Leben zu schenken und als einen Akt der Hingabe an das Leben, an die Mutter Erde zu begreifen wäre in dieser fruchtbaren Zeit die Lösung gewesen, die meist aber schon deutlich zurückliegt, wenn der Halteapparat nachläßt und die Frau ihre überlastete Gebärmutter lieber loswürde. Mit Hingabe gebären statt mit Widerwillen erfordert immer auch ein Loslassen von Eigenansprüchen. Das aber könnten viele dieser Frauen sehr gut, denn sie verwirklichen ja sowieso nicht ihre, sondern zumeist die Ansprüche ihres Mannes oder doch wenigstens ihrer männlich geprägten Umgebung. Letztlich steht hinter dem Symptom des Herausdrängens der Gebärmutter aber wohl auch ein Gebären und damit Zur-Welt-bringen-Wollen der eigenen zentralen Weiblichkeit.

Wer ein Leben lang zuviel falsch oder vom Falschen hebt, wird irgendwann erschöpft die Arme oder eben die Beckenorgane sinken lassen. Die Lösung wäre, sich selbst hinzugeben anstelle der Gebärmutter. Die Symptomatik der Bindegewebsschwäche mit all ihren Venensymptomen legt es auch nahe, die Beine einmal hochzulegen und sich Ruhe und Regeneration zu gönnen, statt schwere männliche Arbeit zu verrichten und alles (männlich hart) durchzustehen. Dadurch werden nicht nur Krampfadern und offene Beine entlastet, sondern aus der sich ergebenden inneren Ruhe könnte dann auch die Erkenntnis wachsen, wie das Richtige und Wesentliche richtig zu heben und wie das Gewicht des Lebens zu (er-)tragen wäre. Die Einlösung schweren Tragens könnte nämlich auch darin liegen, wirklich Wesentliches ertragen zu lernen und Unwesentliches links liegenzulassen.

Die Schulmedizin sucht das Heil wieder einmal in der Operation. Nachdem Gebärmutteraufrichtungen sich nicht bewährt haben, weil das starke Drängen stärker war und alles recht bald wieder hinabrutschte, neigt man heute allgemein zum Herausschneiden der Gebärmutter (Exstirpation). Früher geschah das oft auch unter Mitnahme der Eierstöcke. Vielen Frauen kommt das Herausschneiden des ganzen problematischen Bereiches sehr entgegen. Letztlich wollen sie der Gebärmutter, die ja gleichsam von selbst unten hinausdrängt, nachgeben und sie lieber heute als morgen loswerden. Damit wären sie das ganze Thema los und müßten jedenfalls nicht mehr gebären und beim Sex, wenn sie ihn schon nicht ganz vermeiden können, wenigstens keine Angst vor weiteren Schwangerschaften haben.

Die Gynäkologen stehen dabei den Frauen im allgemeinen bereitwillig zur Seite und kommen ihnen heute wenigstens insofern entgegen, als sie die Gebärmutter nicht mehr von oben durch die Bauchdecken herausholen, sondern genau auf dem Weg, den die nach unten drängende Symptomatik anzeigt: durch die Scheide. Früher begründeten sie übrigens den »prophylaktischen« Dammschnitt bei der Geburt noch mit der Notwendigkeit, spätere Gebärmuttersenkungen zu verhindern. Das hat allerdings näheren Untersuchungen nicht standgehalten, und so begründen sie den Dammschnitt heute anders.

Neben all den vorrangigen seelischen Maßnahmen und Einstellungsänderungen ist es auch bei diesem Symptom sehr unterstützend, sich nach den Richtlinien der klassischen Homöopathie behandeln zu lassen. In diesem speziellen Fall gibt es ganz im Gegensatz zur sonst so stark auf das Individuelle abzielenden Homöopathie mit »Sepia«, dem Tintenfisch, ein Mittel, das sehr häufig sehr gute Dienste leistet. Ansonsten geben wir kaum je homöopathische Mittel an, obwohl wir sie im konkreten Fall fast immer verschreiben. Eine Angabe in einem Buch verbietet sich aber wegen der unerläßlichen Notwendigkeit, das eine individuelle Mittel zu finden. Sogar in diesem Fall wäre auch »Sepia« noch einmal von kompetenter homöopathischer Seite zu prüfen.

Stets ist es auch sinnvoll, den Heilungsprozeß auf den Ebenen zwischen der geistig-seelischen und der körperlichen zu unterstützen. Entsprechende Übungen und Hausmittel werden wir allerdings auch nur dann angeben, wenn sie ganz klar zu der jeweils gedeuteten Situation passen. Beim Gebärmuttervorfall bietet sich eine Übung an: das einfache Training der Beckenbodenmuskulatur. Es liefert einen verblüffenden Beitrag zur Stärkung der Beckensituation und wird in verschiedenen spirituellen Kreisen auch zur Mobilisierung der Kundalini-Energie eingesetzt. Allerdings stehen Schulmediziner diesem Training heute meist ablehnend gegenüber und meinen aufgrund anatomischer Betrachtungen: »Selbst wenn die Frau ihren Musculus bulbocavernosus so weit trainieren würde, daß sie damit Nüsse knacken könnte, würde sie doch nicht mehr kontinent.« Abgesehen davon, daß diese Einschätzung – mit entsprechender Autorität von einem Gynäkologieprofessor vorgetragen – natürlich der Betroffenen alle Motivation nimmt, widersprechen dem die Erfahrungen von Frauen, die sich lieber auf sich selbst als auf anerkannte Autoritäten verließen.

Das Vorgehen wäre äußerst einfach: *Frau* kneift die Beckenbodenmuskeln zusammen, als wollte sie durch Druck einen Urinabgang verhindern, und zählt ruhig bis drei, um dann wieder loszulassen und so fort. Mit jedem Anspannen und Halten wird der Dammbereich fest. Diese Übung kann, wie andere Muskelübungen auch, nach Belieben wiederholt werden und hat den angenehmen Nebeneffekt, daß sie lebendig macht und oft ein kribbelndes Energiegefühl im unteren Wirbelsäulenbereich auslöst. Wenn solche Energiephänomene sich erheblich verstärken sollten und an der Wirbelsäule höher hinaufwandern, ist die Übungsfrequenz sicherheitshalber zu reduzieren, wobei gerade bei energetisch erschöpften Frauen diese Gefahr recht gering ist. Die Energie wieder hochzubringen,[26] wäre ja gerade ihre Chance, statt sie weiter absacken zu lassen. Die Kundalini zum Aufsteigen anzuregen und hochzuziehen ist natürlich darüber hinaus für alle Menschen an sich erstrebenswert, hier aber erfüllt die Übung in erster Linie die ganz banale Aufgabe eines Muskeltrainings für den erschlafften Beckenboden.

Inkontinenz

Die Schulmedizin unterscheidet verschiedene Typen wie die Streß- und die Dranginkontinenz (Urge-Inkontinenz). Von erster sollen 50 Prozent aller Frauen zumindest zeitweilig betroffen sein. Der Schweregrad hängt von der Auslösungssituation ab. In leichteren Fällen kommt es nur bei erheblicher Steigerung des Bauchinnendrucks zum Überlaufen der Blase wie etwa beim Husten, Niesen und Lachen, das *ihr* auf diese Weise sicher verleidet wird. Auf der nächsten Eskalationsstufe kommt es bereits beim Treppensteigen und sogar beim Laufen zu Problemen, während in den schlimmsten Fällen schon Stehen und vor allem Aufstehen zur Auslösung genügen. Die Gründe sind bei dieser Streßinkontinenz vor allem im körperlichen Bereich zu suchen. Bei 70 bis 80 Prozent der Betroffenen liegt ein Gebärmuttervorfall zugrunde, ansonsten kommt noch eine Erschlaffung des Blasenschließmuskels als Ursache in Frage sowie ein Sinken des Hormonspiegels, was zum Druckverlust auch der Harnröhre führen kann.

Bei der Dranginkontinenz handelt es sich nach schulmedizinischer Auffassung im wesentlichen um seelische Gründe, die die Frauen auf dieser Ebene unter Druck setzen. Hier kann es auch ohne körperlichen Grund zum Überlaufen der Blase kommen. Häufig besteht unabhängig vom Füllungszustand der Blase ständiger Harndrang, was zu einem ständigen geringen Überlaufen führen kann. Für die Toilette sei es zuwenig, fürs Höschen zuviel, klagen Betroffene. Diese Art von Blasenstörung macht etwa 25 bis 30 Prozent aller Fälle aus. Wir wollen diese Unterscheidung zwischen körperlich ausgelösten und rein psychogenen Störungen hier aber nicht in den Vordergrund stellen, da wir auch hinter den körperlichen Ursachen unschwer seelische Gründe ausmachen können und Körperliches und Seelisches niemals wirklich sinnvoll zu trennen sind.

Sehr oft beruht das Harnträufeln auf oben beschriebener Situation der Erschlaffung des Halteapparates der Gebärmutter, die durch ihr Umkippen und den dadurch ausgeübten Druck die Blase zum Überlaufen bringt. Das Thema »Fruchtbarkeit« setzt die Betroffenen unter Druck. Eher selten ist Inkontinenz auch neurogen, das heißt nervlich im körperlichen Sinn, bedingt. Im übertragenen Sinn ist es natürlich häufig nervlich, also seelisch bedingt. Zur Bedrückung der Blase durch die Gebärmutter kommt ein Nachlassen der Straffheit des Gewebes in der ganzen Region, so daß auch der Schließmuskel nicht mehr so verläßlich funktioniert und besonderen Belastungen kaum mehr gewachsen ist. Schließlich kann eben schon Lachen oder Laufen das Faß zum Überlaufen bringen. Das wird um so schneller geschehen, je eingeengter die Blase durch den Druck der Gebärmutter bereits ist. In dieser Situation kann es dahin kommen, daß das Faß immer zum Überlaufen voll ist, obwohl sich objektiv noch gar nicht viel Wasser in der Blase gesammelt hat. Dann gesellt sich andauernder Toilettendrang zu den anderen Symptomen. Den Betroffenen wird dadurch praktisch permanent die Notwendigkeit des Loslassens ins Bewußtsein gerückt. Wasserlassen ist ja symbolisch nichts anderes, als den Seelendruck, das Abwasser, fließen zu lassen und damit im umfassenden Sinne geschehen zu lassen. Das fatale Loslassen auf Blasenebene geschieht schließlich schon, sobald die Kontrolle etwas nachläßt oder sich der Druck nur leicht erhöht, wie es schon bei geringstem Kichern oder schnellen Bewegungen sein kann. Die Frauen werden dazu übergehen, ihren unteren Ausgang permanent zuzukneifen, was an sich schon eine deutliche Situation ist. Jedes Nachlassen der Kontrolle führt automatisch zum Abgang des seelischen Abwassers. Sie müssen sich so dauernd das Loslassen verkneifen, nicht einmal mehr Aggressionsäußerungen wie Husten (»jemandem etwas husten«) und Niesen (die Tröpfchen verlassen die Nase mit der Geschwindigkeit einer Gewehrkugel) können sie sich ungestraft erlauben. Lachen dürfen sie schon gar nicht mehr, und schließlich ist bereits aufstehen (»zu sich stehen«) schon zuviel des Guten.

Wo bereits Heiterkeit zum Problem wird, liegt der Gedanke nahe, daß den Patientinnen gerade das Lachen vergeht – wenn es ihnen nicht schon lange vergangen ist. Wie oben beschrieben, ist die Grundsituation, die eine Gebärmuttersenkung heraufbeschwört, eine, in der *frau* nichts zu lachen hat. Sie kann es sich nun auch gar nicht mehr leisten, da sie es gleich mit Tränen auf der unteren Ebene bezahlen muß. Letztlich darf sie sich in ihrer (Lebens-)Situation gar keine Fröhlichkeit mehr zugestehen, ohne gleich an die ungeweinten Tränen bezüglich ihrer Unterleibssituation erinnert zu werden. Wenn sie auch Laufen und später dann sogar schnelles Gehen vermeiden muß, da es ebenfalls zu unteren Tränenausbrüchen führen würde, liegt die Symbolik des Gehetztseins und der Eile nahe. Wahrscheinlich ist die Betroffene, auch wenn sie sich das nicht eingesteht, innerlich so gehetzt und überlastet (gewesen), daß schon die Spur einer Erinnerung daran zu den entsprechenden Reaktionen führt.

Das Heben schwerer Gegenstände sowie das Tragen schwerer Lasten muß ebenfalls vermieden werden, weil es Druck im Unterleib erzeugt und zum Überlaufen des seelischen Abwassers führt. Sie sollte sich in Zukunft die Last(en) des Lebens abnehmen und schwere Bürden von anderen tragen lassen und lernen, sich einem ruhigeren Leben ohne große Anstrengungen hinzugeben.

Wo unten alles nicht mehr hält, ist sie *nicht mehr ganz dicht*, und Seelenwasser geht ab. Die Dämme brechen, und sie weint unten. Wenn eine Person überfordert ist, läßt sie oft mehr Seelisches heraus, als die Umwelt bereit ist zu ertragen. Nicht umsonst sagt man dann, die Betroffene sei *nicht mehr ganz dicht*, was soviel heißen soll wie verrückt. In Extremfällen kann es auch zu Kotabgang kommen, wenn der Schließmuskel des Darmes in seiner Funktion ebenfalls nachläßt und der innere Druck zu stark wird. Symbolisch ist der Stuhl das erste Geschenk des kleinen Kindes an die Welt und von daher symbolisch als sehr wertvoll einzustufen. Die Betroffene verliert also ihre größten Schätze, und es ist ihr auch sehr unangenehm und vor allem peinlich. Als Soforttherapie bleibt nur der Griff zu Windeln, was schon deutlich aufzeigt, wie weit hier eine Regression in die Babysituation ansteht. Was das Symptom so brachial erzwingt, wäre natürlich besser freiwillig und auf übertragener Ebene zu erreichen, wenn die Betroffene lernen würde, sich seelisch mehr gehenzulassen und eine Situation zu erreichen, wo sie fast wie ein Baby geschont, versorgt und verwöhnt wird und alle Kontrolle ungestraft loslassen könnte, um dem Leben seinen Lauf zu lassen. Tatsächlich aber wird eher Verzweiflung über die Armseligkeit ihrer als erbärmlich und abhängig erlebten Existenz vorherrschen, vor allem wenn eine Regression von der Umgebung nicht liebevoll aufgefangen wird.

Anstelle des unteren Weinens stünde es an, sich all die ungeweinten Tränen bewußtzumachen und auf der oberen Ebene sich weinend vom Druck der Tränen zu befreien. Unten läge die (Er-)Lösung in weitestgehender Hingabe an den Strom des Seelenwassers, der Aussöhnung mit dem eigenen weiblichen Seelenbereich. Statt allem Druck standzuhalten und Dämme zu bauen, ginge es darum, sich zu öffnen und sich der unteren Organe bewußt zu werden, das heißt letztlich, Bewußtsein in den unteren weiblichen Pol zu lenken. Alle Ambitionen an eigene Leistung und Fruchtbarkeit sind jetzt tiefer zu hängen, um sich einmal richtig hängenzulassen und wirklichem Ausruhen Zeit und Raum zu geben. Solch seelisches Ausruhen wird auch den so lange überforderten Körper wieder zu Kräften kommen lassen.

Die schulmedizinische Therapie besteht zumeist – wie oben beschrieben – in der chirurgischen Entfernung des mechanischen Auslösers des Problems in Gestalt der Gebärmutter. Anzuraten wäre als Alternative und parallel zur seelischen Bearbeitung ein intensives Training der Beckenbodenmuskeln wie im vorigen Kapitel beschrieben. Das würde helfen, die Energie nicht absakken zu lassen, sondern hochzuziehen. Im übertragenen Sinn hätte das immer Erfolg, auf der konkreten Ebene jedenfalls mehr, als die Schulmedizin wahrhaben will.

Verwachsungen

Ob Verwachsungen wirklich ein häufiger Grund für Unterleibsbeschwerden sind, ist nicht einfach zu klären, jedenfalls sind sie ein sehr häufiger Operationsgrund bei Beschwerden in dieser Region. Tatsache ist, daß nach Öffnung der Bauchhöhle häufig Gewebewucherungen auftreten, die zu Schmerzen führen können, obwohl sie ihrem Wesen nach gutartig sind. Mit dem Öffnen des an sich hermetisch verschlossenen Eingeweideraumes wird offenbar ein Tabu gebrochen, und die Folge ist Aufruhr der verschiedenen Gewebe. Es entsteht offensichtlich ein Anreiz zu Wachstum und zu Auswüchsen. Die zumeist chirurgische Störung der inneren Ordnung und des hier herrschenden Gleichgewichts löst gleichsam eine Auflehnung des Gewebes gegen diesen Ein- und Übergriff aus. Nach der Verletzung der inneren Integrität halten sich auch die inneren Organe nicht mehr an die Regeln, sondern beginnen neuerlich zu wachsen und stellen – auf den ersten Blick – unsinnige und schmerzlich störende Verbindungen her. Auf den zweiten Blick sind diese Reaktionen aus der Sicht des Organismus allerdings verständlich. Jede Verletzung erfordert Reparaturmaßnahmen der Natur. Jetzt muß alles wieder *verwachsen*, zu(sammen)wachsen, muß wieder heil werden. Offenbar schießt der Organismus aber oft mehr oder weniger weit über das Ziel hinaus. Er versucht, es besser zu machen, als es vorher war, indem er durch möglichst viele Verbindungen mehr Halt und Stabilität anstrebt. Wenn alle Organe mit allen anderen zusammengewachsen sind und alles überall noch zu den Seiten, nach vorn und hinten, nach oben und unten verankert ist, werden jedenfalls mehr Stabilität und Sicherheit erreicht. Allerdings zerren diese zusätzlichen Verstrebungen und Verknüpfungen bei verschiedenen Körperbewegungen an den Organen. Es ist, als würde sich der Organismus auf einen neuerlichen (Operations-) Sturm vorbereiten und alles ganz sicher festzurren. Daß eine solcherart abgesicherte Situation der Beweglichkeit im Weg steht, ergibt sich von selbst.

In der endoskopischen Betrachtung stellen sich die Verwachsungen manchmal wie zähe Netze oder Spinnengewebe dar, die sich über alles legen. Das ließe an ein seit längerem nicht bewohntes Haus denken, das allmählich von Spinnen(weben) übernommen wird. Im übertragenen Sinn könnte ein von der Seele nicht bewohnter Leib ähnliche Reaktionen zeigen.

Wir müssen uns wohl neuerlich ins Bewußtsein rufen, daß wir an sich nicht für Operationen gemacht sind. Auch im Zeitalter der High-Tech-Medizin gelten im Organismus doch noch die uralten, in Jahrmillionen herausgebildeten Gesetze, wonach ein Stich in den Bauch lebensbedrohlich ist und ihm mit allen nur erdenklichen Abwehrmaßnahmen begegnet werden muß. Man könnte hier eine Art Panikreaktion sehen, die das bedrohte Überleben – wie notdürftig auch immer – zu retten sucht. Operationen stellen in jedem Fall zuerst einmal eine Verletzung der Integrität dar und sind, soweit es irgend geht, zu vermeiden. Das klingt wie eine Binsenweisheit, der jeder Arzt und jede Patientin spontan zustimmen muß, die Wirklichkeit sieht aber leider ganz anders aus. Auf dem Weg zum Facharzt werden die Kollegen der operativen Fächer schon aufgrund der Ausbildungsordnungen ein persönliches Interesse an Operationen entwickeln. Dabei sollten wir uns zumindest die erste Operation lieber dreimal überlegen und nicht so leichtfertig, wie es heute noch immer geschieht, wegen jedem Bauchschmerz den Blinddarm chirurgisch opfern. Die Gynäkologie findet insofern zumeist schon gar keine unangetastete Bauchhöhle mehr vor, weil die Chirurgen schneller waren. Gerade aber in der Gynäkologie ist heute das Lösen von Verwachsungen ein viel zu häufiger Operationsvorwand, zumeist eine Operation, um die Folgen einer anderen Operation zu lösen, oder ein ärztlicher Wiedergutmachungsversuch, der aber selbstverständlich neuerlich in Rechnung gestellt werden kann.

Die betroffenen Frauen willigen meist in die Operation ein. Konkret können sie sich oft unter »Verwachsungen« gar nichts vorstellen, sind aber andererseits gern bereit, eine physische statt einer seelischen Ursache zu akzeptieren. Hier dürfte auch der Grund liegen, warum so vieles auf Verwachsungen geschoben wird. Sowohl die Gynäkologen als auch ihre Patientinnen sind eher bereit, sich mit körperlichen Gründen zufriedenzugeben, als mühsam nach seelischen zu suchen. Für den ersten Fall sind die Ärzte sehr gut ausgebildet, von letzterem haben sie zumeist wenig bis nichts im Studium gehört. Außerdem würden sie die Patientinnen bei der Diagnose seelischer Gründe an andere Disziplinen verlieren, wohingegen sie ihnen bei körperlichen Problemen erhalten bleiben. Hinzu kommt eine verständliche Tendenz aus älteren Zeiten, als die bildgebenden Untersuchungsmethoden wie Ultraschall und Endoskopie noch nicht zur Verfügung standen und die Ärzte einfach gern in den Körper hineinschauten, um sicherzugehen. Vom Macherpol geprägten Ärzten fällt es auch noch immer viel leichter, bei einer Operation zu schalten und zu walten, als mit einer Frau auf die Suche nach seelischen Problemlösungen, Lernaufgaben und Lösungswegen zu gehen.

Für die Frauen ist die Wahl zwischen seelischen und körperlichen Gründen auch die zwischen Eigenverantwortung und Projektion. Natürlich ist es viel leichter, auf körperliche Strukturen zu projizieren und das Ganze in kompetente Spezialistenhände zu legen, als selbst die Verantwortung zu übernehmen und im eigenen Leben auf Lösungssuche zu gehen. Erschwerend kommt hinzu, daß bei dem Ausdruck »Verwachsungen« nicht selten an Gewächse gedacht wird, so daß der Verdacht auf Krebs nicht mehr weit ist. Ärzte haben diesbezüglich ihre Glaubwürdigkeit weitgehend verloren, weil jeder weiß, daß sie zum angeblichen Wohl der Patientinnen oft nicht die Wahrheit sagen. Bei Krebs aber ist es die Regel, möglichst schnell alles herauszuschneiden, und das ist bei Patientinnen mindestens ebenso tief verwurzelt wie bei Medizinern.

Allerdings können sich – in seltenen Fällen – Verwachsungen auch unabhängig von chirurgischen Eingriffen bilden, etwa wenn der Bauch über lange Zeit der prallen Sonne ausgesetzt wird. Dadurch fangen wir nicht nur äußerlich an zu schwitzen, auch die inneren Organe sondern Gewebewasser ab, was Verwachsungen anzureizen scheint. Das Sonnenbraten ist ein Schock für den Eingeweidebereich, und ganz sicher sind wir von Natur aus nicht für derlei Unsinn gemacht. Auch in diesem Fall handelt es sich also um einen Übergriff, der Wunden hinterläßt. Wunden hinterlassen ihrerseits oft Narben. Und auch wenn die Zeit alle Wunden heilen soll, bleiben die Narben doch zurück und erinnern an den Übergriff.

Statt alte Wunden, deren Narben (seelisch) noch nicht abgeheilt sind, operativ anzugehen, wobei neuerlich Narben entstehen, wäre es weit sinnvoller, die ursprüngliche Verletzung, den Konflikt (bei einer Entzündung) wieder bewußtzumachen und zu klären. Häufig verschwinden damit die Verwachsungsbeschwerden von allein, denn am ehesten wird eine Wunde durch das geheilt, wodurch sie geschlagen wurde. Im bewußten Durchleben dieses ursprünglichen Ereignisses gelingt es oft, die dort noch gebundenen Energien zu befreien und wieder in Fluß zu bringen.

Die meisten Verwachsungen sind medizinisch sowieso unbedeutend, weil die Natur im allgemeinen bei ihren Reparaturmaßnahmen gar keine so groben Fehler macht, wie Mediziner ihr immer wieder gern unterstellen. Das mangelnde Vertrauen des ärztlichen Standes in die Natur ist auch hier sehr hinderlich für den Heilungsprozeß.

Die seelische Lernaufgabe, die sich aus Verwachsungen ergibt, besteht darin, für Auswüchse auf sinnvolleren Ebenen zu sorgen, neue Wege des Wachsens auszuprobieren und andere, auch ungewöhnliche Verbindungen herzustellen. Einen Versuch wäre es auch wert, alte Strukturen weiter wachsen zu lassen oder sie zu neuerlichem Wachstum anzuregen. Die Ebene für diese geistig-seelischen Experimente wäre das weite Feld des Urweiblichen mit Themen wie »Fruchtbarkeit« und »Vereinigung der Gegensätze« im Sinne des Geschlechtsverkehrs beziehungsweise des Zusammenwachsens von weiblichen und männlichen Seelenanteilen. Vor allem ginge es aber darum, wieder Leben in den betroffenen Bereich zu bringen und Absicherungen im seelischen und sozialen Bereich statt im Körper zu suchen.

Das in den physischen Verwachsungsmaßnahmen ausgedrückte Bedürfnis nach Stabilität wäre ebenfalls besser auf seelischen und sozialen Ebenen zu befriedigen. Statt die inneren Organe untereinander zusammenzuschweißen, läge es nahe, sich mehr Nähe und Sicherheit auf übertragener Ebene zu schaffen. Verbindungen zu suchen, die einem Geborgenheit vermitteln, und für Schutz vor neuerlichen Schocks und gewaltsamen Überfällen zu sorgen böte sich an. Immerhin ist ja auch die Operation als einer der wesentlichen Entstehungsgründe eine Form sehr verletzenden Verkehrs, bei dem jemand mit roher phallischer Gewalt in an sich tabuisierte Innenräume vorstößt. Daß danach eine gewisse Überempfindlichkeit zurückbleiben kann, ist eigentlich sehr verständlich.

Eine leider nicht ungewöhnliche Leidensgeschichte mag die Mechanismen und den Weg zu Verwachsungsbeschwerden erhellen. Eine junge Frau unterzog sich einem Schwangerschaftsabbruch, weil sie der Beziehung, die zur Empfängnis geführt hatte, nicht vertrauen konnte. Seit dieser Zeit plagten sie Unterleibsbeschwerden, die trotz vielfacher Untersuchungen nie auf ein bestimmtes medizinisches Problem zurückgeführt werden konnten, aber jeden Geschlechtsverkehr zu einem besonderen Martyrium für sie machten. Außerdem blieb ihr eine weitere Schwangerschaft aus medizinisch nicht zu klärenden Gründen versagt. Zeitweilig fühlte sich ihr Unterleib für sie wie eine einzige offene Wunde an. Jahre später entwickelte sich ein Myom, das groß genug wurde, um einen Operationsgrund zu liefern. Wie eigentlich zu erwarten gewesen wäre, verschwanden die Unterleibsbeschwerden durch diesen Eingriff keineswegs. Jetzt aber gab es die Möglichkeit, die durch die erste Operation möglicherweise entstandenen Verwachsungen als Schmerzgrund anzuschuldigen. Eine Laparoskopie, der endoskopische Einblick durch den Nabel in die Unterwelt des Unterleibes, bestätigte dann auch prompt diesen Verdacht. Nun folgten einige Operationen, die aber naturgemäß nur jeweils kurz Erleichterung verschafften. Diese war wohl weniger dem jeweiligen Operationsergebnis zu danken als der Tatsache, daß der in seinen Schmerzen um Hilfe schreiende Unterleib nun Zuwendung bekommen hatte und das Thema »Geschlechtsverkehr« nach einer Operation sowieso für einige Zeit vom Tisch war.

Bei einer seelischen Abklärung ergab sich später, daß sie durch die Operationen auch gegenüber ihrem auf seine »ehelichen Rechte« pochenden Mann ein doppeltes Alibi gewann. Zum einen konnte sie darauf verweisen, daß sie ja alles Mögliche unternahm, um das Problem anzugehen – bis dahin, sich (gleichsam für ihn) aufschneiden zu lassen. Zum anderen hatte sie ihn durch die Operation auch wieder für längere Zeit vom Hals beziehungsweise vom Unterleib. In verschiedenen Beratungen konnte sie dann durchschauen, daß es nicht darum ging, physische Verwachsungen, sondern seelische Verknüpfungen zu lösen. Für sie war Geschlechtsverkehr seit ihrem frühen schmerzlichen Erlebnis, das zur Abtreibung geführt hatte, mit körperlichen und seelischen Schmerzen verknüpft, und ihr Kinderwunsch drückte sie ebenfalls, war aber unselig verbunden mit der Erfahrung von Verlust, Schmerz und Mißtrauen. Das Gefühl einer großen offenen Wunde im Unterleib war ganz richtig gewesen. In den Schmerzen schrie ihr Becken um Erlösung von dem Trauma und zugleich – deutlich über den Kinderwunsch – nach einer positiv erfüllenden Erfahrung und der daraus folgenden Erfüllung des Kinderwunsches. Ihre verschiedenen Operationen zur Lösung der Problematik waren rückwirkend nur als ärztlicher Versuch zu sehen, die psychosomatischen Ursachen auf rein körperlicher Ebene zu lösen, was in der Regel ähnlich mißlingen muß wie in dieser Fallgeschichte.

Entzündungen

Entz*ünd*ungen können alle Körperregionen betreffen und in Brand setzen. Das lateinische Wort *inflammatio* spricht direkt von der Entflammung solcher Konflikte, die von lokalen Buschfeuern bis zu Flächenbränden reichen können. Alle in der Schulmedizin mit der Endung *-itis* bezeichneten Situationen gehören hierher. Sie zeichnen sich meist durch Wärmeentwicklung am Ort des Geschehens aus, die sich bis zum Fieber verstärken kann. Letzteres entspricht einer Generalmobilmachung der Körperabwehr, die einsetzt, sobald Erreger in die Blutwege eingedrungen sind, und die pro Grad die Kampfkraft um mehr als das Doppelte erhöht. Neben der Erwärmung zeigt meist eine Schwellung an, daß Blut einströmt, um durch diesen Zufluß an Lebenskraft die Lage zu retten. Daher rührt auch die meist auftretende Rötung, die ihrerseits zudem anzeigt, wie energiegeladen das ganze Geschehen ist.

Auf seiten des Körpers kämpft das Abwehrsystem mit allen ihm zur Verfügung stehenden Mitteln. Diese reichen von der unspezifischen Abwehr im Sinne einer allgegenwärtigen Polizeitruppe bis zu speziellen Kampfeinheiten wie den Antikörpern. Sie bilden sich während der Inkubationszeit, nachdem das Immunsystem an den Erregern Maß genommen hat, und stürzen sich zielsicher auf ihre Feinde, um dann in Kamikazemanier gemeinsam zugrunde zu gehen. Daneben gibt es noch Abwehrsysteme wie die Makrophagen (»Großfresser«), die zum Beispiel Bakterien bei lebendigem Leib verspeisen. Die Erreger, gleichgültig ob Bakterien, Viren oder Pilze, kämpfen ihrerseits mit ihrer ungeheuren Vermehrungsfähigkeit. Zuerst bilden sie vor Ort eine Art Brückenkopf, um dann von dort aus das Organ und anschließend oft den ganzen Körper zu befallen. Unser Immunsystem will das unter allen Umständen verhindern, indem es mit seinen unspezifischen Abwehrkörpern zuerst auf Schadensbegrenzung setzt und die Angreifer mit einem Granulozytenwall, einer Abwehrmauer aus weißen Blutkörperchen, einzukesseln sucht. Wenn dann die spezifischen Abwehrkörper bereit sind, beginnt zwischen Erregern und Immunsystem der Kampf auf Leben und Tod.

Der Kriegsschauplatz bestimmt sich durch das Thema und zeigt die Ebene der aus dem Bewußtsein in den Körper verdräng ten Auseinandersetzung an. Bei einer Eierstockentzündung handelt es sich demnach um einen Konflikt auf der Ebene des Fruchtbarkeitsthemas.

Aus der Sicht der Keime und Erreger ist unser Körper ein wunderbarer Lebensraum, und so siedeln sie auch bei jeder Gelegenheit fast überall auf und in uns. Bei einem Händedruck wechseln durchschnittlich 36 Millionen Keime den Besitzer, bei einem Kuß gar 48 Millionen. Überall haben sich Gleichgewichte zwischen unseren Interessen und denen der Mikrolebewesen gebildet, die nicht selten auch zum gegenseitigen Vorteil ausfallen, wie etwa bei der Symbiose im Dickdarm oder in der Scheide. Wenn sich bei einem Organ allerdings die notwendige Lebensenergie verringert oder sie ihm weitgehend entzogen wird, kommt es zum Zusammenbruch des Gleichgewichtes, was einer Einladung an Erreger gleichkommt, sich jetzt auf Kosten des Wirtsorganismus breitzumachen. Zieht sich im Fall des Todes alle Lebensenergie aus dem Körper zurück, wird er insgesamt eine leichte und schnelle Beute der Mikroben, was wir als Verwesung kennen. Im Fall der Erkrankung eines Organbereiches wird die Versorgung mit Lebensenergie geringer, und es entsteht eine Anfälligkeit oder ein Schwachpunkt, von der Medizin Locus minoris resistentiae genannt. Zu dieser Verringerung der Lebensenergie kommt es über ein Zusammenspiel von Körper und Seele. Wird ein Thema aus dem Bewußtsein verdrängt, das heißt, öffnet sich der Mensch diesem anstehenden Thema nicht bewußt, übernimmt der Organismus für ihn die Aufgabe und entzieht dem archetypisch entsprechenden Organ- oder Gewebebereich die Lebensenergie, was diesen für Erreger öffnet und zum Ersatzschlachtfeld macht. Wer sich, kurz gesagt, gegenüber den erregenden Themen des Lebens verschließt, gerät in Gefahr, daß sich stellvertretend sein Körper vermehrt den Erregern öffnet. Dem entspricht die Erfahrung, daß Menschen, die dem Leben mit seinen Herausforderungen mutig und offen begegnen, kaum an Infektionen erkranken, wohingegen seelisch verschlossene Menschen häufig an Grippewellen teilnehmen. Je stärker also die seelische Abwehr, desto geringer die körperliche. Die Aufgabe läge folglich darin, sich lieber im Bewußtsein als im Körper zu öffnen, sich weniger gegen Neues und Fremdes im übertragenen Sinne zu sperren und dafür lieber den Erregern den Zugang zu sperren. Wer auch erregenden Konflikten gegenüber offen bleibt, Auseinandersetzungen wagt und Konflikte mutig austrägt, wer im Leben etwas riskiert und bereit ist, alte Anschauungen zu opfern, hat es nicht nötig, den Körper zum Schlachtfeld zu machen. *Sie* trifft also möglichst Entscheidungen, wenn sie anstehen, und verzichtet auf die Abwehr herausfordernder Bewußtseinsimpulse. Die Herausforderungen des Lebens werden sie fördern und zu einem auf allen Ebenen spannenden Leben (ver-)führen. Heiße Auseinandersetzungen werden ihren Lebensweg begleiten, ihren Körper aber verschonen. Diese Offenheit gegenüber dem Marsprinzip ist aber gerade im Bereich der Geschlechtlichkeit nicht immer leicht, und so kommt die Körperbühne gerade hier reichlich zum Einsatz. Außerdem prallen die beiden Geschlechter nirgendwo so direkt aufeinander wie hier.

Unsere Welt ist gekennzeichnet durch das Aufgespanntsein in der Polarität und durch das Aufeinandertreffen der beiden Pole, des weiblichen Yin und des männlichen Yang. In der Menschenwelt verkörpern Frauen und Männer in ihrem Miteinander und Gegeneinander diesen ständigen Tanz und Kampf um das Gleichgewicht der Polaritäten. In fast jeder gegengeschlechtlichen Partnerschaft ist dieses Ringen um Vorherrschaft mehr oder weniger (bewußt) ein Problem. Urprinzipiell entspricht der Kampf der beiden extremen Pole um die Macht und ganz besonders in seinem sexuellen Aspekt dem Plutoprinzip. Folglich sind die Sexualität, die auch unter dieses Prinzip fällt, wie auch ihr Hauptschauplatz, die Geschlechtsorgane, ein besonders häufiger Austragungsort für diese Auseinandersetzungen, sowohl auf der seelischen Ebene als auch auf der mikrobiologischen Ebene der Erreger.

In den meisten Fällen spielt sich das Drama – überspitzt formuliert – ab zwischen

- einem Mann und einer Frau, der er seinen Willen aufzwingt, ihr Gewalt antut, sie körperlich und/oder seelisch verletzt, ihr eine Wunde (Entjungferung) schlägt. Symbol dieser Bedrohung ist sein Phallus.
- einer Frau und einem Mann, dem gegenüber sie ihre Macht durch Verweigerung ausspielt. So hat es Aristophanes schon in seiner Komödie *Lysistrata* beschrieben, in der alle Frauen sich entschlossen ihren Männern verweigern, um einen politischen Friedensschluß zu erzwingen.

Die unbewußte Verweigerung der Frau (aus Not, Konfliktscheu usw.) hat sich in vielen Witzen niedergeschlagen: »Sie hat schon wieder ihre Migräne« oder »Sie hat immer Periode« oder heute eben »ihren Pilz«. Zu den naheliegendsten Verweigerungsstrategien gehören natürlich alle Unterleibsbeschwerden. Nicht nur vom Ort, sondern auch von der Krankheitssymbolik sind die Entzündungen aller Art die naheliegendste Darstellung dieser zeitlosen Auseinandersetzung. Sie machen jede Diskussion über eingeforderten Beischlaf überflüssig oder beenden sie doch wenigstens schnell und untermauert mit gynäkologischer Kompetenz. *Frau* kämpft ihren Kampf (Mars) auf Entzündungsart (Mars), setzt so ihren Willen durch (Mars), und der Mann läuft ins Leere.

Bei den meisten Entzündungen im Unterleibsbereich liegt wohl eine verdrängte Wut auf einen Mann und die durch ihn beziehungsweise das Männliche erlittene Verletzung zugrunde. Die weibliche Sexualität ist praktisch nie – und wenn *frau* ehrlich ist, nicht einmal bei sogenannten *One-night-stands* – vom seelischen Empfinden und Befinden zu trennen. Das marsische Prinzip der männlichen Sexualität ist im Gegensatz dazu viel mehr auf Triebbefriedigung oder – biologisch gesehen – auf breitangelegte Befruchtung ausgerichtet. Der von Frauen in ihrem Leben immer wieder erfahrene Schmerz darüber, einfach nur Objekt der Penetration zu sein, sammelt sich im Unterleib gleichsam wie in einem Wutreservoir. Jede weitere Verletzung in diesem Bereich kann dann den Schmerz oder Konflikt wieder aufflammen lassen. Sofern das Thema dann nicht bewußt bearbeitet wird, liegt es nahe, sich dadurch Ruhe zu verschaffen, daß *frau* sich mittels Verweigerung entzieht. Die so heraufbeschworenen Entzündungen machen dann das Thema deutlich, jedenfalls für diejenigen, die es deuten wollen.

Eierstockentzündung (Adnexitis)

Was als Eierstockentzündung bezeichnet wird, ist in Wirklichkeit fast immer eine Eileiterentzündung (Salpingitis), die allerdings auf die Eierstöcke übergreifen kann. In der Gynäkologie kennt man die Pyosalpinx (vereiterter Eileiter) und das Pyovar (vereiterter Eierstock), aber im allgemeinen ist beides betroffen. Bei der Adnektomie werden Eileiter und Eierstock zusammen herausgenommen. Das konflikthafte Geschehen kann sich bis zu einem Abszeß in den Tiefen des kleinen Beckens ausweiten (Douglasabszeß) und sogar Darmschlingen in Mitleidenschaft ziehen. Hier zeigt sich die urprinzipielle Nähe der archetypisch plutonischen Organe Eierstock und Dickdarm.

Der Bezug zum Thema der Geschlechtlichkeit wird an der Tatsache deutlich, daß die Eierstockentzündung fast nur bei entjungferten Frauen vorkommt. Die Keime steigen praktisch immer von unten auf, was bei intaktem Hymen schwer ist. Wenn also gar keine Beziehung zu den Themen »Fruchtbarkeit« und »Auseinandersetzung mit dem Männlichen« besteht, wird es auch keine Konflikte in diesem Bereich geben. Wenn *frau* sich aber auf das polare Spiel des Geschlechtsaktes einläßt, sind Konflikte um das Thema »Fruchtbarkeit« möglich. Werden diese nicht gelöst, kann das in Unfruchtbarkeit münden, wie sie nicht so selten in der Folge von Eierstockentzündungen vorkommt. Physio*logisch* ist das leicht zu erklären, da bei jeder Entzündung eine erhöhte Stoffwechselaktivität einsetzt, Gewebewasser austreten kann und es im Zuge der Abheilung zu Verklebungen oder sogar Vernarbungen kommen kann. Diese Situation, die dann häufig erst (viel) später erkannt wird, wenn ein Kinderwunsch nicht in Erfüllung geht, ist leider nicht so selten.

In den begleitenden Schmerzen ist ein Hilfeschrei des unteren weiblichen Pols zu erkennen, dem die Betroffene auch automatisch mit ihrer Zuwendung nachkommt. Der Verdacht liegt nahe, daß dieser Bereich mit seinen Themen »Fruchtbarkeit« und »archetypisch weibliche Kreativität« schon zu lange ignoriert wurde, anderenfalls müßte er kaum um Hilfe schreien.

Die Aufgabe besteht nun darin, den Auseinandersetzungen über das Thema »Fruchtbarkeit« nicht auszuweichen, sondern sie im Gegenteil so mutig zu führen, daß im Körper jede Auseinandersetzung überflüssig wird. Das muß nicht zwingend heißen, in eine Partnerdiskussion über Kinderwünsche einzusteigen, oft ist zuerst einmal die eigene innere Auseinandersetzung gefragt. Danach kann es aber natürlich notwendig werden, die eigenen Vorstellungen von Fruchtbarkeit und Kinderbekommen offensiv durchzufechten. Allerdings können auch im übertragenen Sinne eigene Geisteskinder gemeint sein. Die Eierstöcke stehen ja für die weibliche Schöpferkraft. Auch die Geschöpfe eigener Arbeit, die eigenen Werke, sind demnach Kinder, für die *frau* verantwortlich ist. Es geht darum, sich offensiv mit seiner Kreativität auf den verschiedenen Ebenen auseinanderzusetzen und allen Mut und alle Kraft in kreative Prozesse fließen zu lassen. Welche Ebene dabei konkret ansteht, läßt sich am leichtesten mit Hilfe von inneren Bildern zum Beispiel im Rahmen einer geführten Meditation[26] herausfinden.

Die schulmedizinische Therapie besteht, wie üblich bei Entzündungen, in Antibiotikagaben, die allerdings in dieser Region oft nicht einmal kurzfristig den gewohnten Effekt erzielen und jedenfalls keine Dauerlösung bieten, da das Thema auf diese Weise besonders leicht chronisch wird. Das ist wiederum auch leicht einzusehen, da der Organismus das Problem nicht aus eigener Kraft bewältigt, weder durch die seelische Lösung des Konfliktes noch durch den Sieg seiner körperlichen Truppen.

Gebärmutterhalsentzündung (Cervicitis)
Bei der Cervicitis handelt es sich um eine Schleimhautentzündung im Muttermundkanal, also um einen Konflikt am Eingang zur Gebärmutter. Die besondere Gefahr bei dieser Entzündung liegt darin, daß sie zum dauerhaften Ausdruck eines chronischen Konfliktes werden kann, der nicht selten gänzlich außer Kontrolle gerät, um dann zur Basis einer späteren Entartung (Gebärmutterhalskrebs) zu werden. Es handelt sich im tieferen Sinne um einen Kampf um den Eingang zur weiblichen Unterwelt mit den Themenbereichen der Fruchtbarkeit und Kreativität. Häufig wird es um die Frage »Wer darf hier herein und wer nicht?« gehen. Diesbezügliche faule Kompromisse schlagen sich zum Beispiel häufig in chronischen Entzündungen, das heißt chronischen Konflikten, nieder.

Es wäre *not*wendig, sich zum Zwecke der Vorbeugung einzugestehen, daß ungelöste, aufgegebene oder im Zuge von Erschöpfung eingeschlafene Kämpfe im Sinne fauler Kompromisse zu chronischen Gefahren(herden) für die Zukunft werden. Pseudolösungen, die dem eigenen Lebensplan nicht gerecht werden, könnten im Extremfall radikale körperliche Egotrips (Krebs) als Kompensation heraufbeschwören.

Gefordert ist die mutige und bewußte Verteidigung des Eingangs zum eigenen Allerheiligsten, dem Tempel der Aphrodite, wie diese urweiblichste aller weiblichen Höhlen früher genannt wurde. Die offensive Auseinandersetzung um den eigenen tiefen inneren Eingang auf der bewußten statt auf der körperlichen Ebene würde den physischen (Entzündungs-)Krieg überflüssig machen. Das hieße etwa, Konflikte auszutragen und durchzustehen, sich abzugrenzen, nein zu sagen oder oft auch nur den Mut aufzubringen, ihn vorher noch zum Waschen zu schicken, wenn das nötig sein sollte. Wichtig wäre auch, sich die Wut über einen Partner einzugestehen, der die seelischen oder körperlichen

Grenzen dieses besonderen Augenblicks nicht gebührend respektiert.

Eine offen(siv)e Verteidigung des Zugangs zur Gebärmutter ist natürlich auch die Verteidigung des eigenen innersten Nestes. Ein Konflikt in diesem Bereich könnte so zum Beispiel auch anzeigen, daß sie sich die Gefahr, im falschen Moment oder vom falschen Samen befruchtet zu werden, nicht ausreichend klarmacht. Eine kritisch-offensive Auswahl der einzuladenden Besucher und auch deren Ausgrenzung wären also angezeigt. Vor allem aber geht es darum, sich von dieser Auseinandersetzung um die innerste Pforte erregen zu lassen, anstatt Erregern zu gestatten, das Thema auf der Körperbühne und in diesem Fall an der inneren Eingangspforte in Szene zu setzen.

Entzündung der Gebärmutterschleimhaut (Endometritis)
Noch ein Stück tiefer ins Innere der weiblichen Gefilde ist der Konflikt bei der Entzündung der Gebärmutterschleimhaut gedrungen. Weiter und tiefer als bis in die Gebärmutterhöhle kann ein Konflikt um Themen der Weiblichkeit gar nicht gelangen. Es handelt sich hier um eine Auseinandersetzung, einen Konflikt bezüglich der Grundlage für ein mögliches Nest eigener Kinder. Dieses müßte sich ja in der Gebärmutterschleimhaut genau dort bilden, wo statt dessen ein heißer Krieg tobt. Eine solche aggressive Auseinandersetzung um die Basis der eigenen Fruchtbarkeit würde sinnvoller im Bewußtsein geführt und könnte offen(siv)es Streiten um die Grundlage eigener Kreativität bedeuten. Fruchtbarkeit ist hier, wie der Ausdruck »Kreativität« schon verrät, in einem weiteren Sinn verstanden, wobei es aber natürlich sein kann, daß *frau* sich auch ganz konkret um die Basis für ein Nest für eigene Kinder auseinandersetzen müßte.

Scheidenentzündung (Vaginitis)
Bei der Scheidenentzündung tobt der mehr oder weniger heiße Krieg am äußeren Ein- und Ausgang der weiblichen Unterwelt. Er hat sich an einem Konflikt um den Zugang zum weiblichen Palast der Lust und Liebe entzündet. Die medizinische Basis solcher Entzündungen ergibt sich oft durch Auseinandersetzungen mit Trichomonaden und dem Mangel an weiblichem Hormon, insbesondere Östrogen. Mit Trichomonaden werden wir uns bei

den Geschlechtskrankheiten beziehungsweise sexuell übertragenen Krankheitsbildern noch ausführlicher beschäftigen (siehe Seite 300 ff.). Der Mangel an Östrogen verrät eine geringe sinnliche Hinwendung zum Weiblichen und Beschäftigung mit seinen Themen.

Entscheidend wichtig ist zudem das Scheidenmilieu, das Klima im Eingangsbereich zur urweiblichen Sphäre. Normalerweise ist es von der Scheidenflora bestimmt, die leicht sauer und damit tendenziell männlich, abwehrbereit und offensiv gegen Keime ist. Ihr ph-Wert liegt in der Regel bei 3,8 bis 4,2 und ist damit deutlich im sauren Bereich angesiedelt. Erst später im Gebärmutterhalsbereich (Cervix) werden alkalische Sekrete produziert, die den Spermien den Aufstieg erleichtern und eigentlich erst ermöglichen. Im Bereich der Scheide müssen auch die Spermien eine gewisse Härte beweisen und sich einer strengen Auslese unterziehen, wenn sie durch das sie wenig nährende, ja sogar feindliche saure Milieu hindurchmüssen. Nur die fittesten werden es schaffen.

Durch Einnahme zum Beispiel der Antibabypille wird die Scheide weniger sauer und damit anfälliger für Keime. Hier zeigt sich der Unterschied zu natürlich produziertem eigenem Östrogen, das die Frau insgesamt weiblicher und in ihrer Weiblichkeit auch selbstbewußter und abwehrstärker erscheinen läßt und das der Keimbesiedlung keinen Vorschub leistet. Werden die Östrogene dagegen künstlich zugeführt, greifen sie in die weiblichen Gleichgewichte ein, verschieben diese und neigen dazu, zur falschen Zeit am falschen Ort feminisierend zu wirken. In der Scheide steigt durch die Pille die Anfälligkeit für Infektionen deutlich. Psychologisch mag das damit zusammenhängen, daß Frauen, die die Pille nehmen, sicher sein können, nicht schwanger zu werden, und deshalb nicht so darauf achten müssen, wen sie zu sich hereinlassen. Hinzu kommt, daß Frauen mit bewußten oder unbewußten Konflikten um das Thema »Kinderbekommen« nicht selten die Pille nehmen (müssen) und dann gar nicht dazu stehen.

Eine Frau, die selbstbewußt unter den in Frage kommenden Männern entscheidet und sowohl aktiv jemanden auswählen als auch sich verweigern kann, wird mit oder ohne Pille ihren Eingang frei von Problemen und *verkehr*ten Keimen halten. Sie wird zum Beispiel die Kraft haben zu sagen: »Geh dich bitte vorher noch waschen!« Allerdings wäre sie wohl physisch auch so abwehrstark, daß sie sogar einen Schmutzfinken oder jemanden, der »Dreck am Stecken« hat, verkraften könnte. Die weniger selbstbewußte Frau, die sich das nicht traut, um den Mann nicht zu verletzen, neigt manchmal dazu, sich lieber selbst zu verletzen und das Problem in Form einer Scheidenentzündung auf sich zu nehmen. Sie ist seelisch weniger selbstbewußt und körperlich abwehrschwächer. Dabei hätte sie es doppelt nötig, sich ihrer (Schleim-)Haut zu wehren.

Erst die ärztlich diagnostizierte Entzündung wird dann oft zum Alibi für die ersehnte Ruhepause oder Enthaltsamkeit. Auf der Deutungsebene müßte sie erkennen, daß sie offenbar lieber fremde Erreger als den Mann hereinläßt und insgesamt einfach zu viel an sich heranläßt. Hier handelt es sich ganz offensichtlich um eine Abgrenzungsschwäche. Sie kann sich vor dem Eindringenden, Eindringlichen nur mit fremder ärztlicher Hilfe schützen und fühlt sich ansonsten jedem intimen Angriff schutzlos preisgegeben. Frauen, die nicht nein sagen können und dann auf dieser Ebene gezwungenermaßen das Thema verkörpern, lassen sich gleichsam ihren schmerzhaften Verweigerungsgrund in Form von Erregern heranwachsen. Manchmal wollen sich sogar gesunde Frauen schon krank schreiben lassen, noch bevor es zur körperlichen Eskalation des Konfliktes kommt, um geschlechtlich in Ruhe gelassen zu werden. Hier soll der Arzt mit dem Attest »vorbeugend« tätig werden, wobei die wirkliche Prophylaxe natürlich in der Klärung der Partnersituation läge.

Die drängende Aufgabe liegt in offen(siv)er Auseinandersetzung um die Einlaßpforte zum Garten der Lust und hingebungsvoller Aufnahmebereitschaft. Mit einer Scheidenentzündung verhindert die Betroffene jedes Eindringen oder jedenfalls jede Lust daran. Sie nimmt sich selbst die Lust an ihrer Geschlechtlichkeit. Hingabe wird zur schmerzenden Strafe oder im allgemeinen nun vermieden. Insofern könnte eine schwelende Scheidenentzündung auch zur chronischen Ausrede benutzt werden und dadurch einen gewissen Krankheitsgewinn verschaffen. Die Scheidenentzündung wäre dann das Nein zum Geschlechtsverkehr jener Frauen, die sich nicht anders zu artikulieren trauen. Auch dann handelt es sich aber natürlich um einen chronischen Konflikt, der seelische Hintergründe hat.

Scheidenentzündungen können sogar religiöse Hintergründe haben und den entsprechenden unbewußten Konflikt zum Ausdruck bringen. Eigentlich darf *frau* einem strengen und oft mißverstandenen Gott zuliebe (noch) niemanden einlassen. Sie gestattet es aber dem geliebten Partner. In diesem Double-Bind genannten Dilemma, bei dem sie immer schuldig wird, bestraft sie sich selbst, indem sie statt Lust Schmerz empfindet beziehungsweise sich vom Körper ihre tiefe Angst bestätigen läßt: »Du hast dich beschmutzt.« Die schon erwähnten Scheidenspülungen leisten als verzweifelter Versuch, sich wieder rein zu waschen, dann den Entzündungen auch noch Vorschub, ohne der vagen Hoffnung auf Empfängnisverhütung auch nur im geringsten gerecht zu werden.

Statt antibiotisch gegen das Leben von etwaigen Bakterien zu Felde zu ziehen, läge es näher, sich frühzeitig den Konflikten um den Zugang zu Lust und Liebe zu stellen. Der Konflikt muß in jedem Fall im Bewußtsein gelöst werden, danach könnte sie sich auch für den Weg der Keuschheit entscheiden, und wenn es ihrer ist, werden sich daraus keine Probleme im Unterleib ergeben. Ansonsten wäre es sicher besser, den archetypisch marsischen Kampfaspekt im lustvollen Geschlechterkampf entbrennen zu lassen, als in brennenden Infektionen, die diesen gerade verhindern. Ein etwaiger Mangel an Weiblichkeit, beziehungsweise dem entsprechenden Hormon, wäre vor allem bewußtzumachen. Daran etwas zu ändern ist dann eine mögliche, aber durchaus nicht zwingende Option. Krankheitsbilder entstehen aus der Unbewußtheit bezüglich der anstehenden Themen. Die beste Lösung läge sicherlich darin, Herrin über die eigene Unterwelt zu werden.

Scheidenpilze

Pilzerkrankungen sind eine Unterform der Entzündungen, und insofern gelten die dort angegebenen Hinweise. Da Pilze vor allem in der Scheide hausen, treffen auch die unter »Scheidenentzündung« angegebenen Deutungen zu. Andererseits haben sich in den letzten Jahren Pilze in so erheblichem Ausmaß in den Vordergrund gedrängt, und das auch besonders im Scheidenbereich, daß sie gesondert zur Sprache kommen müssen.

Wie wir von den Wald- und Wiesenpilzen wissen, wachsen sie als Saprophyten auf absterbenden oder bereits gestorbenen organischen Geweben und lieben es feucht und warm. Letztere Bedingungen treffen für den Bereich der Scheide immer zu und können die beobachtete starke Zunahme von Pilzerkrankungen nicht ausreichend erklären. Diese muß wohl damit zu tun haben, daß die Vitalität in der Region abgenommen hat und sich so die Lebensbedingungen für Pilze verbessert haben. Wir wissen zum Beispiel, daß der Anstieg der Pilzerkrankungen mit der Einnahme der Pille und der sogenannten sexuellen Befreiung zusammenhängt. Das ist einerseits mit der damit verbundenen Veränderung im Scheidenmilieu erklärbar, andererseits hat die Pille auch dazu geführt, daß Frauen ihren Eingang weniger engagiert und offensiv verteidigen müssen. Es ist nun nicht mehr so riskant, auch mit Männern zu schlafen, die als wirklich ernstzunehmende Partner gar nicht in Frage kommen, für einige Zeit aber Spaß und Lust versprechen. Bei vielen Frauen dürfte das zwar einer oberflächlichen Stimmung entgegenkommen, ihrem tieferen Wesen aber nicht wirklich entsprechen. Hier wäre wieder die Unterscheidung nach den Archetypen hilfreich, denn offensichtlich kann die Pille einer vom Venuseinfluß geprägten Frau eine sorgenfreie Spielwiese eröffnen, während sie einer mondbetonten im wahrsten Sinne des Wortes nichts bringt. Ein sich daraus ergebender, aber nicht mehr ins Bewußtsein dringender Konflikt kann sich dann in der Scheide in Form von Pilzwachstum ausdrücken.

Dieser Verdacht erhärtet sich bei Betrachtung der ungleich extremeren *Verhältnisse* in der gesellschaftlichen Unterwelt. Denn noch bevor Pilze die Scheide der Durchschnittsfrauen erobern konnten, waren sie schon bei Prostituierten und den von der Medizin sogenannten HWG-Frauen (**h**äufig **w**echselnder **G**eschlechtsverkehr) verbreitet. Daß diese Frauen ihre Scheide nicht ausreichend mit Lebenskraft versorgen, läßt sich als Folge einer geistigen Abspaltung des Unterleibs verstehen. Prostituierte küssen ihre Kunden zumeist nicht, weil ihnen das zu intim ist. Während sie also ihre obere Höhle sehr bewußt sauberhalten, öffnen sie die untere, noch intimere aus beruflichen Gründen ständig und weit. Es liegt der Gedanke nahe, daß sie ihren Unterleib gleichsam als Arbeitsfeld vom übrigen Bewußtsein abspalten, was auch in eine Unterversorgung mit Lebensenergie mündet und Pilzen das Terrain bereitet.

Wie schon erwähnt, sind Pilze Lebewesen, die vor allem für die Entsorgung abgestorbener Elemente sorgen, sie gehören damit urprinzipiell zum Plutoprinzip und in das Revier von Hades, dem Unterweltgott. Sie entsprechen folglich dem Destruktiven, Zerstörerischen im Leben. So zeigen Pilze immer, daß ein Bereich – und hier eben die Scheide – leblos geworden oder am Absterben ist und daß mit dem entsprechenden Bereich destruktiv umgegangen wird. Sexualität ohne Liebe wirkt aber letztlich abtötend auf die menschliche Seele, macht unsensibel und gefühlstot.

Generell läßt jede Gleichgewichtsstörung die Versorgung einer Region mit Bewußtheit und Lebensenergie zurückgehen und sie tendenziell absterben. Insofern ist auch jede Milieustörung durch Chemikalien, wie etwa die zunehmende Anwendung von Intimsprays, unzuträglich und fördert das Angehen unliebsamer Mikroben. Alle Spülungen mit parfümierten Flüssigkeiten im Rahmen eines zunehmenden Hygienewahns, der häufig nur als Kompensation anderer, unbewußt als unsauber empfundener Zustände zu verstehen ist, richten sich gegen das vitale Gleichgewicht in der Scheide und ruinieren das Leben der Scheidenflora. Auch Badeöle und Schaumbäder tragen bereits durch die Veränderung der Oberflächenspannung zu einer lebensfeindlichen Umgestaltung des Milieus bei.

In die gleiche Kerbe schlagen Antibiotikabehandlungen. Selbst wenn diese auf ganz andere Körperregionen zielen, zerstören sie doch häufig die schützenden Milchsäurebakterien (Laktobazillen) der Scheide gleich mit. Selbst der Antibiotikaeinsatz in der Tiermast schlägt über den Fleischkonsum auf den Menschen zurück und kann Pilzbefall begünstigen. Aber auch schon sehr zuckerreiche Ernährung kann einer Milieustörung Vorschub leisten. Genauso ungünstig sind enge Hosen aus synthetischem Material. Sie erzeugen eine unnatürlich feuchtwarme und wenig belüftete Situation. Daß das dauernde Tragen von Turnschuhen aus Plastikmaterialien Schweißfüße begünstigt, hat sich allgemein herumgesprochen. Darüber, daß auch Dessous aus Chemiefasern, enge Bodys und selbst enge Synthetikstrumpfhosen in diese Richtung wirken, redet kaum jemand. Natürlich kann die Lust und Lebensfreude, die Dessous einer Frau vermitteln, diesen Effekt mehr als kompensieren. Wo das aber nicht geschieht, ist Gefahr für das empfindliche Gleichgewicht im Verzug – und insbesondere wenn sie derlei nur auf Verlangen des Mannes trägt. Selbst das Tragen nasser, auskühlender Badebekleidung kann bei sensiblen Frauen bereits so störend wirken, daß sich die ungebetenen, aber unbewußt doch eingeladenen Gäste breitmachen. Nach alldem dürfte es selbstverständlich sein, daß auch ein gestörtes Gleichgewicht im Verhältnis zwischen Mann und Frau die Atmosphäre der Scheide und ihre natürliche Abwehrkraft so außer Kraft setzen kann, daß sich Pilze einfinden. Die auffällige Neigung zu Pilzerkrankungen bei Diabetes als Grunderkrankung findet in der problematischen Liebesthematik bei der Zuckerkrankheit ihre psychologische Erklärung.[27]

Vom Typ her handelt es sich bei den Frauen mit dauernden Pilzproblemen im Intimbereich um solche, die überlastet und am Ende ihrer Kraft, abwehrgeschwächt mit dem Rücken zur Wand kämpfen, ohne sich wirklich ihrer (Schleim-)Haut wehren zu können. Auch autoaggressive Tendenzen können sich hier auswirken, wenn Frauen dazu neigen, im Sinne einer Selbstbestrafung Schuldgefühle gegen sich selbst zu richten. Die in sich ruhende, im eigenen Rhythmus schwingende Frau ist vor diesem Problem dagegen relativ sicher. Die Zunahme der Scheidenpilze läßt den Verdacht keimen, daß immer mehr Frauen destruktiv mit ihrer Eigenart umgehen. Das Befinden des Unterleibs, der für Fruchtbarkeit und schöpferische Fähigkeiten steht, ist auch Ausdruck von Kreativität, Vitalität und Lebensfreude, die es in diesem Bereich zu fördern gilt.

Bei den Therapiemaßnahmen ist auf der tiefsten und sichersten Ebene die Wiederbelebung der eigenen Unterwelt anzustreben. Die Belebung der Scheide zielt natürlich primär auf eine lebendige, genußvolle Sexualität. Das heißt, es wäre notwendig, wieder Zugang zur eigenen Lust zu finden, Sexualität als natürlich anzuerkennen und zu schätzen und letztlich den ganzen Unterweltsbereich aus der Schmuddelecke zu holen und zu einer Spielwiese der Lebensfreude zu machen. Allerdings wären auch noch andere Möglichkeiten denkbar, das Plutoprinzip mit Lebendigkeit zu erfüllen, wie zum Beispiel Genuß an tiefgehenden und radikalen Wandlungen zu entwickeln.

Auf der körperlichen Ebene ist die Wiederherstellung natürlicher Verhältnisse im Scheidenbereich konkret ins Auge zu fassen. Dazu gehört auch die Tolerierung von geringem Ausfluß und die Aussöhnung mit dem Eigengeruch im Intimbereich. Wenn hier Veränderungen angestrebt werden, dann müßte das sinnvollerweise über Ernährungsumstellung und innere Wege der Reinigung wie Fasten und andere Entschlackungsmaßnahmen[28] geschehen. Auch an eine homöopathische Konstitutionsbehandlung ist immer zu denken. Den Themen »Ausfluß« und »Geruch im Intimbereich« werden wir uns gleich anschließend noch ausführlicher widmen. Da Pilze das Tote lieben, ist neben der seelischen Belebung der von ihnen befallenen Region auch die generelle Umstellung auf lebendige Ernährung ratsam. Wir haben diesbezüglich immer die Wahl: Wollen wir unseren Körper oder die Pilze ernähren? Letztere gedeihen mit der toten Nahrung aus Supermärkten prächtig, wir dagegen brauchen lebendige, vollwertige Lebensmittel. Insofern sind Pilze auch ein gutes Anzeigeinstrument für unsere Lebensführung. Wenn es uns bei vitaler Kost gutgeht, bekommt das den Pilzen schlecht und umgekehrt.

Natürlich ist auch eine grundlegende äußere Sauberkeit hilfreich und wichtig. Am unbekömmlichsten sind Pilzen *saubere Verhältnisse*, wobei hier die übertragene Bedeutung viel wichtiger ist als die konkrete. Das zeigt sich zum Beispiel auch daran, daß je weniger Partner *frau* hat, desto weniger körperliche Hygiene nötig ist. Bei häufig wechselnden Partnern sind oft auch große äußere Hygieneanstrengungen nicht ausreichend. Die Tatsache, daß Scheidenpilze und Darmpilze oft zusammen vorkommen, verdeutlicht allerdings auch die Wichtigkeit angemessener äußerer Hygienemaßnahmen. Bei einer Patientin konnte die Situation bereits dadurch be*rein*igt werden, daß sie ihre Toilettengewohnheiten umstellte. Aufgrund körperlicher Ungelenkigkeit putzte sie sich ihren Allerwertesten von vorn und brachte so ständig Keime, darunter auch Pilzsporen, vom hinteren Eingang zum vorderen. Bei einem solchen Andrang von Keimen reicht schon eine geringe seelische Disposition zum Pilzbefall. Dieser Ping-Pong-Effekt zwischen Darm und Scheide ist die eine Seite, die die Nähe zwischen geschlechtlicher und Verdauungsunterwelt verdeutlicht und auch auf dieser Ebene klarmacht, wie sehr die Unterweltsorgane im Rahmen des plutonischen Prinzips zusammengehören.

Die andere Seite oder der zweite Ping-Pong-Effekt ist die dauernde gegenseitige Ansteckung zwischen Frau und Mann. Die Hauptbeschwerden bei Pilzerkrankungen wird immer die Frau haben, da sie den Pilzen in ihrer feuchtwarmen Scheide einen idealen Lebensraum bietet, wo sie sich gütlich tun und entsprechend lästig fallen können. Bei Männern treffen Pilze auf keinerlei vergleichbare Verhältnisse und halten sich zumeist auch nur mittelfristig. Das reicht zwar oft nicht aus, ihm entsprechende Beschwerden zu bescheren, es reicht aber allemal, die Frau immer wieder neu zu infizieren. In der Regel wird die betroffene Frau auf Anraten ihres Gynäkologen sogleich die schulmedizinische Therapie mit Antimykotika wie »Canesten« anwenden. Der oft beschwerdefreie Partner wird häufig nichts oder zuwenig tun und sie dann von neuem anstecken. Schulmedizinische Therapie hat also nur dann Sinn, wenn beide wenigstens diesbezüglich zusammenarbeiten. Parallel dazu ginge es aber in jedem Fall darum, auch im übertragenen Sinn wieder saubere *Verhältnisse* herzustellen. Sonst wird die antimykotische Therapie zur Dauer- und damit gefährlichen Notlösung, denn sie wird das Terrain ihrerseits zusätzlich verderben und somit genau das schaffen, was sie beheben sollte – ganz abgesehen von den so entstehenden Resistenzen gegen die Antipilzmittel. Sie sind heute schon so erheblich, daß manchen Patientinnen mit diesen Mitteln kaum noch zu helfen ist. Grundsätzlich wäre nach einer antimykotischen wie auch antibiotischen Therapie an eine Nachbehandlung mit Milchsäurezäpfchen zum Wiederaufbau des gesunden Scheidenmilieus zu denken. Auffällig ist, daß nach einem Partnerwechsel sich häufig auch das Pilzproblem löst, was für einen unbewußten Konflikt mit dem Ex-Partner im Intimbereich spricht.

Ausfluß

Ausfluß ist meist das Ergebnis einer Infektion und damit eines Konfliktes im oder um den Scheiden- oder Gebärmutterbereich: Der »Kriegsschrott« ausgefochtener Schlachten wird auf diesem Weg entsorgt. Es handelt sich also unter anderem um einen Reinigungsversuch der geschlechtlichen Unterwelt. In solchen Fällen wird der Ausfluß oft unangenehm riechen, je nachdem, wie unsauber gekämpft wurde. Bei schweren Entzündungskonflikten kann das bis zu eitrigem Fluor gehen.

Andererseits ist ein wenig zyklus- und jahreszeitenabhängiger Ausfluß durchaus normal. So steht im Frühling grundsätzlich ein Großputz auf allen Ebenen an, der sich auch hier ausdrücken kann und idealerweise durch eine Fastenzeit unterstützt wird. Leider gilt er aber generell als krankhaft, was nicht selten zu unangemessenen Maßnahmen der Bekämpfung führt. Der normale oder physio*logische* Ausfluß kann alles mögliche enthalten – von harmlosen Keimen bis zu Milzbranderregern. Er ist also auch im gesunden Fall ähnlich infiziert wie die Mundhöhle oder der Erdboden. Normalerweise ist er leicht schleimig und weißlich, daher auch der Name »Weißfluß« (Fluor albus).

Frauen auf dem Hygienetrip laufen nicht selten schon gegen diesen physiologischen Weißfluß Sturm und verschlimmern die Situation durch Scheidenspülungen und von der Industrie in wenig verantwortlicher Weise beworbene Intimsprays. Diese stören das Scheidenmilieu zumeist so nachhaltig, daß dadurch wirklicher Grund zum Eingreifen geschaffen wird und nicht selten ein Teufelskreis beginnt. Intimsprays sind von Anfang an Unsinn, denn die Duftnote des normalen Weißflusses gehört zur eigenen Note und müßte akzeptiert oder durch tiefergehende Maßnahmen wie Ernährungsumstellung verändert werden. Die *Aus*dünstungen und -flüsse eines Menschen hängen natürlich davon ab, was hineinkommt. So sagt eine alte indische Ernährungsweisheit, der gesunde Mensch rieche nach der zuletzt genossenen Frucht. Das erleben wir gerade nur noch bei Knoblauch und Zwiebeln. Daß die Einflüsse die Ausflüsse bestimmen, ist an sich eine Binsenweisheit, die wir allerdings vergessen zu haben scheinen. Gründliche innerliche Reinigungsmaßnahmen wie vor allem Fasten können hier Wunder wirken. Wenn er sie nicht riechen kann oder sie sich selbst nicht riechen mag, spricht das für eine Ablehnung (zumindest des betreffenden Intimbereichs) auf einer tieferen Ebene, als er oder sie sich eingesteht.

Eine Frau, die ihre ganz normale Duftnote ablehnt, lehnt damit sich selbst ab, und das ist an sich schon eine therapiebedürftige Situation. Wenn *frau* sich selbst nicht riechen kann, liegt es aber auch häufig daran, daß ein Mann seine Nase mit im Spiel hat. Wo Partner sich nicht riechen können, ist das ein viel größeres Handicap, als wenn sie sich optisch nicht attraktiv finden. Das liegt daran, daß unser Riechhirn deutlich älter, größer und intensiver mit der Gefühlswelt verbunden ist als unsere Sehrinde. Sich gegenseitig zu stinken ist eine eindeutige Ablehnung, die kaum zu überwinden ist. In vielen Therapiejahrzehnten ist uns kein Paar bekannt geworden, das glücklich wurde, obwohl es sich nicht riechen konnte. Wir können uns an jedes Aussehen, aber nicht an jeden Geruch gewöhnen. Gegen solche Situationen mit Intimsprays *anzustinken*, führt nicht zur Lösung, sondern intensiviert einen ungesunden Geruch auf Dauer nur, einen gesunden kann es sogar in einen krankhaften wandeln. Am tragischsten ist die Situation, wenn eine normale Duftnote von einem anormalen Mann beanstandet wird und dann zu Maßnahmen führt, die dem Mann zum Schluß recht geben: Nach vielen Versuchen, den eigenen Duft zu bekämpfen, wird die chemisch mißhandelte geschlechtliche Unterwelt nun wirklich zu stinken beginnen. Da ist nur zu hoffen, daß es (und er) der Frau schon vorher stinkt.

Eine weitere Ursache für intensiveren Geruch aus dem Intimbereich kann in der Tendenz liegen, sich unten ständig zuzustopfen und damit jede Lüftung zu verhindern. Meistens wird *frau* sich unten verschließen, wenn sie nichts von ihrer geschlechtlichen Unterwelt wissen will. Diese wird sich dann durch Geruchssignale in Erinnerung bringen, und das Gegenteil ist – wie so oft – erreicht. Den Vorwand für die Dauertamponade liefert natürlich wieder der an sich harmlose Ausfluß. Auch das Tragen der neuesten Plastikslipeinlagen begünstigt ein problematisches Milieu, was wiederum mehr Ausfluß hervorruft und so zu noch mehr Slipeinlagen führt. Auf dem Gegenpol sind Frauen angesiedelt, die nicht nur auf Einlagen, sondern sogar gern auf Slips verzichten, weil sie dieses freie Gefühl erotisch anmacht und auf viele Partner faszinierend wirkt. Was andere wiederum verwerflich finden mögen, ist jedenfalls für das Milieu entschieden gesünder als alle Anstrengungen mit Sprays und Einlagen, die vor allem zum Gegenteil und damit in einen Teufelskreis führen, von dem nur die Hersteller der milieustörenden Produkte profitieren.

Einschätzung und Bewertung des normalen Weißflusses sind völlig subjektiv und zumeist wenig rational. Eigentlich sollte *frau* erst dann von Ausfluß sprechen, wenn der Schlüpfer deutlich und regelmäßig davon gezeichnet ist. Ansonsten ist der normale milde Fluor notwendig, um die Scheide geschmeidig zu halten und für Reinigung im Zuge eines stetigen Flüssigkeitsstromes nach außen zu sorgen. Jede Schleimhaut hat eine physiologische Abschilferungstendenz der obersten Zellen im Sinne der Regeneration, und diese Abfallzellen werden sinnvollerweise zusammen mit anderen anfallenden Sekreten vom Schleimstrom hinausbefördert.

Normalerweise stellt die Scheide eine recht starke Barriere gegen die Außenwelt dar. Sie ist durch die Bakterien der Döderleinschen Flora so sauer, daß unangemessene Keime in ihr wenig Überlebenschancen haben. Wird aber dieses saure Milieu nachhaltig gestört, zum Beispiel durch oben erwähnte Intimsprays oder die Einnahme der Antibabypille, kommt es besonders im letzteren Fall zur Alkalisierung, und die Farbtendenz des Fluors wandelt sich nicht selten vom Weiß der Reinheit und Unschuld über Gelb nach Grün und sogar Braun. Das wird dann als Beflekkung empfunden, und die persönliche Duftnote der geschlechtlichen Unterwelt kann sich in einen eher unangenehmen Geruch bis hin zum regelrechten Gestank bei entsprechenden Infektionen wandeln. Man braucht nicht viel Phantasie, um zu erkennen, daß ihr dann die ganze Höhle auch im übertragenen Sinne anrüchig ist oder gar stinkt.

Die Farbe Rot und damit blutiger Ausfluß kann auf Verletzungen am Gebärmuttermund, -hals oder im Innern der Gebärmutter hinweisen, sollte aber auch den Verdacht auf die Möglichkeit wesensfremden Lebens im Sinne einer Entartung lenken und zu einer fachärztlichen Abklärung führen. Weiß als Farbe der Ganzheit enthält wie der Weißfluß alles, andere Farben aber sind nach der Goetheschen Farbenlehre Mangelzustände. Dem Rot fehlt immer seine Komplementärfarbe Grün, das der *viriditas*, der Grünkraft oder Vitalität im Sinne der heiligen Hildegard, entspricht. Bei Krebs und seinen Vorstufen ist das auch ganz konkret der Fall. So gilt es bei jeder Verfärbung des Fluors herauszufinden, was im unterweltlichen Leben fehlt.

Eine auch heute noch unerwartet häufig vorkommende Problematik mit Ausfluß ist die sogenannte Honeymoon-Urethritis, der zumeist folgende Situation zugrunde liegt: Er heiratet, damit er endlich darf, und übertreibt es dann erheblich. Wenn sie sich lange und vorehelich verweigert hat, wird sie jetzt oft Probleme haben, ihre physischen Grenzen deutlich zu machen. Wehrt sie sich aber nicht verbal gegen die Überforderung und Überstrapazierung ihrer diesbezüglich untrainierten Unterwelt, wird ihr Körper einspringen und den Konflikt darlegen. Es kommt unter Umständen zur Entzündung der ganzen Region mit Schmerzen und Ausfluß. Wird beides stark genug, muß sie sich wehren, und nicht selten wird das ärztliche Attest zum Alibi.

Ein anderes Problem sind die in deutschen Landen noch immer recht bescheidenen männlichen Hygieneambitionen, die sich wenig mit den weiblichen Ansprüchen decken. Auch nachdem der Zusammenhang zwischen männlichem Smegma, einer Art käsiger, stinkender Schmiere, die sich unter der zu selten gereinigten Vorhaut bildet, und dem Gebärmutterhalskrebs (Cervixkarzinom) eindeutig belegt ist, hat sich hier noch zuwenig Bewußtsein und vor allem zuwenig praktisches Hygieneengagement gebildet. Jedenfalls gibt es viele Frauen, die über diesen Punkt klagen und dabei nicht einmal Krebs im Auge haben, sondern ihr gefühlsmäßiges Wohlbehagen. Leider gibt es über so wichtige Punkte keine wissenschaftlichen Untersuchungen, aber doch eine Reihe von Eindrücken, die mit den Klagen korrelieren. Die Aufgabe der betroffenen Frauen läge sicher darin, zu lernen, dem ungewaschenen Mann den Zugang zu verweigern, zumal nachweisbar ist, daß in Ländern mit Beschneidung der Männer Gebärmutterhalskrebs keine Rolle spielt. Außerdem wäre es eine durchaus angemessene Vorbereitung auf den Intimverkehr, im Vorfeld gleichsam rituell für saubere Verhältnisse zu sorgen und sicherzustellen, daß *man* keinen Dreck am Stecken hat.

Wer an starkem Ausfluß leidet, könnte die Verarbeitung und Entsorgung der Scherben und Trümmer laufender Auseinandersetzungen über die eigene Geschlechtlichkeit im Bewußtsein forcieren. Vorrangig wäre vor allem, den Geschlechtsbereich im übertragenen Sinn sauberzuhalten, was sich auf alle Ebenen beziehen müßte. Wo äußerliche Hygienemaßnahmen nur zur Kompensation geistig-seelischer Unsauberkeitsgefühle dienen, sind sie zum Mißerfolg verurteilt. In diesem Fall wäre noch der bessere Ausweg, solche Maßnahmen zu bewußten Hygieneritualen hochzustilisieren und sie so wenigstens mit entsprechender seelischer Energie zu laden.[29] Wichtig wäre auch, ganz bewußt los-

und damit abfließen zu lassen, was nicht mehr gebraucht wird, und so für Ordnung hinsichtlich dieser sensiblen Thematik zu sorgen. Klarheit und Reinheit auf der Bewußtseinsebene wird sich entsprechend in der Unterwelt niederschlagen.

Ein wichtiger Schritt zur Identität als Frau wird es auch sein, sich mit der eigenen natürlichen Duftnote auszusöhnen oder sie durch entsprechende Umstellung der Lebensführung auf einen Stand zu bringen, der das eigene Lebensgefühl positiv unterstützt. Wo sich die eigene Duftnote entwickeln kann, wird sie auch für die Sinne annehmbar sein und die Sinnlichkeit eher fördern als behindern. Ein Grundwissen über Ernährung kann hier helfen, denn in Grenzen gilt der Satz: »Du bist, was du ißt.« Wer jedenfalls viel Fisch ißt, wird auch einen leicht fischigen Geruch entwickeln. Massiver Fischgeruch läßt dagegen eher an eine Infektion mit Gardnerella vaginalis denken, die für die Aminkolpitis verantwortlich ist.

Entsprechende Entschlackungmaßnahmen sollten allerdings nicht bei der Ernährung haltmachen.[30] Eine für das eigene seelische Empfinden saubere Lebensführung zu erreichen geht weit über den materiellen Bereich hinaus. So kann Entschlackung auch der Ausmusterung als ungut empfundener Lebens- und Sexualgewohnheiten, die ihr eigentlich stinken, entsprechen. An solch einem heiklen Punkt ist natürlich darauf zu achten, daß es ausschließlich darum geht, was ihr in den Tiefen ihrer Seele als sauber und was als beschmutzend erscheint, und nicht etwa darum, was irgendwelche Puritaner, religiösen Eiferer oder sonstwie gearteten Spießer und Sauber*männer* für rein und edel erachten. Interessant ist an sich die Tatsache, daß es zwar viele selbsternannte Saubermänner gibt, aber keine Sauberfrauen, wobei doch die Hygienesituation im allgemeinen genau das Gegenteil zeigt. Wobei die Tatsache, daß sich massiv vermehrter Fluor vor allem bei entweder privat oder beruflich stark gestreßten Frauen findet, dafür spricht, daß ihre Unterwelt zu riechen beginnt, wenn es ihr in übertragener Hinsicht stinkt.

Eine kleine Geschichte aus der Sufi-Tradition mag die geschlechtsspezifische Problematik der rein materiellen Hygienesituation erhellen: Mullah Nasrudins Frau will sich einen Affen anschaffen. Der Mullah aber äußert Bedenken und fragt: »Mit wem soll er denn essen?« – »Na, mit uns!« – »Aber wo soll er denn schlafen?« – »Na, auch mit uns!« – »Ja, aber der Gestank!« – »Also wenn ich es aushalte, wird der Affe es wohl auch schaffen!«

Die schulmedizinische Therapie mit Antiseptika (Desinfektionsmitteln) bis hin zu Antibiotika ist hier eine echte Antitherapie, die bei langfristiger Anwendung auch nur verschlechtern kann. Die Ovula genannten Zäpfchen für die Scheide sind tatsächlich ziemlich faule Eier, da sie ihrerseits das notwendige Gleichgewicht nachhaltig stören. Kurzfristig können sie aber eine akut unerträgliche Situation bessern, weil sie für einen radikalen Kahlschlag unter allen Keimen sorgen. Langfristig müssen sie dann aber immer durch innere Maßnahmen ersetzt werden, die das Milieu stabilisieren. Zu denken wäre alternativ auch an Maßnahmen wie Joghurttampons, wenn die Situation noch nicht zu sehr entgleist ist.

Geschlechtskrankheiten und sexuell übertragbare Krankheiten

Die Schulmedizin nennt die Geschlechtskrankheiten auch venerische Krankheiten und verweist damit erstaunlicherweise ganz offen auf ein Urprinzip, nämlich das der Venus. Wobei dieser Archetyp vor allem den Weg bezeichnet, auf dem *frau* und *man* sich derlei Unerfreulichkeiten zuziehen können; die Orte der kriegerischen Auseinandersetzungen und das Geschehen an sich gehören mehr zum plutonischen Prinzip. Tatsächlich können praktisch alle Körperbereiche in Mitleidenschaft gezogen werden; die Eintrittspforte für die entsprechenden Probleme und die mit ihnen assoziierten Keime ist aber meist die Geschlechtsregion. Schulmedizinisch wird noch einmal untergliedert in Geschlechtskrankheiten und sexuell übertragene Infektionen (STD = Sexual Transmitted Diseases). Die Begründung, daß es sich bei letzteren Krankheitsbildern um solche handele, die auch andere Organe außer der Geschlechtsregion betreffen, unterscheidet sie eigentlich gerade nicht von Krankheitsbildern wie der Syphilis. Der Hauptvorteil dieser Unterscheidung liegt wohl vor allem darin, daß man so zumeist den großen Schrecken vermeiden kann, den das Wort »Geschlechtskrankheit« bei vielen Menschen auslöst. Die heute häufigsten Krankheitsbilder wie die Trichomoniasis und die Aminkolpitis fallen damit in den weniger erschreckenden und zudem englisch verschlüsselten Begriff »STD«. Da es uns hier aber darum geht, den Hintergründen offen und ohne Vorbehalte ins Auge zu schauen, werden wir diese »Unterscheidung« nicht machen.

Der Geschlechtsverkehr ist eine körperlich-seelische Bearbeitung des Polaritätsthemas. Er verbindet die Pole miteinander und läßt sie im Einheitserlebnis des Orgasmus für einen, wenn auch zumeist nur kurzen Moment die Trennung zwischen den Geschlechtern, zwischen den Menschen und der Welt vergessen. So hebt er gleichsam den Sündenfall auf, und es ist daher eigentlich höchst erstaunlich, daß er bei den Amtschristen nicht besser gelitten ist. Geschlechtskrankheiten sind demnach gleichsam Betriebsunfälle bei der Beschäftigung mit der Polarität. Insofern gilt es bei allen Deutungen immer, dieses große und wahrscheinlich wichtigste Thema überhaupt im Auge zu behalten. Die Opfer solcher Auseinandersetzungen mit der Polarität auf dem Schauplatz des Geschlechterkampfes finden allerdings bei uns weder Anerkennung für ihr Engagement und zumeist nicht einmal Gnade.

Kaum eine andere Gruppe von Krankheitsbildern ist auch nur annähernd so negativ beleumundet wie die der Geschlechtskrankheiten, was mit der generellen Abwertung des Sexuellen in der christlichen Kultur zu tun hat, aber auch mit der besonderen Wertschätzung, die in ihr die eheliche Treue erfährt. Geschlechtskrankheiten entstehen ja vor allem auf dem Hintergrund wechselnder Partnerschaften, ohne die sie sich nicht ausbreiten könnten. Bei unserem hier vertretenen Anspruch der Krankheitsbilder-Deutung kann es dagegen nie um Wertung, sondern immer nur um Deutung und Bedeutung gehen. Wie sehr im übrigen die Abwertung des Ge*schlecht*lichen an der bio*logischen* Wirklichkeit vorbeigeht, zeigt die unbestreitbare Tatsache, daß unser ganzes Leben – statistisch gesehen – eine durch Geschlechtsverkehr übertragene und in jedem Fall tödlich verlaufende Geschlechtskrankheit ist. Der eigentliche *bio*logische Sinn des Geschlechtsverkehrs ist es, Samen(tierchen) zu übertragen und so neues Leben zu ermöglichen. Statt dessen kommt es hier aber zur Übertragung ganz anderer Tierchen, die ganz anderes Leben in Gang setzen.

So scheint es, daß die Biologie für monogamische Treue Partei ergreift. Tatsächlich aber setzt *bios*, das Leben, auch hier wie so oft auf den gesunden Mittelweg. Zu häufiger und vor allem unachtsamer Partnerwechsel wird in der Tat mit Geschlechtskrankheiten quittiert, eine zu geringe Durchmischung des Erbgutes aber führt über die Inzucht zur Degeneration der Nachkommen und ist also auch nicht zu empfehlen. Für die Entwicklung des Lebens wäre es am besten, die vitalsten und kreativsten Individuen würden sich reichlich, aber achtsam fortpflanzen und ihre(n) Geschlechtspartner möglichst nicht aus der Nähe und schon gar nicht aus der eigenen Verwandtschaft wählen.

Insgesamt legen – bei aller Unterschiedlichkeit im Detail – diese Krankheitsbilder auf der vordergründigen und allopathischen Ebene nahe, sich durch »sauberen« Umgang mit Geschlechtsangelegenheiten zu schützen. Wobei Sauberkeit hier wiederum auf allen Ebenen zu verstehen ist – von der konkreten körperlichen Ebene, wo sie für hygienische Verhältnisse im Geschlechtsbereich steht, bis zur seelischen Ebene, wo es eher um verläßliche Liebes- und Lebensverhältnisse geht. Wo die schnelle Liebe eigentlich keine ist, sondern der körperliche Aspekt der Lust weit im Vordergrund steht, wird es am ehesten gefährlich. Die Prostitutionsszene ist nicht von jeher, aber doch seit langem ein Tummelplatz aller möglichen einschlägigen Erreger. Doch es gab Zeiten und Kulturen, die auch diese Gefahren bewältigten, da die Prostitution in den Kult rituell eingebunden war und Lust und Lebensfreude spendete. Diesbezüglich wäre etwa an die Melissen zu denken, Jungfrauen, zu deren Tempeldienst es gehörte, den Tempelbesuchern zu geschlechtlichem Wohlbefinden zu verhelfen. Andere Tempelpriesterinnen sollen die Aufgabe gehabt haben, die jungen Männer in die Welt der geschlechtlichen Liebe einzuführen.

Der homöopathische Weg zur Bewältigung dieser Krankheitsbilder auf seelischer Ebene ginge dahin, sich dem Geschlechterkampf so offensiv und mutig, dabei aber so tiefgehend und erfüllend hinzugeben, daß Eros, der Gott der Liebe, der ja ein Kind der Liebesgöttin Venus mit dem Kriegsgott Mars ist, auf seine Kosten kommt und seiner Mutter kein Grund für venerische Klagen auf körperlicher Ebene bleibt. Mit den Waffen seines Vaters, Pfeil und Bogen, schießt Eros – oder Amor, wie er später bei den Römern hieß – das Anliegen seiner Mutter, die Liebe, in die Herzen der Menschen. Oder aber er stößt in anderen Bildern die Brandfackel der Liebe in ihr Herz. Wer für umfassende Lebendigkeit in der Erotik sorgt, wird dazu neigen, Leben auf menschlicher Ebene in Form von eigenem Nachwuchs zu zeugen, und auf das Zeugen von unangenehmen und unangemessenen Lebewesen wie den verschiedensten Kleinstlebewesen, die uns später noch eingehend beschäftigen werden, verzichten können.

Der sicherste, vor allem aber auch genußvollste Weg läuft darauf hinaus, Form und Inhalt wieder zusammenzubringen und dann auch zusammen zu lassen. Erotische Liebe im Zusammenhang mit geistig-seelischer führt zu festen Beziehungen und beugt den Gefahren der venerischen Krankheitsbilder am wirksamsten vor. Wo aber der Inhalt, in diesem Fall die seelische Liebe, fehlt, wird der Mensch insgesamt immer unbefriedigt bleiben und dann dazu neigen, sich im äußeren Formaspekt zu verlieren und wenigstens den Körper mit immer mehr Sex zufriedenzustellen. Hier entsteht dann eher Sucht als Liebe, und tatsächlich gibt es vermehrte Anzeichen für eine Zunahme regelrechter Sexsucht.

Die tiefste Einlösung ergäbe sich, wenn *frau* sich den eingangs beschriebenen Archetypen wie vor allem denen der Venus, des Mondes und des Pluto auf anspruchsvollen Ebenen, das hieße natürlich immer auch im seelischen und geistigen Bereich, hingeben würde. In letzterem Fall könnte das bis zur Gottesliebe gehen. So jedenfalls entstünden tiefe und inhaltlich wie formal saubere Verhältnisse auf allen Ebenen.

Der Mensch ist ja ein Wesen zwischen Tier und Engel, wobei ihn seine seelisch-geistige Entwicklung nach übereinstimmender Meinung aller Religionen zum durchgeistigten Wesen, also in Richtung Engel, führen sollte. Gerade der geschlechtliche Bereich verbindet den Menschen durch das Spüren seiner Triebhaftigkeit aber noch stark mit der animalischen Komponente. Den Trieben blind zu folgen, von ihnen getrieben und beherrscht zu werden, ihr Sklave zu sein, das führt nicht selten zu entsprechenden Symptomen, die deutlich machen, daß *frau* oder *man* evolutionsmäßig in eine regressive, also rückwärtsgewandte Richtung orientiert sind. Das meint hier keineswegs, daß Sexualität verdrängt werden sollte. Es zeigt aber doch die Aufgabe, dem Triebhaften irgendwann einmal Frau beziehungsweise Herr zu werden, so daß Freiheit von allen Anhaftungen, wie es Buddhisten ausdrücken würden, und das Ziel der Erlösung oder Erleuchtung erreicht werden.

Tripper (Gonorrhoe)

Der Tripper ist die älteste Geschlechtskrankheit, die, von der Genitalregion ausgehend, unbehandelt viele Körperregionen in Mitleidenschaft ziehen kann. Früher war er die häufigste Geschlechtskrankheit. Heute ist der Tripper stark auf dem Rückzug, was im wesentlichen seiner effektiven Bekämpfung durch Penicillin zu verdanken ist. Allerdings sind die Keime durch Resistenzentwicklung gegen Penicillin in manchen Teilen der Welt wieder zu einem Problem geworden. Da sie aber immer noch gut auf Cefalosporine, eine andere Antibiotikagruppe, ansprechen, gilt das nicht für unseren Teil der Welt.

Dem Tripper liegt ein massiver Konflikt ausgehend vom Geschlechtsbereich zugrunde, der im Extremfall zu eitrigem Ausfluß aus Harnröhre und Scheide führen kann, was anzeigen würde, daß viel »Kriegsschrott« hinaustransportiert werden muß. Dieses Loslassen von Seelenabfall wird im Körper als brennende Herausforderung, verbunden mit entsprechendem Harndrang, erlebt. Der einmal entflammte Konflikt kann von der Harnröhre auf den gesamten Genitalbereich übergreifen und Scheide und Gebärmutter bis zu den Eileitern in Mitleidenschaft ziehen. Später können die Gonokokken sogar auf Gelenke, Herzbeutel, Rippenfell und Muskeln übersetzen und schwere Schäden anrichten. In der Folge verhindert die Infektion häufig Schwangerschaften, da durch Eileiterverklebungen Sterilität eintritt.

Im allgemeinen ist es aber gerade das Problem, daß betroffene Frauen kaum Symptome bemerken und so – aus der Sicht der Gonokokken – zu idealen Überträgerinnen werden. Daß der Tripper oft keine Symptome macht, hat damit zu tun, daß der Konflikt so weit oben, nämlich im Bereich des Gebärmutterhalskanales und damit wirklich im verborgenen, schwelt. Im harmlos wirkenden Normalfall beschränkt sich die Symptomatik bei der Frau auf geringen gelbgrünen Ausfluß und deutet die problematischen bis »schmutzigen« Umstände in der geschlechtlichen Unterwelt nur an. Diese Tatsache bewirkte, daß der Tripper lange Zeit schwer zu bekämpfen war, besonders in Zeiten, wo Hygiene niedrig bewertet und ein solcher Ausfluß in Kauf genommen wurde. Heute hält sich der Tripper nur noch in indischen und afrikanischen Hafenstädten, wo die Bekämpfung der Infektion am Aufklärungsstand der Betroffenen und am Mangel an kompetenter Versorgung mit Penicillin scheitert. Früher aber war der Tripper die Geißel aller Hafenstädte und ihrer jeweiligen Unterwelt und eigentlich aller Unterwelten. In den Prostituierten, die sich aus Unwissenheit oder Gleichgültigkeit nicht behandeln ließen, weil sie nichts spürten und selbst keine Probleme hatten, fand der Tripper seine besten Verbündeten, und *man* könnte diese Liebesdienerinnen fast als Racheengel bezeichnen, die für die erniedrigende Behandlung eine verspätete zweite Abrechnung präsentierten und einen Denkzettel mitgaben.

Auch wenn die schlimmen Zustände in bezug auf Tripperinfektionen in den meisten Teilen der Welt der Vergangenheit angehören, wird heutzutage die Resistenzentwicklung, die zu penicillinunempfindlichen Tripperarten geführt hat, auch bei uns zum Problem – ein Phänomen, das zum Beispiel der Malaria zu immer neuen Höhenflügen verhilft wie übrigens in geringerem Maß auch der Tuberkulose. Insofern sollten wir den Kampf gegen den Tripper nicht zu früh für gewonnen erklären. Der griechische Homöopath Vitoulkas untermauert im übrigen mit nachvollziehbaren Argumenten, daß die penicillingestützte Unterdrükkung von Tripper und Syphilis uns den Einbruch der Chlamydien und von Aids beschert hat und es sich hier also eher um eine Verschiebung als um einen Sieg handelt.

Ein Blick auf die Geschichte zeigt, daß wir zwar für die Waffen, die uns die Schulmedizin an die Hand gibt, dankbar sein können, aber daß es damit kaum gelingt, einen wirklichen Schlußpunkt zu setzen, da die bekämpften Erreger scheinbar gerade durch die Kampfsituation immer kreativer und potenter und damit resistenter werden. Zudem hat selbst ein so beeindruckender Punktsieg, wie er durch das Penicillin errungen werden konnte, seine Grenzen, wenn wir die Gesamtlage betrachten. Jede Zeit produziert offenbar ihre Probleme im geschlechtlichen Bereich und dazu auch die passenden Erreger, die bestens geeignet sind, die anstehende Thematik zu verkörpern.

Von der Be-Deutung her handelt es sich beim Tripper um einen schweren, wenn auch manchmal fast unbemerkten Konflikt, der in den Tiefen des Geschlechtspalastes ausgefochten wird und folglich in tief verdrängte Bereiche der Unterwelt hinunterreicht. Die Gonokokken dringen nicht nur bis tief ins Innere der geschlechtlichen Unterwelt vor, sie zielen auch auf das Innere der Zellen. Geschlechtskrankheiten mit dieser Tendenz gehen insgesamt tiefer als solche, die außerhalb der Zellen bleiben wie etwa die Trichomonaden. Damit stehen sie aber auch für tiefere und grundsätzlichere Konflikte.

Das Symptom des leichten Ausflusses verweist auf Unsauberkeiten in der geschlechtlichen Tiefe. Das Hauptproblem für Frauen dürfte aber sein, daß sie bei ihren Männern die Zeichen des Trippers eigentlich erkennen müßten, sie aber scheinbar oft übersehen, denn sonst käme es ja kaum zu Ansteckungen. Nun ist es ein bekanntes Phänomen, daß Frauen an ihren Partnern oft Schmutziges auf verschiedenen Ebenen übersehen, etwa um ihre Absicherung oder ihren Traum von heiler Familie nicht zu gefährden. Dann läuft der Konflikt auch in dieser Hinsicht im verborgenen. Der Mann kann eine Tripperinfektion praktisch nicht übersehen und wird sie immer spüren, er kann höchstens versuchen, das Ganze aus naheliegenden Gründen zu vertuschen. Seine Partnerin könnte seinen Reizzustand aber an vielen Zeichen erkennen, wobei der eitrige Ausfluß aus der Harnröhre das Offensichtlichste wäre.

Die häufig folgende Unfruchtbarkeit verweist sehr direkt auf eine unfruchtbare Sexualität und könnte sogar auf ein unfruchtbares, einsames Leben hindeuten. Schwerwiegende Folgen einer fehlgeleiteten Lust, die im Moment noch nicht abgeschätzt werden können, werden zur Hypothek für das ganze Leben. Der Ausdruck »Fehltritt« bekommt hier eine besonders traurige Bedeutung. Unterleibsentzündungen, die auch bei der Frau in seltenen Fällen bis zur Abszeßbildung gehen können, verraten den tief verdrängten Konflikt, der zur Abkapselung und Implosion in den Tiefen der Unterwelt neigt. Das erhebliche Brennen beim Wasserlassen ist vor allem ein Männerproblem, und an diese erginge ja vor allem die Aufforderung, vom eingeschlagenen Weg loszulassen.

Die von Gonokokken manchmal ausgelöste Knieentzündung – früher als Gonarthritis gonorrhoica eher häufig – verrät einen Demutskonflikt, der durch Beschränkung auf das Wesentliche gelöst werden könnte. Insgesamt enthüllen entzündlich betroffene Gelenke Artikulationsprobleme[31] und Konflikte im Bewegungsbereich. Die Entzündung des Brustfells (gonorrhoische Pleuritis) läßt ebenso auf Grenzkonflikte schließen wie die ebenfalls vorkommende Herzbeutelentzündung. Im Bereich der Brustkorbaus- und der Lungeneinkleidung zeigt sich ein Grenzkonflikt und wiederum das Kommunikationsthema wie schon bei den Gelenken. Während aber die Gelenke unsere physische Kommunikation in die Welt sicherstellen, ermöglichen die Lungen den Gasaustausch und die verbale Kommunikation, da Sprache ja letztlich durch Modulation des Atemstromes entsteht. Die (Schleim-)Haut, die ebenfalls befallen wird, würde als drittes Kommunikationsorgan den direkten, zum Beispiel auch sexuellen, Kontakt vermitteln. Insofern liegen dem Tripper also ganz deutliche Konflikte im gesamten Kommunikationsbereich zugrunde. In der Entzündung des Herzbeutels (Tripper-Perikarditis) enttarnt sich darüber hinaus ein Konflikt, der ans Herz geht und die energetische Mitte bedroht – das Zentrum des Menschseins, den Bereich der wahren Liebe.

Syphilis (Lues)

Die Erreger der Syphilis, die Spirochäten, stellen eine eigene Familie von Mikroorganismen dar, die ihre besondere Eigenart haben und erst seit neuestem zu den Bakterien gerechnet werden. Heute ist die Syphilis bei uns außerhalb des Rotlichtmilieus primitivster Art kaum noch von Bedeutung. Als klassisches Seemannsproblem, das man sich in den Häfen der Welt einfängt, aber kaum je im Ehehafen, hat sie allerdings unglaubliche Hochphasen durchlaufen. Nicht nur Nietzsche, um das vielleicht bekannteste Opfer zu nennen, sondern auch Semmelweis, der Entdecker der Desinfektion, ist ausgerechnet an den Spätfolgen dieser Infektion gestorben. Bei genauerem Hinsehen entdeckt man, daß praktisch alle großen Geister der Vergangenheit an Syphilis gelitten haben, was wiederum nicht so erstaunlich ist, denn noch im 18. Jahrhundert waren 95 Prozent der Bevölkerung infiziert, wenn das Krankheitsbild auch nicht bei allen ausbrach. Heute muß *man* schon tief in den (gesellschaftlichen) Abgrund hinabsteigen, um sich von diesem Krankheitsbild erwischen zu lassen, das wie der Tripper seinen Niedergang den Antibiotika verdankt.

Geschichtlich gesehen ist die Syphilis auch als späte Rache der überfallenen neuen Welt und somit der geknechteten und gequälten indianischen Völker zu verstehen. Sie kam mit denselben Schiffen wie die Kolonialwaren zu uns, verbreitete sich aber viel schneller als die Kartoffel oder der Tabak. Für die Indianer selbst kein Problem, traf sie das unvorbereitete Europa mit Wucht und wurde in kurzer Zeit zur Kulturen verändernden Lustseuche, die sich sogar tief in unser Erbgut senkte. Die Homöopathen finden ihre Spuren noch in gänzlich spirochätenfreien Menschen unserer Tage in der sogenannten luesinischen Konstitution. Es scheint so, als ob wir alle über unsere genetische Herkunft mehr oder weniger stark mit der Syphilis in Berührung gekommen sind, wobei manchen Menschen noch heute ganz deutlich sichtbar etwa in der typischen Sattelnase ihre Zeichen ins Gesicht geschrieben stehen.

Der Name »harter Schanker« kommt von der anfänglichen Schwellung, die innerlich am Muttermund oder in der Scheide auftritt und wenig zu bemerken ist. Auch wenn dieser Knoten platzt und zu einem kleinen Geschwür wird, bleibt dieses doch schmerzlos und entzieht sich damit oft der Entdeckung. Von außen ist es kaum und für den Partner schon gar nicht zu bemerken. Insofern ist der Ausbreitungsmechanismus der Spirochäten noch raffinierter als der der Gonokokken. Der erste Knoten sondert aber bereits Spirochäten ab, die andere Lymphknoten anschwellen lassen. Nach ungefähr 5 Wochen geht dieses akute Stadium ohne jede Behandlung vorbei. Erst 6 bis 24 Wochen danach beginnt das Sekundärstadium mit Kopf- und Gelenkschmerzen, büschelweisem Haarausfall, Appetitlosigkeit und Übelkeit. Ein Hautausschlag, der weder schmerzt noch juckt, dessen abgesonderte Flüssigkeit aber ansteckend ist, fällt nun deutlicher auf und sollte dringend zur Behandlung animieren. Nach 4 bis 12 Wochen ist aber auch dieses Stadium ohne Behandlung von selbst abgeschlossen.

Nun folgt ein beliebig langes latentes Stadium, das völlig symptomfrei bleibt. Allerdings können die Erreger auch in diesem Stadium noch auf Föten übertragen werden, was zur gefürchteten Säuglingssyphilis mit Gehör- und Augenschäden führt. Für zwei Drittel der Betroffenen ist die Syphilis damit vorbei. Nur ein Drittel bekommt die dritte oder Spätphase, die sich durch sogenannte Gummen verrät, eine Art derbe, gummiartige und später geschwürig zerfallende Syphilistumoren, die in allen möglichen Organen und Regionen auftreten können. Aber auch Nerven- und Herzgefäßentzündungen sowie Aneurysmen (Ausbuchtungen der Herz- oder Aortenwand) können zu schweren Problemen werden. Am gefürchtetsten sind die Folgen für das Zentralnervensystem wie die Tabes dorsalis und Progressive Paralyse, die zu Wahnsinn und schließlich zum Tod führen.

Hinter den anfänglich wenig eindrucksvollen äußeren Symptomen wird ein harmlos beginnender und schleichend verlaufender Konflikt deutlich, der sich im Geschlechtlichen entzündet, aber mit seiner Todesdrohung aufs Ganze geht und bis auf die tiefsten Tiefen der Polarität zielt. Im Zweitstadium kann die Syphilis fast alle anderen Krankheitsbilder imitieren und auch die meisten Organe befallen. Die häufigen Hauterscheinungen wie Flecken sprechen von der Befleckung auf tieferen Ebenen. Die Papeln, Pusteln, Knötchen und Geschwüre illustrieren, wie der Konflikt Schritt für Schritt die Außengrenzen der Patientin erobert. An den Ursprung erinnern jetzt höchstens noch ein paar geschwollene Leistenlymphknoten, die etwas *medizynisch* Rosenkranzsyndrom genannt wurden, weil sie sich wie eine Perle an die andere reihen. Auf der übertragenen Ebene kann das bedeuten, daß es später schwer wird, die Spuren des Konfliktbeginns noch aufzuspüren. Der Haarausfall zeigt die Mitbetroffenheit der Hautanhangsgebilde und den unbewußten Verlust von Freiheit, Unabhängigkeit und Macht.

Im Latenzstadium ruht das Entzündungsgeschehen für Jahre, ohne sichtbare Zeichen zu setzen. Das kann auf der übertragenen Ebene einer Phase entsprechen, in der der Konflikt nicht mehr bearbeitet wird und er scheinbar gar nicht mehr vorhanden ist. Wenn es allerdings ans Austragen neuen Lebens geht, kann er sich doch wieder bemerkbar machen und schwere Belastungen für die nächste Generation mit sich bringen, wie Ausfälle im sinnlichen Bereich der Augen und Ohren. Unterstellten wir der Syphilis menschliche Überlegungen, könnte man davon sprechen, daß sie sich anfangs hinterhältig verbirgt, um dann um so sicherer in Wahnsinn und Tod zu führen. Das allerdings erspart uns heute die antibiotische Therapie.

Die Deutung der Spätphasen ergibt tiefe schwelende Konflikte in allen Bereichen des Lebens mit besonderer Gefährdung der Informationsbahnen und der Wege der Lebensenergie. Statt das Herz im übertragenen Sinn zu weiten, kann es zu konkreten (aneurysmatischen) Ausweitungen der Herzwand kommen, die das Leben akut bedrohen. Der Ausfall der zentralen Informationswege, der sich im Versagen jeden Gespürs wie auch im Ausfall aller möglichen Steuerungsfunktionen ausdrücken kann, beendet schließlich das Leben, dessen Basis von den Spirochäten unterminiert ist. Heute muß *man* sein Schwert allerdings schon in tiefste Abgründe und dunkelste und anrüchigste Unterweltbereiche stecken, um in diesen Konflikt zu geraten, und *frau* müßte sich mit einem solchen »Unterweltshelden« dann auch noch einlassen.

Der therapeutische Umgang mit diesem Thema erfordert es, auch kleine harmlose Auseinandersetzungen im zwischenmenschlichen Bereich schon im Frühstadium wahr- und wichtig zu nehmen und bis zu einer frühen Lösung auszutragen, denn auch über kleine Konflikte kann Gift ins System eindringen und sich bei Mißachtung zu späterem Sprengstoff entwickeln. Mutige und offen(siv)e Auseinandersetzung an den eigenen Grenz- und Kontaktflächen zur Außenwelt ist gefordert sowie das Eingeständnis, daß der Stoff für spätere lebensbedrohliche Konflikte aus dem eigenen Innern stammt. Es gilt, sich klarzumachen, daß auch noch so tief verdrängte Konflikte und aufgeschobene oder mit faulen Kompromissen befriedete Auseinandersetzungen irgendwann – und sei es nach Jahren – wieder aufbrechen und ihr Recht auf Beachtung einfordern werden.

Wenn wir uns nochmals vor Augen halten, welch epidemischen Charakter dieses Krankheitsbild lange Zeit hatte und wie sehr es unsere Geschichte und nach Vorstellungen der Homöopathie über die Konstitution noch immer unsere Gegenwart bestimmt, wird deutlich, daß es sich hier um ein tiefgreifendes Menschheitsproblem handelt, das auch nachträglich noch der Bewußtwerdung im Sinne von Vergangenheitsbewältigung bedarf. So wie viele Menschen die Spuren der Syphilis in ihrer Konstitution tragen, tragen wir global noch immer schwer an den Folgen der Kolonisation, deren Kind die Syphilis war. Auch daß das Krankheitsbild fast alle wesentlichen Bereiche des Menschseins vom Herz-Kreislauf-System bis zu dem der Nerven betraf, weist auf diesen tiefen Bezug hin. Herzprobleme verweisen auf die Herzlosigkeit im allgemeinen, könnten aber in diesem Zusammenhang auch noch daran erinnern, wie herzlos die indianischen Völker geknechtet und vernichtet wurden. Der Ausfall der sensiblen Nervenempfindungen könnte an das Fehlen jeden Gespürs und aller menschlichen Empfindungen gemahnen; ohne Gefühl geht die Menschlichkeit insgesamt verloren. Der Ausfall auch vieler Steuerungsfunktionen mag gleichsam als Rache für seine Arroganz gegenüber der Schöpfung stehen und führt ihm seine Kleinheit und Machtlosigkeit vor Augen. Selbst der schließlich eintretende Wahnsinn zeigt noch die Gott herausfordernde, größenwahnsinnige menschliche Verwirrung.

Da die Bedrohung durch die Syphilis heute jedenfalls vordergründig unwichtig geworden ist, kann sie vor allem als gesellschaftliches Schaubild dienen, an dem wir den menschlichen Konflikt um die Polarität im Bereich des Sexuellen studieren können. Immer wird die Entkoppelung von Sex und Liebe zu Problemen führen.

Chlamydien

Chlamydien sind die Träger der heute in unseren Breiten häufigsten Geschlechtskrankheit – oder eben schonender STD. Sie sind schon verbreiteter als Herpes genitalis und noch stark im Zunehmen begriffen. In den großen Städten, wo wir ihren Einfluß seit über zehn Jahren registrieren, hat die Infektion inzwischen epidemieartige Ausmaße angenommen. Durch das lawinenartige Anwachsen ist zum Beispiel an manchen Universitäten die Mehrzahl der Studentinnen infiziert. In ländlichen Gebieten stellen die Chlamydien bisher dagegen kaum ein Problem dar, was daran liegen mag, daß auf dem Land die Offenheit für die freie Liebe noch nicht den Stand der Großstädte erreicht hat.

Chlamydien sind Bakterien, die sich in den Zellen einnisten und sich dort stark vermehren. Solange sie im Innern der Zellen verborgen bleiben, sind sie schwer zu diagnostizieren. Sobald die Zelle platzt, gelangen sie jedoch ins Freie und sind dann im Abstrich nachweisbar. Subjektiv machen sie sich wenig bemerkbar, da es erst zu Symptomen kommt, wenn das Krankheitsbild bereits weit fortgeschritten ist. Schon von Anfang an neigen sie aber dazu, in die Eileiter aufzusteigen, und führen hier zu Verklebungen und damit zu Unfruchtbarkeit. Zu den späten Symptomen gehört geringer Ausfluß.

Betroffene Männer entwickeln häufig eine Nebenhodenentzündung (Epididymitis) oder Prostataentzündung (Prostatitis) und können dadurch ebenfalls unfruchtbar werden. Sie kommen als Überträger genauso in Frage.

Im Zusammenhang mit der von den Gynäkologen sogenannten »sanften Ausrottung« (siehe auch Seite 206) könnten die Chlamydien einen makabren Beitrag leisten. Wir beobachten seit einigen Jahren global ein Nachlassen der Fruchtbarkeit, was einerseits auf die Schädigung männlichen Samens durch die Überschwemmung unserer Welt mit weiblichen Hormonen und ähnlich wirkenden Stoffen zurückzuführen ist, andererseits aber auch zunehmend auf weiblicher Unfruchtbarkeit beruht. Betroffen sind nur Länder der sogenannten Ersten Welt und in dieser wiederum besonders die großen Städte, wofür die Chlamydien auf weiblicher Seite mitsorgen. Tatsächlich werden die bedrohlichen Probleme dieser Welt ganz deutlich in der Ersten Welt und hier besonders in den Großstädten und Stadtlandschaften geschaffen. Daß hier die Menschheit auch zuerst wieder zurückgeht, ist in einem höheren Sinne logisch.

Bei der Infektion mit Chlamydien spielt sich das Geschehen im Innern der Zellen ab und bleibt so oft lange verborgen, bis es für eigene Kinder zu spät ist. Es handelt sich folglich auch symbolisch um ein verborgenes tieferes Geheimnis, das zu tieferen Konsequenzen führt als zum Beispiel der äußerlich lästige Herpes genitalis. Insgesamt ist es für die Frau, die später auf eine Familie mit eigenen Kindern setzt, ein hinterhältiges Krankheitsbild, das zwar die momentane Lebenslust kaum behindert, spätere Erfüllung aber oft ganz verhindert.

Vom Typ her trifft es häufig Frauen und vor allem Mädchen, die Sex eher auf der sportlichen Ebene lieben. Im Rahmen einer Art Modesexualität, die auch zu einer Modekrankheit führt, erwischt es naturgemäß die sexuell sehr aktiven. Nicht selten findet sich ein geradezu zwanghafter Bezug zur Sexualität, die ohne seelische Liebe jedoch nicht tief genug geht. Wo schon der Leistungssport den Sport karikiert, ist Sex als Leistungssport offenbar eine Einladung für Chlamydien. Diese gehen dann ihrerseits ganz tief und nehmen den Betroffenen die Aufgabe ab, zeigen aber zugleich im Körper, worum es seelisch ginge: bis in die Tiefe vordringen und sich wirklich einlassen. So wie die Chlamydien gleichsam bis zum Wesen der Zelle vorstoßen, würde Partnerschaft auf das Wesen des Partners zielen.

Das Hauptproblem stellt die aus der Infektion resultierende Unfruchtbarkeit dar, und insofern bearbeiten die Chlamydien ein Thema unserer Zeit. Sie leisten, wie schon dargestellt, ihren stillen und heimlichen Beitrag zur laufenden »sanften Ausrottung«. Wir Menschen der Ersten Welt sind nicht mehr fruchtbar, denn wir entwickeln uns kaum mehr seelisch, sondern nur noch äußerlich im Sinne technologischen Fortschritts. Daß unsere Universitäten schon länger keine fruchtbaren und kreativen Plätze mehr sind, könnte die dortige epidemieartige Ausbreitung andeuten.

Hinzu kommt, daß die Chlamydien gegen antibiotische Gegenmaßnahmen laufend resistenter werden, während wir immer tiefer in die allgemeine Abwehrschwäche unserer Zeit rutschen. Den betroffenen jungen Frauen könnten sie zeigen, daß sie gar nicht bemerken, was in ihnen vorgeht, während sie sich äußerlich vergnügen, und wie abwehrschwach sie geworden sind – natürlich nicht nur im körperlichen immunologischen Bereich, sondern eben auch im sozialen Raum des Beziehungslebens. Gegenüber den wesentlichen aktuellen Themen aber werden wir immer resistenter. Kaum jemand kümmert sich noch um den Sinn des Lebens, alle geben sich mit irgendwelchen Zwecken zufrieden. Immer weniger junge Frauen scheinen sich um den Partner fürs Leben zu sorgen und sich statt dessen mit kurzfristig angeheuerten »Spielbuben« zufriedenzugeben.

Als Parasiten können die Chlamydien zudem andeuten, wie sehr wir auch im Geschlechtlichen parasitär leben. Jeder schaut, wie er am besten auf seine Kosten kommt, und keiner merkt oder läßt sich anmerken, wie gefährlich das auf Dauer ist. Die Ausbreitung der Infektion in den Städten könnte uns aufzeigen, wie parasitär diese Städte inzwischen geworden sind. Wir wollen es nicht hoffen, aber wenn Chlamydien zu einem globalen Problem werden sollten, könnten sie für uns auch ein Spiegel dafür sein, wie unfruchtbar wir geworden sind und wie wir auf unserem Heimatplaneten Gaia schmarotzen.

Wie stark es diese Geschlechtskrankheit auf unseren Nachwuchs abgesehen hat und mit der Reproduktion verbunden ist, zeigt die gefährlichste Komplikation bei Infektionen während der Schwangerschaft. Es besteht dann die große Gefahr der Erblindung des Kindes bei der Geburt. Die Heimlichkeit, mit der sich das Krankheitsbild aufgrund seiner geringen Symptome ausbreiten kann, macht ja auch uns blind für heranwachsende Probleme. Fast wie Aids wird das Krankheitsbild zu einer gut getarnten, sorgfältig im Innern versteckten Gefahr, die einer Zeitbombe gleich vor sich hin tickt, und wir bemerken es nicht, ja wollen es nicht bemerken, stellen uns blind.

Die schulmedizinische Behandlung setzt auf die Antibiotika aus dem Bereich der Tetracycline, sobald die Betroffenen das Problem bemerken.

Herpes genitalis

Bei Herpes genitalis haben wir es mit der zweithäufigsten STD oder Geschlechtskrankheit zu tun, die zwar noch immer zunimmt, aber in ihrer Bedeutung dennoch von den Chlamydien verdrängt wird. Ähnlich wie bei den Chlamydien besteht auch hier Gefahr für die Schwangere. Das Kind kann sich bei der Geburt infizieren und einen generalisierten Herpes bekommen, an dem es stirbt. Da das Krankheitsbild ausführlich in *Krankheit als Sprache der Seele* besprochen ist, seien hier nur einige Anmerkungen vom gynäkologischen Standpunkt nachgetragen.

Es handelt sich um kleine, mit Flüssigkeit gefüllte Bläschen, die von vielen Menschen als eklig empfunden werden. Nicht ausgedrückte Dinge drücken sich in ihnen auf ihre Art aus. Wenn die Bläschen großflächig platzen, kann Wundheit mit massiven Schmerzen die Folge sein. Das Genitale schreit dann geradezu nach Auseinandersetzung und (therapeutischer) Zuwendung, was vielleicht auch der Grund für den Seitensprung war, der den Herpes im wahrsten Sinne des Wortes heraufbeschworen hat. Denn zumeist lauert das Virus ja bereits in den eigenen Tiefen. Das starke Jucken verrät den großen Reiz, der zu dem Problem geführt haben dürfte, dem aber offenbar in der eigenen unbewußten Einschätzung etwas Unreines anhaftet. Nach dem Ausbruch des Herpes lautet die Botschaft in sexueller Hinsicht: »Rühr mich nicht an!«

Die Grundsituation entspricht der bei den meisten Geschlechtskrankheiten. Ein unbewußter Konflikt entzündet sich im Genitalbereich, begleitet zumeist von Scham- und Schuldgefühlen – etwa anläßlich eines Seitensprungs oder einer verklemmten sexuellen Einstellung. Der Ausbruch der Symptomatik bringt dann bisher verdrängte Ekelgefühle und Angst vor Verunreinigung an die Oberfläche. Häufig spielt auch ein Element der Selbstbestrafung für Fremdgehen herein, das *frau* sich zwar äußerlich zugestanden, aber innerlich nicht wirklich gegönnt hat. Durch den Ausbruch des Herpes fühlt sie sich oft geradezu gezeichnet und zugleich gezwungen, Farbe zu bekennen. Die Ambivalenz von Lust und Schuldgefühl wird im juckenden Symptom deutlich und in dem nur schwer beherrschbaren Verlangen, zu kratzen und sich so die (Haut-)Grenze aufzureißen, um alles *herauskommen zu lassen*. Daß der Fehltritt herauskommt, hat ja oft auch einen gewissen Reiz, zum einen weil die anstrengende Geheimniskrämerei vorbei ist, zum anderen weil es seelisch entlastet.

Weitere Themen im Zusammenhang mit Herpes sind die Angst vor Ansteckung, die diese dann erst recht anzieht. Eigentlich will *frau* das andere, das Du, das Fremde, und so auch den Mann nicht an sich heranlassen, sondern für sich allein bleiben.

Auch Ärger darüber, daß sie sich nicht ihren Ansprüchen gerecht genügend abgrenzen kann, spielt häufig eine Rolle. Die durch Herpes entstandene Grenzverletzung sagt dann ganz deutlich: »Rühr mich nicht an, ich bin ansteckend!« Und so bekommt *frau*, was sie will: ihre Ruhe. Hinter all dem steckt aber zumeist Ekel vor dem Anderen, Unsauberen, Fremden, die eigene Grenze und Integrität Bedrohenden.

Die Aufgabe läge darin, sich für spannende Erfahrungen im Liebesbereich, der vor dem Sexuellen käme, zu öffnen – Erfahrungen, die sie wirklich jucken und nach denen ein brennendes Verlangen besteht, bei denen aber auch Schattenelemente hochkommen und die Bewußtseinsgrenze überschreiten. An die eigenen Tabus zu rühren könnte ebenso gefordert sein wie das Hineinspüren in das eigene sexuell-erotische Schattenreich.

Darüber hinaus kann auch der Anspruch an wirkliche Reinheit, die weit über körperliche Hygiene hinausgehen müßte, auf Verwirklichung drängen. Die Katharer, die den Katholiken zum Abbild aller Ketzer wurden, nannten sich selbst »die Reinen« und bezogen das auf ihr im spirituellen Sinne reines, ganz auf Gott ausgerichtetes Leben. Ihnen stand der Paraklet, der Heilige Geist, an höchster Stelle, und die Frauen waren selbstverständlich als

Priesterinnen gleichberechtigt. In diesem hohen Anspruch und Ideal mag sich ein unerreichtes Ziel der Herpespatientinnen spiegeln, das zumindest bewußtzumachen und gegebenenfalls anzustreben wäre oder aber bewußt als unerreichbar durchschaut und verabschiedet werden müßte.

Schulmedizinisch gibt es praktisch keine wirksame Therapie, auch wenn die Industrie in ihrer Werbung hin und wieder vollmundige Versprechungen macht. Diese nutzen wie so oft vor allem selbiger Industrie. Die angebotenen Virostatika wie »Aciclovir« lindern aber immerhin manchmal die äußeren Krankheitserscheinungen, indem sie die Viren kurzfristig unterdrücken.

Die beiden homöopathischen Hauptmittel, wobei dieser Ausdruck dem Wesen der klassischen Homöopathie nicht gerecht werden kann, betonen noch einmal die oben schon angesprochene Problematik: »Sepia« hat im Mittelbild die »Abneigung gegen den Ehemann« und gegen Sexualität, ist leicht erschöpft und will allein sein. »Natrium muriaticum« ist zwischen dem Wunsch nach Gemeinschaft und dem nach Alleinsein hin- und hergerissen. Hier spielen Schuldgefühle und eine gewisse Monomanie herein, aber auch wieder Ärger und Wut auf den Partner bis hin zu Rachegefühlen gegen ihn.

Trichomonaden

Bei den Trichomonaden, die auch geradezu liebevoll »Trichis« oder »Trichos« genannt werden, handelt es sich um Geißeltierchen, die so groß sind, daß sie sich gut und schnell unter dem Mikroskop zu erkennen geben. Häufig treten sie im Rahmen von Mischinfektionen vergesellschaftet mit Pilzen und anderen Bakterien auf, sehr oft vergesellschaftet mit Gardnerella vaginalis, einem Bakterium, das für die Aminkolpitis und ihren typischen fischartigen Geruch verantwortlich ist. Trichomonaden werden zwar vor allem sexuell übertragen, können aber auch über warmes Wasser kommen und folglich in unhygienischen Schwimmbädern erworben werden. Das mag auch zu ihrem relativ guten Ruf beigetragen haben. Denn zumeist wird die Diagnose »Trichis« mit Erleichterung aufgenommen. *Frau* ist gerade noch einmal in verschiedener Hinsicht davongekommen. Das Ganze ist nicht sehr schlimm, sondern eher harmlos, und Komplikationen sind nicht zu erwarten – auch in der Beziehung nicht, denn *man* oder *frau* könnte sich ja im Schwimmbad oder in der Sauna auf ganz harmlose Weise infiziert haben.

Die Symptome wirken allerdings anfangs schlimm, denn es tritt bald ein grünlichgelber schaumiger Ausfluß auf, der ausgesprochen unsauber und ekelerregend wirkt. Hinzu kommt genauso charakteristisch wie unangenehm ein typischer, schwer zu definierender Geruch. Bei der oft damit einhergehenden Aminkolpitis ist er fischartig durch sich zersetzendes Eiweiß. Die Symptome – Brennen, Schmerzen und gelegentlich auch Jucken – bleiben auf die Scheide beschränkt, und auch das mag zum Aufatmen bei der Diagnose beitragen. Doch kann die Infektion auch als Vorwarnung vor schwerwiegenderen Konflikten und Entzündungen in der Region aufgefaßt werden.

Die Haut ist im Bereich des Genitales gereizt, gerötet und brennt. Manchmal ist sie zudem von unregelmäßig großen roten Flecken, die gelegentlich sogar erhaben sein können, verunziert. Ein wundes Gefühl, das bis zu leichtem Bluten gehen kann, verrät ein brennendes Verlangen, sich zu öffnen, vielleicht größere Sensibilität zu entwickeln oder sich wirklich auf einer anspruchsvolleren Ebene auf Fremdes einzulassen. Die geschwollenen Lymphknoten im Leistenbereich deuten nur milde an, daß Konflikte, die sich hier entzünden, auch weiterreichende Auswirkungen haben können. Bei Mitbefall der Harnröhre kommt es zu Beschwerden beim Wasserlassen, die denen einer Blasenentzündung – und um eine solche handelt es sich ja – entsprechen.

Die Symptome betreffen – umgekehrt wie beim Tripper – nur die Frau. Der Mann kommt gänzlich ohne Blessuren davon, ist aber trotzdem Überträger. Wir haben es also mit einem fast reinen Frauenthema zu tun. Die Geißeltierchen brauchen das weibliche Milieu, die warme Höhle der Scheide. Nur die Frau geißelt sich mit Geißeltierchen, und dieser Ausdruck ist nicht übertrieben, da bei Geschlechtskrankheiten fast immer auch ein Aspekt der Selbstbestrafung mit im Spiel ist.

Die Trichomonadeninfektion hat häufig sogar auslösend mit Angst vor Verunreinigung zu tun. Diese Angst schwächt die Abwehr offenbar so, daß die Milchsäurebakterien (Laktobazillen) der Scheide gegenüber den »Trichis« ins Hintertreffen geraten. Angeblich kann schon der Anblick eines »verdächtigen« Schwimmbades das »Trichigefühl« auslösen und das Eintauchen dann zur Infektion führen, obwohl Hunderte andere Frauen problemlos im selben Wasser baden. Allerdings wird die Erklärung über das Badewasser auch nicht selten von Gynäkologen als »Akt der Nächstenliebe« ins Spiel gebracht.

In solchen Fällen ginge es – wie schon beim Herpes genitalis – offenbar darum, die Sensibilität auf wichtigere und sinnvollere Bereiche zu lenken. Außerdem wäre gefordert, sich bewußter im geistig-seelischen Bereich den Themen der Polarität zu öffnen, um sich im Körper besser ab- und Gefährliches ausgrenzen zu können. Oft scheint es so, als würde der Reinheitsanspruch durch immer wiederkehrende Trichomonaden geradezu therapiert. Die Angst, oberflächlich sexuell oder überhaupt im genitalen Bereich beschmutzt zu werden, führt dann zu solch einer inneren Verschlossenheit, daß die Scheide sich stellvertretend für *Erreger* (eines privaten Ärgernisses) öffnet und bei jeder Gelegenheit den »Trichis« eine Spielwiese bietet.

Die schulmedizinische Behandlung erfolgt mit »Clont«, das den Geißeltierchen schnell den Garaus macht, aber wie all diese unterdrückenden Behandlungen das Milieu insgesamt eher schwächt und die nächste Infektion noch wahrscheinlicher werden läßt. Die wirkliche Lösung muß auch hier im Seelischen gefunden werden, selbst wenn jede Frau erst einmal für das schnell helfende Mittel sehr dankbar sein wird.

Aminkolpitis

Der schlechte fischige Geruch im Intimbereich, der von stinkendem Ausfluß herrührt, ist oft ein Zeichen der Aminkolpitis, die vor allem auf das Bakterium Gardnerella vaginalis zurückzuführen ist, das häufig zusammen mit verschiedenen anaeroben (nicht auf Sauerstoff angewiesenen) Bakterienstämmen in der Scheide anzutreffen ist. Das Krankheitsbild entsteht auf dem Boden einer Störung des sauren Scheidenmilieus der Milchsäurebakterien (Laktobazillen), zum Beispiel durch Antibiotikagaben, Blutungen, absterbendes Gewebe oder Östrogenmangel.

Die Gardnerella-Bakterien werden vor allem durch den Geschlechtsakt übertragen. Neben dem fischartigen Geruch, der durch eine Buttersäurekomponente noch unangenehmer werden kann, ist vor allem der Ausfluß unangenehm, der von weiß bis grau wechseln kann und eher cremig als flüssig ist und der Frau ein ständiges Nässegefühl vermittelt.

Das Hauptsymptom, der Geruch, zeigt an, wie sehr ihr der ganze untere Bereich der Geschlechtlichkeit stinkt. Damit macht sie ihn und sich insgesamt so unattraktiv, daß auch *er* von allen einschlägigen Aktivitäten ablassen wird. Es ist typisch und genau das, was der Volksmund Ironie des Schicksals nennt, daß ausgerechnet die Hygienebewußte dann so von innen heraus stinkt. Das Grauen und der Abscheu, die jetzt entstehen, machen auf ihre intensive Art deutlich, was los ist. Nun muß sie sich vom eigenen Intimbereich abwenden, und *ihn* bringt sie auch noch davon ab, doch zugleich muß sie sich dem ihr stinkenden Problem zuwenden. Es wäre naheliegend, sich der deutlich werdenden Ablehnung gegenüber der Region und ihren Themen bewußt zu werden und andere Wege zu finden, sich vor Eindringlingen zu schützen. Eine Aufgabe des Weiblichen ist es generell, auswählen zu lernen, da es lange an einer Frucht trägt. Wenn *sie* sich (auf ihn) aber eingelassen hat, wäre es heilsam, ganz aufzumachen, schon um körperlich mehr Geschlossenheit bewahren zu können.

Feigwarzen (Condylomata acuminata)

Diese virusbedingten *Auswüchse* im Vulva- und Vaginalbereich gehören zu den Warzen und bevorzugen geschützte, feuchte Stellen, wie es sie im Genital- und Afterbereich zur Genüge gibt. Im allgemeinen sind es harmlose kleine, zerklüftete, blumenkohl- oder hahnenkammförmige Auswüchse, die höchstens in der Menge kosmetisch stören.

In dieser harmlosen Form bedürfen sie keiner großen Deutung. Sie spielen meist auch keine Rolle im Leben der Befallenen. Zu denken wäre am ehesten daran, sich kleine harmlose Spielereien im genital-sexuellen Bereich und den zugehörigen Phantasieebenen zuzugestehen, »kleine Dinge« wachsen zu lassen, die keinen Zweck verfolgen, nicht nutzen und nicht schaden, aber etwas

Eigenes, ja, eigene Geschöpfe darstellen. Es böte sich an, den individuellen Wachstumsmöglichkeiten spielerischen Ausdruck und der Kreativität eine Chance (im intimen Bereich) zu verschaffen. Sich harmlose, spielerische Auseinandersetzungen im intimen Bereich zuzugestehen läge nahe.

Andererseits sind Warzen immer auch Auswüchse aus dem dunklen Schattenbereich. Hier ist der plutonische Archetyp zu Hause. Insofern wäre an magische Vorstellungen im Zusammenhang mit Sexualität zu denken, die nicht ausgelebt und wohl nicht einmal bewußtgemacht, sondern über die Körperebene ausgedrückt werden. Dieses Thema liegt aufgeklärten Menschen heutzutage nicht mehr so nahe, aber vor nicht allzu langer Zeit wurde durchaus versucht, sich durch Liebeszauber und entsprechende Tränke den Wunschpartner verfügbar und sexuell gefügig bis zur Abhängigkeit zu machen. Möglicherweise brechen mit den Feigwarzen entsprechende Themen aus dem Schatten solch magischer Vergangenheit hervor. In den Tiefen jener Psychotherapien, die wie die Reinkarnationstherapie in Schattenbereiche vordringen, staunt man immer wieder, wieviel von dieser Vergangenheit in den Phantasien moderner Menschen noch herumgeistert. Sowohl der Liebeszauber als auch die Feigwarzen können demnach Auswüchse eines Ego-Anspruches sein, die die Grenzen des Zulässigen, dargestellt von der Haut, überschreiten. Auch andere peinliche Geschichten auf dem weiten Feld der Polarität kämen als Auslöser in Frage. Die Betroffenen fühlen sich von massivem Warzenbefall im Geschlechtsbereich nicht selten wie gezeichnet oder mit einem Schandmal versehen, sozusagen mit hexenhaften Accessoires, die sie bloßstellen.

Die Einlösung in Fällen, wo diese Sicht eine Rolle spielt, könnte in einer magisch-spirituellen Sexualität, wie sie in tantrischen Ritualen anklingt, liegen. Die sexuellen Schatten (die dunklen Geheimnisse der Sexualität) wären anzuschauen und zu akzeptieren. An Samuel Hahnemanns Ausdruck des »unsauberen Geschlechtsverkehrs« könnte man hier denken, den er mit Mitteln wie »Medorrhinum«, »Thuja« und »Sepia« in Zusammenhang brachte – alles übrigens Arzneien, die er zur gonorrhoischen Erbanlage rechnete.

Die Feigwarzen können in der Masse, und wenn sie die Oberfläche aufreißen, sehr schmerzhaft werden und einen markerschütternden Hilferuf des unteren geschlechtlichen Pols ausdrücken, insbesondere wenn sie die ganze Scheide und Vulva bedecken. Der Genitalbereich kann so wund werden, daß die Betroffenen vor Schmerzen nicht mehr laufen können. Sie sind im tiefsten Sinn und auf der tiefsten Ebene bloßgestellt.

Die Wundheit im Körper ist der Versuch, sich auf unangemessener Ebene zu öffnen. Hierin läge die Aufforderung, im Bereich der Gegensatzvereinigung empfindsamer und offener zu werden und sich den Aufgaben der Polarität in übertragener Hinsicht zu stellen. Die Tatsache, daß sogar das Laufen schwer bis unmöglich werden kann, zeigt, daß sie nicht mehr *davonkommt*, daß es nicht mehr vorwärtsgeht. Wer die Beine nicht mehr zusammennehmen kann, ist in eine recht offene und geradezu eindeutige Körperhaltung gezwungen. Diesen Aspekt der Körpersprache würde jeder sofort erkennen und deuten. Nicht umsonst lernen Frauen von Kindesbeinen an, ihre Beine um jeden Preis zusammenzuhalten. Nun werden sie vom Schicksal offensichtlich gezwungen, zu Hause zu bleiben und genau das Gegenteil von dem zu tun, was anständig ist, nämlich sich dort unten weit offen zu halten. Anders als in dieser ohnmächtigen und ausgelieferten Position halten sie es gar nicht mehr aus. Der Aufforderungscharakter dieses Symptoms ist klar, und es gilt – wie immer bei Krankheitsbilder-Deutungen –, den Körper von dieser Aufgabe zu entlasten und sie auf eine anspruchsvollere Ebene zu heben. Anstatt sich körperlich so demonstrativ zu öffnen, wäre es naheliegend, geistig-seelisch entsprechend deutliche Schritte in Richtung Offenheit im Partnerschaftsbereich oder anderen Ausdrucksebenen der Polarität zu wagen.

Ausgedehnte Wundheit macht über die Ohnmacht auch deutlich, daß *frau* nicht mehr geben kann. Sie kann nichts mehr machen und muß notgedrungen den eigenen Willen zurückstellen. Hier wird also gerade das Gegenteil etwaiger Liebeszauber eingefordert. Die Haltung »Ich will diesen und keinen anderen Menschen besitzen« hat nun keine Chance mehr, denn die Betroffene hat nicht einmal mehr Macht über ihren eigenen Körper. Statt dessen wird sie durch die Symptomatik gezwungen, wirklich Patientin, das heißt Erduldende, zu werden und abzuwarten, was das Schicksal mit ihr vorhat, was oder wen es für sie vorgesehen hat.

In den Warzen zeigen sich Auswüchse, die besser in Form seelischen Wachstums auszuleben wären. Es ginge darum, über die eigenen geschlechtlichen Grenzen hinauszuwachsen. Die Themen auf die Bewußtseinsebene zu heben reicht ja nie, es ist immer notwendig, sie auch auf ein erlösteres Niveau zu bringen. Wucherungen sind unerlöste Wachstumsprozesse, die es zu erlösen gilt. Es geht also sicher nicht um sexuelle Ausschweifungen und Exzesse, das Krankheitsbild verhindert diese ja geradezu, sondern darum, sich zuerst einmal seine ungesunden Ansprüche und Auswüchse bewußtzumachen. Dann erst stehen kreative und gewagte Öffnungs- und Wachstumserfahrungen im ganzen Bereich der Polarität an, in dem das Sexuelle ja nur einen Teil darstellt, zudem einen, der jetzt in eine Ruhephase gezwungen ist. Auf der genitalen Ebene ist die Frau gleichsam gezeichnet und aus dem *Verkehr* gezogen, sie hat jetzt viel Zeit, andere Ausdrucksebenen zu finden – noch mehr, wenn das Krankheitsbild sie ganz aus dem Gefecht gezogen und ins Krankenhaus gebracht hat.

Betroffen sind häufig hyperaktive, überdrehte Frauen, die sexuell sehr aktiv sind und zu häufig wechselnden Partnerschaften neigen. Sie wollen sich beweisen, daß sie jeden Partner bekommen können. Sexuelle Überaktivität wie auch normale Fortbewegung werden durch das Symptom nachhaltig gestoppt – eine gute Chance, sie von der körperlichen auf die geistig-seelische Ebene zu verlagern und weiteren Fortschritt auf anderen Ebenen der Polarität anzustreben.

Die schulmedizinische Therapie wird in den schlimmeren Fällen mit Laser- und Kältechirurgie die Warzen operativ abtragen, um so die Chancen für einen Neuanfang zu vergrößern. Antivirenmittel wie »Aciclovir« und »Interferon« wurden eingesetzt, haben sich aber kaum bewährt.

Hepatitis B und C

Wir erleben heute eine erschreckende Zunahme dieser Formen von Hepatitis, die keine klassische Geschlechtskrankheit darstellen, aber doch zunehmend die Kriterien einer solchen erfüllen. Denn sie werden vor allem sexuell, aber auch schon durch Küssen übertragen und führen zur Leberentzündung, die sich bis zur Zirrhose auswachsen kann. Infizierte sind so ansteckend, daß eigentlich jeder Geschlechtsverkehr gefährlich ist. Die Symptome sind die typischen der Leberentzündung wie zum Beispiel heller Stuhl aufgrund des fehlenden Bilirubins, weil der Blutabbau in der Leber ausfällt. Subjektiv am eindrucksvollsten ist die extreme Erschöpfung in allen Appetenzbereichen – vom Hunger auf Nahrung bis zu dem nach Sexualität. Die ausführlichere Deutung weiterer Symptome findet sich unter »Hepatitis« in dem Buch *Krankheit als Symbol.*

Die Leber ist als Organ mit der Sinnsuche verbunden, und zwar über die Rückbindung an unsere Stammesgeschichte bis zu den Anfängen der Evolution. Diese kommt dadurch zustande, daß die Leber die Eiweißbausteine, die wir mit unserer pflanzlichen und tierischen Nahrung aufnehmen, auf die Grundbausteine des Lebens, die Aminosäuren, reduziert und daraus unser eigenes, ganz individuelles Eiweiß synthetisiert. Bei Leberproblemen haben wir es daher häufig mit der Suche nach Sinnerfüllung auf der falschen Ebene zu tun. Verbunden mit der Übertragung während des Geschlechtsverkehrs wird das doppelt deutlich, denn auch bei der sexuellen Vereinigung von zwei Menschen geht es um die Suche nach Erfüllung. Die enorme Zunahme der Hepatitis B dürfte damit zusammenhängen, daß die Menschen inzwischen immer mehr im vordergründigen Bereich nach Erfüllung suchen, während der transzendente Bereich einer Mehrheit zunehmend aus dem Blickwinkel entschwindet. Heute kann man zum Beispiel ohne Probleme öffentlich über Sex reden, aber über Gott und die Suche nach Einheit zu sprechen ist vielen bereits peinlich! Wir haben es hier mit einer Verkehrung der ursprünglichen Situation in ihr Gegenteil zu tun, die wohl niemandem wirklich bekommt. Viele verwechseln die Partnersuche mit der Sinnsuche, das heißt, sie suchen ihren Sinn in der Partnerschaft und verlieren sich dann in rein sexuellen Beziehungen. Über Gott zu sprechen, wenn Sex gemeint ist, ist ähnlich verfehlt, wie über Sex zu sprechen, wenn es um Gott oder Liebe geht. Die einzige diesbezügliche Lösung liegt in göttlicher Liebe, die auf die Einheit zielt, wie es ursprünglich im buddhistischen Tantra beabsichtigt ist. Tantra-Seminare bei uns gehen aber zumeist weit an diesem Thema vorbei. Wo Konflikte um die Sinnfindung aus dem Bewußtsein rutschen, drohen Leberprobleme. Ein typisches Beispiel war der ursprüngliche Ashram von Bhagwan (Osho) in Poona, wo zwar die Sinnfindung offiziell an oberster Stelle stand, viele Sannyasins aber mehr mit der täglichen Lustfindung und -befriedigung beschäftigt waren und eine verblüffende Häufung von Hepatitis heraufbeschworen, allerdings die vergleichsweise harmlose A-Form.

Zum Glück läßt sich heute mit aufwendigen Diagnosemethoden herausfinden, ob jemand Hepatitis-B- oder Hepatitis-C-Träger ist, und vor allem ob die Hepatitis noch aktiv und gefährlich ist. Heute ist die Hepatitis C bereits als gefährlicher einzustufen, da sie nach schulmedizinischer Auffassung kaum zu therapieren ist und mit noch größerer Sicherheit zur Zirrhose und über diese zum Tod führt. Von den Überträgern wird ein erhebliches Maß an Verantwortungsbewußtsein gefordert, um sicherzustellen, daß sie ihr Elend nicht an andere weitergeben. Die Ansteckung erfolgt ja noch leichter als bei Aids, da eben schon der Speichelkontakt beim Küssen ausreicht. Damit sind die Betroffenen zeitlebens zu größter Achtsamkeit und Bewußtheit gezwungen. Für einen Buddhisten wäre das allerdings keine Strafe, sondern die gängige Anweisung für den Weg zur Befreiung.

Die Schulmedizin geht davon aus, daß die Betroffenen ihr Leben lang Überträger bleiben, wenn nicht Kuren mit »Interferon« versucht werden. Diese sind allerdings so nebenwirkungsbehaftet, daß viele Patienten davor zurückschrecken. Heute wird sogar dagegen geimpft, allerdings mit allen Problemen, die Impfungen wiederum mit sich bringen. Einige Menschen scheinen das Krankheitsbild jedoch auch wieder loszuwerden. Entscheidend ist wohl dafür, daß die Sinnsuche auf eine anspruchsvollere Ebene gelangt. Nach unseren Erfahrungen wäre auch hier, wie für die Leber insgesamt, bewußtes Fasten[32] sehr zu empfehlen, da es wie kaum eine andere Therapieform zum richtigen Maß zurückführt und die Leber vor allem am Übermaß erkrankt.

Aids

Es gibt noch eine Reihe von Krankheitsbildern, die eigentlich nicht als Geschlechtskrankheiten zu bezeichnen sind, wobei der Geschlechtsverkehr doch ein häufiger oder wie etwa bei Aids der häufigste Ansteckungsweg ist. Der griechische Homöopath Vithoulkas hält Aids gar für die moderne Syphilis, und aus der symbolischen Sicht der Archetypenlehre spricht alles dafür. Wenn man diesen Gedanken weiterverfolgt, kommt man schnell zu dem Eindruck, daß wir vom Regen in die Traufe geraten sind. Denn noch weit heimtückischer als die Syphilis bleibt Aids bei der Übertragung völlig unbemerkt und beginnt gleich mit der symptomfreien Latenzphase. Wir hatten ja gesehen, daß ein heftiger und auffälliger Beginn eher für die leichte Beherrschbarkeit einer Infektion oder Seuche spricht, während die Verschleierungstaktik der Erreger im Sinne der anfänglich vorgetäuschten Gutartigkeit das Ganze erst richtig gefährlich macht. Hier ist Aids sicher nicht mehr zu überbieten. Es bleibt bis zu zwei Jahrzehnten und vielleicht noch länger im Untergrund der Unterwelt verborgen und kann sich doch bei jedem Intimverkehr anderen mitteilen. Eigentlich hat es auch überhaupt keine eigenen und schon gar keine spezifischen Symptome. Niemand stirbt an Aids, sondern immer »nur« an den Folgeerscheinungen des immunologischen Desasters, das dem Retrovirus angelastet wird. Wenn wir ehrlich wären, müßten wir zugeben, daß wir eigentlich noch nicht einmal sicher wissen, ob der Retrovirus tatsächlich das alleinige Problem darstellt. Einiges spricht sicher dafür, aber vieles auch dagegen, wenn wir an die Thesen des amerikanischen Forschers Duesberg denken, der Aids gar nicht für ein Virusproblem hält. Die Symptome von Aids wie das Kaposi-Sarkom oder die Lungenentzündung Pneumocystis carinii traten auch schon vor der Aidsära auf und sind keineswegs spezifisch, allerdings nun drastisch gehäuft.

Im Endeffekt läuft jedoch alles auf einen immunologischen Kollaps hinaus, den wir natürlich deuten können, auch wenn alle näheren und weiteren Umstände noch im dunkeln bleiben. Das wäre gerade das Entscheidende an Aids, daß es aus der Dunkelheit des schwarzen Kontinents kommt, aus der dunklen Unter- und Halbwelt seinen Weg in unsere bürgerliche Welt sucht und auch da wieder aus der Unterwelt des Beckens den Weg nach oben bis in die Zentrale findet, die ja häufig von Spätsymptomen befallen ist. Ganz deutlich erkennen wir das Urprinzip des Pluto, sogar noch deutlicher als bei der Syphilis, und auch hier finden wir den aufsteigenden Weg von ganz unten aus der geschlechtlichen Unterwelt nach ganz oben ins Oberstübchen unseres Nervensystems. Nun kommt Aids zwar nicht von den »roten« Menschen aus der neuen Welt wie die Syphilis, sondern aus der uralten Welt, von der Wiege der Menschheit in Schwarzafrika, aber der Aspekt der Rache im mythischen Sinne dieses von uns mindestens ebenso zugerichteten Kontinents wäre immerhin hier ebenso denkbar. Irgendwann kommt alles auf einen selbst zurück, sagen uns die alten Weisheitslehren des Ostens, und auch das Alte Testament kennt diesen Gedanken. Der Mythos der Antike sähe hier den fürchterlichen Zorn der unterdrückten dunklen Göttin Hekate, die die Inder wohl in ihrer Kali wiedererkennen würden. Wenn es nach den alten Traditionen geht, hat das Schicksal beliebig lange Zeit, um seine Zyklen und Rhythmen mit großer Ruhe doch zum Ende zu bringen.

Der Zusammenbruch der Abwehr signalisiert eine Situation völliger körperlicher Offenheit, die mit dem Leben gar nicht vereinbar ist. Dieser lebensgefährlichen körperlichen Wehr- und Schutzlosigkeit entspricht eine enorm erhöhte Abwehr in geistig-seelischer Hinsicht. Wir haben es hier gleichsam mit der Karikatur der Infektion schlechthin zu tun. Wer sich von nichts mehr erregen läßt (das heißt, immer intensivere Reize braucht) und seelisch ganz zumacht, zwingt seinen Körper automatisch, das Thema für ihn zu übernehmen und an seiner Stelle ganz aufzumachen. Die nach Ausbruch von Aids zunehmende Unfähigkeit, sich immunologisch zu verteidigen, läßt auf erhöhte seelische Verteidigungsbereitschaft schließen.

Wenn wir uns die konkreten Infektionswege anschauen, finden wir zum Beispiel in der nicht immer, aber oft zugrundeliegenden Promiskuität oder den konkreten Blutsbrüderschaftsritualen Drogenabhängiger, die sich an ein und derselben Spritze bedienen, eine verblüffende Überbetonung des Äußerlichen, Körperlichen und damit Materiellen bei Vernachlässigung des Inneren, des Seelischen, der Gefühls- und vor allem Bewußtseinswelten. Nach Ausbruch des Krankheitsbildes gibt die Aidspatientin allen äußeren Widerstand auf. Das Krankheitsbild lehrt so auf der Körperebene, was Vereinigung und Liebe auf der seelischen Ebene sein könnten und sein müßten: völliges Aufgeben der eigenen Grenzen und eins werden mit allem. Wenn sie allerdings körperlich auf Unbegrenztheit und Einswerden mit allen Erregern setzt, wird es lebensbedrohlich.

Statt der körperlichen wäre folglich die seelische Offenheit anzuraten, um dem Körper das Thema wieder abzunehmen – was nach einer Aidsinfektion ja schon das Verantwortungsbewußtsein verlangt: sich nicht mehr allen Menschen körperlich hingeben und sie anstecken, sondern sich ihnen seelisch öffnen. In diesem Sinn wohl hat Elisabeth Kübler-Ross Aids einmal als die große Chance für die Betroffenen bezeichnet, und in diesem Sinn bringt Aids den archetypisch männlichen Pol zur Räson und erzwingt Achtung für den weiblichen. Es muß nun Schluß sein mit dem Machen, statt dessen sollten Geschehenlassen und Sichanvertrauen in den Vordergrund treten. Das Krankheitsbild versucht gleichsam, dem männlichen Macherpol Liebe beizubringen.

Der Weg der Erreger und die von ihnen bewirkten Krankheitssymptome legen nahe, daß die Betroffenen die Unterwelt lieber freiwillig und in der Tradition der mythischen Helden besuchen sollten, als weiter in die gesellschaftliche Unterwelt abzusteigen und sich am Schatten zu vergiften. Psychotherapie ist heute einer der letzten verbliebenen bewußten Wege, sich mit dem eigenen Dunkel im Sinne dessen, was C. G. Jung Individuation nennt, auszusöhnen. Ansonsten landen wir vor allem unbewußt und widerwillig in Schattenwelten. Einzelnen kann das zum Beispiel mit Aids passieren, kollektiv geschieht es uns mit den schon überlebten und den noch zu erwartenden Atomkatastrophen, deren plutonisches Element ebenfalls nicht zu übersehen ist. Würden wir uns selbst rechtzeitig im Bewußtsein mutig und offensiv über den letzten Sinn unseres Daseins auseinandersetzen und wären zu tiefgehenden Wandlungsprozessen bereit, müßten sich nicht Konflikte in Gehirn und Nervensystem *entzünden* und dieses Thema körperlich in Szene setzen. Es ginge darum, den Aufstieg von ganz unten aus der dunklen Unterwelt nach ganz oben ins Licht des Bewußtseins nicht den Spirochäten oder Aidsviren zu überlassen, sondern ihn selbst auf übertragener Ebene zu wagen. In dem Sinne, wie Aids auch ein Symbol unserer kollektiven Abhängigkeit voneinander und der Verwobenheit miteinander ist, wäre es auch naheliegend, diesen Bezug auf erlöstere Ebenen des Gemeinschaftslebens zu heben. Was die vom plutonischen Archetyp ausgehenden Bedrohungen angeht, sitzen wir alle im selben Boot, das wird bei den Ausbrüchen von Radioaktivität noch deutlicher als bei den hier gedeuteten Epidemien.

So ist nicht verwunderlich, daß die Bearbeitung eines derart bedrohlichen Krankheitsbildes auch enorme Anforderungen an die einzelne Betroffenen stellt und eigentlich auch an die Gesellschaft, in der Aids sich zu solch einer Bedrohung auswachsen konnte. Denn auch von ihr ist Offenheit und Mitgefühl gegenüber Aidskranken gefordert. Gerade in so schwierigen Situationen muß sich die christliche Liebe gegenüber dem Nächsten erweisen. Wenn er in seiner Unvollkommenheit und Krankheit am meisten darauf angewiesen ist, müßte diese Liebe über die Angst (zum Beispiel sich anzustecken) siegen. »Was du dem Geringsten deiner Mitmenschen tust, das hast du mir getan«, sagt Christus. Wie weit unsere sogenannte christliche Gesellschaft mit ihren sogenannten Parteien davon entfernt ist, zeigt sich – allerdings ganz ähnlich wie auch in Afrika und Indien – im verächtlichen Umgang der bürgerlichen Gesellschaft mit »ihren« Aidskranken.

Für die Aidskranken gilt, geistig-seelische Offenheit gegenüber sich selbst und der Umwelt zu erstreiten, um körperlich die überlebenswichtigen Grenzen sichern und wahren zu können. Sich seelisch auf viel mehr und sich viel tiefer einzulassen sowie sich körperlich viel besser verteidigen zu lernen, das ist die Lernaufgabe. Der Schutz der körperlichen Ebene in alle Richtungen ergibt sich allein schon aus dem nun immer bestehenden Zwang zur Benutzung von Kondomen. Für Menschen mit Verantwortungsgefühl ist klar, daß sie von jetzt an körperlich immer eine Gummischicht zwischen sich und dem Partner brauchen. Wohingegen auf der seelischen Ebene die Wand zum Du eingerissen werden muß. Inhalt und Form, hier in Gestalt von Liebe und Sexualität, wollen wieder zusammengebracht werden. Der männliche Pol ist in seinen konkreten Formen wie physischer Kraft und Gewalt ganz niedrig zu hängen und bedarf der Umwandlung auf sehr anspruchsvolle Ebenen wie die großen Mutes und seelischer Kampfkraft, während der weibliche in einer Betonung von Zärtlichkeit (Venus), die zu keinen Verletzungen führen kann, naheliegt.

Die Tatsache, daß verschiedene Menschen, die nun schon sehr lange Zeit mit dem Damoklesschwert der HIV-Infektion ohne Symptome leben, und auch einiger, die nach Ausbruch der Symptome durch radikale Lebensumstellung wieder zu gutem Allgemeinbefinden zurückgefunden haben, spricht dafür, daß die Umsetzung obiger Punkte das Krankheitsbild vielleicht ganz am Ausbruch hindern und auch zurückdrängen kann. Selbstverständlich gehört auch eine bewußte Abwehrstärkung auf naturheilkundlicher Basis hierher, da auf allen Ebenen eine Rückkehr ins Gleichgewicht anzustreben ist. Ein guter Weg kann sein, Zutrauen zu fassen, sich auf einen einzigen Menschen ganz einzulassen, bevor *frau* sich dem ganzen Leben einschließlich seiner dunklen Seiten öffnet. Die vollkommene Vereinigung mit einem Menschen ist ja die Vorstufe des Einswerdens mit allem auf geistig-seelischer Ebene. Das aber ist unter vielen Bezeichnungen wie etwa »Erleuchtung«, »Befreiung« oder »kosmisches Bewußtsein« bekannt und ist die Lösung von allem und für alles.

Einige Menschen sind einer Erlösung dieser vielleicht schwersten Herausforderung unter den Krankheitsbildern jedenfalls schon sehr nahe gekommen, sie könnten uns genauso viel Hoffnung machen wie jene Krebspatienten, die eine Spontanremission erlebt haben. Auch insgesamt könnten diese wenigen Menschen uns als Menschheit Mut geben, denn was wenige schaffen, ist immerhin erreichbar – theoretisch auch für ein Kollektiv.

Was die schulmedizinischen Arzneien bei Aidsinfektionen langfristig wirklich bringen, muß abgewartet werden. Im Augenblick ist die Entwicklung vielversprechend. Daß einige Patienten durch die Einnahme der Kombinationspräparate beim Aidstest den Befund »negativ« vorweisen, kann leider auch täuschen. Wahrscheinlich wird das Virus damit »nur« unter die Nachweisbarkeitsgrenze gedrückt, ohne endgültig besiegt zu sein. Bei aller Euphorie, die diesbezüglich nur zu verständlich ist, wäre zumindest auch an eine große Gefahr für die Zukunft zu denken. Wenn nämlich Menschen, in denen innerlich kaum etwas geschehen ist, durch einfaches Pillenschlucken sich persönlich wieder sicher wähnen dürfen, könnte sich gerade auch durch die pharmakologischen Fortschritte das schreckliche Zukunftsszenario ergeben, daß künftig große Teile der Bevölkerung mit Aids durchseucht sind, ähnlich wie das mit der Syphilis schon einmal geschehen ist. Denn persönlich gut stabilisierte Aidspatienten bleiben ja Überträger. Bei allen noch so erfreulichen, aber doch immer nur relativen Erfolgsmeldungen sollten wir auch auf keinen Fall übersehen, daß im Jahr 1997 weltweit bereits 2,3 Millionen Menschen an Aids gestorben sind, 800 000 mehr als im Jahr davor (nach WHO). Und zumindest solange die Medikamentekombinationen bei Kindern noch nicht ansprechen, kann von Entwarnung gar keine Rede sein.

Gewächse an den Geschlechtsorganen (Gewächse im Reich des Weiblichen)

1. Gutartige Auswüchse

Myome

Unter den gutartigen Gewächsen stehen die Myome an erster Stelle, da sie aber in ihrer ganzen Problematik sehr ausführlich in dem Buch *Lebenskrisen als Entwicklungschancen* (siehe dort das Kapitel über die Wechseljahre) beschrieben sind, werden sie hier nur kurz dargestellt. Es gibt drei Arten:

- seröse, nach außen gehende »Polypen«, die außen auf der Gebärmutter sitzen,
- intramurale, die im Muskel selbst sitzen,
- submucöse, die unter der Schleimhaut beheimatet sind, in die Gebärmutterhöhle hineinwachsen und manchmal richtiggehend geboren werden können.

Alle drei Typen bestehen aus Muskelgewebe und haben damit symbolisch mit der weiblichen Kraft zu tun. Aus Schleimhaut bestehen die Polypen, denen wir uns später zuwenden werden. Myome wachsen (nur) unter Östrogeneinfluß, das heißt, nach der Menopause gehen sie mit dem Nachlassen der Östrogenproduktion von selbst zurück und spielen von daher in der Rückbildungsphase im Alter (Involution) keine Rolle mehr.

Östrogen, das Hormon der Fruchtbarkeit, liefert die körperliche Basis für Myome, so wie es ansonsten eine Schwangerschaft fördern würde. Tatsächlich verkörpern Myome zumeist unerfüllte Nachwuchswünsche. Ein »kindskopfgroßes Myom« am Ort des Kinderbekommens, das dann bei der submucösen Form sogar noch auf normalem Weg geboren wird, macht diesen Bezug mehr als deutlich. Es handelt sich folglich um fehlgeleitetes Wachstum auf einer Ebene, die oft rein zeitlich schon gar nicht mehr dran ist.

Vom Typ her sind eher rundliche Frauen betroffen, eben diejenigen, die unter mehr Östrogeneinfluß stehen, auch Frauen, die keine Kinder bekommen, weil sie nicht empfangen können. Letzteres kann verschiedene Gründe haben, von Nichtwollen über Nichtkönnen zu Nichtsollen oder sogar Nichtdürfen. Auch kann der Partner sowohl auf körperlicher als auch auf geistig-seelischer Ebene nicht zu der betroffenen Frau passen. Häufig ist eine starke Ambivalenz schnell erkennbar: Einerseits will sie, aber andererseits stehen eigene oder fremde Ansprüche dagegen. Oft sind es auch Frauen, die angeben, bei ausgeprägtem Kinderwunsch keinen geeigneten Partner zu finden, was wiederum oft an entsprechend hochgeschraubten Ansprüchen liegt. Andererseits wird es in einer Zeit, die den Yuppie hervorgebracht hat und in der große Teile der Gesellschaft bewußt »versingeln«, sicher auch immer schwerer, einen verläßlichen Partner für solche Langzeitprojekte wie eine Familie zu finden. Ein Myom kann *frau* auch ohne Mann empfangen und zur Not auch zur Welt bringen.

Häufig liegt es aber auch an den Frauen selbst, die, solange sie jung waren, andere Themen hatten und zum Beispiel jahrelang die Pille nahmen, so daß sie hormonell so weit von ihrem eigenen Rhythmus entfernt sind, daß sie zu gar keinem *reg(el)*ulären Zyklus mehr kommen und folglich nicht mehr empfänglich sind. Wenn die richtige Zeit vorbei und verpaßt ist und *frau* sich das nicht eingesteht, besteht die Gefahr, daß sich der Kinderwunsch trotzdem in der Gebärmutter im Symbol des Myoms somatisiert.

Gar nicht so selten sind auch Frauen von Myomen betroffen, die schon Kinder geboren haben. Auch wenn das in der heutigen Zeit eigentümlich klingen mag, kann es sein, daß es für ihre Bedürfnisse eben noch nicht genug Nachwuchs war. Wir können davon ausgehen, daß über Jahrmillionen Frauen ein Kind nach dem anderen bekamen und sich dieses Muster viel tiefer in uns eingegraben hat, als wir es uns heute eingestehen. Das Zeitgeistmuster von höchstens einem Kind hat jedenfalls in den Tiefen der weiblichen Seele noch keinen Einfluß gewonnen, und so kommt das alte fruchtbare Muster dann häufig in Myomen zum Tragen und bringt sich so in Erinnerung.

Nach eingetretenem Wechsel wird dann allerdings den meisten Frauen bewußt, daß die Zeit für diese Art von Fruchtbarkeit vorbei ist, und das Thema entspannt sich auch körperlich. Das

Myom trocknet dann ein, wenn es nicht Gynäkologen schon vorher operativ geboren haben. Auch Gynäkologen bringen gern Kinder zur Welt; hier liegt ja – hoffentlich – eine wesentliche Motivation für ihre Berufswahl. Zur Not nehmen sie sich dann eben auch der ungeratenen »Myomkinder« an, auch wenn das meist gar nicht notwendig ist, weil einfach keine Not besteht. Sehr selten haben wir auch erlebt, daß nach einer Fastenkur im Rahmen einer erfolgreichen psychotherapeutischen Arbeit mit zusätzlicher homöopathischer Einzelmittelbehandlung ein Myom wie ein großer Polyp auf natürlichem Weg und unter Wehen geboren wurde und der Körper sein »Kind« abstieß, nachdem das Thema höheren Orts geregelt war.

Interessant ist, daß häufig im Zusammenhang mit Myomen Herzprobleme beobachtet werden, was schon zu dem Ausdruck »Myomherz«[33] führte. Auch wenn von den meisten Gynäkologen ein ursächlicher Zusammenhang bestritten wird, ist er doch auf der inhaltlichen Ebene leicht nachzuvollziehen. Viele der oben angesprochenen Probleme, die zu einem *Versagen* des Kinderwunsches führen, sind natürlich auch Herzensthemen[34] (zum Beispiel Einsamkeit), die sich hier entsprechend somatisieren und ihre Botschaft abliefern.

Im Umgang mit Myomen läge es nahe, sich die eigenen noch offenen Fruchtbarkeits- und Wachstumswünsche bewußtzumachen und sie auf geistig-seelisches Niveau zu heben. Es kann hier und wird nach der Menopause sicher um Kinder in übertragener Hinsicht gehen. Solche geistigen Kinder zu bekommen wäre jetzt an der Zeit. In alten Zeiten und Kulturen hatten es Frauen diesbezüglich leichter, denn sie konnten sich in einem festgefügten, verläßlichen Rahmen von Ritualen bewegen. Mit der ersten Blutung wurden sie vom Mädchen zur Frau, mit dem Ausbleiben der Blutung von der Frau zur Mutter, und mit dem endgültigen Versiegen des Monatsflusses von der Mutter zur Groß(en)Mutter. Auch heute hat der Archetyp der Großen Mutter für uns alle noch Bedeutung, wenn wir uns das auch zuwenig bewußtmachen. Es wieder zu erkennen könnte einer der positivsten Nebeneffekte der Auseinandersetzung mit Myomen sein.

In seltenen Fällen kann der unbewußte Kinderwunsch auch selbst im Rahmen von Abwehrbestrebungen stehen. So hatten wir etwa eine Patientin, Mutter von fünf Kindern, die an Myomen litt. In der Therapie erkannte sie, daß sie sich mittels immer weiterer physischer Kinder vor der Auseinandersetzung mit ihrem Leben gedrückt hatte und daß die unbewußt weiterbestehenden und sich in den Myomen verkörpernden Kinderwünsche in dieselbe Richtung gingen.

Die gängige schulmedizinische Therapie war jahrzehntelang und ist zum Teil noch immer die operative Entfernung der Gebärmutter. Ursprünglich ging *man* dabei sehr radikal vor; der Eingriff wurde, unter Mitnahme der Eierstöcke, bis auf die Spitze der Kastration getrieben. Dann wurde *man* allmählich defensiver, was wohl nicht nur auf der Zunahme gynäkologischen Wissens beruhte, sondern auch stark dem wachsenden Selbstbewußtsein der Frauen zu danken ist.

Noch früher war sogar die Röntgenkastration durch radio*logische* Ausschaltung der Eierstöcke üblich. Durch das Versiegen der Östrogenausschüttung aus den niedergestrahlten Eierstöcken bildeten sich die Myome tatsächlich zurück. In Franken, der Wiege der Röntgenstrahlen, hielten sich diese Radikalschläge noch bis in die sechziger Jahre. Die schrecklichen Nebenwirkungen solcher Ein- und Übergriffe liegen auf der Hand. Später nahmen die Operationen auch hier enorm zu und verdrängten die Röntgenbehandlung, wobei die Operationen anfangs ebenfalls bis zur Kastration getrieben wurden. Selbst die späteren Operationen unter Belassung der Eierstöcke hatten immer noch teilweise kastrierenden Effekt. Durch die alten Operationstechniken wurde die Durchblutung der Eierstöcke so gravierend reduziert, daß das Nachlassen des Hormonausstoßes Zustände wie in den Wechseljahren annahm.

Heute haben zum Glück die Operationen zur Gebärmutterentfernung insgesamt ihren Höhepunkt überschritten. Es war natürlich nie sinnvoll, Gebärmütter wegen eines Myomwachstums in solchem Ausmaß herauszuoperieren, wie das in den letzten zwanzig Jahren geschehen ist. Allein die Tatsache, daß es heute nicht mehr so häufig geschieht, zeigt ja, daß es auch früher unnötig war. Die einfache und überzeugende Alternative hat allerdings für den männlichen Macherpol wenig Verlockendes, sie lautet: abwarten und der (inneren) Natur das Problem überlassen oder, noch besser, ihr durch seelische Hilfestellungen wieder auf den Sprung helfen. Selbst männerfaustgroße Myome brauchen nicht behandelt zu werden, wenn sie keine Beschwerden verursachen, denn auch sie bilden sich in der Menopause, die ja die Östrogene drastisch reduziert, zurück. Eine Hormonbehandlung in den Wechseljahren macht diese natürliche Tendenz jedoch zunichte.

Wenn Myome bluten, ist das zumeist gar nicht von der Größe abhängig. Es zeigt, daß *frau* bei diesem Thema Lebensenergie verliert und in Gefahr gerät. Daneben wäre noch an die Beschwerden beim Stuhl- und Wasserlassen zu denken, die durch Druck auf die entsprechenden Organe entstehen. Der Blasendruck verrät ihr dabei, daß es um Loslassen alter, überlebter seelischer Inhalte geht. Der Stuhldrang legt nahe, im materiellen Bereich mehr loszulassen und das Geben über das Nehmen zu stellen.

Eine moderne schulmedizinische Behandlung verrät noch die geistige Verwandtschaft zur alten Röntgenbestrahlung: die Behandlung mit Gestagenen, um die Myome einzutrocknen, oder mit Präparaten, die über die Hypophyse die Östrogenproduktion der Eierstöcke hemmen. Diese antiöstrogene Therapie reduziert zwar das Myomwachstum, aber das geschieht wieder auf allopathisch unterdrückende Art und Weise. Somit gerät die Frau weiter in den männlichen Pol, was in der Zeit der Menopause in natürlicher Weise anstünde, aber vor allem im Sinne der Animusentwicklung auf geistig-seelischer Ebene. Es geht also darum, *ihren* männlichen Seelenanteil zu entwickeln und nicht auf körperlicher Ebene zu vermännlichen. Mit herben Gesichtszügen und Damenbart ist hier nichts zu gewinnen. Eigentlich müßten die Betroffenen auch erst noch in den weiblichen Pol ihrer Fruchtbarkeit so weit hineinwachsen, daß die diesbezüglichen Wachstumsimpulse von allein zur Ruhe kämen. Angesprochen sind erlöstere Ebenen im Sinne geistiger Kinder. Allerdings lassen sich Myome auch als körperliche Absage an weitere leibliche Kinder deuten, und somit machen sie den Weg frei für geistige Kinder.

Endometriose

Die Endometriose ist stetig im Zunehmen begriffen und heute schon die dritthäufigste Ursache für weibliche Unfruchtbarkeit. Es handelt sich dabei um Gebärmutterschleimhaut, die sich außerhalb ihres vorgesehenen Ausbreitungsgebietes ansiedelt, aber trotzdem eingebunden in das zyklische Geschehen an jeder Periode teilnimmt. Dadurch ergeben sich während der monatlichen Periode automatisch Probleme mit der Entsorgung der abgestoßenen Schleimhaut. Wo normalerweise die überflüssig gewordene Schleimhaut mit dem Monatsfluß nach außen entsorgt wird, ist sie hier blockiert und blockiert so ihrerseits ganze Regionen. Der Fluß stockt notgedrungen und damit das Blut und die Schleimhautreste. Entzündungen und Aufstände des auf diese Weise unter Druck gesetzten Gewebes sind die logische Folge.

Eine in dieser Art versprengte Schleimhaut kann praktisch überall vorkommen, wobei Scheide, Darm, Eileiter und Blase häufige Schauplätze des gefährlichen Verwechslungsspiels sind. Auch in der freien Bauchhöhle können Inseln von Gebärmutterschleimhaut vorkommen, selbst im Gehirn wurden sie schon entdeckt. Der Hauptschauplatz bleibt jedoch das kleine Becken, was so weit gehen kann, daß es schließlich wie zugemauert erscheint und Geschlechtsverkehr nicht mehr zuläßt. Der größte Leidensdruck bezieht sich auf die schmerzhafte Menstruation (Dysmenorrhoe) sowie auf Schmerzen beim Geschlechtsverkehr. Daß *frau* in solcher Situation diesbezüglich *mauert*, liegt auf der Hand.

Wie die Schleimhaut an die falschen Plätze gelangt, ist der Medizin weitestgehend unbekannt. Gebärmutterschleimhaut ist allerdings hochaktives Gewebe, das sich durch ärztliche Eingriffe und Operationen wie etwa Ausschabungen (Kürettagen) verschleppen läßt. So ist aber nur ein kleiner Teil der Endometriosen zu erklären. Es ergibt sich der Eindruck einer gutartigen Metastasierung, die nicht expansiv und invasiv wächst wie beim Krebs. Von den Zellen her verhält sich das Gewebe gar nicht krebsartig, insgesamt aber macht es den Eindruck einer gutartigen Geschwulst. Ein zusätzlicher Faktor, der die Zunahme der Endometriosen erleichtert, wenn auch nicht verursacht, mag die immunologische Schwächung großer Teile der Bevölkerung sein, die ja auch anderen Krankheitsbildern Vorschub leistet. Auf dieser Basis könnten sich die Zellnester vorzugsweise in bestimmten abwehrgeschwächten Bereichen zum Beispiel aufgrund dortiger Schadstoffablagerungen besser verbreiten. Die Schulmedizin nennt darüber hinaus noch als weitere Erklärung die Möglichkeit, daß sich Keimbahnzellen von Anfang an im Körper verirrt haben. Hier wäre dann aber immer noch die Frage ungeklärt, warum das in letzter Zeit so stark zunimmt.

Symbolisch betrachtet handelt es sich bei der Endometriose um unbewußte Weiblichkeit am falschen und damit gefährlichen Platz. Hier zieht eine Frau ihre eigene Regel an Orten durch, wo sie fehl am Platz ist und ihr selbst am meisten schadet. Die Betroffene richtet ihre Weiblichkeit gegen sich selbst, indem sie ihren Rhythmus in so problematischen körperlichen Bereichen lebt. Anders ausgedrückt: Sie bringt ihre typisch weibliche(n) Regel(n) mit Bereichen in Verbindung, die dafür ausgesprochen ungeeignet sind. Mit dem Darm wäre die Region der (Welt-)Verdauung angesprochen, mit der Blase das (seelische) Abwasserreservoir, mit der Scheide der Ort der Liebeslust und mit dem Gehirn die Zentrale des Schaltens und Waltens. Die konkreten körperlichen Regionen sind für solche Versuche jeweils völlig ungeeignet und müssen wohl auch nur einspringen, weil auf den viel geeigneteren übertragenen Ebenen diesbezüglich nichts oder gemessen am eigenen unbewußten Bedürfnis zuwenig unternommen wird.

Das Krankheitsgeschehen lehrt auch, daß typisch weibliche Aktivitäten an unpassender Stelle den Gegenpol ins Spiel zwingen. Die Nebenerscheinungen der Weiblichkeit auf falscher Ebene sind für den Organismus unbeherrschbar, und die Entsorgung der Abfallprodukte des rhythmischen Schleimhautwechsels ist oft nur chirurgisch möglich. Die Chirurgie beziehungsweise die chirurgische Gynäkologie, auf die die Betroffenen dann oft wirklich angewiesen sind, ist aber höchstentwickelter Ausdruck unserer modernen Machermedizin und eine (arche)typisch männliche Erscheinung. Eine im Sinne der Endometriose *verrückte* Weiblichkeit zwingt also zu chirurgischen Interventionen, die das Weibliche (Gewebe) herausholen, um das Leben der betroffenen Frauen noch einigermaßen erträglich zu machen.

Die häufigen Schmerzen beim Geschlechtsverkehr zeigen die Konflikte in diesem Bereich. Ihr Becken schreit gleichsam um Hilfe, wenn ein Mann in es eindringt. Unbewußt will *sie* das nicht und verhindert es schließlich ja auch. Diesbezüglich wäre es sicher heilsamer, sich männliche Eindringlinge auf bewußtere Art und Weise vom Hals beziehungsweise Leib beziehungsweise Becken zu halten. Die Dysmenorrhoe zeigt obendrein, wie schmerzhaft der allmonatliche Blutzoll empfunden wird.

Die nicht selten daraus resultierende Unfruchtbarkeit demonstriert ihr, wie sehr sie die eigentliche urweibliche Fruchtbarkeit blockiert. Wenn sie so mauert und ihr Becken Kindern und vorher schon Männern verschließt, entzieht sie sich unbewußt einer urweiblichen Aufgabe. Das sollte sie lieber ganz bewußt und offensiv tun, schon um sich all die Strapazen der körperlichen Inszenierung zu ersparen. Es liegt ja offensichtlich nicht die einzige Erfüllung des archetypisch Weiblichen in den vorgezeichneten und in unserer Gesellschaft üblichen Bahnen, wie die anfänglichen Kapitel über die weiblichen Archetypen gezeigt haben.

Niemand leidet wohl so unter dem spezifisch weiblichen Schicksal der Periode wie eine Endometriosepatientin, und gerade deshalb wird niemand so intensiv und jeden Monat von allen Seiten auf die eigene weibliche Wunde gestoßen. Sie schreit in den verrücktesten Regionen des Körpers um Beachtung und Hilfe, denn sie hat sie ja nicht nur in ihrem Schoß, sondern an vielen Stellen. Ihre wundeste Stelle wird ihr mit der Macht jedes Zyklus ins Bewußtsein gerufen. Kaum hat sie sich von den Nachwirkungen der letzten Regel erholt, bahnt sich schon die nächste an. Der Verdacht liegt hier natürlich nahe, daß sie sich ihrer weiblichen Seite zuwenig stellt, so daß diese so übermächtig wird, überall auftaucht und Beachtung erzwingen muß, die sie freiwillig nicht ausreichend bekommen hat. Hier leidet jemand unter den weiblichen *Regeln*.

Betroffen sind oft Frauen, die an vielen Fronten kämpfen (müssen) und bei diesen grundsätzlichen Auseinandersetzungen ihr weibliches Seelengewand gleichsam abgelegt haben, um nicht mehr so verwundbar zu sein. Oft neigen sie dazu, zu viel Verantwortung zu übernehmen und ihre weibliche Seite unter strenge Kontrolle zu stellen, um solch hohen Anforderungen überhaupt noch gerecht werden zu können. Die Wunde blutet aber auf körperlicher Ebene um so mehr weiter und zieht so die Aufmerksamkeit mindestens einmal im Monat auf sich. Sie *blutet* an falscher Stelle, zahlt also gleichsam am ungeeigneten Ort ihren Tribut ans Frausein. Eine andere, psychoanalytisch inspirierte Deutung sieht in den Blutstropfen ins Becken geweinte Tränen, die Angst vor der eigenen Weiblichkeit, vor Kinderwünschen und vor dem ganzen unterdrückten Frausein zeigen.

Eingangs wurde schon erwähnt, daß die Hysterie ihre Erlösung in gesteigerter weiblicher Sensibilität finden könnte, insofern ließe sich die Endometriose auch als eine in den Körper gesunkene Form der Hysterie, der ungelebten Sensitivität und Verwundbarkeit, betrachten. Die antike Theorie, wonach die Hysterie durch eine frei im Körper herumvagabundierende Gebärmutter (griech.: *hystera*) zustande käme, bekommt auf der urprinzipiellen Ebene hier zumindest einen interessanten Aspekt. Immerhin verirrt sich bei der Endometriose die versprengte Gebärmutterschleimhaut sogar bis ins Gehirn. Das ist wohl als massiver Hilferuf des Organismus nach Bewußtwerdung der eigenen Weiblichkeit und ihrer Rhythmik zu verstehen.

Vom Typ her handelt es sich daher eher um aufgedrehte, aktive Frauen, die manchmal sogar etwas verdreht und aus dem Gleichgewicht geraten wirken. Als Patientinnen appellieren sie häufig von sich aus an den männlichen Macherpol, der sich dann natürlich nicht lumpen läßt und sein ganzes Arsenal technischer Methoden von Spiegelungen über Ultraschall bis zu Punktionen und Operationen ausspielt. Mit ihrer Psyche wollen die Patientinnen eher nichts zu tun haben. Auch darin zeigt sich schon, wie fremd ihnen das Weibliche, das sie auf Unterleibsebene so *dick bekommen*, eigentlich ist. Die Psyche ist ja auch im griechischen Mythos von Amor und Psyche das Symbol des Urweiblichen.

Die Tatsache, daß die Patientinnen besonders auffällig und verstärkt zu Osteoporose neigen, könnte als Hinweis darauf dienen, daß sie sich dem großen Kreislauf des Lebens nicht hingeben (können), ähnlich wie sie ja schon mit dem kleinen Kreislauf ihrer Regel große Probleme haben. So wird eine zwar unbewußte, aber nichtsdestoweniger grundsätzliche Rebellion gegen den vorgezeichneten weiblichen Rhythmus deutlich. Die Tatsache, daß das Krankheitsbild im Wechsel aufhört, zeigt, wie sehr es mit dem Anima-Seelenanteil verbunden ist, tritt bei der Frau mit dem Wechsel doch der männliche Seelenanteil, der Animus, in den Vordergrund.

Besser, als die Bearbeitung dieser Problematik in *regel*mäßigen Abständen den Chirurgen zuzuschieben, wäre natürlich, der Thematik auf Bewußtseinsebenen gerecht zu werden. Das würde bedeuten, dafür zu sorgen, daß sich die eigene Weiblichkeit auf anderen, eher ungewohnten Ebenen austoben kann. Es ginge darum, den biologischen weiblichen Regeln zu folgen und den eigenen weiblichen Rhythmus auf weitere Lebensbereiche auszudehnen. Wichtig wäre auch, die Nebenerscheinungen der eigenen weiblichen Kraft immer mitzubedenken und ihre Auswirkungen rechtzeitig zu problematisieren, gerade wenn *frau* andere Lebensbereiche und Menschen nach ihren *Regeln* tanzen läßt. In ihre Art der »Weltverdauung« und Lebensverarbeitung sollte jedenfalls ein weibliches rhythmisches Element hineinkommen. Vielleicht soll sie einfach *regel*mäßiger, ausgeglichener und rhythmischer essen. Das könnte den mit der Problematik eindeutig überforderten Darm entlasten. Auch die Scheide dürfte sich der weiblichen Rhythmik mehr ergeben und ihren Rhythmus ungewöhnlicher Lust und Liebe finden, etwa indem ihre Besitzerin auch »verrückten« erotischen Vorstellungen Raum gibt, wenn ihr gerade danach ist. Selbst die Blase könnte in ihrer Art, mit Druck umzugehen, offenbar mehr archetypisch Weibliches vertragen. Seelendruck müßte besser erkannt, angenommen und dann wieder losgelassen werden. Im Oberstübchen der Gehirnzentrale schließlich dürfte ebenfalls mehr Weiblichkeit im archetypischen Sinn einziehen – ganz neue, ganz weibliche und damit sehr in Rhythmen eingebundene Lösungen könnten sich ergeben, wenn *frau* lernt, mit milderen weiblichen Augen zu schauen.

Eine andere Richtung der Auseinandersetzung zielt auf den Aspekt des Krankheitsbildes, der die Ver-rücktheit des Geschehens betont und zur Einlösung zu neuen, ungewöhnlichen und ungewohnten Wegen der Weiblichkeit tendiert. Kinderbekommen ist dann vielleicht gar nicht so sehr das Thema, und einer gewissen Unlust gegenüber Männerbesuchen in ihrem Schoß wäre rechtzeitig Rechnung zu tragen. Der eigenen höchst individuellen und manchmal wohl auch unkonventionellen Weiblichkeit gilt es neue und vor allem ausgefallene Entfaltungsräume zu verschaffen. *Verrückte* Weiblichkeit und Weiblichkeit an verrückten Stellen wird immer Normen verletzen – insbesondere in einer patriarchalischen Gesellschaft.

Die Tatsache, daß das Krankheitsbild in den letzten Jahrzehnten so ungemein zunimmt, könnte darauf hinweisen, daß – sogar noch verstärkt durch die Emanzipationsbewegung – Frauen vielfach gezwungen waren, mehr ihren Mann zu stehen, als Frau sein zu dürfen, um sich in dieser männlich *dominierten* Gesellschaft durchzusetzen. Diese verdankt einerseits diesem »männlichen« Einsatz vieler engagierter Frauen einiges, andererseits müßte aber auch das Bewußtsein dafür einkehren, daß nach getaner Arbeit wieder weibliche Wege gegangen werden wollen. So ist es nicht verwunderlich, daß sich gerade viele sogenannte emanzipierte Frauen und sogar Feministinnen unter den Betroffenen finden, was den Verdacht heraufbeschwört, daß diese ihrer eigenen Weiblichkeit nicht gerecht werden konnten, während sie auf männlichen Wegen versuchten, die sogenannte weibliche (politische) Sache voranzubringen. Wie schon früher besprochen, dient das der Welt, aber offenbar weniger den Betroffenen persönlich.

Die schulmedizinische Therapie ist wie so oft ganz den allopathischen Unterdrückungswegen verpflichtet. Statt die kreativen weiblichen Anteile dieser Frauen zu bestärken, wird mit Gestagenpräparaten das zyklische Geschehen ausgetrocknet, so daß keine Periode und damit gerade in diesem Punkt nichts Weibliches mehr stattfindet. Die Beendigung des Zyklus entspricht einer vorgezogenen Menopause. Damit wird die Phase der weiblichen Fruchtbarkeit zu früh beendet und die Frau um eine wesentliche Lebenserfahrung gebracht sowie vorzeitig in ihren männlichen Animuspol befördert. Mit diesem kann sie oft wirklich besser umgehen, weil er ihr vom Typ her meist entgegenkommt, weshalb diese Therapie auch eine gewisse Erleichterung bringen kann. Den anstehenden Aufgaben hat sie damit aber nicht entsprochen. Statt ausgefallene weibliche Positionen mit Leben zu erfüllen, was die symbolische Aufgabe wäre, betonen Gestagene den männlichen Pol in der Frau.

Von Ärzten zu verlangen, mit einer Therapie zurückhaltend zu sein, die von den Betroffenen als Erleichterung empfunden wird, ist unrealistisch und kommt auch nur in Kombination mit den weiter oben angeführten Alternativvorschlägen in Frage. Andererseits sollte wirklich nur in Notfällen operiert werden, weil ja durch die Gewebeverschleppung der Endometriose sogar Vorschub geleistet werden kann. Dem wird jeder Arzt spontan zustimmen, nur sieht die Praxis noch immer ganz anders aus. In vielen Fächern, wie leider auch in der Gynäkologie, stehen Operationen im Mittelpunkt von Ausbildungsrichtlinien und Praxisalltag. Der Natur weniger ins Handwerk zu pfuschen ist eine Forderung, die der männliche Pol aus seinem Macherwesen heraus kaum nachvollziehen kann. Wo die Beweislast erdrückend wird, stimmt *man* zwar zu, daß zu viele Operationen durchgeführt werden, in der unreflektierten täglichen Praxis aber läuft dann meist alles nach altem Muster ab. Theoretisch wird sich kaum ein Arzt der Erkenntnis verschließen, daß einfühlsame Beratung einen mindestens so hohen Stellenwert haben müßte wie die technische Machermedizin. Aufklärung, Beratung und Aussprache – sie allein sind zum Bereich der Vorbeugung zu zählen. Doch dem männlichen Pol macht »Reparatur« einfach mehr Spaß als Vorbeugung. Er setzt auf das Machen statt auf das Geschehenlassen und auf das Reden statt auf das Zuhören. Wobei eigentlich jedem klar sein müßte, daß Reden ohne vorheriges intensives Zuhören in der ärztlichen Praxis wenig Sinn ergibt.

Gebärmutterpolypen

Bei diesen Polypen handelt es sich um Auswüchse der Schleimhaut im Inneren der Gebärmutter. Im Gegensatz zu Myomen entstehen und bestehen sie ausschließlich aus Schleimhaut, ähnlich den Polypen der Nase, die ebenfalls aus Schleimhautepithel hervorgehen, allerdings im Gegensatz zu den Gebärmutterpolypen vor allem auch lymphatisches Gewebe enthalten und demnach mehr mit Themen der Abwehr verbunden sind.

Der Unterschied zwischen Myomen und Polypen liegt wesentlich in ihrem Baumaterial, wobei sie am gleichen Ort entstehen und damit auch die gleiche Ebene betreffen. Während Myome falsche Früchte im Sinne von Ersatzkindern darstellen, sind Polypen eher die kreativen Auswüchse und vielleicht noch die Tränen der Gebärmutter, die auf einen Mangel an schöpferischem Engagement und auf Ungeborgenheit im Nest der Weiblichkeit schließen lassen. Myome, die vom Material her robust sind, stellen auch eher das Muskelspiel der Gebärmutter dar. Wie kleine Buben häufig ihren Bizeps aufblähen, lassen hier erwachsene Frauen ihre ureigenen Muskeln spielen. Myome sind materiell gesehen jene Muskeln, die die Frucht heraustreiben sollen. Polypen wachsen aus der Schleimhaut, die die Frucht nähren und damit erhalten soll. Im Vergleich mit einem Vogelnest entsprächen die groben äußeren Zweige den Muskeln und Myomen; die weiche Innenauskleidung mit Daunenfedern ist der Schleimhaut und den Polypen vergleichbar. Muskeln stellen einen eher männlich, marsischen Bereich dar. Bei Frauen mit Myomen geht es um die aktive Suche nach einer anderen Form von Kreativität, bei Polypen liegt die Aufgabe eher darin, sich auf anderer Ebene um guten Nest(aus)bau zu kümmern. Die Betroffenheit der Schleimhaut verrät ein ganz anderes Defizit, das mehr im weiblichen Bereich der Innenausstattung des Nestes und damit der Gemütlichkeit liegt. Auf ungewöhnlichen Wegen für weiche, warme Geborgenheit im Nest zu sorgen läge als Aufgabe nahe. Die Auswüchse in der Innenausstattung verraten, daß *sie* in dieser Hinsicht ihren Träumen und Wünschen im Leben zuwenig Ausdruck verleiht. Auswüchse in der Gemütlichkeit des Nestes könnten natürlich auch dazu anregen, ungewöhnlichere Wege der Versorgung ihrer Lieben und ihrer selbst zu finden und die eigene Versorgungsstrategie auf kreativere Ebenen zu heben. Sowohl Myome als auch Polypen können als Störenfriede in der konkreten Gebärmutter zu Unfruchtbarkeit führen und damit körperlich genau das verhindern, was so sehr angestrebt wird: Kinder, die dann zu nähren, zu versorgen und zu verwöhnen wären.

Gebärmutterpolypen sind – häufiger noch als Myome, da vom Material her viel empfindlicher – Ursache für Blutungen, worauf im allgemeinen eine Ausschabung durchgeführt wird. Eine Sonderform stellen die Polypen im Bereich des Gebärmutterhalses dar. Auch sie sind Schleimhautauswüchse, die manchmal geradezu frech aus der Gebärmutter herausschauen und durch ihre Lage besondere Probleme heraufbeschwören. Verständlicherweise bluten solche Auswüchse besonders leicht, und schon der sanfteste Geschlechtsverkehr kann zu einem Blutbad führen. Auf dem Kampfplatz der Geschlechter wartet *sie* sozusagen schon mit dem Knüppel auf *sein* Schwert. Nicht daß sie ihm oder seiner Waffe damit etwas antun würde oder könnte, aber sie läßt sich jedesmal so verletzen, daß Blut fließt und er bald aufgeben wird, wenn er auch nur ein wenig einfühlsam ist. Möglicherweise wird er sogar mehr oder weniger starke Schuldgefühle ob der verletzenden Art seines Geschlechtes entwickeln. Ihr gibt der blutende *Polyp* die Möglichkeit, unbewußt die arme Märtyrerin zu spielen, die sich auf diese Art am einfachsten gegen ihn und das Männliche im allgemeinen zur Wehr setzen kann. Der Verdacht liegt nahe, daß sie sich nicht eingesteht, wie sehr sie das Eindringen des Mannes auf anderer Ebene verletzt, und nun der Körper an ihrer Stelle deutlich wird. Sie will sich wohl den Geschlechtsverkehr nicht wirklich antun lassen. So wird diese Art von *Polyp* zum Polizisten oder Hüter der Schwelle zu ihrer intimsten Höhle.

Die Polypen als außergewöhnliche Gewächse uranischer Art verdeutlichen auch entsprechende Sehnsüchte in bezug auf das intime Nest im Inneren. Wie die skurrilen Geschöpfe des Uranus – die Titanen, Zyklopen und Fabelwesen – stehen sie für Ungewöhnliches, Ausgefallenes und mindestens ein wenig Verrücktes. Die Forderung nach ebensolchen Kreationen im innersten Nest der Familie liegt hier nahe. Thema ist zudem der Wunsch nach kreativ ausgelebter Intimität. Mehrere kleine Polypen wären auch als die materialisierten Tränen der Gebärmutter deutbar, und ein großer Polyp könnte auch eine große Träne, einen großen Schmerz, in diesem Bereich symbolisieren.

Ektopie

Bei der Ektopie handelt es sich um eine Verlagerung der Schleimhaut- und Plattenepithelgrenze am Gebärmuttermund. Es ist also ein Kampf zweier Welten und Hautarten und ihrer gegensätzlichen Zellen: Die hochzylindrischen Schleimhautzellen kämpfen mit den flachen Plattenepithelien der Außenhaut. Die Schleimhaut stülpt sich aus dem Innenraum heraus. Da sie – bei der sensiblen Ektopie – viel empfindlicher ist als das Plattenepithel, neigen die Betroffenen zu Kontaktblutungen beim Geschlechtsverkehr und produzieren schleimigen Ausfluß. An sich wäre das Ganze völlig harmlos, wenn es nicht so oft zu Recht martialischen Therapiemaßnahmen geführt hätte. Die jüngere, noch fruchtbare und eher östrogenbetonte Frau kann unter der Ektopie leiden. Ältere, schon mehr unter Progesteroneinfluß stehende Frauen neigen weniger dazu.

Die Deutung entspricht den im Kapitel »Ausfluß« (siehe Seite 277ff.) angeführten Punkten. Die Kontaktblutung zeigt auch, daß *frau* beim Geschlechtsverkehr mit dem Blut Lebensenergie verliert und sich leicht verletzt fühlt, was sie sich bewußt nicht eingesteht. Der Kampf zwischen Innen- und Außenwelt und das Sich-nach-außen-Öffnen sind das auffälligste Symptom und legen nahe, dieser Thematik im Bewußtsein mehr Raum zu geben. Ihre inneren, sensibleren weiblichen Seiten drängen (in Gestalt der Schleimhaut) nach außen und versuchen, sich gegen die rauhere äußere Schale (die Haut) durchzusetzen. Daß dieser Kampf ausgerechnet an der Pforte zu ihrer weiblichsten Höhle ausgetragen wird, läßt darauf schließen, daß die Themen »Nest« und »Kinderbekommen« eine wesentliche Rolle spielen. Wie immer ginge es darum, dem Körper diese Aufgabe abzunehmen und sie auf seelischer Ebene auszuleben.

Bezogen auf eine höher gelegene Körperregion hieße es, daß die Schleimhaut aus dem Inneren des Mundes heraus ausufert und versucht, sich über die normale Gesichtshaut hinaus auszubreiten. Interessanterweise versuchen manche Frauen tatsächlich, ihren Mund mit Lippenstift künstlich zu vergrößern. Die Absicht ist wohl, durch breitere Lippen einen sinnlicheren Eindruck zu erwecken. Die Farbe Rot hat ja immer Signalcharakter und ist als solche sowohl abschreckend als auch anlockend. Die rote Ampel im Straßen*verkehr* gebietet, zu stoppen und zu warten. Die rote Ampel vor Bars und Clubs signalisiert dagegen viel intensiveren Verkehr und will anlocken. Rot ist zugleich die Farbe der Venus und ihres Gegenspielers Mars, und sie spielt in unserem Fall am oberen und am unteren Mund eine *deut*liche Rolle. Unter Umständen verrät auch der untere Mund ein ähnliches Muster, nämlich das Bedürfnis nach häufigerem und intensiverem Schleimhautkontakt, das Nest wächst dem Mann sozusagen schon entgegen. Vielleicht passiert ihrer Meinung nach zuwenig auf dieser Ebene, oder es dauert ihr zu lange bis zur Befruchtung. Die Sehnsucht nach bis in die Tiefe, ja, bis aufs Blut und damit auf die Ebene der Lebenskraft gehenden Bekanntschaften (mit dem Schwert des Partners) könnte in dem blutigen Beigeschmack der Begegnungen liegen. Oder aber sie will ihn ganz im Gegenteil abschrecken, indem sie eine gefährlich anmutende Verletzung zur Darstellung bringt. Die auffällige Häufung von Ektopien bei Pilleneinnahme könnte darauf hindeuten, daß die Betroffenen ihrer geschlechtlichen Unterwelt – wegen der mittels Pille errungenen Sicherheit – zuwenig Beachtung schenken, sie für zu selbstverständlich hinnehmen und -geben. Die Symptomatik, das Bluten, verschafft dann sehr nachdrücklich Beachtung und Anerkennung. Auch könnte darin eine unbewußte Möglichkeit liegen, sich gegen die allgegenwärtige Verfügbarkeit zu wehren. Einer der großen Vorteile der Pille kann sich ja auch als Nachteil erweisen.

Die Abgrenzung zwischen Innen- und Außenwelt macht jedenfalls Probleme: Das Innere drängt nach außen. Sie müßte sich eingestehen, daß ihre zartere Innenwelt mehr Beachtung braucht. Die inneren Bedürfnisse wollen sichtbar werden. Sie müßte ihnen auf der übertragenen Ebene Geltung verschaffen.

Die medizinische Therapie, die im wesentlichen überflüssig ist, aber früher einen großen Teil der Beschäftigung niedergelassener Gynäkologen ausmachte, setzt aber auch heute noch immer wieder auf Maßnahmen wie Lasern, Koagulieren und Kauterisieren. Das »Frauen abkochen«, was nebenbei leider auch gleich noch die Bedeutung von »abkassieren« hat, gehört allerdings noch nicht ganz der Vergangenheit an. Konkret wird die zwischen den Hautfraktionen umkämpfte Region des Gebärmuttermundes mit thermischer Gewalt für eine gewisse Zeit zur Ruhe gebracht. Es ist aber überflüssig, sich den (unteren) Mund verbrennen zu lassen. Der Gefahr einer Entartung ist damit nicht zu begegnen.

Entzündung der Bartholinischen Drüsen, Abszesse, Zysten

Die beiden Bartholinischen Drüsen liegen im äußeren Bereich der Schamlippen und sind für die Anfeuchtung des Scheidenvorhofs verantwortlich. Die Ausführungsgänge können sich durch und nach Entzündungen zystisch vergrößern und sogar Abszesse bilden oder als Zysten bestehen bleiben. Diese runden bis zwerghühnereigroßen Verdickungen können beim Geschlechtsverkehr sehr stören, aber auch darüber hinaus bei allen möglichen Bewegungen lästig werden. Die Probleme treten nach der Menarche in jedem Alter auf, gehäuft aber bei aktivem Sexualleben und insbesondere dort, wo dieses auf männlichen Druck hin zustande kommt. Allerdings sind nicht selten auch junge Mädchen betroffen, die für den Verkehr kaum feucht genug werden, womit sie ja eigentlich bereits zeigen, daß sie für den oder jedenfalls diesen Verkehr noch gar nicht bereit sind.

Die Entzündung der Bartholinischen Drüsen und erst recht natürlich der Abszeß machen Geschlechtsverkehr praktisch unmöglich, da er zu schmerzhaft wird. Im Extremfall ist selbst normales Laufen kaum noch erträglich. Der Konflikt ist jetzt so eskaliert, daß keinerlei Fortschritt mehr denkbar ist, bevor das Problem seine Lösung gefunden hat. Sobald sich die Drüsen in den Schamlippen, die für die Produktion der Gleitflüssigkeit zuständig sind, entzünden, versiegen auch ihre Säfte. Die Schamlippen schwellen an und blockieren tendenziell den Eingang zum Tempel der Lust und des Kinderbekommens. Die entzündeten heißen und trockenen Schamlippen signalisieren einen Konflikt an der Eingangspforte zu ihrem Schoß und schließen diesen zugleich. Der Verdacht liegt nahe, daß es genau um dieses Thema auf übertragener Ebene geht und die Betroffene sich nicht traut, sich zu verweigern und den Mann abzuweisen. Mit der auf der physischen Ebene schmerzhaft entflammten Scham bleibt ihr nichts anderes übrig, und der Mann hat wohl auch angesichts der Entzündung und des verweigerten Gleitmittels leichter ein Einsehen. Wo selbst das noch nicht reicht, wird sie nicht vor Lust, sondern vor Schmerz stöhnen. Eine Frau, die das zuläßt, erlebt eigentlich bereits eine Vergewaltigung. Sie kann offensichtlich d(ies)en Mann nicht mehr ertragen. Sie muß ihn so oder so ent-*täuschen* und abweisen. Allerdings wäre es sinnvoller, es über den verbalen Weg zu tun.

Wo sich aus dem Konflikt und der ihn verkörpernden Entzündung ein Abszeß entwickelt, deutet das zum einen auf eine Chronifizierung und zum anderen auf die Abkapselung des Problems hin. Diese Entwicklung im Körper zeigt an, daß das Problem noch weiter aus dem Bewußtsein rückt. Im Abszeß grenzt sich der Konflikt zwar ein, aber er bleibt in der Tiefe verborgen und gefährlich. Jede Bewegung kann zum Martyrium werden, und dann bleibt nur der Schritt zum Schnitt des Gynäkologen. Die in der Entzündung noch vorhandene Tendenz zur Explosion mit der Chance, das Ganze nach außen zu bringen, auszuweiten und auszudrücken, verändert sich beim Abszeß in Richtung Implosion, was andeutet, daß die Frau den Konflikt in sich hineinfrißt. Eine gewisse Chance läge dann noch darin, daß die Zeit auch diese Wunde heilt und der Abszeß langsam und in dem Maß, wie das Thema doch noch ins Bewußtsein sickert und zur Lösung kommt, eingeschmolzen wird. In der Regel wird der Abszeß aber herausgeschnitten und mit ihm die Drüse.

Weniger dramatisch ist die Entwicklung zur Zyste, die ebenfalls anzeigt, daß sich die seelische Energie der Thematik abkapselt. Aber nun ist das Thema mit weniger Energie geladen, was sich in der fehlenden Hitze zeigt und darin, daß die Zyste von sich aus nicht weh tut wie der Abszeß, sondern nur, wenn sie von außen unter Druck gesetzt wird. Das geschieht allerdings bei jedem Geschlechtsverkehr. Während ein Abszeß diesen praktisch genauso unmöglich macht wie die akute Entzündung, erschwert die Zyste den Verkehr zwar und nimmt der Frau oft den Genuß daran, sie verhindert ihn aber nicht. In der Schulmedizin wird auch hier operiert. In der sogenannten Marsupialisation wird die Zyste aufgeschnitten, und ihre Ränder werden dann mit der äußeren Haut vernäht. So wird das Innerste nach außen gekehrt, und der Entzündungsherd vergeht meist ganz schnell, allerdings ist damit die Drüsenfunktion bis auf einen kleinen Rest ebenfalls verschwunden.

Bei der Entzündung wie beim Abszeß und der Zyste fällt die Funktion der beiden Drüsen aus. Nun fehlt die Flüssigkeit im Vorhofbereich und damit die Schmiere – es flutscht nicht mehr so beim Geschlechtsverkehr. Der Verkehr wird auch für den Mann spürbar mühsam. Hier zeigt sich nochmals ganz deutlich das wohl meist zugrundeliegende Problem: Es ist ihr mühsam mit der Lust, und spätestens jetzt dringt das auch bis zu ihm durch. Die Reibung zwischen ihnen ist jetzt so hoch, daß es wenig(er) Spaß macht. Allerdings gibt es auch Männer, die auf diese harte Form von Widerstand stehen, um ihn dann lustvoll zu brechen. Es sind wahrscheinlich auch jene, die darauf aus sind, zu entjungfern und ihre Männlichkeit dauernd zu beweisen.

Wer sich nicht traut, nein zu sagen, läßt es oft seinen Körper auf diese schmerzhafte Weise tun. Es ginge also zuerst einmal darum, den Mann abzuweisen und sich die Konflikthaftigkeit der ganzen Region einzugestehen. Anstatt den Körper zuzumachen und sich den Zugang zur Geschlechtlichkeit verbauen zu lassen, müßte sie die Verantwortung für diesen Schritt selbst übernehmen. Der Abszeß symbolisiert einen großen Konflikt, der so angespannt, heiß und explosiv ist, daß *frau* nie*man*den mehr an sich heranläßt. Jetzt findet sie in der Krankheit einen guten Vorwand, sich durchzusetzen und endlich zu verweigern; bei diesem sekundären Krankheitsgewinn dürfte es aber nicht bleiben. *Frau* verlegt sich jedoch lieber auf nonverbale Kommunikation und teilt ihm über mangelndes Gleitmittel mit, daß nichts mehr wie geschmiert geht und es ihr keine Lust mehr macht.

Eigentlich geht es darum, den Konflikt auszutragen, ihn aufkochen zu lassen und bei dem heißen Thema aneinanderzugeraten. Statt die Chirurgen den heißen Knoten aufschneiden zu lassen, könnten die beiden das selbst im Vorfeld *in Angriff nehmen*. Es geht möglicherweise für die Frau darum, zum Ausdruck zu bringen, daß sie nicht so oft, nicht als Leistungssport oder jedenfalls nicht so oder aber ganz anders will. Dazu fehlt es ihr aber an Mut, da die offene oder unausgesprochene Drohung in der Luft liegt, daß er sich dann eine andere sucht. Hier gilt es, den *notwendigen* Mut aufzubringen und für die eigenen sexuellen Bedürfnisse einzustehen.

Letztlich ist es ja das Ziel, das sinnliche Feuer im Vorhof der eigenen Lust zu entzünden, auf einen (aber vielleicht nicht diesen) Mann zu brennen, heiß zu werden und ihn heiß zu machen und in der Hitze des Geschlechtspalastes sich hinzugeben und ihn zu entmachten. Der Kampf der Geschlechter auf der sinnlichen Ebene erotischer Liebeslust wäre die eigentliche Lösung. Im Feuer der Lust fließen dann auch die Säfte der Liebe ganz von allein. Schon im akuten, entsetzlich schmerzhaften Geschehen ist symbolisch zu erkennen, daß *frau* eigentlich heiß oder zumindest sehr wütend ist.

Natürlich wäre es auch hier am besten, das Konfliktpotential möglichst frühzeitig zu erkennen, um nicht durch einen ersten Fehlversuch alle weiteren zu behindern oder gar zu blockieren. Wenn junge Frauen keinen ihrem inneren Zeitmaß entsprechenden Zugang zu ihrer Lust finden und der Mann keinen einfühlsamen Weg in den Palast ihres Geschlechtes, kann das die Weichen für die erotische Lust in eine ungute Richtung stellen. Wenn die Bartholinischen Drüsen hinüber sind, ob durch ihren natürlichen Untergang im entsprechenden Infektionskrieg oder mit gynäkologisch-chirurgischer Hilfe, ist die Basis für ein lustvolles Geschlechtsleben erschwert. Es kann nun gar nicht mehr so leicht flutschen, weil die Säfte fehlen, die schon im Vorhof der Lust die Reibung aus dem (Liebes-)Spiel nehmen.

Gutartige Vulvatumoren

Im Bereich der Vulva sind Tumoren so selten wie Zysten, Lipome und Fibrome. Die Seltenheit spricht für die Robustheit von Scheide (Vagina) und Vulva. Die Vaginalhaut ist eigentlich auch keine Schleimhaut. Sie produziert keinen Schleim und hat Plattenepithel, also eher Panzerplatten, statt des für Schleimhäute typischen Zylinderepithels. Hier geht es demnach weniger um Sekretion als um Schutz.

Die Vorstufe zu bösartigen Vulvatumoren (siehe Seite 344 ff.). ist fast immer der **Lichen sclerosus et atrophicus**, ein Krankheitsbild, für das es gar keine geläufige deutsche Übersetzung gibt. Die auf dem Boden des Krankheitsbildes für lange Zeit überreizte Haut verrät das vorliegende Abgrenzungsthema. Wie der Name des Krankheitsbildes sagt, kommt es zu Verhärtungen und Rückbildungserscheinungen der Haut, bei gleichzeitig kaum erträglichem Jucken. Dabei haben ältere Frauen, die zumeist betroffen sind, oft weniger Lust als alte Männer und Schwierigkeiten, ihnen die abweisende Botschaft zu vermitteln. Nicht selten finden sich unter diesem Krankheitsbild Frauen, die ihre Männer dauernd »rüberlassen« mußten, ohne dabei (viel) Lust zu empfinden. Hier wäre natürlich zu hinterfragen, was zu diesem Muß geführt hat, ebenso wären die Gründe für den Widerwillen zu erforschen. Während erstere Frage meist im Rahmen von Erziehungs- und Sozialisationsproblemen Antwort findet, stehen hinter letzterer häufig auch Hygieneprobleme auf seiten der Männer, die nicht angesprochen werden. Sie können jahrelang bestehen und mit der Zeit erheblichen Widerwillen hervorrufen. Oft beginnen sie schon mit dem Nachlassen der ersten Verliebtheit.

Auch Angst vor weiteren Schwangerschaften, chronische Erschöpfung, das Gefühl, vom Mann zum Abreagieren benutzt zu werden, mögen als Gründe für die Verhärtung im Eingangsbereich und die Tendenz, diese ganze Region zurückzubilden, in Frage kommen.

Natürlich können aber auch sexuelle Probleme auf seiten der Patientin die tragende Rolle in diesem Drama spielen. Ab und zu sind auch die Hygieneansprüche neurotisch hoch, weil der ganze Bereich der Sexualität als schmutzig empfunden wird. Die vorhergehenden Symptome machen die Double-Bind-Situation deutlich: einerseits Panzerung, andererseits juckender Reizzustand, der Kratzen und damit Öffnung und wirklich angemessene Zuwendung verlangt.

So sind häufig Frauen betroffen, die Sexualität als Last empfunden haben, und solche, die die Lasten der Sexualität allein zu tragen hatten, weil ihr Mann sich lieblos und fordernd bediente. Die Auswüchse am unteren Eingang können die Übergriffe symbolisieren, die erduldet wurden. Bei den emanzipierteren Frauen kommender Generationen dürfte dieses sowieso schon seltene Krankheitsbild noch weiter abnehmen.

Die Tumoren ziehen nun spät, aber aus Sicht des Schicksals offenbar nicht zu spät, Aufmerksamkeit auf einen Bereich, von dem die meisten Betroffenen noch nie etwas wissen wollten. Die frühere Aufgabe hätte darin bestanden, sich mit der Sexualität auszusöhnen und damit auch die betroffene Region des Genitales mit Leben zu erfüllen. Wenn es im fortgeschrittenen Alter in diesem Bereich, wo eigentlich längst Ruhe herrschen sollte, zu Wachstum kommt, zeigt das um so deutlicher das unerledigte Thema. Der Hinweis auf die Polarität, der in jedem sexuellen Symptom mitschwingt, fordert Wachstum in diesem Bereich des Sichverbindens mit dem Gegenpol, des Einswerdens mit der anderen Seite. So liegen denn auch Aufgabe und Einlösung in den schon beim Lichen sclerosus et atrophicus angedeuteten Schritten in Richtung Einheit(serfahrungen). In der Möglichkeit der bösartigen Entartung wird die Schattenseite dieser Aufgabe gefährlich deutlich.

2. Bösartige Auswüchse

Krebs allgemein

Das Krebsthema, das in dem Buch *Krankheit als Sprache der Seele* ausführlich abgehandelt wird, sei hier noch einmal kurz dargestellt, um den kommenden Abschnitten eine Grundlage zu geben. Als zweithäufigste Todesursache, und diesbezüglich nur übertroffen vom Herzinfarkt, ist der Krebs für unsere Industriegesellschaft typisch und damit von größtem Interesse. Insofern ist er von der Schulmedizin gut erforscht. Bezogen auf die Gesamtbevölkerung tritt bei den Krebserkrankungen das Bronchialkarzinom am häufigsten auf. An zweiter Stelle rangiert der Dickdarm- beziehungsweise Enddarmkrebs. An dritter Stelle folgt der Brustkrebs. Betrachtet man nur die weibliche Bevölkerung, rangiert Brustkrebs an erster Stelle.

Heute gehen auch Schulmediziner davon aus, daß der Krebs oft schon jahrelang vor seiner Entdeckung im Organismus besteht. Das läßt sich wissenschaftlich besonders deutlich am Brustkrebs durch die vielen einschlägigen Röntgenbefunde dokumentieren. Wenn der Knoten schließlich operativ entfernt wird, hat er schon zwischen zwei und elf Jahren existiert, wie Vergleiche mit früheren Aufnahmen zeigen. Da der Zusammenhang bei Bronchial- und Enddarmkarzinomen mit den auslösenden Krankheitsbildern Rauchen und Verstopfung unstreitig ist, müssen wir bei diesen sogar davon ausgehen, daß die Krebsentstehungsgeschichte eigentlich mit der ersten Zigarette und der beginnenden Verstopfung anfängt und sich dann über Jahrzehnte erstreckt. Neben den materiellen Zusammenhängen ist bei diesen Krankheitsbildern wie immer die seelische Seite nicht zu vernachlässigen, denn es ist ja kein Zufall, wenn jemand raucht oder verstopft ist.[35]

Rekonstruieren wir die Krebsentstehung aus der Sicht der betroffenen, Jahrzehnte später entartenden Zellen, ergibt sich ein eindrucksvolles Szenario. Bei der ersten Zigarette, die zumeist im Rahmen eines Pubertäts-Ersatzrituals[36] geraucht wird, sträubt sich der Organismus nach Kräften gegen die Giftzufuhr. Die Lungen wehren sich hustend, das Vegetativum verrät überdeutlich, daß hier jemand vor Angst schwitzt, die Hosen gestrichen voll und Schiß hat. Die jungen Raucher wollen aber zumeist zeigen, was für Helden sie sind, kämpfen die körperlichen Abwehrreaktionen nieder und werden aufgrund des hohen Suchtpotentials des Nikotins zu Rauchern, wenn auch nicht erwachsen. Aus der Sicht der Bronchialepithelzelle bedeutet das, daß sie nun täglich mit einer Schmutzflut überhäuft wird. Je nach Zigarettenzahl kommt x-fach der Dreckkübel über sie und trifft ihre Flimmerhärchen an der Spitze, bis diese resigniert aufgeben und verenden. Bei zehn Zigaretten zu zehn Zügen trifft die Gifttortur hundertmal am Tag, und die betroffenen Zellen machen trotzdem gute Miene zu diesem bösen Spiel. Die an sich hochzylindrischen Epithelzellen passen sich allmählich der Dauerfolter an und machen das Beste aus ihrer mißlichen Lage. Erst ziehen sie sozusagen den geschundenen Kopf ein, werden kubisch, um schließlich als Platten- oder besser Panzerepithel zu enden. Jetzt sind sie weit von ihrer eigentlichen Bestimmung entfernt, können aber das mißliche Spiel durch diesen Umbau jahrzehntelang überleben. Im Dickdarm ist die Situation für die dortige ebenfalls hochzylindrische Epithelzelle ähnlich. Bei der Verstopfung wird dem Stuhl so viel Wasser entzogen, daß er trocken, hart und fest wird. Im Enddarm bildet sich ein harter Pfropfen, der von den über den Darm laufenden Wellen der Peristaltik immer wieder über die Zelloberfläche geschoben wird und dabei wie Sandpapier wirkt. So werden auch diese Zellen langsam im wahrsten Sinne des Wortes aufgerieben und gezwungen, sich durch Umbaumaßnahmen den ständigen Folterungen so lange anzupassen, bis sie ein Leben führen, für das sie nie bestimmt waren und das aus Not geboren ist.

In beiden Fällen halten die Zellen jahrzehntelang still und machen, weit entfernt von ihrem eigentlichen Lebenssinn, gute Miene zum bösen Spiel. Sie haben sich auch der schrecklichsten Quälerei angepaßt, sich und ihre eigenen Interessen zurückgestellt und ihre eigentliche Lebensaufgabe dem größeren Organismus zuliebe geopfert. Und meist erst nach Jahrzehnten schlägt dann ihre andere Seite, ihr Schatten, zu, und ein beispielloser Egotrip entwickelt sich. Der Kern der Zelle, den man symbolisch als ihren Kopf bezeichnen könnte, fängt an, sich über die Maßen aufzublähen und ständig zu teilen, so daß immer neue Zellen nach seiner Vorlage entstehen. Dieses egoistische Verhalten, das offenbar das Ziel hat, überall Zellen nach eigenem Vorbild wachsen zu lassen, um so den ganzen Organismus zu übernehmen, nennen wir bösartige Entartung. Dabei wird übersehen, daß die solchermaßen umgepolte Zelle schon seit langer Zeit nicht mehr ihrer Art gemäß leben konnte, weil sie durch das menschliche (Fehl-)Verhalten in ein völlig wesensfremdes Überlebensmuster gepreßt worden war. All die Rücksicht der Vergangenheit ist nun plötzlich vergessen, und es zählt nur noch Wachstum der ungestümen und, aus Sicht des erkrankten Menschen, unkontrollierten Art. Die Krebszellen bohren sich in andere, noch gesunde Zellen, infiltrieren sie, drücken andere Gewebe mit Ellenbogenmanier zur Seite und versuchen, überall Raum für sich zu gewinnen. Neben dem aggressiven Vorwärtsgang, der keine Tabus und Schranken mehr kennt, entwickelt die Krebszelle auch eine eigenartige Tendenz zurück zu den Anfängen. Sie wird embryonaler und damit einfacher, verliert zum Beispiel oft die Stoffwechselfähigkeit der Atmung und stellt auf die primitiveren Gärungsprozesse um. Sie wird sogar wieder annähernd so omnipotent wie die Eizelle, der auch noch alle Möglichkeiten offenstanden. Die Krebszelle kann immerhin wieder überall hinwachsen und sogar Reisen im Organismus unternehmen mit dem Ziel, neue Kolonien (Metastasen) zu gründen. Schließlich und wohl am verblüffendsten: Sie wird auch noch unsterblich. Noch heute experimentieren die Forscher in vielen Labors mit den sogenannten Hela-Zellen. Deren ursprüngliche Besitzerin namens Helaine Laight, eine schwarze Amerikanerin, ist ihrem besonders bösartigen Tumor schon vor Jahrzehnten erlegen. Ihre Tumorzellen aber vermehren sich seitdem in den Labors dieser Welt ohne die geringsten Anzeichen von Alterung. So können wir heute davon ausgehen, daß der Krebs für sich selbst das Problem des Alterns und der physischen Unsterblichkeit bereits gelöst hat.

Dieses Grundmuster der Krebsentwicklung läßt sich auf die seelische Ebene übertragen und zeigt dort sowohl jene Persönlichkeitsstruktur, die krebsgefährdet ist, als auch Maßnahmen zur Vorbeugung. Für die Eindämmung bereits entstandener Krebsgeschwulste ergeben sich hier ebenfalls Richtlinien. Ähnlich wie ihre Zellen neigen Gefährdete dazu, sich um jeden Preis anzupassen und dabei ihren eigenen Lebenssinn aus den Augen zu verlieren. Auch sie machen leicht gute Miene zu bösen Spielen und verschanzen sich hinter Fragen wie: Was gehört sich und was nicht? Die öffentliche Meinung und die von Autoritätspersonen wird weit über die eigenen Lebensthemen gestellt: Was sagt der Herr Lehrer und der Herr Pfarrer? Was meint die Mehrheitspartei, die Regierung und was der eigene Vater dazu? Das sind die Fragestellungen, die diese Existenzform im Rahmen der sogenannten schweigenden Mehrheit so häufig und so gefährlich machen. Der Psychoonkologe Wolf Büntig spricht von Normopathie und meint damit einen Zustand krankhafter Normalität, der durch übertriebene Anpassung erreicht wird, um nur ja nirgendwo anzuecken. Für uns hat sich als wichtigstes Kriterium ergeben, daß Gefährdete sich nicht mehr auf ihrem ureigenen Lebensweg befinden, sondern sich durch irgendwelche Umstände weit davon haben abbringen lassen.

Krebsprophylaxe würde folglich bedeuten, zu erkennen, inwieweit und wann das eigene Lebensthema unter Anpassungsmechanismen entschwunden ist. Nach seiner Wiederentdeckung ginge es darum, zum individuellen Entwicklungsweg zurückzufinden und mit Risikobereitschaft die ureigene Lebensaufgabe anzupacken. Den Egotrip der Zellen gilt es auf seelischer Ebene und in erlöster Weise vorwegzunehmen, um ihn so auf der körperlichen Ebene überflüssig zu machen. Den Entwicklungsweg im Sinne der von C. G. Jung beschriebenen Individuation mutig und offensiv anzugehen wäre die ideale Einlösung des brutalen, rücksichtslosen Egotrips, wie er sich in den Krebszellen ausdrückt.

Neben dieser nach außen zielenden Richtung gilt es, auch der zweiten Stoßrichtung der Krebszellen gerecht zu werden, die sich in der Rückentwicklung auf embryonales Niveau und in der Tendenz zu Omnipotenz und Unsterblichkeit ausdrückt. All das fände seine zwanglose Einlösung im Rückbezug der *religio*, in der Orientierung auf die Einheit, in der Unsterblichkeit und Allmacht einzig zu verwirklichen sind.

Zu warnen ist an dieser Stelle vor einem einseitigen Herauspicken einzelner Deutungen. Heilsam ist vielmehr nur der Versuch, das ganze Muster zu erfassen und auf die individuelle Lebenssituation zu übertragen. Es kann nämlich auch jemand Krebs bekommen, der egoistisch ist und seinen Weg nicht geht, oder jemand, der seinen Weg egoistisch und nur für sich allein geht. Beides fällt aus der großen Ordnung. Die eigentliche Aufgabe lautet: seinen individuellen Weg im Rahmen des kosmischen Geschehens zu gehen. Die beste Hilfe ist dabei die eigene Intuition, zu der wir am schnellsten über unsere innere Stimme Zugang finden können.[37]

Zudem ist stets zu bedenken, daß es keine zwei gleichen Menschen und keine zwei gleichen Krankheitsbilder gibt – und nicht einmal zwei gleiche Tumoren mit gleichen Lebensgeschichten im Hintergrund. Bei diesen Übersetzungen von der körperlichen auf die seelische Ebene kann es sich immer nur um Rahmenbedingungen handeln. Das Individuelle ist bei allen Krankheitsbilder-Deutungen wichtig, beim Thema »Krebs« aber besonders gefragt, weil es hier um die Individuation, die ureigene Selbstverwirklichung, geht.

In bezug auf die Krebsentstehung wäre es natürlich wichtig, herauszufinden, warum es manchmal länger und manchmal kürzer dauert, bis es zur Entartung auf dem Boden des chronisch gewordenen Reizzustandes der Zelle kommt. Viel spricht dafür, daß es dazu eines vorübergehenden Zusammenbruchs der Immunabwehr bedarf. Bei den meisten Krebspatienten findet man in der Vorgeschichte dann auch einen Schockzustand, der nicht verarbeitet werden konnte und der sie und vor allem ihr Immunsystem aus der Bahn geworfen hat. Dieses Trauma ist fast immer seelischer und/oder sozialer Art und kann weit im Vorfeld liegen.

Die beste und tiefstgehende Vorbeugung würde darin bestehen, das Abweichen vom eigenen Lebensweg und damit die chronische Überreizung zu vermeiden. Genauso wichtig aber wäre es, zu lernen, einen bereits eingetretenen Schockzustand zu verarbeiten. Es zeigt sich nämlich, daß eine nachträgliche Verarbeitung selbst bei bereits ausgebrochenem Krebs die Heilungschancen erheblich verbessert. Die diesbezüglich beste Therapie ist eine mutige, offensive Lebenseinstellung, die davon ausgeht, daß das Leben grundsätzlich zu bewältigen ist. Naturgemäß wird das Menschen mit echtem religiösem Bezug viel leichter fallen. Ihnen sind die beiden Grundfragen des Menschseins, »Woher komme ich?« und »Wohin gehe ich?«, geläufig. Diese beiden Fragen charakterisieren auch die beiden Grundtendenzen des Krebsgeschehens: das offensive Vorwärtsdrängen und den Rückbezug.

Letztlich geht es wie bei allen Krankheitsbildern darum, dem Körper die stellvertretend übernommenen Aufgaben wieder abzunehmen und dafür erlöste Ausdrucksformen im Seelischen zu finden. Statt die Krebszellen ihre Umgebung infiltrieren zu lassen, wäre es besser, sich überall einzumischen, wo es um das eigene Leben geht. Statt die Zellen auf brutalen Egotrip zu schikken, wäre es stimmiger, den Weg der Selbstverwirklichung mutig in Angriff zu nehmen. Statt die Zellen unsterblich und omnipotent werden zu lassen, müßte die Seele sich dieser Aufgabe selbst stellen. Statt die Zellen alle Grenzen durchbrechen und sich überallhin ausdehnen zu lassen, wäre hier ebenfalls die Seele angesprochen. An diesem Punkt zeigt sich auch die urprinzipielle Nähe zwischen Krebs und einer erlösten Form der Liebe. Denn auch die Liebe strebt nach Unsterblichkeit und danach, alle Grenzen zu überwinden. Auch sie fürchtet den Tod nicht und verleiht nicht selten das Gefühl von Allmacht. Erlöste Liebe im Sinne der Agape der Antike ist natürlich auch wieder dem Einswerden mit allem und damit der Befreiung und Erleuchtung nahe verwandt.

Beim Umgang mit einer Krebserkrankung ließe sich von seiten der Ärzte noch vieles mit einfachen Mitteln verbessern. Im allgemeinen kommen die Patientinnen bei den verschiedenen Untersuchungen in eine lange Warteschleife, deren Ergebnis eine erhebliche Immunschwächung ist. Beim Brustkrebs finden die Frauen den Knoten zumeist selbst und verweigern dann häufig aus Angst für lange Zeit notwendige Diagnoseschritte. Bei den Unterleibserkrankungen finden meist Ärzte die ersten Anzeichen. Die Zeit vom ersten Verdacht bis zur sicheren Diagnose ist natürlich problematisch, aber auch über die Maßen wichtig. Die Gefahr ist, jetzt Maßnahmen zu ergreifen, die das Abwehrsystem zusätzlich schwächen und so dem Krebs ungewollt zuarbeiten. Die Betroffene hat seit dem ersten Verdacht natürlich Angst. Wird sie jetzt von Spezialist zu Spezialist geschoben, wird ihre Angst weiter zunehmen. Nichts zu erfahren ist für viele Patientinnen, die sich inzwischen auf die Verheimlichungsrituale der Ärzte eingestellt haben, gleichbedeutend mit »bedrohlich« und »bösartig«. Dabei kann und darf die händeringend befragte Röntgenassistentin oder MTA gar nichts sagen, und der hinzugezogene Facharzt wird das Ergebnis seiner Endoskopie lieber dem überweisenden Kollegen erläutern, schließlich kennt er die Patientin ja gar nicht. Aus all dem ergibt sich aber eine brisante Mischung aus Angst und Vermeidungsstrategien. Über längere Zeit in dieser Weise verunsichert, springen manche Patientinnen heutzutage sogar ab und suchen sich alternative Wege der Diagnostik und Therapie.

So offen wir alternativen Ansätzen prinzipiell gegenüberstehen, sei hier unmißverständlich festgestellt, daß die Diagnose unbedingt mit den verläßlichsten Mitteln zu erstellen ist, und das sind in diesem Fall die der Schulmedizin. Was aus dem Blut laborchemisch und aus Röntgen-, Computertomographie- oder Endoskopiebildern gelesen werden kann, sollte nach unserer Einschätzung niemals mit dem Akupunktmeßgerät oder dem Pendel ermittelt werden. Damit sei generell nichts gegen alternative Methoden gesagt, aber alles hat seinen Platz. Und die Krebsdiagnostik ist der Platz der schulmedizinischen Methoden, zumal sie oft harmlos sind wie etwa Laboruntersuchungen, Endoskopien, aber auch Computer- und Kernspintomographien.

In ihrer Angst und mit dem Gefühl, überall untersucht, aber nirgends verstanden zu werden, können Patientinnen jedoch schon in dieser Phase scheitern. Abgebrochene Diagnosewege nutzen im allgemeinen kaum, verschlechtern aber sicher die Immunlage weiter. Aber selbst wenn die Patientin durchhält, wird ihre Angst im Laufe der Diagnose-Odyssee steigen, während ihre Abwehr und oft auch ihr Mut sinken. Schließlich wird sie im Wartezimmer auf das »Urteil über ihr Leben« warten. Wenn der Arzt ihr nun mit sorgenvoller Miene die Bösartigkeit des Tumors enthüllt und ihr dann auch noch die verbleibende Lebenszeit zumißt, macht er sich aus unserer Sicht gegenüber ihrem Immunsystem und ihrer Seele geradezu schuldig. Er schadet der Patientin durch diese Schocktherapie zu einem Zeitpunkt maximaler Offenheit und Verletzlichkeit und erleichtert dem Krebs das Vordringen. Hier wird der Machtschatten des Halbgottes in Weiß deutlich, dem es nun obliegen würde, alle noch bestehenden Chancen zu nutzen und jedenfalls der verbleibenden Lebenszeit möglichst viel Lebensqualität zu geben, statt sich zum Herrn über Leben und Tod aufzuspielen. Auch wenn *frau* durchschaut, daß diese gespielte Allmacht lediglich eine hilflose Kompensation der realen und für den reinen Schulmediziner besonders ausgeprägten Ohnmacht ist, sind ihre Auswirkungen doch meist schrecklich.

Schon viel früher, aber spätestens hier müßte das Heilungsritual beginnen. Eigentlich ist der Therapeut schon ab dem ersten Verdachtsmoment, auch wenn er noch beim Diagnostizieren ist, in seiner Rolle als Heiler gefragt. Denn wo schon Angst ist, ist auch das Krebsthema ganz unabhängig von der noch zu erstellenden Diagnose bereits im Raum und müßte ernst genommen und bearbeitet werden. Unter voller Aufklärung über alle zur Verfügung stehenden Diagnosemöglichkeiten würden wir der Patientin schon jetzt raten, die Auseinandersetzung mit ihrem Krebsthema zu beginnen. Das Thema ist über die Angst auf alle Fälle da, und all die oben angeführten Fragen und Überlegungen können nicht schaden, sondern nur nutzen, egal wie die Diagnose letztlich ausfallen wird. Findet sich kein Arzt, der hier in der beschriebenen unterstützenden Weise die Weichen stellt, können Betroffene das auch in eigener Regie in die Hand nehmen. Mit Hilfe des Buches *Reisen nach Innen* und der beiden dazugehörigen Kassetten ist es gut möglich, in die Welt der inneren Bilder hineinzufinden, um sich den Weg zu speziellen Programmen wie der Krebskassette aus der Reihe *Heilmeditationen* zu bahnen. Darüber hinaus wäre es vorrangig, sich ganz darauf einzustellen, den eigenen Weg zu finden und dann auch zu gehen.

Hat sich die Betroffene auf die Situation eingestellt und vorbereitet und befindet sie sich bereits in der seelischen Auseinandersetzung mit den anstehenden Themen, wird ihr Immunsystem eher gestärkt – vor allem wenn sie in ihrer eigenen Seelenlandschaft auf meditativen Reisen eine neue Heimat findet. Sie ist dann in positiver Weise mit ihrem Thema beschäftigt und kann sich sowohl durch ihre intellektuelle als auch meditative Auseinandersetzung auf alle Eventualitäten vorbereiten. Sollte die Diagnose später wirklich »Krebs« lauten, befindet sie sich in einer vergleichsweise guten Situation und nicht im Immunloch – insbesondere wenn ihr Arzt die Diagnose nicht im Sinne eines Todesurteils über sie fällt, sondern hier wiederum die Chance zur Einleitung eines Heilungsrituals nutzt. Der Arzt wird die Energie in Richtung Hoffnung lenken, wenn er ihr von einer seiner Patientinnen erzählt, die in einer ähnlichen Situation das Ruder noch einmal herumgerissen hat, und wenn er darauf verzichtet, Lebenszeit zu bemessen, was immer ein Übergriff ist, weil sie gar nicht eindeutig festzulegen ist. Auf diese Weise bleibt das in dieser Situation so überaus wichtige Immunsystem der Patientin eher stabil, und sie fällt nicht in die sonst meist übliche Lähmung und Verzweiflung.

Selbst wenn die Diagnose »gutartig« lautet, ist die beschriebene Vorgehensweise für die Patientin von Vorteil. Sie fühlt sich an- und ernst genommen und ist überglücklich, so gut davongekommen zu sein. Ihrer aber offenbar doch vorhandenen Krebsangst ist sie einmal bewußt begegnet und kann die dabei gesammelten Erfahrungen auf den *Reisen nach Innen* als eine sinnvolle

Krebsvorbeugung verarbeiten. Manche Patientinnen fahren mit dieser Methode auch nach der »Entwarnung« dankbar fort und bauen sie zu einem eindrucksvollen System der Aktivierung ihrer Selbstheilungskräfte aus, das sich natürlich auch für andere Bereiche bewährt.

Aus diesem Ansatz ergeben sich auch für die spätere Therapie bösartiger Tumoren gute Ergänzungen zwischen schulmedizinischen und psychologischen Methoden. Abgesehen von den Möglichkeiten, den Tumor schon vor Operationen auf der Bilderebene zu bekämpfen und einzugrenzen und das umgebende gesunde Gewebe zu stärken, kann auch die Heilung danach auf diesem Weg sehr befördert werden. Aber auch in bezug auf die seelisch leicht problematische und trotzdem oft notwendige Zytostatikatherapie gäbe es gute Möglichkeiten der Verbindung bewährter Methoden. Statt die Patientinnen mit schreckensgeweiteten Augen auf die Infusionsflasche mit dem Zytostatikum starren und sie Tropfen für Tropfen miterleben zu lassen, wie das Gift in ihre Venen rinnt, das ihr die Haare und fast den Verstand raubt, wäre es so einfach, sie auf eine innere Reise zu schicken. Dazu bedürfte es nur eines kleinen Kassettengerätes mit der entsprechenden Heilmeditation und eine kurze Einführung. Dann könnte sie sogar an der Seite des Zytostatikums den Kampf gegen die Krebsgeschwulst aufnehmen. Der amerikanische Radiologe Carl Simonton konnte in einer Doppelblindstudie nachweisen, daß sich damit die Überlebenszeit der Krebspatienten durchschnittlich mehr als verdoppelt.

Wo Ärzte noch nicht auf diesem Stand sind, können Patientinnen die Sache natürlich auch selbst in die Hand nehmen und sich einschlägig versorgen und selbst behandeln. Daß sie sich dabei heute manchmal noch verspotten lassen müssen, zeigt nur, wie tief manche Klinik mitsamt ihren Medizinern gesunken ist, und leider auch, wie wenig Fortbildung oft noch stattfindet. Die Zeiten, in denen die Psyche generell verspottet wurde, sind zwar zum Glück vorbei, aber ernst genommen wird sie leider noch immer nicht überall.

Bösartige Vulvatumoren

Es handelt sich um eine Hautkrebsart der alten Frau, die zum Glück ähnlich selten ist wie Scheidenkrebs. Das Krankheitsbild, das wenig Hoffnung läßt, ist eine harte Aufforderung zur Aussöhnung mit der Vergänglichkeit. Vorstufen sind der Lichen sclerosus et atrophicus und die gutartigen Tumoren der Vulva, weshalb die Lektüre beider Kapitel vorausgesetzt wird (siehe Seite 333f.). Die hier angegebenen Lernaufgaben wären unter dem Aspekt der späteren Entartungsmöglichkeit und ihrer besonderen Härte noch engagierter zu beherzigen.

Die bösartigen Tumoren der Vulva betreffen fast ausschließlich die sehr alte Frau. Sie führen nur langsam und oft unter schrecklichen Qualen zum Tod. Aus Schicksalssicht ist es nie zu spät, Erfahrungen zu machen und weiterzulernen, und so liegen auch noch in dieser Tragödie Möglichkeiten seelischen Wachstums. Es gilt offenbar, gleichermaßen als Vorbereitung für die Lernerfahrungen der nächsten Ebene, Dinge zu lernen, zu sehen und anzuerkennen, die im Leben offengeblieben sind. Obwohl der Körper und damit die Polarität sich für die Patientin – noch dazu unter ihren Augen – auflöst, kann ihr klar werden, daß das Wesentliche, ihre Seele, voll erhalten bleibt. Während der Körper ruchbar verwest, kann die unsterbliche Seele sogar immer freier werden. Die Vulva ist mit ihren beiden Schamlippen und der hinter ihr verborgenen Thematik geradezu ein Symbol der Zweiheit und damit der Polarität und Materie. Ihr Zerfall bringt konkret und symbolisch der Einheit näher, was in allen alten Kulturen als ein Zeichen der Erhöhung verstanden wurde.

Da die Tumorgeschwülste nicht selten geschwürig zerfallen (ulzerieren) und dabei geradezu verjauchen, riecht das Krankenzimmer oft entsetzlich. Unser Widerwillen gegen solchen Verwesungsgeruch, den wir sofort als Gestank brandmarken, hat damit zu tun, daß wir nicht vom Tod berührt werden wollen und uns sein Gestank an unsere dunkelsten und verdrängtesten Ängste erinnert. Hinzu kommt, daß das Aufnehmen des Geruchs ja tatsächlich über eine physische Berührung geschieht. Es müssen sich Moleküle, in diesem Fall von der geschwürig zerfallenden Wunde, lösen und die Nasenschleimhaut berühren, um Geruchsempfindungen auszulösen. Selten ist das den Betroffenen, aber auch allen Mitbetroffenen so unangenehm wie in dieser symbolträchtigen Situation, wo der Tod selbst ruchbar wird.

Wo dieser Zusammenhang (auch von den Angehörigen) nicht durchschaut wird, kann ein solches Lebensende zur Hölle werden. Schulmedizinisch läßt sich nicht mehr viel machen. Mit Laser- und Strombehandlungen wird versucht, das wuchernde und stark riechende Unheil zu begrenzen. Im Endeffekt läuft es aber auf Pflege mit Umschlägen und Verbänden hinaus. Nicht nur für die Betroffenen selbst, auch für die Angehörigen und das Pflegepersonal entwickelt sich dieses langsame Sterben zu einem Martyrium, wenn es nicht als letzte Prüfung und bewußtes Ritual der langsamen und bewußten Konfrontation mit der Vergänglichkeit angenommen wird.

Der Geruch, mit dem sich der Intim- und damit Geheimbereich gleichsam auflöst und seine Atome und Moleküle überallhin ausbreitet, bringt die schreckliche Situation des Verwesens der Unterwelt bei lebendigem Leib jederzeit allen zu Bewußtsein. Nun kann sich niemand mehr – und schon gar nicht die Betroffene selbst – über die Situation hinwegtäuschen, und auch Ärzten fällt ihre ansonsten immer noch übliche Verschleierungstaktik (aus Rücksicht auf die Patientin und nicht selten auf sich selbst) viel schwerer. Wer immer Zeuge dieses langsamen Abschiedes wird, ist in höchstem Maß betroffen. Die Genitalregion und damit die Sexualität werden nun allen als Schattenthema deutlich und kommen auch den Betroffenen mit schrecklichem Nachdruck zu Bewußtsein.

Die häufig in früheren Lebensjahrzehnten vorausgegangene Ablehnung der Sexualität, etwa weil das Thema oder der Partner als zu schmutzig empfunden wurden, wird nun überdeutlich. Die Symptome der Patientin dokumentieren eindrücklich, wie sehr ihr der ganze (Themen-)Bereich zuwider war und in der akuten Situation natürlich auch wieder ist. Erschreckend mag dabei für uns sein, wie weitgehend das Schicksal in seinem Bestreben, uns alles Fehlende zu Bewußtsein zu bringen, von Dingen wie dem Schuld- oder auch nur Verursachungsprinzip absieht. Gerade nach einem Leben voll sexueller Ausbeutung und Ausnutzung, wo das Thema schon aufgrund dieser Umstände kaum zu erlösen war, kommt es dann auch noch zu diesem extremen Krankheitsbild.

Die Situation kann den Angehörigen, die sich damit nun – ob sie wollen oder nicht – konfrontieren müssen, nicht schmerzhafter nahelegen, sich rechtzeitig mit der eigenen Sexualität und ihrer Heimat im Körper auszusöhnen. Im hohen Alter sollte dieser Bereich weitgehend zur Ruhe kommen, beim Vulvakarzinom aber wird er auf schreckliche Weise nochmals aktiv und zieht alle Aufmerksamkeit auf sich. Jetzt muß es so erscheinen, als wären all die damit verbundenen Aufgaben in früheren Jahren vergleichsweise leicht zu bewältigen gewesen. Was sind übertriebene Hygieneansprüche im Vergleich zum Geruch des Todes? Daraus kann für alle, auch für die Betroffene, noch die Lehre erwachsen, daß es einfach keinen Sinn hat, irgend etwas, das zur Lösung ansteht, aufzuschieben, denn je länger wir es vor uns herschieben, desto größer wird das Problem, durch das wir dann doch hindurchmüssen. Das Schicksal hat die Tendenz, solche Probleme eskalieren zu lassen. Man, in diesem Fall *frau*, bekommt gerade das, was sie am wenigsten kann – nicht aus Bosheit, sondern weil uns das Leben mit seinem bis zum Schluß währenden Lernen nie aufgibt.

Je schrecklicher ein Geschehen in der Polarität erscheint, desto deutlicher weist es andererseits über die Polarität hinaus auf die transzendente Welt des Jenseits. Für Menschen, die auf die polare Welt fixiert sind, gehört deren Zerfall, zum Beispiel in Form eines sterbenden Körpers, sicherlich zum am schwersten Erträglichen. So wird, wenn einen nichts mehr hält, die Religion im Sinne der *religio*, der Rückbindung an den eigenen Ursprung, zum einzigen Hoffnungsschimmer. Unter dem Eindruck der langsamen Auflösung der körperlichen Welt könnte daraus auch ein starkes Licht werden, das seinen Schein auf die für jedes Leben entscheidenden Fragen wirft: Woher komme ich, und wohin gehe ich? Tatsächlich wissen alle spirituellen Traditionen davon zu berichten, daß das Licht am hellsten scheinen kann, wo der Schatten am dunkelsten ist.

Carcinoma in situ (Oberflächenkrebs am Gebärmuttermund)

Das Carcinoma in situ gilt als Vorstadium des Gebärmuttermundkrebses. Mit Ausnahme eines invasiven, das heißt sich in andere Zellen hineinbohrenden Wachstums erfüllt es an der

Oberfläche alle Kriterien der Bösartigkeit und wird auch als Präkanzerose bezeichnet. Dieser Begriff ist aber leider zunehmend unschärfer geworden, da er außerhalb des schulmedizinischen Bereiches in anderem Sinn und zum Teil viel zu locker und undifferenziert verwendet wird, und so stiftet er heute vor allem Verwirrung und verursacht Angst. Nach schulmedizinischer Vorstellung wird etwa fünf Jahre nach der Diagnose eines Carcinoma in situ aus der Präkanzerose ein echtes Karzinom. Diese Theorie ist aber ebenfalls problematisch, weil es erstens nie ganz sicher ist, in welchem Entwicklungsstadium man die Erstdiagnose stellen konnte, und zweitens wesentliche Einflüsse wie Schocks und überhaupt seelische Themen gänzlich unbeachtet bleiben, aber die Entwicklung offensichtlich sowohl beschleunigen als auch verlangsamen oder sogar aufheben können.

Betroffen ist die Region der inneren Grenze zwischen Plattenepithel und Schleimhaut. Sie ist prädestiniert für Grenzkämpfe und von daher gefährdet wie all jene Zonen, wo zwei Welten zusammenstoßen und aneinandergeraten. Tatsächlich verschiebt sich diese Grenze mit dem Alter der Frau und rückt mit dem Wechsel wieder von außen nach innen bis hinein in die Tiefe des Gebärmutterschoßes. Doch auch solch ein Rückzug der Schleimhaut schützt leider nicht vor einem Carcinoma in situ. Die Schleimhaut mit ihrem viel empfindlicheren hochzylindrischen Epithel, das auch zur Sekretbildung befähigt ist, beginnt erst jetzt am direkten Eingang ins Innere der Gebärmutter. Bis zu dieser Grenze reicht maximal auch die Speerspitze des männlichen Gliedes, das in der Scheide sein (Un-)Wesen treibt. An dieser eigentlichen Grenze zwischen außen und innen lauern auch viele andere Gefahren. Die Gonokokken, die Erreger des Trippers zum Beispiel, aber auch die Chlamydien bilden hier ihre ersten Stützpunkte.

An dieser nach innen verlegten letzten Grenze entscheidet sich, was eine Frau wirklich hereinnimmt und was nicht. Bis hierher und nicht weiter lassen heute viele Frauen viele Männer, denn erst danach wird es für sie wirklich ernst. Weiter kann der Mann von sich aus sowieso nicht zu ihr vordringen, nur seine Spermien können noch weiter gehen. Doch immer häufiger blockiert hier ein Pessar oder Kondom, Giftschaum oder durch Minipille verändertes Schleimmilieu. In diesem letzten Übergangsbereich spielen sich nun Kämpfe auf Haut-/Schleimhautniveau ab, die seelische Kämpfe widerspiegeln. Körperlich geht es vor allem um andauernde Übergriffe der äußeren Haut, zu der die Vaginalhaut medizinisch noch gehört, auf Bereiche der Schleimhaut. Der daraus resultierende chronische Reizzustand führt zu schwelenden Entzündungen und wird zum Problem, wie schon bei den insgesamt häufigsten Karzinomen im Bronchial- und Enddarmbereich erwähnt (siehe Seite 334 ff.). In diesen kämpferischen Auseinandersetzungen verändern sich Zellen bereits in Aussehen und Funktion, und diese zellulären Zwischenstufen bilden dann die Diagnosegrundlage.

Der Zustand der chronischen Überreizung auf Zellniveau spiegelt einen ebensolchen seelischen wider, den sich die Betroffenen allerdings nicht ausreichend bewußtmachen. Letztlich geht es um den chronischen Konflikt: »Wen oder was lasse ich wie weit in mich vordringen?« Die weiteren Deutungen finden sich beim daraus resultierenden und anschließend besprochenen Gebärmutterhalskrebs.

Die schulmedizinische Therapie besteht in der Konisation, dem kegelförmigen Abtragen des umkämpften Hautgrenzbereichs. Daß Wegschneiden keine echte Lösung sein kann, liegt auf der Hand, auch wenn es oft hilft, wichtige Zeit zu gewinnen. Wenn daraus aber sonst nichts folgt und die notwendige seelische Auseinandersetzung mit den anstehenden Themen unterbleibt, wird es gefährlich, denn das eigentliche Problem bleibt ungelöst. Schlimmstenfalls könnte es sich auf Ebenen verlagern, die der Diagnostik weniger leicht zugänglich sind.

Gebärmutterhalskrebs (Cervixkarzinom)

Der Gebärmutterhalskrebs kann sich aus dem Carcinoma in situ entwickeln. Er ist der häufigste Krebs im Genitalbereich der Frau. Daß der sich krebsartig verändernde Gewebeanteil das Plattenepithel ist, zeigt, daß die Reiz- und Übergriffstendenz in diesem Fall von außen nach innen geht. Das äußere Plattenepithel der Scheide (Vagina) schiebt sich über und unter die Schleimhaut und versucht, ihr den Lebensraum streitig zu machen.

Dem entspricht auf der sozialen Ebene, daß zum einen vor

allem sogenannte HWG-Frauen betroffen sind. Als solche werden in der Gynäkologie Frauen mit häufig wechselndem Geschlechtsverkehr bezeichnet, Frauen also, die alles oder jedenfalls vieles hereinlassen und dabei selbst nicht rein bleiben können. Unfähig, den Zugang zu ihrer innersten und weiblichsten Höhle zu kontrollieren, neigen sie statt dessen dazu, alle möglichen Keime, aber auch Kälte im konkreten wie übertragenen Sinn sowie Sorgen aller Art in sich aufzunehmen. Die Konsequenz sind häufige Entzündungen und damit letztlich Konflikte.

Neben den Frauen mit häufig wechselnden Geschlechtspartnern sind zum anderen aber auch jene Frauen überdurchschnittlich betroffen, die sich von ihren eigenen schmuddeligen bis schmutzigen Männern mißbraucht fühlen, sich aber nie wirksam wehren konnten und so außerstande waren, ihren Schoß in der Tiefe rein zu halten. Der Zusammenhang zwischen mangelnder männlicher Hygiene und Häufung von Gebärmutterhalskrebs ist deutlich belegbar und scheint mit der Smegmabildung unter der zuwenig gewaschenen Vorhaut zusammenzuhängen. In Kulturen, in denen die Beschneidung des männlichen Gliedes obligatorisch ist, kommt diese Krebsform kaum vor.

Überdurchschnittlich betroffen scheinen aber auch Frauen zu sein, deren Männer häufig zu Prostituierten gehen und anschließend allerlei Mitbringsel zu Hause abladen, was im allgemeinen zu chronischen Reizzuständen auf körperlicher wie seelischer Ebene beiträgt. Die Liebesdienerinnen selbst sind ebenfalls überdurchschnittlich anfällig für Gebärmutterhalskrebs, was wohl damit zu tun hat, daß sie in Wahrheit nicht der Liebe, sondern dem Sex dienen und in der Mehrzahl wohl all die oben beschriebenen Probleme potenziert erleben.

Die Grundsituation der betroffenen Frauen ließe sich umschreiben mit physisch überreizt oder gereizt, aber in ihrem Innersten nicht einmal angerührt. Vom Typ sind natürlich weniger auf Kinder zielende (Mond-)Frauen betroffen als aktive, manchmal sogar überaktive (Venus-)Frauen mit vielen Erfahrungen, Konflikten und Entzündungen. Sie neigen dazu, ihr innerstes Nest dauernd zu aktivieren, ohne wirklich Fruchtbarkeit und Kinder zu wollen. Statt den eigenen Weg zu gehen und die Liebe in sich selbst zu finden, erschöpfen sie sich und überfordern ihren Körper in dem Versuch, die Liebe im anderen zu entdecken. Die mondige Frau kommt höchstens durch mangelnde Abgrenzung von einem in mancherlei Hinsicht schmuddeligen Ehemann zu diesem Krankheitsbild.

Ein weiteres Thema, das durch diese Art von Krebs angesprochen ist, betrifft den Bereich Grenzsetzung. Denn das Krankheitsgeschehen findet an der wichtigen Grenze zwischen Haut und Schleimhaut statt und damit an der entscheidenden Schwelle zwischen innen und außen. Frauen mit (für ihre Verhältnisse) zu vielen Geschlechtspartnern bekommen über die Symptomatik gezeigt, daß sie den für sie zulässigen Rahmen verlassen haben und mehr auf ihre Grenze achten müssen. Aber auch die mondigen Frauen haben ein Problem mit der Abgrenzung, wenn es sich auch nur auf den einen eigenen Partner bezieht.

Insgesamt sind – unter Einbezug der allgemeinen Krebsdeutung – Frauen betroffen, die ihren Weg nicht gehen. Insbesondere was das Kinderbekommen angeht, bleiben sie ihren wohl zumeist unbewußten weiblichen Entwicklungsansprüchen etwas schuldig. Letztlich sind Frauen mit wechselnden Partnern auf der Suche nach Liebe und folglich dem einen richtigen Partner, mit dem diese befriedigend zu erleben ist. Selbst Prostituierte kultivieren manchmal die Illusion, dereinst vorzugsweise durch einen Helden, der ihre innersten Seelenqualitäten erkennt, aus dem ganzen Schmutz befreit zu werden. Der Archetyp der Evita Perón oder, weniger historisch, der Pretty Woman wird von vielen – auch auf den ersten Blick weniger Betroffenen – begeistert nachempfunden. Letztlich steht hinter all dem, wohl auch auf seiten der einschlägigen männlichen Typen, die Hoffnung, über Geschlechtsverkehr Liebe zu bekommen oder im Orgasmus wenigstens ihren Geschmack zu spüren. In letzter Konsequenz führt all das aber im Unterbewußtsein der betroffenen Frauen offenbar nur zu Nestbeschmutzung. Die Verwechslung von Form und Inhalt steht im übrigen hinter vielen Krankheitsbildern und fast allen Formen der Sucht. Bei der allgemeinen Einführung ins Krebsthema klang bereits an, wie weit der Krebs eine auf die Körperebene gesunkene unerlöste Form der Liebe ist. Wie immer gilt es, dem Körper die Aufgabe abzunehmen und sie auf erlösten seelischen Ebenen zu verwirklichen. Statt destruktives Wachstum an der Grenze zum körperlichen Allerheiligsten heraufzubeschwören, wäre es natürlich viel lebensfördernder, in diesem Bereich über sich selbst hinauszuwachsen. Das genau geschieht zum Beispiel, wenn zwei Menschen miteinander ein Kind bekommen, damit Leben wachsen lassen und gleichzeitig im Leben wachsen. Natürlich ist das Kinderbekommen nicht die einzige Möglichkeit, zu einer tiefen Beziehung zu finden, und schon gar nicht die einzige, um dem weiblichen Weg gerecht zu werden. Diesbezüglich sei noch einmal auf die Kapitel über die weiblichen Archetypen und die von ihnen repräsentierten Wege im ersten Teil des Buches verwiesen.

Gebärmutter(körper)krebs (Korpuskarzinom)

Hierbei handelt es sich um ein Krebsgeschehen in der Gebärmutterhöhle, von dem meist ältere Frauen betroffen sind. In der Häufigkeitsstatistik nimmt dieses Krankheitsbild den zweiten Platz unter den Karzinomen des weiblichen Genitales ein. Darüber hinaus ist eine Häufung von Gebärmutterkrebs bei Hochdruck, Zuckerkrankheit und Fettsucht statistisch erfaßt. Auch wenn Statistiken niemals etwas beweisen, können sie mit ihren Korrelationen doch Zusammenhänge aufzeigen. Der nähere Blick auf die drei mit diesem Krebs oft gekoppelten medizinischen Probleme soll folglich helfen, den Weg zur Be-Deutung des Krankheitsbildes zu finden. Menschen mit hohem Blutdruck (Hypertonie) stehen unter Druck. Bluthochdruck kommt in unserer Gesellschaft häufig vor, insbesondere bei Männern. Wenn es Frauen trifft, dürfte es sich um solche handeln, die in besonderem Maß versucht haben, ihren Mann zu stehen, und dabei unter großen Druck geraten sind. Bei dem Versuch, sich in einer Hochdruckgesellschaft zu beweisen, sind sie unbewußt zu weit auf den archetypisch männlichen Pol geraten und so ein Opfer der Hypertonie geworden.

Hinter der Zuckerkrankheit (Diabetes) steht ein Liebesproblem. Wer Zucker (Glucose) unbenutzt durch sich hindurchfließen läßt, kann offenbar nichts mit ihm und seiner Symbolik anfangen. Diese zielt direkt auf die venusische süße Liebe. Die eigentliche Aufgabe wäre gewesen, die Liebe durch sich hindurch zu lassen, ohne sie festhalten zu wollen, mit ihr zu fließen und sie fließen zu lassen. In der alten Medizin hieß der Diabetes noch Zuckerharnruhr, also Liebesdurchfall.

Mit ihrem erheblichen Übergewicht zeigt die fettsüchtige Patientin, daß sie ihren Hunger auf Leben und Liebe nur körperlich stillen kann, daß ihr Bedürfnis nach Erfüllung in körperlicher Fülle steckengeblieben ist und daß sie nicht das ihr zustehende Gewicht in übertragener Hinsicht bekommt, so daß sie sich auf Gewichtigkeit verlegt hat.

Aus der Logik der befallenen Region sind häufig Frauen mit nicht erfüllten Kinderwünschen betroffen, deren zu kurz gekommene Mutterschaft sich in entartetem Wachstum in der Gebärmutter niederschlägt. Allerdings läßt sich das Thema auch weiter fassen. Wo immer die Themen »Mutterschaft«, »Weiblichkeit«, aber auch die Thematik des eigenen Nestes zu kurz kommen, besteht die Gefahr der Irritation und Destabilisierung der aufnehmenden und beschützenden Schleimhaut der Gebärmutter. Über den Krebs bekommt die Frau ein deutliches Signal (im Sinne der Nestbeschmutzung), zumal das erste Anzeichen des Gebärmutterkrebses meist in einer (Postmenopausen-)Blutung besteht. Die Frau weint jetzt Tränen aus Lebensenergie – spät zwar, aber oft nicht zu spät, da die Heilungschancen bei rechtzeitiger Entdeckung gut sind. Typischerweise finden sich unter den Patientinnen gehäuft Nonnen, während diese beim Gebärmutterhalskrebs unterrepräsentiert sind.

Es geht bei diesem Krankheitsbild darum, der Wachstumsenergie, die sich auf der körperlichen Gebärmutterebene austobt, in kreativer Weise Ausdruck zu verleihen. Auch spät im Leben besteht die Aufgabe darin, den eigenen, speziell weiblichen Hoffnungen und Ideen offensiv und kühn neue Wege zu eröffnen, selbst mutig und vielleicht sogar unbe*herr*scht zu wachsen, ursprüngliche Träume von Kinderbekommen und Fruchtbarkeit in der Erinnerung wiederzubeleben und dafür Ausdrucksformen zu finden, die der jetzigen Lebenszeit entsprechen. Auf der archetypischen Ebene ist die Verbindung der Urprinzipien Mond und Pluto angesprochen oder in anderen Bildern die der fruchtbaren Demeter mit der mächtigen Hekate, die über Leben und Tod wacht.

Eierstockkrebs (Ovarialkarzinom)

Die bösartigen Tumoren der Eierstöcke gehören zu den häufigeren Krebsarten. In Deutschland betrifft dieses Krebsart jährlich 7000 Frauen. Interessanterweise tritt sie bei Frauen, die die Antibabypille nehmen, seltener auf. Wahrscheinlich reduziert die Pille das Erkrankungsrisiko, weil sie die Eierstöcke schont, indem sie dem Organismus ein Schwangersein vortäuscht, so daß die Eierstöcke für die Einnahmezeit weder Hormone produzieren, noch Eier springen lassen. In der Umkehrung spricht das im Krebsfall eher für überlastete und überreizte Eierstöcke, was den Entstehungsprozessen anderer Krebsarten nahekäme. Besonders wichtig ist die Früherkennung bei Frauen mit Brust- und Dickdarmkrebs in der Familiengeschichte, denn hier tritt diese Krebsart gehäuft auf. Aus einer schamanistischen Sicht könnte man darin ein Familienthema sehen: Was die weiblichen Ahnen nicht lösen konnten, wird an die nächste Generation weitergereicht, in diesem Fall die Aufgabe, den eigenen weiblichen Weg zu finden. Denn nicht nur der Brust- und der Eierstockkrebs betreffen weibliche Archetypen, auch der Dick- oder meistens Enddarmkrebs spricht mit dem Plutoprinzip einen zentralen weiblichen Archetyp an.

Das Ovarialkarzinom gehört zu den äußerst gefährlichen Krebsarten, weil es zumeist erst spät Beschwerden macht – zu einem Zeitpunkt, an dem es den Eierstock schon längst verlassen hat. Der ursprüngliche (Primär-)Tumor ist zumeist klein, und seine Zellen verlassen rasch die Hülle, das heißt, sie setzen früh Metastasen und besiedeln den ganzen Bauchraum. Mediziner sprechen dann schon von Stadium 3 bis 4. Häufig wird die Diagnose erst in dieser Phase gestellt oder sogar erst, wenn bereits Gewebewasser den Bauch überschwemmt. Dieser sogenannte Aszites wird von den Metastasen gebildet, die nicht selten das gesamte Bauchfell überziehen. Insofern wird der Eierstockkrebs von Gynäkologen gern als besonders hinterlistig bezeichnet, was wiederum einer unerlösten Ebene des Plutoprinzips entspricht, die hier vor allem zutage tritt.

Beim krebsigen Zerfall des Eierstocks handelt es sich um eine Urform der Verwundung an der Quelle des Lebens und somit um ein weibliches Urtrauma. Das plutonische, dunkle weibliche

Prinzip ist angesprochen und mit ihm eine seiner Repräsentantinnen: Persephone, deren Wachstum in unerlöster Form die Quelle des Lebens zerstören kann. Denn wenn die Gebärmutter das frühe Nest des Lebens ist, ist der Eierstock seine Quelle.

Betroffen sind vor allem ältere Frauen zwischen 65 und 70 Jahren. Typmäßig handelt es sich eher um mondige Frauen vom mütterlichen Demeterarchetyp, die im Leben oft Schlimmes durchgemacht haben. Häufig haben sie viel gegeben und immer an andere gedacht, wobei sie selbst zu kurz gekommen sind. Hierzu mag auch passen, daß katholische Nonnen eine doppelt so hohe Wahrscheinlichkeit wie die übrige weibliche Bevölkerung haben, diesen Krebs zu bekommen. Nicht selten sind die Betroffenen aber auch äußerlich in jenem Muster angesiedelt, das auch mit dem Wort »Matrone« umschrieben wird, also etwas dicker und von gluckenhafter Lebenseinstellung. Für die Kinder haben sie alles getan und manchmal auch etwas zuviel des Guten im Sinne des Overprotection-Syndroms. So sind es denn vor allem auch Probleme mit Kindern, die im Vorfeld der Krebsentstehung liegen und zu den auslösenden Schockereignissen gehören. Einmal angesprochen, werden diese oft auch vehement beklagt. Nun sind Probleme mit Kindern bei einem Erkrankungsgipfel zwischen 65 und 70 Jahren eher ungewöhnlich, und das zeigt auch schon das Problem.

Diese Mütter haben es meist nicht geschafft, sich von ihren Kindern zu lösen, sondern das Demeter-Persephone-Drama aufgeführt, wie es anfangs bei den Archetypen geschildert ist. Für andere haben sie vieles getan: für die Familie, den Betrieb, die Gemeinde. Für sich selbst hatten sie aber nie Zeit. Im Zentrum der Problematik steht meist die Unfähigkeit, sich von der Kinderthematik in verschiedenster Hinsicht abzugrenzen. Das kann sich und wird sich oft auf konkrete Kinder beziehen und zum Beispiel darin gipfeln, daß sie – kaum hatten die eigenen Kinder ihrerseits wieder Kinder – diese sich gleich wieder aufhalsen ließen. Oder sie haben sie sich eher vorsätzlich an die Brust gezogen und das damit begründet, daß die Tochter als Mutter gar nicht gut genug sei. Manchmal stand auch die edle Absicht dahinter, der Tochter ihre Karriere oder ihre Art von Selbstverwirklichung zu ermöglichen, die sie sich selbst nicht gönnten – möglicherweise, weil sie Angst davor hatten. Nicht selten waren es aber auch Kinder in übertragener Hinsicht wie der Familienbetrieb oder Familienprojekte. Letztlich begegnet uns hier das Urmuster der Normopathie und damit der Krebserkrankung: das eigene Leben nicht leben. Für das Schicksal scheint es dabei weitgehend gleichgültig zu sein, wie gut oder angesehen das ist, was an die Stelle des Eigenen tritt.

Manches deutet auch darauf hin, daß hier der Wechsel verpaßt wurde. Das Lebenskonzept »Kinderbetreuen« wird einfach beibehalten, und entweder werden die eigenen Kinder viel zu lange als solche betrachtet und behandelt, oder die – zum Teil massiv eingeforderten – Enkelkinder ersetzen möglichst nahtlos deren Stelle. Der Wechsel von der biologischen Mutter zur Groß(en) Mutter in spiritueller Hinsicht hat nicht stattgefunden, sondern die Mutterrolle wird einfach über ihre Zeit hinaus verlängert. Vielleicht hat sie nach besten Kräften versucht, den Enkeln die Mutter zu ersetzen, aber sie war weder ihnen noch der Familie Groß(e)Mutter im Sinne einer spirituellen Lehrerin.

Der Anfang vom Ende (der Lebenslüge) kommt häufig auch hier mit einem Schock, falls nämlich das Aufgebaute in sich zusammenfällt. Wenn sich etwa die Kinder dann doch – meist spät genug – mit Nachdruck abwenden, wird das häufig als Katastrophe erlebt, die dem Leben allen Sinn nimmt. Das aber heißt natürlich auf der Kehrseite, daß die Betroffenen niemals den Sinn ihres (eigenen) Lebens gesucht oder gar gefunden haben. Nach dem Verlassenwerden und Zusammenbruch (von Lebenslüge und Körperabwehr) hört man dann auch häufig Klagen und Beschwerden. Für Bachblütenkenner zeigt sich jetzt ein klassisches Chicory-Muster. Wenn die in dieser Situation aufgrund des Zusammenbruchs des Immunsystems entstandene Krebserkrankung später diagnostiziert wird, sind die Betroffenen oft schon wieder über das Klagestadium hinaus und in ihr altes Muster zurückgerutscht. Sie wirken dann im Umgang mit ihrem besonders widerwärtigen Krebs auffällig tapfer, der mit seinen vielen Metastasen nicht selten den ganzen Bauchraum vom Darm über die Leber unter Einschluß des Bauchfells bis zum Zwerchfell mit Metastasen überzieht. In diesem Stadium ist immer noch (Er-)Lösung möglich, und sie liegt jetzt naturgemäß vor allem in der Rückkehr zur *religio* im Sinne der eigenen Rückbindung an die Quelle des Lebens. Die Suche nach sich selbst entspräche nun immer mehr der Suche nach Gott, der nach christlicher Auffassung in einem selbst zu finden ist.

Das Symptom macht auf der Körperbühne deutlich, wie sehr ihre Eier beziehungsweise ihre Früchte und deren Quelle für sie zur Bedrohung geworden sind, schließlich sogar zur Lebensgefahr. Ärzte nennen die auswandernden bösartigen Zellen und ihre Niederlassungen in anderen Körperregionen Filiae (»Töchter«). Tatsächlich ist eines der Probleme dieser Krebsart das frühe Ausschwärmen dieser (bösen) Töchter und die baldige Metastasenbildung. Meist liegt auf der symbolisch manchmal bis ins Detail entsprechenden Sozialebene der Auslöser der Erkrankung in einer völligen Abwendung der Kinder, nicht selten der Töchter. Wie immer ginge es darum, dem Körper die Darstellungs- oder Somatisierungsaufgabe abzunehmen und die Töchter *mut-willig* und so rechtzeitig, wie es jetzt noch geht, in deren eigenes Leben zu entlassen, sie freizugeben, um dadurch selbst frei zu werden und das eigene Leben zu finden und zu führen.

Das häufigste Karzinom bei Frauen ist der Brustkrebs. Er ist ausführlich in *Krankheit als Sprache der Seele* behandelt und folgt in diesem Buch am Ende des nächsten Kapitels über die weibliche Brust (siehe Seite 384 ff.).

Die weibliche Brust und ihre Krankheitsbilder

Die Brust im allgemeinen

Die weiblichen, fälschlicherweise auch Busen genannten Brüste sind etwas einzigartig Menschliches. Bei allen anderen Säugetieren treten sie nur in Erscheinung, wenn sie wirklich zum Säugen gebraucht werden. Bei Menschenfrauen dagegen kommen sie mit der Pubertät ins Leben und bleiben bis ans Lebensende. Somit gesellt sich zum Mondarchetyp, der für den nährenden, lebenserhaltenden Aspekt steht, noch jener der Venus. Brüste wirken offensichtlich nicht nur auf Kinder, sondern auch auf Männer, was ab und zu auch zu einem Gerangel um sie führen kann. Bei Tieren fehlt die Wirkung auf den ausgewachsenen männlichen Partner praktisch völlig. Manche Tiere sind durchaus schmusend, manchmal auch schnäbelnd zu beobachten, die männlichen Exemplare machen sich aber kaum je lustvoll an Euter und Zitzen zu schaffen. Diese zusätzliche Bedeutungsebene der menschlichen Brust hat das Leben mit ihr zwar viel reicher, aber nicht gerade leichter gemacht. Die beiden Archetypen Mond und Venus in einer Person und in einem Organ zu erlösen ist oft nicht einfach und kann zu Problemen physischer, psychischer und sozialer Art führen. Auseinanderzuhalten sind die beiden auch ineinanderfließenden Archetypen eher leicht zum Beispiel auf der Textilebene. Der funktionale, stabile Still-BH meint eindeutig den Säugling und damit Mond, der raffinierte, spitzenumsäumte Mini-BH aus dem Dessousgeschäft zielt eher auf den Partner und steht damit in Venus' Diensten.

Der evolutionären Entwicklung folgend, untersteht die Brust allerdings vorrangig dem Mondprinzip. Zu Mond gehören aber nicht nur das Mütterliche und die Nahrung, sondern auch Seele und Gefühl. Folglich liegt die Vermutung nahe, daß Frauen ihre

Gefühle meist ähnlich offen(herzig) vor sich hertragen wie ihren Busen. Möglicherweise sind sie deshalb auch für Kritik und Verletzung so anfällig, ähnlich ihren Brüsten.

Von Ärzten und kleinen Kindern wird die Brust gleichermaßen *Mam(m)a* genannt. Entwicklungsgeschichtlich war das mütterliche Mondprinzip anfangs im Vordergrund und ist es für die Medizin noch immer. Die Venusebene stellt eine spätere und damit wohl auch höhere Entwicklungsleistung der Evolution dar. In den typischen Zeiten des Brustwachstums werden beide Archetypen mit ihrer jeweils unterschiedlichen Gewichtung deutlich. Zuerst wächst die Brust mit Einsetzen der Pubertät zu meist knospenhafter Gestalt und bekommt im Rahmen des geschlechtlichen Reifungsvorgangs allmählich ihre endgültige Form. Wobei Mutter Natur nie Stillstand zuläßt und schon gar nicht an der ihr besonders nahen weiblichen Brust. Mit dem Wachsen des Kindes im Mutterleib beginnt unter dem zunehmenden Östrogeneinfluß auch die Brust zu wachsen. Bei der Geburt ist sie dann im allgemeinen voll ausgeprägt und wird mit dem Einschießen der Milch geradezu prall. So ist das erste Anlegen des Neugeborenen für Mutter und Kind im Idealfall eine genußvolle Erleichterung. Mit dem Abstillen und nach der *Hoch*zeit des Mondprinzips tritt – wenn der natürliche Rhythmus gewahrt bleibt – Venus wieder mehr auf den Plan, und die Brust kehrt aus dem vollen, weichen Mondland weitgehend zu ihrer alten Form zurück. Geschieht das nicht und bleibt sie größer, mag das viele Ehemänner freuen, zumal nicht wenige zeitlebens Buben ihrer Mutter bleiben. Eine auch äußerlich sichtbar reifere Frau an ihrer Seite macht diese (Fehl-)Identifikation leichter. Allerdings kann auch ein erwachsener Ehemann diese Entwicklung schätzen, weil er in seiner Frau zugleich die Mutter seiner Kinder liebt und damit ihre diesbezüglich besonders symbolträchtigen Brüste. Geschieht die Rückbildung dagegen in übertriebenem Maße, weil sich die Brust im Mondpol zu sehr erschöpft hat, bleibt für die Venusebene weniger, und ein Problem kann entstehen. Das hängt allerdings sehr von der jeweiligen Gesellschaft und Kultur ab.

Während in Afrika noch der Mondpol vorrangig ist und *vom Leben ausgezehrte* Brüste durchaus als Zierde gelten, werden in westlichen Leistungsgesellschaften solche »Hängebrüste« mehr oder weniger verachtet. Dahinter steht natürlich die allgemeine

Verachtung, die das Mondprinzip hierzulande erfährt. In einem System, das im Rahmen seines Jugendkultes die Unreife hochstilisiert und Venus weit über Mond hebt, werden junge Mädchen bereits von entsprechenden Jugendmagazinen zum »Bleistifttest« angeregt. Dabei klemmen sie sich einen Stift unter eine Brust, und wenn er nicht hinunterfällt, ist das Problem (von zuviel Mond) bereits da. Der Jugendkult liebt an der Brust das Knospenmodell, auch spricht er gar nicht so gern von Brust, sondern lieber von Busen, was eigentlich nur den Bereich zwischen den Brüsten bezeichnet.

In den USA mit ihrer noch unreiferen Kinderkultur ist *man* auf der Suche nach der vollbusigen Mama, was zahllose Busenstars entsprechend ausladend belegen. Daß diese dann auch als Sexbomben gelten, zeigt die Nähe von Mond und Venus. Hier wird das Mondige auch als sexy empfunden, was eine andere, zumeist noch harmlose Form der Unreife ist. Wenn diese Archetypenkombination im umgekehrten Fall aber zu sexuellem Mißbrauch von Kindern führt, sieht das ganz anders aus. Das geschieht, wenn sich unreife und zudem gestörte Männer gar nicht an Frauen, sondern nur an Mädchen herantrauen, die dann oft noch gar keinen Busen haben dürfen. Auch diese Abart hat in den USA einen traurigen Hochstand erreicht, wie auch in Japan, wo derlei nicht einmal als besonders strafbar erachtet wird. Zu nennen wäre an dieser Stelle und wiederum auf dem Gegenpol noch die italienische *mamma*, die selbstverständlich im Idealfall auch auf der Mondebene gut ausgestattet ist und stark zum pubertätsmagersüchtigen Ideal der englischen Twiggy kontrastiert. Die Brustideale unterscheiden sich also erheblich von Land zu Land, von Kultur zu Kultur und von Zeitepoche zu Zeitepoche.

Ähnlich wie in Pubertät und Schwangerschaft wächst die Brust bei vielen Frauen auch in der ersten Phase des Zyklus, und zwar unter dem Einfluß des Östrogens. Und jetzt kann damit nur der Partner gemeint sein. Seine Lust sollte mit ihren Brüsten schwellen und sich, wenn *sie* in der Mitte des Zyklus am empfänglichsten ist, erfüllen. Hier zeigt die Natur sehr deutlich, wie raffiniert sie sich des Venusprinzips bedient, um Mond zu verwirklichen, und wie gut beide sich ergänzen können. Tatsächlich mischt sich ja auch oft venusische Lust in so mondige Vorgänge wie Stillen und Saugen. Verwunderlich ist das eigentlich nicht, höchstens für puritanisches Denken etwas ungewohnt, denn letztlich wollen Mann und Kind ja sehr Ähnliches an »*ihrer*« Brust.

Während auf der genitalen Ebene der Mann die phallisch eindringende Rolle in der Liebe übernimmt, dreht sich an der Brust das Ganze um, und die Brustspitze – und mit ihr Venus – setzt auf das phallisch eindringliche Spiel. Wie sehr diese in des Wortes wahrstem Sinne prominente Stellung der Brust auf offensive Werbung ausgerichtet sein kann, zeigt die Tatsache, daß an ihr und an der Nase am meisten ohne medizinische Notwendigkeit herumoperiert wird. Beim Küssen sind beide Seiten gleichberechtigt und können jedes der beiden archetypischen Muster genießen. Geleugnet werden diese Zusammenhänge eigentlich nur von jenen, die auf dem Boden eigener einschlägiger Probleme die Mutterliebe (Mond) in den Himmel heben, um die Sinnlichkeit (Venus) um so tiefer in die Hölle zu verbannen. *Natür*licherweise gehören beide nahe zusammen und machen das Leben erst in ihrer Verbindung wirklich genußvoll.

In unserer Entwicklung beginnt alles mit Mond, aber dann ist rhythmische Weiterentwicklung im Wechselspiel mit Venus gefordert. Für die Frau sollte das kindliche Mondland mit dem Knospen ihrer Brüste etwas zurückweichen und das Venusprinzip zumindest neben sich treten lassen. Solange es darum geht, einen Partner zu finden, wird Venus gebraucht und folglich auch dominieren müssen. Ist er einmal gefunden, kommen häufig Mondthemen sogleich wieder zum Vorschein. Viele Männer stellen folglich erstaunt fest, daß sie ja eine ganz andere Frau geheiratet haben. Die Hochzeit und besonders deren Nacht läßt sich problemlos dem Venusprinzip zuordnen, die daraus entstehende Familie aber wieder dem Mondprinzip. Die Ehe als Institution gehört dagegen sogar zum strengen, reduzierenden Saturnprinzip (»Zueinanderstehen in guten wie in schlechten Zeiten, bis daß der Tod euch scheidet«), was wiederum eine Menge Probleme schaffen kann, wenn *man* und *frau* sich dessen vorher nicht ausreichend bewußt sind. In idealer Weise würde eines der beiden Prinzipien zwar immer in den Vordergrund treten, aber ohne das andere völlig zu verdrängen. Wenn er auch in der Schwangerschaft noch ab und zu die Venus in ihr finden kann, wird ihn das besser bei Stimmung und so auch einfacher bei der Stange halten. Manche Männer haben allerdings ein so großes Problem mit

Mond (meist in Gestalt ihrer Mutter oder dem Mutterprinzip), daß sie dann freiwillig auch auf Venus verzichten und so oft alles verlieren oder gefährden.

Männer haben naturgemäß ein größeres Problem mit dem Wechsel der Brust vom sinnlichen Kontaktorgan, als das sie die Brust kennengelernt haben, zum nährenden Pol, der an ihnen weitgehend vorbeigeht und auf das Kind zielt. Der Mann sollte sich ebenfalls von Mond zu Venus und wieder zurück und so fort entwickeln. Dieser archetypische Rhythmus beschränkt sich natürlich nicht nur auf die Brust, die er in der Kindheit als stillendes und nährendes Mondland verläßt, um sie dann als Lust spendenden Venusschatz wiederzuentdecken. Er muß auch den Weg von der Mutter zur Frau finden, von der Mama zur Liebesgöttin oder eben vom Mondland zum Venusreich. Dann aber ginge es (jedenfalls im Sinne der Natur) darum, sie zur Mutter zu machen und damit ein Stück ans Mondreich zu verlieren. Wenn er sich im Idealfall zum Vater entwickelt, wird er ihr allerdings ein Stück weit ins Mondreich folgen können, da mondige Familienangelegenheiten in den Vordergrund treten. Daß er sie danach auch wieder für das Venusreich gewinnen sollte, ergibt sich schon daraus, daß sonst kein weiteres Kind und folglich auch Mond zu kurz kommt.

Wo der Zeitgeist solche Rhythmen in Frage stellt und die Brust heutzutage immer mehr zur Venus hinüberrutscht, kann das Mondprinzip in launische Mißstimmungen geraten. Als wichtigstes sekundäres Geschlechtsorgan wird der sogenannte Busen heute mehr denn je etwa in der Mode in den Vordergrund gerückt. Dabei haben wir Modernen die Oben-ohne-Mode keineswegs erfunden. Schon im alten Ägypten gaben sich angesehene Frauen diesbezüglich öffentlich mutige Blößen, im Kreta der Vorzeit war barbusig genauso üblich wie am Hof des französischen Sonnenkönigs Ludwig XIV. Nur in ganz puritanischen Zeiten verleugnete man diesen Körperteil. Aus einer solchen Epoche dürfte dann auch der eher unschöne deutsche Ausdruck »Warze« für die Spitze der Brust stammen, waren die Warzen doch schon immer Attribute der Hexen und somit Repräsentanten des Schattenreiches. Im christlichen Mittelalter gab es derlei Abwertungen in Fülle. Sie reichten von »Teufelskugeln« bis zu »Blasebälgen des Teufels« für die Brüste, während das Dekolleté als »Höllenfenster« firmierte. Mit nächtlichem Auflegen schwerer Gegenstände wie Bleiplatten versuchte *frau*, die Entwicklung solcher »Teufelsgeschosse« erfolglos abzuwenden. Auf derart be*drück*ende Zeiten folgten allerdings meist wieder beschwingtere, in denen Frauen sich erneut selbstbewußt ihrer Brüste erfreuten und Männer nicht auf solche Ein- und Ausblicke verzichten mußten.

So verwenden die meisten Sprachen auch ansprechende Bilder, um der weichen Formvollendung der weiblichen Brust gerecht zu werden. Die Ungarn etwa nennen ihre Spitzen Knospen, vielfach wird an Himbeeren und Erdbeeren erinnert, in der Frauenbewegung klingt versuchsweise die Perle an. Die Form der Brust läßt Bilder von Äpfeln auftauchen, wobei im christlichen Kulturkreis gleich der Gedanke an die Versuchung mitschwingt. Auch reife Birnen dienen als Bild. Unverbildete Menschen – Frauen wie Männer – dürften den Anblick der Brüste zu allen Zeiten genossen haben, denn von Kindheit an sind wir darauf geprägt, die Brust zu suchen. Das Leben beginnt mit dem angeborenen Saugreflex, der nur an ihr wirklich Erfüllung findet, wodurch wiederum Bilder von Paradies und Schlaraffenland wachgerufen werden.

So stillt die Brust wohl die ältesten Sehnsüchte der Menschen. Natürlich finden auch Frauen an der Brust Zuwendung, das Gefühl von Angenommensein und jene tiefe Liebe, die weit über Venus' Herrschaftsbereich hinausreicht. Hier ist das Mitgefühl zu Hause, und nirgends kann man sich besser ausweinen und damit seelisch erleichtern als an der weichen Brust einer mitfühlenden Frau oder der starken eines Schutz und Geborgenheit gebenden Mannes.

Doch die Brust ist uns wie so vieles heute zum Problem geworden, vor allem auch weil wir im Annehmen des uns vom Schicksal Gegebenen immer weniger Demut zeigen und immer mehr Fähigkeiten zum Verändern dieser Schicksalsgaben entwickeln. Die Fähigkeit zum Verändern bezieht sich aber fast ausschließlich auf die äußere materielle Ebene, und aus dieser Einseitigkeit erwachsen uns wiederum zahllose Probleme.

Die ideale Brustform gibt es nicht, sie ist – wie schon erwähnt – relativ kulturabhängig. In unserem kollektiven Jugendwahn würde *frau* etwa eine ebenmäßig wohlgeformte Brust mittlerer Größe mit straffem Gewebe anstreben, die unabhängig vom Alter gefälligst jugendlich zu wirken hat. Ist sie kleiner, wird die Frau schnell zum Mangelwesen, ist sie größer, gerät die Oberweite zur Provokation. Moderne Menschen definieren inzwischen auch die Formen der Frauen ähnlich digital wie den Rest der Welt und in diesem Fall über drei Maße, wobei deren erstgenanntes und folglich wohl auch wichtigstes den Brustumfang meint. Dem Zeitgeist folgend bekommt selbst hier die Quantität den Vorrang vor der Qualität.

Daß den äußeren Dimensionen gar keine funktionale Bedeutung zukommt, spielt dabei keine Rolle. In Wirklichkeit können kleine Brüste oft sogar mehr Milch geben als große, und häufig sind sie auch empfindsamer und vermitteln folglich mehr Lust. Die zeitgeistabhängigen Deutungen sind hingegen einfacher gestrickt. Großer Busen heißt Sexbombe für die Zahlenfetischisten, die kaum zwischen Mond- und Venusarchetyp unterscheiden (können), aber fast immer Venus meinen, auch wenn sie noch ganz kindlich am Mondprinzip hängen. Natürlich läßt sich jede Brustform noch detaillierter deuten, was dann natürlich über Größenverhältnisse hinausgeht. So tendieren nährende Brüste wie reife Früchte nach unten, frische Knospen richten sich dagegen eher frech nach oben, erotische Brüste recken sich keck in die Welt, und feste Knospen drücken Erregung aus (oder auch nur Kälteempfindungen).

Große Brüste (Makromastie, Hypermastie)

Die weibliche Brust besteht überwiegend aus Fettgewebe, dessen Ausmaß ist meist erblich bedingt und vom allgemeinen Körpergewicht abhängig. In der Spätpubertät nimmt auch der Babyspeck Einfluß auf die Brustgröße. Der Milchdrüsenkörper ist bei großen und kleinen Brüsten in etwa gleich.

Besitzerinnen auffallend großer Brüste werden ständig an diese erinnert: Einerseits weil sie schwer am Gewicht zu tragen haben und in der Beweglichkeit eingeschränkt sind, andererseits aber vor allem von einer diesbezüglich äußerst zwiespältigen männlichen Umgebung. Als junge Mädchen werden sie oft gehänselt, ihre Brüste als »Atombusen«, »Milchbar«, »Balkon«, »Euter«, »Titten« oder »Holz vor der Hüttn«, sie selbst als »Milchkuh«

herabgesetzt. Dahinter steckt praktisch immer der Neid weniger gesegneter Mädchen oder die Angst unreifer Buben, oft auch von erstaunlich fortgeschrittenem Alter, die solche überbordende Weiblichkeit eigentlich sehr faszinierend finden, aber sich noch nicht trauen, dazu zu stehen. Die eigene Verunsicherung wird dann wie so oft auf das Objekt der eigentlichen Begierde projiziert. Natürlich ist es leichter, sich lustig zu machen, als sich die eigene Feigheit einzugestehen. In dem Maße, wie die Buben ein wenig selbstsicherer werden, schlägt die Ablehnung zumeist in Bewunderung um, was dazu führt, daß sich dieselben Frauen auf das Busenthema in erotischer Hinsicht reduziert fühlen.

Sind die klassischen Symbole der Weiblichkeit überdimensioniert, heißt das zumindest in der Jugend kaum je, daß sich dahinter ein »Superweib« verbirgt. Oft entspricht den großen Brüsten überhaupt (noch) kein Bedürfnis zu nähren – weder Kinder noch auf erotische Weise Männer. Auch später fällt in der Geburtsklinik auf, daß solche östrogenbetonten Frauen oft dazu neigen, ihre auffallende Weiblichkeit abzulehnen, und zum Beispiel häufig nicht gut stillen können. Innerlich abgelehnte große Brüste sind folglich dann auch erotisch weniger empfindsam als kleine. Immer wieder schämen sich Frauen dafür, fühlen sich in ihrer Bewegungsfreiheit eingeschränkt und (nach vorn) gebeugt, so daß ihnen geradezu anzusehen ist, wie sie sich abschleppen. Hals-Wirbelsäulen-Syndrome können die Folge sein oder auch die Tendenz, die Brüste zwischen den Schultern zu verstecken, und sich damit eine schlechte Haltung anzugewöhnen. Entzündungen der Haut unter den Brüsten (Wolf) kommen besonders in der heißen Zeit vor, wenn eine Frau so schwer an ihrer Weiblichkeit trägt, daß sie davon ins Schwitzen kommt und sich dann auch diesbezüglich hängenläßt. Die Entzündung spiegelt den Konflikt mit den Brüsten. Aber auch hinter all den anderen Beschwerden stehen seelische Themen. Denn wenn eine Frau positiv zu ihren großen Brüsten steht, ergeben sie sich erfahrungsgemäß nicht. In den USA mit ihrem Ideal großer Brüste spielen sie eine geringere Rolle als bei uns. Ist die innere Haltung zur großen Brust offen und dankbar annehmend oder sogar stolz, werden sich erfahrungsgemäß keine Schwierigkeiten mit der äußeren Haltung ergeben. Doch holen sich zum Beispiel in Deutschland Ärzte vermehrt die Operationsindikation von den Kassen, um sie für

Schönheitsoperationen zahlen zu lassen, was eigentlich nicht deren Aufgabe wäre.

Natürlich könnte *frau* auch lernen, ihre Scham ob der großzügigen Geschenke der Natur zu bearbeiten, schließlich zu überwinden und zum ganzen Ausmaß ihrer Weiblichkeit zu stehen. Die Aufgabe hieße dann, sich Zeit zu geben und in die große Herausforderung hineinzuwachsen. Die Demonstration von Weiblichkeit, die das Schicksal zumutet, gilt es als Aufgabe zu erkennen und anzunehmen. Keine Frage, daß es weniger Mut und vor allem Eigenverantwortung erfordert, sich wegschneiden zu lassen, was *frau* noch nicht (er)tragen kann.

Daß eine Fünfzehnjährige schon Zugang zu so viel Mond und Venus hat, wie ihr die überbordende Weiblichkeitsentwicklung abverlangt, ist natürlich gar nicht zu erwarten. Sie müßte Zeit bekommen, das Wachstum ihrer Brüste innerlich nachzuvollziehen. In überdimensionierten Brüsten ließe sich die dringende Aufforderung der Annäherung an beide weibliche Archetypen erkennen. Es ist sozusagen der Wink des Schicksals mit dem Zaunpfahl. Das Mondkind wird durch die Entwicklung der Brüste mit Beginn der Pubertät gezwungen, die Brücke zum Venusarchetyp zu schlagen und damit einen wichtigen Schritt auf dem Weg zur erwachsenen Frau zu tun. Wer im Babyspeck hängenbleibt, neigt oft dazu, sich dem Venusprinzip Süßigkeiten naschend zu nähern. Das Ergebnis sind dann mollige Kindfrauen, die auf manche Männer einen besonderen Reiz ausüben. So schwer es anfangs (noch) als Kind ist, zum Mondvolumen zu stehen, so gern hätte die Venus mit den Jahren dann große Brüste.

Von der Deutung her ist allein durch die äußerliche Betrachtung nie sicher zu entscheiden, ob diese Brüste für vollentwickelte Weiblichkeit stehen, eben jenes Vollblutweib, das Männer immer schnell dahinter vermuten, oder ob es sich noch um eine Aufgabe handelt, nämlich die, sich innerlich in diese äußere Form hineinzufühlen. Entweder geht es, wie so häufig in der Jugend, nach dem Kompensationsprinzip: Außen statt innen. Oder eben nach dem Spiegelprinzip: Wie innen so außen. Prinzipiell ist immer beides möglich, was Deutungen schwer macht und als dringende Warnung vor Wertungen zu verstehen ist. Auf jeden Fall müßte *frau* lernen, zur Art ihrer Brüste, die ja auch ihr Frausein mitbestimmen, zu stehen und sich nicht nach zeit- und modeabhängigen Normen und Idealen zu richten.

Kleine und ungleich große Brüste

Kleine Brüste stellen das Thema »Weiblichkeit« ganz offensichtlich weniger oder jedenfalls ganz anders in den Vordergrund als große. Obwohl sie Männern weniger oder keine Angst machen, werden ihre Besitzerinnen im Rahmen der Abwertung alles Weiblichen fast im gleichen Maße verhöhnt, zum Beispiel mit Namen wie »Bügelbrett«, »Mönchengladbach«, oder aber als »Mannweib« bezeichnet. Das sich daraus ergebende Leid liegt nahe: Die Be- und Getroffenen fühlen sich, vor allem in jungen Jahren, nicht als richtige Frauen und haben Schwierigkeiten, so angenommen zu werden, wie sie sind. Die Tatsache, daß Frauen mit kleinen Brüsten oft besser stillen können als großbusige und daß ihre Brüste empfindsamer und damit eigentlich in des Wortes direktem Sinn reizvoller sind, konnte die Vorurteile in früheren Zeiten oft nur wenig kompensieren. Auch der Hinweis, daß bei größeren Brüsten eigentlich nur zusätzliches Fett hinzukomme, der eigentliche Drüsenanteil aber genauso gering sei, konnte kaum helfen, denn auf dieses Fett und seine Formen ist nun einmal die (männliche) Wahrnehmung eingestellt und geradezu fixiert. Entsprechend gequälten Frauen wird das pubertätsmagersüchtige Ideal der Twiggy-Mode sehr entgegengekommen sein. Heutzutage dürften derlei Probleme sowieso immer geringer werden, zumal auf den Laufstegen der Welt Models mit vollen Formen solchen ohne jede Kurven begegnen.

Frauen mit kleinen Brüsten und knabenhaften Maßen haben unübersehbar die genetische Aufgabe bekommen, von Anfang an mehr zu beiden Seiten der Polarität zu stehen und auch beide Seiten zu leben. Offenbar geht es für sie darum, ihre Weiblichkeit mit anderen als äußerlichen Mitteln auszudrücken.

Rein von der äußeren Figurbetrachtung wäre auch ein Steckenbleiben in der Kindheit zu bedenken, denn das knabenhafte Mädchen bleibt ja relativ näher am figürlichen Kindheitsmuster und damit vom Aspekt her eher geschlechtsneutral. Andererseits liegt in dieser Konstitution eine nur wenig veränderbare ererbte

Aufgabe, und es spricht in der Praxis alles dafür, daß es hier mehr darum geht, die männlichen Anteile zu bewahren und mit den weiblichen zu verbinden (siehe Artemisarchetyp). Die kleine Brust verkörpert auf alle Fälle eine Situation, in der es offensichtlich nicht die primäre Lernaufgabe ist, zu demonstrativer mondhafter Weiblichkeit zu stehen. Eher könnte in dieser Konstitution als Aufgabe angelegt sein, seinen Mann als Frau zu stehen und sich von den Männern nicht unterkriegen zu lassen. Dafür spräche auch, daß dieser Frauentyp seit der Jahrhundertwende stetig zugenommen hat mit der Chance, sich noch mehr durchzusetzen.

Die Ungleichheit der Brüste ist an sich physiologisch. Bei keiner Frau sind beide Brüste gänzlich gleich entwickelt. Meist ist die linke Seite etwas stärker, ohne daß es groß auffällt. Geht die Unterschiedlichkeit aber ins Extrem, läßt sich daran auch erkennen, wo die größere Aufgabe liegt, wobei links für die weibliche, rechts für die männliche Seite steht. Bei den Amazonen, deren Anführerin Penthesilea sich dem Mythos nach die rechte Brust kurzerhand abschnitt, um den Bogen ungestörter spannen zu können, war der Fall noch ganz klar. Sie verzichteten bewußt auf einen Teil ihrer Weiblichkeit, um ihrer männlichen Seite besser gerecht werden zu können. Solch ein Amazonensyndrom wäre auch auf seelischer Ebene denkbar. Wo *frau* durch mentale Techniken Brüste entwickeln kann, wird sie sie auch bewußt oder unbewußt verkümmern und hängen lassen können – sicherlich sogar weit effektiver, als die vergeblichen mittelalterlichen Versuche mit schweren Bleiplatten vermuten lassen. Bei den Amazonen war schlußendlich die weibliche linke Seite als einzige übrig und damit betont und als Aufgabe zu erkennen. Die größere und damit herausgehobene Seite zeigt die Aufgabe, und wieder ist auf den ersten Blick unklar, inwieweit sie noch ansteht oder bereits erlöst ist. Oft kann auch während der Stillzeit durch die Bevorzugung einer Seite durch den Säugling ein deutliches Ungleichgewicht auftreten, das sich aber anschließend meist wieder weitgehend harmonisiert, wenn die Mutter auch in anderer Hinsicht wieder mehr ins Gleichgewicht kommt.

Hängebrüste

Obwohl in verschiedenen afrikanischen Gesellschaften als Ideal angesehen, ist die sogenannte Hängebrust für viele Frauen in unserer Gesellschaft doch ein Problem, das bis zur Operationsbedürftigkeit hochgespielt werden kann. Während sie in Afrika vielfach als Zeichen der Würde und eines gelebten und erfüllten Lebens gilt, wird sie bei uns eher als Zeichen des Alters und des Sichhängenlassens betrachtet. Alles, was herunterzieht, mögen wir nicht, wohl weil wir dabei immer gleich *hinunter ins Grab* denken. Diesbezüglich nutzt uns auch unser Wissen wenig, daß zum Schluß immer die Schwerkraft siegt. Als Therapie kommt in der harmlosen Variante der Wonderbra in Frage, in der dramatischen die Operation, und dazwischen läge eine Fülle von entsprechenden Körperübungen.

Eine konstitutionelle Bindegewebsschwäche kann der Entwicklung zur Hängebrust Vorschub leistet. Aber auch die Konstitution ist nichts Zufälliges, sondern wesentlicher Bestandteil des mitgebrachten Körpermusters und von daher Teil der eigenen Lern- und Lebensaufgabe. Der seelische Anteil dieses Problems entsteht häufig auf dem Boden der Abwertung des Weiblichen an sich. Normalerweise ist das pubertierende Mädchen (heute) stolz auf seine wachsenden Brüste. Es neigt dazu, ihre Entwicklung mit Ungeduld zu beobachten, sie mit diversen Mittelchen zu fördern und sich Freundinnen gegenüber damit zu *brüsten*. Natürlich gibt es auch heute noch das Gegenteil: schamhafte Mädchen, die ihre Brüste verbergen, und solche, die derlei Rivalität nicht nötig haben, zumal Konkurrenz eine archetypisch männliche Domäne ist.

Große, volle Brüste erregen die männliche Umwelt und rücken schon damit das erregende Thema »Sexualität« ins Bewußtsein des Mädchens. Wenn das Mädchen nun erfährt, daß sexuelle Erregung schlecht und unschicklich sei oder eine reizende Erscheinung aufreizend und verdammenswert, wird es zu Enttäuschung neigen und sich hängenlassen, statt sich zu brüsten. Mit der Zeit aber wird es die eigentlich »schuldige« Brust hängenlassen, anstatt sie stolz und aufrecht vor sich herzutragen. Das aber wird ihm später wiederum vorgeworfen, und es wird es sich dann wahrscheinlich selbst ebenfalls vorwerfen. Eine »Hängebrust« gilt dann genauso als Schande wie vorher das Gegenteil.

Nun soll hier nicht der Eindruck entstehen, als sei in diesem einen Fall die Umwelt schuld. Auch hier findet die Betroffene ihr Thema lediglich in der Umwelt gespiegelt. Die Lernaufgabe besteht darin, aus der Körpersprache die anstehenden Themen zu verstehen. Demnach weist eine große Brust die Aufgabe zu, der solcherart verkörperten Weiblichkeit gerecht zu werden, eben auch in einer Umgebung, die selbst erst lernen muß, das Weibliche und Sinnliche im allgemeinen zu schätzen.

Verkleinerungen und Vergrößerungen der Brüste

In unseren Breiten lassen sich nicht wenige Frauen ihren großen Busen verkleinern, weil sie selbst oder noch häufiger ihr Partner sich solch überschwenglicher Weiblichkeit nicht gewachsen fühlen. Beim Gegenteil, der Vergrößerung einer kleinen Brust mit Hilfe von Plastikeinlagen – in den USA vom dortigen Ideal noch weit häufiger eingefordert –, zeigt sich der Versuch, wenigstens äußerlich das Bild einer Sexbombe zurechtzuoperieren. Solch ein äußerer Schritt ist nur auf den ersten Blick einfacher als der entsprechende innere. Das Wesentliche ist der Inhalt, der die Form füllt. Eine Operation bleibt aber leicht äußerlich und funktional. Manchmal mag sie die innere Nachentwicklung fördern, häufig wird sich dadurch aber nur die Kluft zwischen innen und außen vergrößern, und dann wäre sie sogar schädlich. Besonders zu bedenken wäre diesbezüglich auch, daß die sensible Nervenversorgung durch das Chirurgenskalpell gestört werden kann, was die eigene Freude an diesem Geschenk durchaus schmälern wird. Kosmetische Operationen können genausowenig Selbstwertgefühl ersetzen wie andere Auswüchse unseres Kosmetikwahns. Allerdings sind sie manchmal in der Lage, die seelische Entwicklungsarbeit sinnvoll zu unterstützen, und insofern ist die Methode nicht rundweg abzulehnen.

An einem Beispiel aus dem Yoga sei das verdeutlicht. Wenn sie sich im Lotossitz niederläßt wie einst der Buddha, täuscht sie damit äußerlich etwas vor, was innerlich noch gar nicht vorhanden ist. An diesem »noch« hängt allerdings ihre Hoffnung, daß sich nämlich ihr Inneres der perfekten äußeren Haltung anpassen möge, so daß schließlich Außen und Innen eins werden und sie

Erleuchtung erlangt. Wenn sie allerdings nur äußerlich so sitzt und sich innerlich nichts tut, wird sie irgendwann an der zunehmenden und immer schwerer erträglichen Diskrepanz von innen und außen zerbrechen. Ähnlich ließe sich natürlich jede Dauerwelle interpretieren. Wenn die äußerlich zur Schau gestellten künstlichen Locken dazu führen, daß sich innerlich die entsprechende (ver-)lockende Lebenseinstellung entwickelt, handelt es sich beim Friseur um einen echten Entwicklungshelfer. Auch der Kosmetik ließe sich so noch Entwicklungspotential abgewinnen. Wenn *frau* versucht, die durch Rouge auf ihren Wangenknochen vorgetäuschte Vitalität anschließend tatsächlich in sich wachsen zu lassen, wird Schminken zu einer entwicklungsfördernden Maßnahme. In diese Richtung zielen auch einige verhaltenstherapeutische Ansätze, die über äußere Veränderungen wie Schminken und neue Frisur, neue Kleider, neue Wohnung und letztlich durch ein weitgehendes Beeinflussen des Outfits versuchen, auch ein neues Innenleben heranwachsen zu lassen. Das heißt, äußerlich vorgenommene Veränderungen können etwas bringen, wenn das Innenleben nachzieht. Das heißt aber auch, daß sie nicht zwingend gelingen müssen. In jedem Fall sollte *frau* sich vorher gut überlegen, was sie da auf den verschiedenen Ebenen mit sich machen läßt.

Wenn ihr Partner zum Beispiel Angst vor dem Weiblichen hat, wird diese nicht dadurch bearbeitet, daß sie ihre Brust verkleinern läßt. Er wird dann weiterhin Angst vor dem Mondarchetyp haben, den sie ausstrahlt, auch mit teilamputierten Brüsten. Wenn *sie* andererseits glaubt, nur mit ausladender Oberweite einen Mann zu bekommen, wird sie ihn über den Umweg der Operation doch nur unter gefälschten Voraussetzungen ergattern. Es ist unwahrscheinlich, daß sie über diesen Weg findet, was sie letztlich sucht: einen wirklichen Partner. Auch wo die Operation primär dem eigenen Selbstwertgefühl dient, bleibt dieses doch so lange erschwindelt, bis die Betroffene innerlich zur Größe ihrer Brust aufschließt.

Vor allem in den USA hat sich auch noch eine medizinisch harmlosere Variante des »Herumoperierens« an den Brüsten entwickelt. Auf dem Boden von Entspannungstrainings wird mit Suggestionen und vor allem Affirmationen versucht, dem hängenden Gewebe oder den zu kleinen Brüsten auf die Sprünge zu helfen. Auch dabei handelt es sich natürlich um Eingriffe, wenn auch »nur« in die Psyche. Die Kräfte des Unbewußten lassen sich für solche Spiele einspannen, nur sollte *frau* sich darüber klar sein, daß alles seine zwei Seiten hat. Wie bei jeder kritiklosen Anwendung dieses sogenannten »positiven Denkens« liegt die Gefahr darin, jenen Teil von sich, den man nicht mag, zu verdrängen. Genauso aber wird Schatten produziert. Mit jeder Suggestion für einen wundervollen Busen suggeriert *frau* sich indirekt ja auch, daß der Busen, den sie von Natur aus hat, falsch und sie damit von Natur aus nicht in Ordnung sei. Wenn sie sich eingesteht, daß solche Übungen für sich allein genommen nichts mit dem Entwicklungsweg zu tun haben, sondern ähnlich zudeckend arbeiten wie die allopathische Schulmedizin, sind sie dieser gegenüber noch vorzuziehen. Die Narkosetiefe ist bei Affirmationen weniger groß als bei Operationen, und *frau* erspart sich so vielerlei Gefahren und noch mehr Chemie und Geld. Den meisten Frauen außerhalb des Landes der unbegrenzten Möglichkeiten dürfte dieser Weg über Mentaltraining indes sowieso zu anstrengend und eigenverantwortlich sein. Sie lassen die Dinge lieber von schulmedizinischen Fachleuten zurechtrücken und halten sich selbst möglichst weit heraus. »Ihr Mann will es, und ihr Chirurg macht es!« – das ist das nicht ungefährliche Muster, nach dem viele Probleme erst so richtig Energie bekommen.

Der Versuch, die Dinge funktional zurechtzurücken, ist letztlich so lange zum Scheitern verurteilt, wie man nicht bereit ist, auch inhaltliche Schritte zu wagen. Der Erfolg jeder Schönheitsoperation chirurgischer oder mentaler Art hängt letztlich immer davon ab. Eine Frau mit ausladenden Brüsten wird durch deren Teilamputation noch nicht zu dem knabenhaften Kumpel, den ihr gestörter Partner gerade noch ertragen kann. Ebenso macht der umgekehrte, operationstechnisch viel aufwendigere Schritt noch keine Sexbombe. Im Gegenteil will die vollständige Annahme des körperfremden Transplantates seelisch erst genauso gelernt werden wie der bewußte Verzicht auf einen Teil der Oberweite.

Wird das mit in Betracht gezogen, können Operationen an den Extrembereichen der natürlichen Bandbreite auch sehr unterstützend wirken. Wenn die Frau selbst das physische und seelische Gewicht ihrer ständig demonstrierten Weiblichkeit einfach nicht mehr (er-)tragen kann, mag der Schönheitschirurg ihr durchaus zu einem für sie akzeptableren Körperbild verhelfen, in das sie dann aber erst hineinwachsen muß. Umgekehrt mag auch die Vergrößerung einer sehr kleinen Brust die Entwicklung in Richtung erwachsener Frau unterstützen, wenn sie bereit ist, dazu auch die entsprechenden seelischen Schritte zu gehen. Allerdings sollte hier auch der Lebens(abschnitts)partner mit einbezogen werden, da es eine gewisse Überwindung kosten kann, ein fühlbares Implantat zu streicheln, das heute anstelle von Silikongel zumeist mit Kochsalz, Sojaöl oder Hydrogel gefüllt ist.

Therapievorschläge und allgemeine Lernhinweise sind bezüglich kosmetischer Brustkorrekturen einfach: Es liegt auf der Hand, daß es sinnvoller und leichter ist, den Partner zu wechseln als die Brust. Auf alle Fälle wäre es jedenfalls angebrachter, in die seelische Entwicklung des Partners zu investieren als in den Umbau der Brust nach seinen (neurotischen?) Vorstellungen. Natürlich ist *frau* aber auch nicht zufällig an einen Partner mit solch einem Problem geraten und müßte sich fragen, was in ihr Resonanz zu dessen Thema bietet. Sie könnte ihr Problem in diesem Fall sinnvoller im Partner, der ihr als Spiegel dient, erkennen als dann später an einer operativ nach seinen Wünschen gestylten Idealbrust. Auch wo sie selbst hinter der Operationsmotivation steht, wäre auf der Symbolebene zu klären, welchen Teil von sich sie da wegschneiden läßt.

Eine weitere Kehrseite unbedacht operierter Brüste liegt in der Möglichkeit des Partnerwechsels. Immer wieder kommt es vor, daß sich eine Frau wegen eines diesbezüglich Anstoß nehmenden Partners zurechtoperieren läßt und dann feststellen muß, daß das die Beziehung doch nicht retten kann. Meistens sind Beziehungen über funktionale Veränderungen eben nicht zu erhalten. In einer späteren reiferen Beziehung kann sich dann die Sehnsucht nach ihrem eigentlichen, zu ihr passenden Busen zu einem erst recht bedrückenden Verlangen auswachsen.

Der Mythos hinter diesem Thema ist der des Pygmalion, dem keine lebendige Frau vollkommen genug war, so daß er sich in die vom genialen Götterschmied Hephaistos geschaffene Statue der Aphrodite verliebte. In der Version von Ovid formte er sich seine Idealfrau nach eigenen Vorstellungen. In beiden Versionen erweckt die Liebesgöttin die Figur aus Mitgefühl zum Leben, was die Probleme des Pygmalion nicht gerade verkleinerte. Populärer ist derselbe Mythos in Form des Musicals »My Fair Lady«. Der aufgrund seiner kritischen Lebenseinstellung als überzeugter Junggeselle lebende Professor Higgins macht aus dem Straßenmädchen Eliza eine Dame der Gesellschaft, die in allen Einzelheiten – von der Sprache über die Körperhaltung bis zur Kleidung – seinem exquisiten Geschmack entspricht. Erstaunt muß er dann aber feststellen, daß über den langen äußerlichen Anpassungszeitraum und -prozeß an eine andere Gesellschaftsebene bei ihr auch innerlich einiges in Gang gekommen ist. Der Mythos findet seine Lösung darin, daß die beiden heiraten und er seine inneren Lernschritte zu machen hat. Er hat dem von ihm geschaffenen äußeren Ideal nun auch selbst innerlich gerecht zu werden, und dazu muß er sich ordentlich anstrengen. Diejenigen, die ihr Leben über die Veränderung des Partners zum Besseren wenden wollen, müssen letztlich immer und zumeist spät und schmerzhaft erkennen, daß das ausschließlich über die Änderung der eigenen Einstellung zu schaffen ist.

Die operative »Lösung« ist zwar der bekanntere, aber eigentlich der seltenere Schritt. Viel häufiger ist die allmähliche Korrektur unter dem Druck eines einschränkenden Umfeldes, in dem sich das Mädchen weder angenommen fühlt noch behaupten kann. Die Brust ist das einzige Organ, das bei der Geburt nicht mitgebracht wird, sondern sich erst entwickelt – und das auch noch unter den Augen einer in dieser schwierigen (Pubertäts-) Zeit besonders kritischen Umwelt. Wenn ein heranwachsendes, mit einem schwachen Selbstbewußtsein ausgestattetes Mädchen für seinen großen Busen gehänselt wird, beginnt es, ihn zu verstecken, was schließlich bis zu Haltungsproblemen führen kann.

Die Grundidee jeder Therapie muß darauf zielen, das Selbstbewußtsein des Mädchens so weit zu stärken, daß es mit den Geschenken seiner eigenen Natur leben, ja, sie genießen kann. Des weiteren ist immer zu bedenken, daß die Probleme im allgemeinen nicht hausgemacht sind, sondern weit überwiegend von Buben-Männern aufgrund von deren eigenen Schwierigkeiten mit ihrem Frauenbild ausgelöst werden. Eigentlich gehörten diese Männer beziehungsweise Buben in Therapie. Das mag eine völlig illusionäre Forderung sein, sie kann aber immerhin das Augenmerk auf das eigentliche Problem lenken und damit hoffentlich das Herumdoktern am falschen Ort verhindern. Verantwortungsbewußte Operateure, die die Interessen der Frau über ihre eigenen ökonomischen stellen, werden auch immer darauf achten, solche fremdbestimmten Korrekturwünsche auszuschließen.

Schmerzende Brüste (Mastodynie)

Schmerzen sind immer Hilferufe, auch wenn sie keinen für die Schulmedizin erkennbaren körperlichen Grund haben. Diejenigen der Mastodynie gehören zu den häufigsten Symptomen der geschlechtsreifen Zeit. Gewebeveränderungen sind dabei in der Brust (noch) nicht zu finden. So ist das Krankheitsbild aus schulmedizinischer Sicht »psychosomatischer« als die im Anschluß besprochene Mastopathie, wobei beide eng zusammengehören. Nicht selten entwickelt sich aus der Schmerzproblematik später eine Mastopathie, unter Umständen bis hin zur Zystenbildung (siehe Seite 377 ff.). Aus diesem Grund wäre es sinnvoll, sich auch diese Krankheitsbilder durchzulesen, da hier vieles ausge*präg*ter, das heißt schon in eine körperliche Form gegossen, ist und damit leichter deutlich werden kann.

Bei der Mastodynie können die Brüste so empfindlich reagieren, daß jede physische Berührung unerträglich wird. Die Doppelfrage »Woran hindert das Symptom, und wozu zwingt es?« kann das Problem erhellen. Wahrscheinlich ist die Betroffene zuviel oder falsch oder sogar vom Falschen zuviel berührt worden und hatte nicht die Kraft, den Mut oder die Möglichkeit, sich adäquat zu wehren. Wie so oft springt der Körper ein und macht die Hilferufe über die Brüste unüberhörbar. Auch an die Möglichkeit eines unter Umständen lange zurückliegenden Mißbrauchs, an den sich die Betroffene nicht einmal bewußt erinnern muß, ist bei diesem Symptom zu denken. Stellvertretend für die Frau schreien jetzt ihre Brüste, gleichsam weil sie sich von ihr nicht gut genug verteidigt und beschützt fühlen. Mit der *Mamma* ist der klassische Mondbereich der Frau angesprochen. Der Verdacht liegt nahe, daß er zu kurz gekommen ist und Venus vor allem vom Partner überbetont wurde. Die Symptome sprechen dafür, und auch die konkreten *Beschwerden* der Patientinnen. Vielen fehlt der Mondaspekt des Umsorgtwerdens und der liebevollen Zärtlichkeit, die gerade nicht auf Sex zielt. Auch Geborgenheit und Gefühlsausdruck kommen für viele Frauen deutlich zu kurz. Daß heute auch der Venusaspekt von immer mehr Frauen eingeklagt wird, macht das Ganze noch schwieriger, ändert aber nichts an der Deutung.

Bei der Mastodynie kann *sie* an der Brust nicht mehr berührt werden, diese verlangt jedoch über die Schmerzen nach Hilfe und Zuwendung. Trost und liebevolles In-den-Arm-genommen-Werden, ohne gleich auf das »eine« zu zielen, würden eher Linderung bringen. Als Lösung verbietet sich folglich die erotische Form von Liebe; die fürsorgliche Liebe des mütterlichen Mondprinzips ist gefragt. Sich um die Brüste auf diese Art und Weise zu kümmern bedeutet, das Mondprinzip ins Leben einzuladen. Es wäre wichtig, für das innere eigene Nest und für genügend Gefühlsnahrung zu sorgen. Dabei ist immer körperliche Schonung zu beachten. Da oft schon Erschütterungen schmerzen, kann eine Zeit der Ruhe und Regeneration auf diesem Weg eingefordert werden.

Die schulmedizinische Therapie setzt natürlich auf Schmerzmittel oder auf Progesteronsalben, wobei zunehmend auch auf das phytotherapeutische (pflanzliche) Kombinationspräparat auf der Basis bewährter homöopathischer Mittel namens »Mastodynon« zurückgegriffen wird, das selbst als Komplexmittel noch spürbare Wirkungen entfaltet und auch beim Prämenstruellen Syndrom mit Erfolg eingesetzt wird. Die beiden Krankheitsbilder sind auch häufig miteinander verbunden.

Die Lernaufgabe besteht darin, sich unliebsame Berührungen und Erschütterungen vom Leib und von der Seele zu halten und verbale Gegenmaßnahmen und anspruchsvollere Abwehrmechanismen zu entwickeln. Sie muß lernen, sich gegen Übergriffe zu wehren und ihren Mondbereich vor Mißbrauch zu schützen. Darüber hinaus geht es darum, sich mit den eigenen Brüsten und deren beiden Urprinzipien Mond und Venus nicht nur auszusöhnen, sondern sie auch genießen zu lernen.

Gutartige Wucherungen in den Brüsten (Mastopathie)

Hierbei handelt es sich um die häufigste Erkrankung der Brust. Die gutartigen Gewebswucherungen haben eine starke Tendenz zur Zystenbildung, was zum nächsten Krankheitsbild, der Mastopathia fibrosa zystica, führt. Die Entwicklungslinie von der Mastodynie über die Mastopathie zur Mastopathia fibrosa zystica zeigt den Weg, auf dem hier das Mondthema körperlich eskaliert.

Vom Gewebe her handelt es sich bei der Mastopathie um Wucherungen, die von den Milchgängen ausgehen und deutlich tastbare Knoten bilden. Mit den Milchgängen ist wiederum der Mondaspekt deutlich angesprochen – und sicher nicht der Archetyp der Venus, den es bei Brustproblemen ja immer abzugrenzen gilt. Knoten verkörpern ungelöste Probleme und damit Lernaufgaben. Wenn wir sagen »den Knoten zum Platzen bringen«, meinen wir damit die Lösung des Problems im Bewußtsein. Damit wird deutlich, daß der Brust-/Mondbereich für die Betroffene voller Probleme steckt. Bei jedem Knoten in der Brust schwingt aber natürlich wie dann auch später bei den Zysten immer sehr schnell die Krebsangst mit. Fast zum Glück schmerzen die Knoten bei der Mastopathie oft; sie sind weniger derb und nicht festgewachsen wie oft beim Krebs. Die Gefahr der Entartung ist allerdings nie wirklich auszuschließen. Die Schmerzen müssen wie bei der Mastodynie, die eben häufig auch Vorstufe ist, als Hilferufe des Mondarchetyps um Aufmerksamkeit und Zuwendung verstanden werden.

Zum Krankheitsbild gehört auch ein Anschwellen der Brüste wie beim Stillen, was darauf hindeutet, daß es um Probleme im Zusammenhang mit Nähren, Säugen und im weitesten Sinne Mutterschaft geht. Vielfach sind große Brüste betroffen, die den Mama- oder Mutteraspekt besonders betonen. Sie stehen für die gute Nährmutter, aber auch die trostspendende Frau.

Zur Lösung des Problems ist es nötig, sich die Knoten und Probleme im Mondbereich (mit den Kindern, der Familie, den Gefühlen) ins Bewußtsein zu bringen. Naheliegend wäre es auch, dem Körper die undankbare Aufgabe abzunehmen und die Einlösung der Wachstumsimpulse zu verbessern. Statt die Brüste aus Krankheitsgründen schwellen zu lassen, wäre es gesünder, sie im Rahmen einer Schwangerschaft wachsen zu lassen. Für diese Interpretation spricht auch die Tatsache, daß die Knoten mit der fortschreitenden Periode zunehmen und daß das Krankheitsbild mit der Menopause verschwindet. Auch die Mutterrolle ließe sich natürlich auf anderen Ebenen besser hervorkehren als durch solches Brustwachstum. Zu entwickeln wären die Bereitschaft zu nähren, was sich durchaus nicht nur auf eigene physische Kinder beziehen muß, sowie das fürsorgliche Mondprinzip im eigenen Leben. Fühlen sich Brüste angenommen und bekommen sie freiwillig Zuwendung, brauchen sie nicht unter Schmerzen danach zu schreien und sich »aufzuplustern«.

Bei starker Krebsangst sind unbedingt auch die in diesem Zusammenhang wichtigen Fragen zu stellen und zu beantworten. Hier gilt es, den Anfängen zu wehren im Sinne echter Vorbeugung, die – wie im entsprechenden Kapitel auf Seite 384ff. dargestellt – über die übliche Früherkennung weit hinausgeht.

Auch die schulmedizinischen Therapievorschläge stützen unsere Deutungen. Die besten Erfolge erzeugt man mit Prolaktinhemmern. Wenn man die Bildung des milchfördernden Hormons unterbindet, kann der Körper den Wunsch zu nähren offenbar nicht mehr in schwellenden Brüsten inszenieren. Gelöst wird damit das tiefere seelische Problem jedoch nicht. Ein drastischer Weg wäre die Amputation der Brüste bei entsprechend hinzukommendem Krebsverdacht, wodurch dieser Mondbereich gleichsam abgeschnitten und aus der körperlichen Welt verbannt wird. Allerdings ist es denkbar, daß die Blockierung der Körperebene den Wachstumsimpuls wieder auf die seelische oder Bewußtseinsebene hebt. Denn darum ginge es ja: dort tiefer in den Mondpol einzudringen und die konkrete Brustebene ruhen zu lassen.

Brustzysten (Mastopathia fibrosa zystica)

Unter einer krankhaft zystisch veränderten Brust leiden bei uns über 50 Prozent der erwachsenen Frauen. In den USA sind es je nach Studie sogar 60 bis 90 Prozent. Demnach dürften in den modernen Industriegesellschaften ungefähr drei Viertel der Frauen betroffen sein. Das aber kann nichts anderes heißen, als daß die Hormonsituation bei uns weitgehend aus dem Lot geraten ist. Das zuständige Endokrinum dürfte genauso irritiert sein wie die Psyche. Auf der übertragenen Ebene bedeutet es, daß es bei uns um das Mondprinzip schlimm steht. Die epidemiologischen Erhebungen stützen unsere These eines Zusammenhangs zwischen nichtgelebtem Mondarchetyp im Bereich des Stillens und Versorgens, denn Frauen, die nicht geboren und nicht gestillt haben, sind wie auch Unverheiratete häufiger von diesem Krankheitsbild betroffen. Nach vielen Geburten und langen Stillzeiten tritt es dagegen seltener auf. Zudem ist beobachtet worden, daß es sich nach einer Schwangerschaft spontan zurückbildete. Auch das Alter der Betroffenen, bei denen es zwischen 35 und 50 Jahren zu einer Erkrankung kommt, mit einem Gipfel zwischen 46 und 50 Jahren und einem deutlichen Rückgang danach, spricht für unsere Deutung. Die Mastopathie scheint die Brüste zu Aktivitäten zu animieren, solange noch Hoffnung auf Schwangerschaft und Stillen besteht, und dann das Thema, jedenfalls auf dieser Ebene, aufzugeben.

Der Unterschied zu den beiden zuvor beschriebenen Krankheitsbildern, deren Deutungen hier auch gelten, besteht in der Bildung von wassergefüllten Zysten. Darin eingekapselte Tränen zu sehen liegt nahe, da Wasser symbolisch dem Seelenelement entspricht. Die Zysten entstehen im Rahmen der Mastopathia fibrosa zystica auch als einzelne große Gebilde von bis zu einigen Zentimeter Größe. Solche großen abgekapselten Tränenreservoire können zum Beispiel nach schmerzlichen Trennungen oder anderen die Mondregion verletzenden Erlebnissen, wie zum Beispiel der ärztlichen Ankündigung, ein behindertes Kind zu bekommen, besonders schnell heranwachsen. Nicht selten schmerzt die rasante Entwicklung stark, schon weil erhebliche Spannungen im Gewebe entstehen. Es herrscht dann eine gespannte Atmosphäre im ganzen Mondbereich und nicht nur im BH. Möglich sind auch Kalkablagerungen, die auf eine tendenziell versteinerte Situation im Brust- und Mondbereich hindeuten. Das saturnine Prinzip in der Brust, verkörpert durch diese Ablagerungen, könnte für Strenge auf der falschen Ebene stehen und für eine Versteinerung im mondigen Gefühlsbereich, wie etwa nach Schockerlebnissen (»starr vor Schreck«).

Die Spannungen deuten außerdem auf anstehende Entladungen hin, wie sie sich etwa in der Stimmung vor einem Gewitter zeigen, bei Versteinerungen ist es dafür allerdings schon zu spät. Die wesentliche Frage wäre: Was will und soll sich entladen? Vor allem dürfte es um Gefühlsinhalte und offene Wünsche oder alte Wunden und Ängste aus dem Mondbereich gehen. Auch sexuelle Spannung kann ja die Brust – über die sinnliche Erregung – fest und gespannt werden lassen und sich im anschließenden Orgasmus wieder entladen. Wobei hier die Venusebene gegenüber dem Mondarchetyp eher hintanzustellen wäre. Die Versteinerungen zeigen einen weiter fortgeschrittenen Prozeß der Verhärtung der Gefühle und deren endgültiger Abkapselung. Aus den Tränen, die im oberen Mondbereich der Augen nicht geweint wurden, sind über die Abkapselung in den Zysten schließlich Steine geworden, die ihr auf der Brust liegen und aufs Herz drücken. Diesbezüglich ist es auch verständlich, daß die Schulmedizin bei sogenannter Neigung zu Zysten diese oben und unten gleichermaßen findet. Wer dazu neigt, seine Tränen und damit seine Gefühle zurückzuhalten und abzukapseln, tut das auf allen Ebenen. So manifestieren sich die entsprechenden Themen in Form von Brust- oder Eierstockzysten. Die Brust würde hier für ein oberflächlicheres, akuteres Schmerzthema stehen als die Eierstöcke. Oder urprinzipiell ausgedrückt mischen sich im Brustbereich Mond und Venus, im Eierstock aber Mond und Pluto. Selbst chirurgisch wird der Unterschied deutlich, weil der Zugang zur Brust viel leichter, da oberflächlicher ist als der zum Eierstock. Wenn eine Mond- und eine Liebesgöttin wie Demeter und Venus aneinandergeraten, ist das Problem und der Zugang dazu viel leichter, weil oberflächlicher, als wenn sich Demeter mit Hekate in den Kampf stürzt.

Aufgrund der Spannungen können die Betroffenen oft nicht einmal einen BH ertragen, wobei die Brüste sich zu immer er*heb*licherer Größe auswachsen und zunehmend schwerer zu (er-)tragen sind. Bezüglich der Empfindlichkeit wird das Thema der Mastodynie weitergeführt, wobei hier das Mondprinzip schon viel fordernder und dringender geworden ist. Zwar handelt es sich nun um große Brüste, *sie geben aber wenig her*. Die Wege des Nährenden sind verlegt und versteinert, und das ist auf verschiedenen Ebenen wörtlich zu nehmen. Mond ist hier aufgeblasen, aber nicht inhaltlich erfüllt. Wenn die großen Mammae kaum oder keine Milch oder auf übertragener Ebene zuwenig Seelennahrung geben, wird dieses Versagen der eigenen Quelle aufgrund der daraus erwachsenden Schuldgefühle später oft über Süßigkeiten kompensiert. Die Kinder werden regelrecht damit vollgestopft. Vielfache Knoten und Verhärtungen im Ernährungsthema, die immer dann stärker werden, wenn es in Richtung

Periode und damit ans Hergeben geht, verdeutlichen das zentrale Mondproblem. Neben der Mondthematik, die so eng mit der der Rhythmik verbunden ist, spielt hier auch noch das Thema des immer schwerer werdenden Loslassens herein. Miranda Gray, die in ihrem Buch *Der rote Mond* die Regel als Abbild des Lebenszyklus darstellt, beschreibt die Zeit vor der Blutung als Sterbephase und damit als Zeit des Loslassens. Wer will aber heute schon noch geben und loslassen? In einer Zeit, die das Gesetz des Rhythmus ignoriert und nur noch haben und gar nicht mehr geben will, liegt es eigentlich nahe, daß die Mastopathie (wie ja auch der Brustkrebs) immer mehr zunimmt. Hier wie aber auch in der nur scheinbar so weit entfernten und ebenso rasant zunehmenden Verstopfung zeigt sich einmal mehr, wie sehr dieser Bereich ins Hintertreffen geraten ist.

Vom Typ her neigen dunkelhaarige, schlanke Frauen, die dem männlichen Pol näher stehen, mehr zu diesem Krankheitsbild, aber auch Frauen, die ihr Gleichgewicht nicht gefunden haben und meinen, zwischen allen Stühlen zu sitzen. Darunter sind auch viele Frauen, die sich mit dem Mädchentyp identifizieren und den Übergang in den mütterlichen Typ nicht gut schaffen oder sogar bewußt ablehnen. Im Mädchen fasziniert sie das noch androgyne Wesen, das ja auch grammatikalisch noch neutral ist. In den weiblichen Pol und insbesondere ins Reich des Mondarchetyps gehen gerade moderne Frauen immer weniger gern, weil er so verletzlich macht, so wenig Anerkennung findet und sie doch auf Geborgenheit angewiesen ist. »Kann man (gemeint ist *frau*) denn heute noch Kinder bekommen?« wäre eine typische Frage, die diese Frauen stellen.

Für diese Deutung spricht auch, daß bei Harmonie, häuslicher Ruhe und familiärem Frieden das Problem der Mastopathie sich sofort bessert. Daraus ließe sich vermuten, daß die Spannungen im häuslichen, familiären Bereich ähnlich zunehmen wie die durch sie verschlechterten Krankheitsbilder. Vieles spricht auch dafür, daß vermehrt Frauen ihre nicht geäußerten Spannungen bezüglich des Familien- und Nestbereiches über die Brust abreagieren. Sie leiden an ihrer mütterlichen Weiblichkeit beziehungsweise an Schuldgefühlen, dieser nicht gerecht geworden zu sein. Das wiederum wird in unserer Gesellschaft mit Sicherheit auch immer schwieriger. Die Kinder bekommen tatsächlich nicht mehr genug Zuwendung, die Frauen aber genauso wenig. Daß sie den Kindern zuwenig geben, wenn sie nach deren Geburt gleich wieder arbeiten gehen, liegt nahe. Doch bekommen sie dadurch auch selbst keinesfalls, was sie brauchen – jedenfalls nicht im Mondbereich der Gefühle und Rhythmen.

»*Woman is the nigger of the world*«, sangen John Lennon und Yoko Ono. Frauen mit Mastopathie wollen nicht aus dem (eher venusischen) Mädchenland in den verachteten mütterlichen »Nigger-Pol« wechseln. Über ihr Symptom, die ständig schwellenden Brüste, bekommen sie dieses Pubertätsthema dann aber ohne Unterlaß *mon*atlich unter die Nase gerieben. So werden sie vom Schicksal geradezu gezwungen, sich des eigenen Mondrhythmus bewußt zu werden und sich um ihre Brüste als Repräsentanten des abgelehnten Prinzips zu kümmern. Es liegt nahe, darin eine Ungerechtigkeit des Schicksals zu sehen, aber *frau* könnte es auch als Gnade interpretieren, nicht fallengelassen, sondern immer wieder nachdrücklich aufgefordert und therapiert zu werden.

Die Aufforderung besteht ganz klar darin, sich dem Thema des weiblichen Kreislaufes zu stellen. Der Busen schwillt vor jeder Regel an und weist darauf hin, daß es jetzt eigentlich ans Stillen ginge. Die Blutung entspricht symbolisch der Geburt, und auf diese folgt das Stillen. Stillen verweist aber auch auf das Stillewerden, ist doch die Periode, wie schon erwähnt, die klassische Aus- und Ruhezeit im weiblichen Zyklus – also auch eine Zeit, in der *frau* sich selbst stillen und sich Ruhe und Seelennahrung gönnen kann. Drei bis vier Tage nach der Periodenblutung tritt bezüglich der Symptomatik wieder Besserung ein. Das Thema ist fürs erste durch. Dem entspricht im größeren Kreis des Lebens das Verschwinden der Symptomatik mit der Menopause, mit der das Nährthema auf dieser Ebene vom Tisch ist. Die auf die Monatsblutung folgende (weiblichere) Östrogenphase bessert dann ebenfalls, genauso wie die Pille. Das ist nur ein scheinbarer Widerspruch zur weiter oben angeführten Besserung durch das Gegenteil: Prolaktinhemmer und Progesteron. Eigentlich ginge es darum, im Sinne des Östrogens den weiblichen Mondpol zu unterstützen. Hier liegt auch die Erklärung für die mittels Pille zu erreichende Besserung, denn unter ihrem *Einfluß* glaubt der Organismus ja, schwanger zu sein. Das aber ist genau das Thema, das anstünde. Wenn *man* den ganzen Bereich allopathisch unterdrückt, wird (jedenfalls in der Schulmedizin) eine Linderung der unmittelbaren Beschwerden erreicht, weil dem Körper nun die Möglichkeit genommen wird, das Thema auf einer bestimmten Ebene zu inszenieren. So läßt sich zum Beispiel die starke Drüsenaktivität durch Progesteron ruhigstellen oder gezielt das Milchgangepithel mit »Anti-Prolaktin« hemmen. *Man* nimmt den weiblichen Aspekt einfach möglichst weitgehend weg, dann wird *frau* ihn in seiner Problematik weniger bemerken. In diese Richtung weist auch die lokale Behandlung mit Progesteron (»Progesto-Gel«), welches das Wachstum der Brustdrüsen hemmt, indem es die Schleimhaut austrocknet. Leider (aus Sicht der Schulmedizin) oder zum Glück hat der Organismus aber viele Möglichkeiten, ein und dasselbe Urprinzipiendrama darzustellen. So läßt sich zwar fast alles zeitweilig be*seiti*gen. Das so auf die Seite Geschobene meldet sich aber zu anderer Zeit und an anderem Ort wieder. Vieles spricht dafür, daß auf diese Weise die Dinge immer weiter eskalieren, bis dann die Symptome nicht mehr zu beseitigen sind.

Vom Typ her finden sich unter den Betroffenen auch viele sexuell wenig befriedigte oder unbefriedigte Frauen. Das ist auf verschiedenen Ebenen leicht erklärlich, so auch auf jener der problematischen Brust. Die Betroffenen geraten hier schnell in einen Teufelskreis. Sie können ihre Brust einerseits nicht in die Sexualität einbringen, weil die so empfindlich ist. Andererseits locken sie aber gerade über deren imposante Erscheinung immer wieder Männertypen an, die genau jenes Mütterliche suchen, das sie nicht zu geben wissen, obwohl gerade das ihre Aufgabe wäre. Hier zeigt sich die Nähe zwischen Teufelskreis und Lösung. All die Teufelskreise, die das Schicksal so häufig über Krankheitsbilder inszeniert, haben diese therapeutischen Ausgänge, *frau* muß sie nur für sich finden. An sich ist es eine klassische Doppelbindung: Riesenbrüste, die eindeutige Signale ausstrahlen, aber zu empfindlich sind für Sex, der zur Mutterschaft verhelfen könnte. Die Überempfindlichkeit ruft nach Beruhigung und vom Mondprinzip inspirierter Zärtlichkeit, sanfter Zuwendung und häuslicher Geborgenheit, die nichts fordert und der Frau so den Rahmen gibt, (sich) schenken zu lernen.

Was bei der Mastodynie an*gedeutet* wurde, gilt hier in noch stärkerem Maß. Frauen mit Mastopathie leiden oft auch am Prämenstruellen Syndrom. Von der seelischen Stimmungslage ist es nicht einmal sinnvoll, die beiden Krankheitsbilder sehr zu trennen, denn sie haben einen ganz ähnlichen Hintergrund. Die ebenfalls schon angesprochene Angst vor Brustkrebs ist hier verständlicherweise noch größer. Die Betroffenen spüren ja zu Recht, daß da etwas mit und in ihrer Brust nicht stimmt, daß sie ihrer eigentlichen Aufgabe nicht gerecht werden. Vereinzelte Brustzysten können den Verdacht auf bösartige Knoten natürlich noch erheblich verstärken, zumal sie nicht so leicht einzuordnen sind. Sie erfordern immer eine differenzierte Diagnostik und werden häufig in einem Diagnostik mit Therapie verbindenden Schritt herausgeschnitten. Die nicht verarbeitete Drohung des Krebses einerseits und die Störung durch den als zu groß empfundenen Busen andererseits lassen eine Reduktionsmastektomie, das Wegschneiden großer Bereiche der Brüste, vielen Frauen und ihren Ärzten verlockend erscheinen. Zu dieser Denkweise wurde bereits Stellung genommen. Näheres zur Operation findet sich auf Seite 369ff.

Die tiefere Ebene der Deutung zeigt, daß die Frau Seelisches in sich abkapselt. Die erlöste Form der Abkapselung wäre, Wertvolles für sich zu behalten. Homöopathisch gedacht, sollte sie sich aus manchen Pflichten verabschieden, um Räume für sich und ihre Träume und Gefühle zu bekommen. Vieles im Bereich des Nährens wird von ihr zurückgehalten und in sich verschlossen. Tatsächlich muß sie häufig lernen, zurückhaltender (mit sich) zu sein. Sie muß lernen, nein zu sagen, sich phasenweise zu verschließen und zurückzuhalten, um erst einmal genug für sich und ihre Mondbedürfnisse zu bekommen. Aufgrund der Häufigkeit der Problematik ist davon auszugehen, daß das inzwischen für eine Mehrheit unter den Frauen der Industriegesellschaften gilt. Die Betroffenen verhärten sich in ihren Gefühlen, kapseln sie ab und nähren so nicht selten eine Schlange an ihrem Busen. Die Schlange und der Krebs gehören nicht zufällig zum selben Archetyp des Pluto, vertreten durch die Göttin Hekate.

Brustkrebs (Mammakarzinom)

Als häufigster weiblicher Krebs ist das »Mamma-Ca«, wie Ärzte es nennen, immer noch im Zunehmen begriffen. Es ist häufiger als alle anderen gynäkologischen Krebsarten zusammengenommen. Ausführlich ist es im Buch *Krankheit als Sprache der Seele* beschrieben. In den 25 Jahren von 1960 bis 1985 sind die Todesfälle um ein Drittel angestiegen, obwohl die Schulmedizin durchaus Fortschritte in Früherkennung und Behandlung von Brustkrebs zu verzeichnen hatte und heute 90 Prozent der Frauen, deren Tumor früh erkannt wird, die ersten fünf Jahre nach der Operation überleben. In Wahrheit ist die Zunahme also noch bedeutender, und das Krankheitsbild dürfte von daher wie die beiden vorangegangenen einen deutlichen Zusammenhang zu unserer Zeit und Gesellschaft haben.

Die in ihrem eigenen Rhythmus lebende, glückliche, erfüllte Frau, die Spaß an ihrem Leben hat und es leicht und locker nimmt, und das nicht (vor-)spielt, ist praktisch nie betroffen. Wenn sie dann auch noch ihre vitalen Bedürfnisse in den Bereichen des Mond- und des Venusarchetyps befriedigt und für eine ihr persönlich entsprechende Kommunikation sorgt, bei der Geben und Nehmen im Einklang sind, ist sie mit ihrem Lebensschiff in sicherem Fahrwasser.

Da sie dem Mondprinzip untersteht, ist die Brust beinahe wie die Gebärmutter ein Rhythmusorgan. Leben ist Bewegung. Wo sich nichts mehr bewegt, hört Leben auf. Die Umkehrung würde heißen: Wo Rhythmus fehlt, droht Tod. Vieles spricht dafür, daß in unserer Gesellschaft immer mehr Frauen immer weiter aus ihrem Rhythmus fallen. Wenn man so will, reicht dieses Problem zurück zu den Anfängen der Zivilisation. Solange noch kein künstliches Licht verwendet wurde, also keine Feuer in den Höhlen brannten, menstruierten ziemlich sicher alle Frauen im selben Rhythmus, nämlich dem des Mondes. Mit dem Kunstlicht, das den Tag-Nacht-Rhythmus durcheinanderbrachte, kam auch das Durcheinander in die weiblichen Kreise (Zyklen), an das wir uns heute gewöhnt haben. Neben diesem grundlegenden Rhythmus gibt es noch viele Rhythmen, die auf der Strecke geblieben sind. Wenn wir nach Kulturen suchen, die keinen Krebs kannten, finden wir insgesamt nur sehr wenige, wie zum Beispiel das Volk der Hunza im Himalaya. Diese wenigen aber lebten immer nach den strengen Rhythmen der sie umgebenden Natur und ihrer jeweiligen Religion. So ist vielleicht unser Rhythmusproblem eine der Wurzeln des zunehmenden Krebsgeschehens und insbesondere der Zunahme des Brustkrebses in den Industrienationen. Das sind wahrscheinlich auch nicht zufällig die Gegenden dieser Welt, wo die angestammten Lebensrhythmen zuerst abgeschafft wurden. Wir können bereits heute problemlos mit Hilfe schulmedizinischer Forschung die häufigsten Krebsarten auf Zivilisationserscheinungen wie Rauchen (Bronchialkarzinom) und chronische Verstopfung (Dickdarmkrebs) zurückführen. Die Entstehung des Brust-, Gebärmutter- und Eierstockkrebses könnte ebenso an unserer Zeit und den zivilisationsbedingten Rhythmusstörungen liegen, die Frauen nicht mehr so einfach Frau sein lassen.

Die recht eingehenden epidemiologischen Untersuchungen, die die Verbreitung des Brustkrebses in verschiedenen Ländern und Bevölkerungsschichten untersuchen, stützen jedenfalls sehr auffallend unsere Thesen. Weltweit sterben nach Schätzungen der Weltgesundheitsorganisation (WHO) derzeit jährlich 250 000 Frauen an Brustkrebs. Die Sterblichkeit verteilt sich dabei aber keineswegs gleichmäßig über die Welt. Die westlich geprägten Industrienationen, lediglich mit Ausnahme von Japan und den südeuropäischen Ländern Italien und Spanien, führen die Statistiken mit großem Abstand an. Auffallend ist dabei sowohl in Europa als auch in den USA ein deutliches Nord-Süd-Gefälle. Überall, wo das westliche Wirtschaftssystem die Herrschaft übernahm, hat sich mit ihm auch der Brustkrebs verbreitet: von Europa in die USA, nach Australien und bis nach Neuseeland. Die Ausnahme Japan dürfte darauf beruhen, daß dort das Familiensystem noch weitgehend intakt geblieben ist, zum Teil haben sogar die Firmen die Funktion von Familien übernommen. Auf der Schattenseite hat Japan sich mit dieser Struktur eine zehnmal höhere Magenkrebsrate[38] eingehandelt und opfert so diesem anderen Mondorgan. Das Nord-Süd-Gefälle läßt sich mit der in südlichen Ländern größeren Kinderliebe und Neigung, diese körperlich und emotional intensiver zu stillen, erklären. Der Vergleich zwischen süditalienischen und norditalienischen Müttern deutet bereits an, was die Gegenüberstellung mit einer typischen norddeutschen Mutter noch krasser hervortreten läßt. Insofern ist das Ausscheren von Italien und Spanien gut nachvollziehbar. Die Familie hat in beiden Ländern bis heute die Oberhand behalten und ist als Wert dem Bruttosozialprodukt nicht nachgeordnet worden.

Vergleiche innerhalb der USA machen noch deutlicher, daß es sich hier keineswegs um klimatische Einflüsse handeln kann, sondern viel eher um Gesellschaftsmuster und Familienauffassungen. Während weiße US-Bürgerinnen mit der sehr hohen Wahrscheinlichkeit von 8,2 Prozent erkranken, sind schwarze mit 7,0 Prozent schon deutlich weniger gefährdet, Amerikanerinnen chinesischer Herkunft sind mit 6,1 Prozent noch weniger und solche japanischer Abstammung sogar nur mit 5,4 Prozent betroffen. Innerhalb des US-Bundesstaates New Mexico läßt sich dieses Ungleichgewicht noch weiter differenzieren, da hier die Frauen spanischer mit 4,8 und die indianischer Herkunft sogar nur mit 2,5 Prozent erkranken. (Zum Vergleich haben Frauen in Deutschland das Risiko schwarzer Amerikanerinnen von 7 Prozent, das heißt, laut Statistik erkrankt jede 15. Frau.) Auch rassische Unterschiede können als Erklärung nicht herhalten, da sich gezeigt hat, daß Auswanderinnen zum Beispiel aus Japan zwar in der ersten Generation noch das niedrige japanische Erkrankungsrisiko bewahren, aber in der zweiten Generation bereits das Risiko der weißen Frauen annehmen. Also müssen wohl die Lebensumstände entscheidend sein. Die Schulmedizin sieht hier vor allem Umwelteinflüsse, Ernährungs- und Lebensgewohnheiten als Grund.[39] Nach unseren Erfahrungen müßten die seelischen Muster, die sich in den Lebensgewohnheiten spiegeln, eher an erster Stelle rangieren.

Der im allgemeinen Krebskapitel schon angeführte Aspekt der Normopathie, des so extremen Normalseins, daß alles Eigene und damit auch der eigene Weg auf der Strecke bleiben, ist ein Ergebnis des Anpassungszwanges und der Vermassung der Menschen in den Industriegesellschaften. Immer mehr Frauen passen sich archetypisch männlichen Lebensrhythmen an, verschieben klassisch weibliche Anliegen im Leben nach hinten, um zuerst einmal den Anforderungen der Leistungsgesellschaft gerecht zu werden. Insofern verwundern die Daten der Epidemiologie, jener Wissenschaft, die sich mit der Verteilung der Krankheitsbilder in einer Gesellschaft beschäftigt, in bezug auf den Brustkrebs wenig. Daraus geht hervor, daß Frauen, die früh mehrere Kinder bekommen, am wenigsten von Brustkrebs betroffen sind. Wenn sie erst nach dem 25. Lebensjahr Mutter werden, steigt das Risiko schon wieder. Frauen, die erst jenseits des 30. Lebensjahres ihre Kinder bekommen, haben ein höheres Brustkrebsrisiko als kinderlose. Das könnte darauf hinweisen, daß die moderne Lebensplanung dem in vielen Frauen angelegten weiblichen Entwicklungsweg wenig gerecht wird.

Die Lernaufgabe bei Krebs verlangt, die Normen und den einschränkenden Gleichschritt der Gesellschaft mit ihrem Maschinentakt, der an der Selbstverwirklichung hindert, zu durchbrechen und den eigenen Weg einzuschlagen. Allerdings immer unter Wahrung des Rückbezuges zu allem Anfang und mit dem großen Ziel der letzten Befreiung – im Sinne des Einswerdens mit allem. Anfang und Ende sind dann eins und fallen im Mittelpunkt des Lebensmandalas zusammen, wenn letzte Freiheit verwirklicht ist. Abgesehen von diesem hohen und letzten Ziel ist alles, was dem eigenen individuellen weiblichen Weg dient, Krebsprophylaxe und im Krankheitsfall dann auch Therapie.

Krebs ist grundsätzlich ein Hinweis, daß die Betroffenen dem eigenen Entwicklungsweg untreu geworden sind. Die Lokalisation zeigt den Bereich des Lebens, in dem das Hauptproblem sitzt. Mit der Brust ist das klassisch weibliche Feld von Mond und Venus betroffen. Wenn an der weichsten und schönsten Stelle, die wir kennen, das Bösartigste und Härteste wächst, das wir uns vorstellen können, ist der Schrecken groß. Wo ein so lebenspendender Bereich etwas so Tödliches hervorbringt, müssen beide oder einer dieser Archetypen schwer verletzt sein. Da der Brustkrebs im allgemeinen seinen Ausgang vom Drüsengewebe der Milchgänge nimmt, steht das Mondprinzip wieder weit im Vordergrund. In nüchternen Zahlen sieht es so aus, daß etwa 90 Prozent der Krebsentwicklungen vom Milchdrüsengewebe, also den Gängen oder Lappen der Drüse, ausgehen und nur 10 Prozent von anderen Strukturen der Brust. Aber auch bei diesen Sonderformen ist oft das Mondprinzip noch mitbetroffen, wie etwa bei der Paget-Krankheit, einem Krebsgeschwür der Brustknospe.

Da zwischen 35. und 45. Lebensjahr Brustkrebs die Haupttodesursache bei Frauen ist, müssen wir davon ausgehen, daß vor und in dieser Zeit die nicht anders lösbaren Probleme liegen. Sehr häufig findet sich im Vorfeld des Brustkrebses ein schwerer Kummer, den *sie* nie adäquat verarbeiten konnte, sondern an ihrem Busen gleichsam bewahrt und gehütet hat, und der oft ihr eigenes Leben angehalten hat. Er ist ihr sehr nahegegangen, eben fast bis ans Herz, auch wenn sie das gar nicht immer so direkt bemerkt haben muß. Vielfach hat sie ihn bewußt auch einfach gar nicht an sich herangelassen, aus Angst, ihn nicht verkraften zu können. Erst der Knoten zeigt ihr dann, wie nahe ihr das Problem in Wirklichkeit doch gegangen ist. Selbst wenn sie den Kummer oder die Katastrophe bewußt registriert hat, darf niemand erfahren, wie verletzt und zerstört sie innerlich und wie böse sie eigentlich war. Angst oder Anstand, Stolz oder scheinbar selbstlose Zurückhaltung verhindern häufig notwendige, weil befreiende emotionale Ausbrüche. Oft sind die Betroffenen auch einfach stolz darauf, nie egoistisch (gewesen) zu sein, und alles Aufschreien und Aufbegehren würden sie schon als Egoismus bezeichnen. Dieser tiefe unverarbeitete Kummer im Mondbereich, der sowohl die Welt der Gefühle als auch Familie, Heim und Nest betreffen kann, hat sie häufig in die Resignation getrieben. Der unbewußte Rückzug wird dann manchmal sogar äußerlich in der betroffenen Brustregion durch ein unverkennbares Sich-nach-innen-Ziehen der Haut sichtbar und deutlich – und immer auch in der Rückzugstendenz des Krebses auf embryonale Zellmuster. Das auslösende kummervolle Ereignis kann und wird sogar oft weit zurückliegen. Ein Brustkrebsknoten von einem Zentimeter Durchmesser besteht fast immer bereits über zehn Jahre, wie unzählige Mammographien belegen. In Reihenuntersuchungen fand Professor Fournier heraus, daß ein Krebsknoten etwa fünfzehn Jahre benötigt, um einen Zentimeter groß zu werden. In Ausnahmefällen können einzelne Knoten aber auch viel schneller wachsen.

Wer sich in der beschriebenen Weise nie zu sich bekennt, weder Härte noch Aggression, noch einschneidende Maßnahmen je in seinem Leben greifen läßt, muß damit rechnen, daß das dann von anderen übernommen wird. Der Krebs kann das Drama mit all seinen Wendungen ausdrücken. Er lebt all die Aggressivität und Zerstörungswut, die die Betroffene hintangestellt hat, und verrät so noch am ehesten die höllische Energie, die sie unbewußt an ihrem Busen nährte. Der Krebsknoten selbst bringt durch seine Konsistenz Härte ins Spiel; die Ärzte benutzen bei seiner Bekämpfung viel Einschneidendes und eine notwendige Portion Aggression. Natürlich drücken weder die Härte und Aggression des Krebsknotens noch die Schärfe des Skalpells und die Aggressivität der Chemotherapie das Thema auf einer genügend anspruchsvollen Ebene aus. Das bliebe die Aufgabe erfolgversprechender Therapiemaßnahmen, die aufzeigen, daß jede Katastrophe, jede Enttäuschung immer zwei Seiten hat. Die Ent-täuschung zeigt schon sprachlich, daß sie eine Täuschung beendet, und das ist ja eigentlich eine gute Sache. Wer nie enttäuscht wurde, war entweder schon immer vollkommen oder ist völlig in der Welt der Täuschungen hängengeblieben. Das aus dem Griechischen stammende Wort »Katastrophe« hat neben der uns vertrauten auch noch die Bedeutung von »Umkehr« und »Wendepunkt«. Das aber verrät die notwendige Lösung. Denn genau jene Menschen, die bereit sind, nach der »Krebsdiagnose« das Ruder ihres Lebensschiffes radikal herumzureißen und wieder Kurs auf sich selbst und ihre Lebensaufgabe zu nehmen, schaffen es oft doch noch und erleben, was die Schulmediziner so schamhaft Spontanremission nennen, alle anderen Menschen aber als Wunder bezeichnen.

Der Schritt zu sich selbst ist dabei langfristig kein egoistischer, wenn es auch für manche Patientinnen zuerst einmal heilsam sein kann, sich im landläufigen Sinne egoistisch auf sich selbst und die eigenen Themen zu besinnen. Menschen, die das Wunder einer unerwarteten Heilung erlebt haben, sind fast immer in erlöster Weise offen für andere und das Gegenteil von egoistisch. Tatsächlich werden sie oft auch der zweiten Bedeutungsschicht des Krebsgeschehens auf der seelischen Ebene gerecht, der Tendenz nämlich zu Omnipotenz und Unsterblichkeit, die die Krebszellen ja bereits auf ihre Weise verwirklichen. Schaffen die Betroffenen diese Aufgabe seelisch – im Rückbezug auf ihre Wurzeln und die *religio* – und identifizieren sich mit der Unsterblichkeit ihrer Seele, werden sie auch deren unglaubliche Möglichkeiten fast im Sinne von Omnipotenz immer deutlicher erleben. Viele dieser ehemaligen Patientinnen gehen spontan oder unter Anleitung den beiden Fragen nach: »Woher komme ich, und wohin gehe ich?« Diese beiden Grundfragen unserer Existenz werden auch in der Krebserkrankung mit ihrem aggressiven Vorwärtsdrang und in ihrem Rückzug auf primitive Zellmuster ausgedrückt, jedenfalls auf gänzlich unerlöste Weise. Ja selbst das Krebstier mag dafür Pate stehen, ist es doch einerseits für seine aggressiven Scheren und andererseits für seinen typischen Rückwärtsgang bekannt.

Die Probleme der Patientinnen zeigen sich häufig in auffallender Angst, sich selbst zu leben, und dabei ginge es gerade darum: einerseits mutig und offensiv nach vorn zu leben und andererseits in der Katastrophe die Umkehrchance zu erkennen und sich auf die wirklich wesentlichen Dinge im Leben zurückzubesinnen. In der Praxis ist es ebenso wichtig wie manchmal schwierig, der Katastrophe auf die Spur zu kommen, aus der sich der Wendepunkt ergeben müßte. Besonders häufig verbirgt sie sich in Themenbereichen, die mit der Mondproblematik zusammenhängen: enttäuschte Mutterliebe, ungelöste Mutter- oder Elternbeziehungen, Probleme mit der eigenen Mütterlichkeit oder Mutterrolle usw.

Die Lösung kann natürlich immer nur individuell sein. Patentrezepte haben langfristig nie Sinn und schon gar nicht bei einem Krankheitsbild, bei dem es so zentral um das Eigene, Individuelle geht. Einige Stichwörter mögen den Rahmen abstecken, in dem das eigene Thema leichter ausgemacht werden kann. Es gilt, die eigene Kraft in sich zu entdecken und sie mutig und offensiv einzusetzen, die eigene Brust, das eigene Herz zu öffnen, den Kummer herauszuschreien und aus dem Herzen nicht länger eine Mördergrube zu machen, sondern die Schlange zu erkennen, die *frau* an und in ihrem Busen nährt. Es gilt, sich den bewußten Rückzug zu ursprünglichen Lebensträumen zu gönnen, auf die eigentlichen Anliegen mutig *zurück*zukommen, Mut und Kraft zu radikalen Kehrtwendungen und Wandlungen zu finden, die eigene Weiblichkeit ohne Rücksicht auf etwaige drohende (*mater*ielle) Verluste auszuleben, auf dem weiblichen Entwicklungsweg zu verwirklichen, was nur *frau* selbst kann, Zugang zur eigenen Einzigartigkeit zu entwickeln auf dem Weg zum letzten Ziel: eins mit allem zu werden.

Zum Abschluß noch ein Blick auf die heutige Praxis im Umgang mit Brustkrebs, der fast nie von Gynäkologen, sondern von der Betroffenen selbst entdeckt wird. Dann allerdings vermeidet sie aus verständlicher Angst viel zu oft den Schritt zur diagnostischen Abklärung. Wenn sie dann manchmal erst nach Wochen beängstigender Selbstuntersuchungen und vergeblicher Hoffnungen zum Gynäkologen geht, ist aus Medizinersicht größte Eile geboten. Die verzweifelten Selbstuntersuchungen erhöhen nicht nur die Gefahr der Verschleppung von Krebszellen durch den Massageeffekt, sie fördern auch die Angst und verschlimmern damit laufend die Situation. Wir wissen schon lange, aber durch die Psychoneuroimmunologie ist es inzwischen auch wissenschaftlich belegt, daß Angst der schlechteste Ratgeber ist und das Immunsystem sehr in Mitleidenschaft zieht. Auch die Hektik, die von ärztlicher Seite ausgeht, ist eher schädlich, wenn auch verständlich. Selbst wenn die Patientin viel zuviel wichtige Zeit vertan hat, verursacht die jetzt von den Ärzten heraufbeschworene Panik nur noch eine weitere Schwächung des Immunsystems. Sogar wichtigste persönliche Termine der Betroffenen werden ärztlicherseits be- und verhindert. Das Ergebnis ist leider viel zu oft, daß in die (seelische und damit auch immunologische) Katastrophe im negativsten Sinn des Wortes hineinoperiert wird.

Bei einigen anthroposophischen Ärzten hat sich eine ganz andere Vorgehensweise bewährt. Sie führen zuerst einmal eine Misteltherapie zur Vorbereitung und Abgrenzung des Tumors durch. Ab und zu kommen Schulmediziner dieser Position mit einer Zytostasevorbereitung ebenfalls nahe. Besonders zielführend wäre es natürlich, die Patientin auch noch zur aktiven Mitgestaltung zu gewinnen und sie anzuregen, mit entsprechenden geführten Meditationen[40], den Eingrenzungs- und Heilungsprozeß zu unterstützen, wie es im allgemeinen Krebskapitel ausgeführt ist (siehe Seite 342). Auch bei etwaigen späteren Eingriffen wäre unbedingt an diese Möglichkeit zu denken.

Heute hat es sich durchgesetzt, nur noch in der Östrogenphase, das heißt in der ersten Zyklushälfte der Frau, zu operieren, weil dann die Ergebnisse viel besser sind. Bei Operationen in der Progesteronphase, also in der zweiten Zyklushälfte, sind die Heilungschancen viel schlechter. Warum das so ist, weiß die Schulmedizin bisher noch nicht. Naheliegend wäre, daß die Frau in der Östrogenphase in ihrem eigentlichen Element ist und nun einfach alles, auch Operationen, besser verträgt und sich so der Operationsschock in Grenzen hält. Unterstützend könnte wirken, daß sie dann anschließend in die Progesteronphase kommt, in der ihr Körper eher auf Abbau eingestellt ist und auch die Reste des Tumors und etwaige versprengte Zellen möglicherweise besser wegräumen kann. Jedenfalls haben wir hier ein gutes Beispiel dafür, wie wichtig die Rhythmen des Körpers sind. Diesbezüglich kann man sich nur weitere Forschung wünschen, bis dann zum Schluß vielleicht auch Wissenschaftler den Einfluß der Mondphasen auf die Blutungsbereitschaft entdecken. Bis dahin ist es wohl noch weit, aber inzwischen könnten sie ja schon einmal den Zyklus weiter differenzieren, denn sicher gibt es auch in der etwa zweiwöchigen Östrogenphase einen speziellen Zeitpunkt, der am besten zur Operation geeignet ist.

Man weiß inzwischen, daß es hormonell gesehen zwei Brustkrebsvarianten gibt. Die Diagnose wird heute routinemäßig nach der Operation gestellt, indem die sogenannten Östrogenrezeptoren im herausoperierten Gewebe bestimmt werden. Der etwas größere Teil (60 Prozent) reagiert auf Östrogen, der andere nicht. Dabei sind diese sogenannten östrogenpositiven Krebse die mildere Form, was sich auch in einer »milderen« Therapie niederschlägt, der Antiöstrogentherapie. Die östrogenunabhängigen Mammakarzinome sind die bösartigeren Krebse und bedürfen nach der Operation noch der zytostatischen Behandlung. Somit gibt es einen mehr weiblichen und einen eher männlichen Brustkrebstyp, wobei das natürlich eine relative Abgrenzung ist, denn jeder Brustkrebs ist letztlich weiblich. Daß aber die männlichere Form sich im Busen der Frau noch verheerender auswirkt, ist leicht einzusehen. Diese Frauen müßten im seelischen Bereich ihre Umkehranstrengungen auch an dieser noch männlicheren und damit noch aggressiveren Krebsstruktur ausrichten.

Die Therapielogik ist in beiden Fällen ähnlich. Bei den östrogenabhängigen Tumoren wirkt sich die Milde der Therapie zwar im gelegentlichen Verzicht auf Zytostatika aus, dafür wird hier durch Herausoperieren beider Eierstöcke oder durch ihre hormonelle Blockade alles Östrogen aus dem Körper verbannt. Das entspricht von der Denkart der Totalamputation der Brüste: Der Mondbereich wird vollständig beseitigt oder »hormonell ausgetrocknet«, damit sich das Thema nicht mehr an dieser Stelle darstellen kann. Die Gefahr ist natürlich, daß es sich einen anderen Ort sucht.

Diese Art von Symptomverschiebung ist immer das Problem bei der schulmedizinischen Vorgehensweise. In der verzweifelten Situation bezüglich der immer wieder eingeforderten Brustkrebsprophylaxe bei besonders gefährdeten Risikopatientinnen haben jetzt amerikanische Ärzte mit der Langzeitgabe von »Tamoxifen« einen deutlichen Rückgang an Brustkrebserkrankungen erlebt und das freudestrahlend verkündet. Im Nachsatz mußte allerdings eingeräumt werden, daß unter den erheblichen Nebenwirkungen eine auffallende Zunahme von Gebärmutterkrebs und Blutgerinnselbildungen aufgefallen sei. Das müsse aber in Kauf genommen werden. Die Frage ist nur, wie das Ganze aussieht, wenn erst einmal alle Nebenwirkungen auf dem Tisch sind. Von der Logik unseres Ansatzes wird ein Thema, solange es nicht bewältigt ist, immer wieder irgendwo seinen Platz finden müssen. Deshalb wäre es am sinnvollsten, ihm den wieder im Bewußtsein einzuräumen und damit den Körper von seiner Darstellungsaufgabe zu entlasten.

Die Operationstechniken sind heute recht gut untersucht, in ihren Ergebnissen miteinander verglichen und gegeneinander abgegrenzt. Bei Tumorgrößen unter zwei Zentimeter Durchmesser, und wenn noch keine Lymphknoten befallen sind, wird allgemein die kleine brusterhaltende Operation durchgeführt. Bei Tumoren mit bereits erfolgter Metastasierung ist das Vorgehen in Deutschland eher radikal. Dabei ist allerdings zu bedenken, daß Mediziner in Italien und Spanien dazu neigen, die Brust in jedem Fall zu erhalten, und damit ähnliche Ergebnisse wie bei der Amputation erzielen. Wie das möglich ist, entzieht sich der Erklärung, solange *man* die Psyche unbeachtet läßt. Wir wissen andererseits, daß das Brustkarzinom ein »multizentrisches System« ist. Das heißt, bei einem Knoten auf einer Seite finden sich in über 25 Prozent der Fälle auch schon kleine Knoten in der anderen Brust. Daraus folgt logisch die deutsche radikale Vorgehensweise, jedenfalls solange *man* nur den Körper sieht. Die gleich guten Ergebnisse in Italien und Spanien, die eigentlich die viel besseren Ergebnisse sind, denn die Brust wird ja erhalten, könnten damit zu tun haben, daß die solcherart verschonten Frauen nach der Operation einfach die bessere seelische Verfassung und Stimmung und damit auch die bessere Abwehrlage haben, um so den Krebs aus eigener Kraft in Schach zu halten oder sogar mit ihm fertig zu werden. Sicherlich ist auch das weibliche Selbstverständnis von Südländerinnen besser.

Jede Frau ist nach einer Brustamputation aus dem Gleichgewicht; schon äußerlich ist sie nun asymmetrisch. Wenn sie damit verbindet, nur mehr eine halbe Frau zu sein, wie es nicht selten geschieht, ist die Situation für den jetzt oft erst anstehenden eigenen Kampf mit dem Krebs sehr schlecht. Also wäre noch vor der Operation herauszufinden, ob sich die Frau vor allem über ihren Körper definiert und ihr Frausein über die Brust erlebt. Bedenkt *man*, daß die Brust für manche Frauen so lebenswichtig ist, daß sie an einer Brustamputation geradezu zugrunde gehen, wäre dieser Seelenaspekt in jedem Fall mit einzubeziehen. Durch die Amputation wird Urweibliches weggenommen. Von einer Frau des Artemis- und Amazonenarchetyps, die sich durchkämpft und jederzeit bereit ist, ihren Mann zu stehen, ist die Amputation wahrscheinlich besser verkraftbar. Diese Frauen haben im allgemeinen die größere Kampfkraft und oft auch das höhere Selbstvertrauen. Sie neigen auch eher dazu, sich für die große Operation zu entscheiden.

Der Brustaufbau nach der Operation ist eine eher gefährliche und gar keine problemlose Angelegenheit, jedenfalls solange nicht absolut feststeht, daß der Krebs endgültig »besiegt« ist. Wobei es den endgültigen Sieg eigentlich gar nicht geben kann, denn der Körper eines jeden Menschen muß sich ständig mit Krebs auseinandersetzen. Insofern kommt der Beschäftigung mit der seelischen Grundstimmung, die zu Krebs führen kann, besondere Bedeutung zu, erst recht vor neuerlich anstehenden Operationen. Wir haben es leider öfter erlebt, daß Frauen, die sich bravourös im Kampf mit dem Krebs geschlagen und viele Jahre trotz Metastasen überlebt haben, irgendwann den Schritt zum Brustaufbau machten und bald darauf starben. Der Verdacht besteht, daß sich diese Frauen zur Brustaufbau-Operation entschlossen hatten, als sie genug vom andauernden und zehrenden Kampf mit ihrem Krebs hatten. Die Verdrängung des Themas ist zwar eine statistisch gesehen gar nicht so erfolglose Möglichkeit im Umgang mit Krebs, aber in diesem Fall gefährlich, weil durch den neuerlichen Operationsschock von meist sogar zwei zeitlich getrennten Eingriffen das ganze System wieder so erschüttert werden kann, daß der Krebs erneut ausbricht. Der wichtigere Punkt dürfte aber auch hier der seelische sein: das innere Aufgeben des Kampfes nach so langer anstrengender Zeit und die Orientierung auf äußere Schönheit.

Durch die Diagnose »Krebs«, mit der unabhängig vom Ausgang des Kampfes das Thema »Tod« ins Leben tritt, müßte *frau* sich auf das wirklich Wesentliche im Leben besinnen. Alle Äußerlichkeiten, mit denen sie sich bisher herumgeschlagen und unter Umständen verzettelt hat, treten im Idealfall in den Hintergrund zugunsten einer tiefen Wandlung, die viel mehr Tiefe und Bewußtheit ins Leben bringt. Wenn sich die Betroffene dann wieder für gesund erklärt, muß sich zeigen, ob die Wandlung tief genug war. So mag die Entscheidung zum Brustaufbau oft den Punkt markieren, wo *frau* wieder zu den unwesentlicheren Dingen des Lebens zurückkehrt. Insofern mag auch damit der oft weniger günstige Ausgang zusammenhängen. Natürlich kann aber ein Brustaufbau unter günstigen seelischen Bedingungen auch gut gelingen und eine Lebensqualität zurückbringen, die längst verloren schien.

Abschließend sei noch einmal der Blick auf das geworfen, was die Schulmedizin so ungerechtfertigt »Krebsprophylaxe« nennt. Es muß ganz deutlich darauf hingewiesen werden, daß es so etwas im Rahmen der Schulmedizin gar nicht gibt (siehe auch Seite 97ff.). Hier handelt es sich immer nur um Früherkennung, die natürlich viel besser ist als Späterkennung, aber eben keine Vorbeugung. Der Verdacht bestätigt sich immer mehr, daß viel zu viele Mammographien viele Frauen, insbesondere jene, die unter Mastopathie und deren zystischer Form leiden, mit hohen Strahlendosen belasten, die gerade den Krebs fördern, dem hier vorgebeugt werden soll. Die Mammographie bleibt, sparsam eingesetzt, jedoch ein wichtiges Mittel im Rahmen der Früherkennung. Sie darf aber nicht in dem heute in Deutschland zu beobachtenden Ausmaß übertrieben werden. Echte Vorbeugung bezüglich Brustkrebs müßte sich an obige Hinweise halten und den eigenen Individuationsweg als Frau in den Mittelpunkt des Lebens stellen.

Bei all diesen Betrachtungen könnte der (falsche) Eindruck entstehen, daß die Lösung in einer Bewußtseinserweiterung der Mediziner und einer neuen Medizin zu suchen ist. Eine Entwicklung in diese Richtung kann natürlich nur nutzen und scheint auch schon in Gang gekommen zu sein. Sie allein bringt aber noch wenig, solange Frauen in alten Mustern hängenbleiben und die Verantwortung für ihr Leben nicht übernehmen nach dem Motto: »Sie sind ja schließlich der Arzt!« Der entscheidende Punkt ist und bleibt die Selbstverantwortung und die Bereitschaft, im eigenen Leben die Weichen neu zu stellen. Auch die beste und engagierteste Ärztin kann immer nur Katalysator einer Bewegung sein, die in den Tiefen der Seele der Patientin beginnen muß. Dieser Weg ist oft steinig und mühsam, und sie muß ihn allein oder jedenfalls ganz für sich gehen. Bewußtseinserweiterung ist immer noch eher ein schmaler Saumpfad als eine breite Autobahn. Und nicht jeder diesbezügliche ärztliche Rat fällt auf fruchtbaren Boden. Ein nur auf den ersten Blick paradoxer Rat der Anonymen Alkoholiker kann es auf den Punkt bringen: *»Allein kannst du es nicht schaffen, aber nur du allein kannst es schaffen.«*

Sexuelle Probleme und Funktionsstörungen

Orgasmusprobleme bis hin zur Anorgasmie

Orgasmusprobleme sind etwas typisch Weibliches, weiß das Gerücht. Ist das wirklich so? Sobald daran gezweifelt wird, entstehen erhebliche Abwehr und einige Verwirrung. Natürlich kommt bei der Klärung dieser Frage alles auf die Definition des Orgasmus an. Das Wort »Orgasmus« kommt vom griechischen *orgao*, was soviel heißt wie »mit Lust anschwellen« und »vor Begierde strotzen«. Das hilft nicht sehr viel weiter, denn danach wäre vieles, von dem wir sicher das Gegenteil wissen, bereits ein Orgasmus. Nach dem Sexualmediziner Eicher ist Orgasmus »der intensivste körperliche Genuß, zu dem der Mensch fähig ist«. Als Höhepunkt wird er auch oft bezeichnet. Ein Höhepunkt kann natürlich vieles sein, aber hier bezieht es sich doch eher auf jene Form von Höhepunkt, die Abraham Maslow Gipfelerlebnis (*peak experience*) nennt. Das wiederum leitet über zur gängigsten Definition, nach der der Orgasmus ein Einheitserleben ist. Daß das Erleben der Einheit das größte, gewaltigste und lustvollste ist, was der Mensch erfahren kann, darin sind sich alle spirituellen Traditionen und Religionen einig, wenn sie die Erfahrung auch jeweils mit ganz anderen Namen bezeichnen. Ein indischer Lehrer nannte einmal den Zustand des kosmischen Bewußtseins einen »Orgasmus mit der Schöpfung«. Das Adjektiv »orgiastisch« bezieht sich ebenfalls in diesem Sinne auf ekstatisches, das heißt aus der Norm heraustretendes Erleben, das einem Einheitserleben nahekommt. (»Orgiastisch« kommt von Orgiasmus, in der griechischen Antike eine ausschweifende kultische Feier, auf die noch unser Ausdruck »Orgie« zurückgeht, während »orgastisch« sich lediglich auf den geschlechtlichen Höhepunkt bezieht.)

Wenn dem aber so ist, haben weit mehr Männer ein Orgasmusproblem als Frauen, denn Einheitserfahrungen machen die wenigsten, während sie ihren Samen loswerden. Sie fühlen sich dabei weder eins mit sich noch mit der Partnerin, und erst recht nicht mit der ganzen Welt. Für Männer gibt es eine Sonderdefinition, und die lautet: »Wenn *man* seinen Samen verliert, heißt das Orgasmus.« Behält *man* dann die ursprüngliche und wohl richtigere obige Definition für die Frauen bei, ergeben sich erhebliche Mißverständnisse zwischen den Geschlechtern. Das Problem liegt dann aber jedenfalls immer bei der Frau, was ja wohl auch der Grund hinter der Sprachverwirrung sein dürfte. Diese Verwirrung machte es nötig, hier so ausführlich auf männliche Probleme einzugehen. Sie müssen uns in diesem Fall mit interessieren, denn weibliche Orgasmusprobleme liegen häufig auf der Schattenseite der männlichen.

In der normalen Beratungssituation bei Orgasmusproblemen kommt sie in die Praxis und klagt ihr Defizit. Nach kurzer Schilderung läßt sich dann im allgemeinen nur feststellen, daß der jeweils nach zehn Minuten zum Samenerguß kommende Partner mit gewisser Wahrscheinlichkeit ein Orgasmusproblem haben dürfte, was ihn aber nicht weiter stört, denn er schläft bereits, während sie sich noch grämt. Ob sie überhaupt ein entsprechendes Problem hat, läßt sich bei diesem schnellen Spiel gar nicht feststellen, denn innerhalb so kurzer Zeit kommen Frauen sowieso nur in Ausnahmefällen zum Höhepunkt. Hier zeigt sich eher der Tiefpunkt einer heruntergekommenen Liebeskunst, die diesen Namen eigentlich gar nicht mehr verdient.

Über den Orgasmus der Frau ist viel mehr spekuliert worden als über den des Mannes, der offenbar weitgehend tabu ist, wohl weil er ausgehend vom Ge*mächt*e zu empfindlich bezüglich der männlichen (Vor-)Macht reagieren könnte. Dabei ist die Gleichsetzung von Orgasmus mit dem Samenerguß, die den Mann aus jedem Dilemma zu befreien scheint, auch ein erheblicher Nachteil für ihn. Ein Problem, das *man* hat, aber nicht erkennt, kann nie gelöst werden. Wenn solche Männer dann versuchen, den Orgasmusproblemen ihrer Partnerin mit guten Rat*schlägen* zu begegnen, bekommt das Ganze etwas Widersinniges. Da stellt sich dann etwa die Frage: *Kommt* sie nur klitoral oder auch vaginal, nur durch Reizung des G-Punktes oder vielleicht gar nicht? Die

Antwort ist denkbar einfach: Sie *kommt*, wenn, dann immer klitoral. Im einen Fall wird die Klitoris von außen, im anderen Fall von innen gereizt. Was sich subjektiv durchaus unterscheidet, läuft physiologisch auf dasselbe hinaus.

Der Streit, ob es klitorale oder vaginale Orgasmen gibt, geht auf Freud zurück und beruht auf einem Mißverständnis. Freud bezeichnete nur den vaginalen Orgasmus als reif und genital. Frauen, die nur den klitoralen Orgasmus hätten, wären nach seiner Auffassung sexuell unreif, weil auf früheren kindlichen Entwicklungsstufen hängengeblieben. Die anatomisch-physiologische Wirklichkeit sieht so aus: Entweder die Klitoris (Kitzler) wird von außen bis zum Orgasmus gereizt, wodurch dieser sozusagen klitoral würde, oder von innen, dann wäre er vaginal. Es gibt also tatsächlich vor allem Orgasmen über den Kitzler, der das zentrale Lustorgan der Frau ist. Es wäre also besser, die Wertungen herauszunehmen und von koitaler Anorgasmie zu sprechen, wenn durch manuelle Reizung des Kitzlers durch die Frau selbst oder durch den Partner durchaus Höhepunkte möglich sind. Freuds Wertung hatte allerdings den Vorteil für die beteiligten Männer, daß der Schwarze Peter immer bei den Frauen landete. Sie ist dann unreif und nicht etwa er unfähig, sie zu einem koitalen Orgasmus zu bringen. Die Situation ist doch recht einfach. Die Frau kann sehr wohl zum Orgasmus kommen, nur er stört dabei, wenn er in ihr ist. Nun wäre seine Rolle aber eigentlich nicht eine verhindernde, sondern fördernde, und schon ist der Schwarze Peter umverteilt! Es geht jedoch nicht um solche Projektionsspiele, und letztlich trifft es auch immer beide, wenn einer von ihnen den gemeinsamen Verkehr nicht als Höhepunkt erlebt.

Laut Eicher[41] haben bei den bis 20jährigen Mädchen und jungen Frauen 46 Prozent keinen Orgasmus, wahrscheinlich aber sind es eher noch mehr. Die Erfahrung zeigt, daß in dem Maß, wie das Mädchen sich zur Frau wandelt und selbstbewußt genug ist, zum Ausdruck zu bringen, was ihm gefällt, die Wahrscheinlichkeit von Orgasmen deutlich zunimmt. Bei den 21- bis 30jährigen Frauen würden 26 Prozent unter Anorgasmie leiden, bei den 31- bis 40jährigen dann noch 20 Prozent, bei den 41- bis 50jährigen nur noch 13 Prozent und bei den 51- bis 60jährigen wieder ein Viertel oder 25 Prozent. Diese letzte Zunahme hat vielleicht weniger mit dem Alter zu tun, als es den Anschein hat. Es könnte die Tatsache hereinspielen, daß es sich hier um Frauen einer Generation handelt, die sich Genuß schwer zugestehen kann.

Das Hauptorgan für den Orgasmus ist genaugenommen nicht die Klitoris, sondern, wie neuere Forschungen zeigen, das Großhirn. Insofern mag es wenig erstaunen, daß der Höhepunkt natürlich auch seelisch auslösbar ist. Da der Orgasmus ein Einheitsgefühl ist, spielt es letztlich eine untergeordnete Rolle, von wo er ausgelöst wird. Natürlich wird sich der Weg zum Orgasmus immer anders anfühlen, der Gipfel ist aber der gleiche, wenn es denn der Gipfel ist. Viele besteigen aber alle möglichen kleineren Hügel der Umgebung und differenzieren da erheblich, doch darum geht es hier nicht. Überhaupt sind all diese Unterscheidungen und Einteilungen wie ja auch der »Stellungskrieg« etwas (arche-)typisch Männliches, passend vielleicht für Leistungssport, dem Einheitserleben jedenfalls nicht angemessen.

Kommen wir zum geheimnisumwitterten Gräfenbergpunkt oder auch G-Punkt, der durch die Illustrierten geistert. Er liegt unterhalb der Harnröhrenöffnung, ungefähr fünf Zentimeter vom Scheideneingang entfernt an der vorderen Scheidenwand, die der Harnröhre zugewandt ist. Er wird besonders bei der Stellung »von hinten« vom Phallus getroffen. Bei der »Missionarsstellung« spielt er keine Rolle, weil er auf diesem Weg nicht gereizt wird. Auch hier scheint sich zu zeigen, daß wir noch ziemlich tief in unseren evolutionären Anfängen verwurzelt sind, wo wohl eher die im Tierreich bis heute einzig gebräuchliche rückwärtige oder auch »Löffelchenstellung« anzutreffen war. Beim G-Punkt handelt es sich nicht eigentlich um einen Punkt, sondern eher um eine kleine erogene Zone am vorderen Scheidengewölbe rings um die Harnröhre. Sie ist schwer von den Drüsen zu trennen, die bei einem Teil der Frauen für die sogenannte weibliche Ejakulation zuständig sind und beim Geschlechtsverkehr regelmäßig anschwellen. Am ehesten lassen sie sich noch als sogenannte paraurethrale (also neben der Harnröhrenöffnung gelegene) Wülste innen unter der Vaginalhaut tasten. Diese Drüsen schützen zudem die Harnröhre beim Geschlechtsverkehr. Bei der Honeymoon-Urethritis werden sie wegen entzündlicher Überreizung deutlich spürbar. Die sensible Versorgung besorgt auch hier der zuständige Schamnerv, der Nervus pudendus, der für alle sexuell-erotischen Meldungen ans Gehirn zuständig ist. Besonders dichte Geflechte von Nervenendigungen hat er um die Klitoris und im Bereich des Scheideneingangs.

Was ist ein Orgasmus physiologisch? Bleiben wir mit dieser Frage noch etwas bei der männlich funktionalen Betrachtungsweise. Wir wissen wissenschaftlich gesehen wenig darüber. Für den Orgasmus haben sich zwar viele traditionelle Medizinsysteme wie die alten chinesischen und indischen brennend interessiert, aber die moderne Wissenschaft läßt er offenbar eher kalt. Immerhin wissen wir natürlich ohne alle Wissenschaft aus Erfahrung, daß sich im Moment des Orgasmus die Säfte lösen und sowohl der Mann als oft auch die Frau zu einer Ejakulation kommen. Außerdem ist bekannt, daß sich beim Orgasmus der Frau, und manchmal schon in der Erregungsphase vorher, die Gebärmutter steil aufrichtet – gleichsam wie ein innerer Penis. Damit dürfte es zusammenhängen, wenn manche Frauen nach der Entfernung ihrer Gebärmutter über einen Verlust an Lust und Orgasmusfähigkeit klagen. Zusätzlich konnte gemessen werden, daß der Reiz, den ein Orgasmus vermittelt, heute geringer empfunden wird als in früheren Zeiten. Die Unterschiede zu den sechziger Jahren sind bereits gravierend und verstärken sich noch laufend. Die Reizschwelle scheint ständig weiter zu sinken, was wiederum entscheidend mit der immer noch anwachsenden äußeren Reizüberflutung zu tun haben dürfte.

Die Häufigkeit der Orgasmen ist von Frau zu Frau verschieden. Manche Frauen können oft hintereinander kommen, andere nur einmal innerhalb kurzer Zeit, ähnlich wie die meisten Männer. Insgesamt ist die Bandbreite aber bei Frauen erheblich größer, wie auch die Erlebnisintensität, wovon schon die griechische Mythologie erzählt. Nach der Legende *stritt* das olympische Herrscherpaar, Hera und Zeus, wieder einmal in einem ihrer üblichen Machtkämpfe. Es ging darum, wer von beiden wohl mehr Lust beim Geschlechtsverkehr empfinden könne. Der Seher Teiresias wurde als Schiedsrichter auserkoren, da er von Hera damit bestraft worden war, für längere Zeit im Körper einer Frau zu leben. Sein Urteil fiel eindeutig aus: Die Frau empfindet den Akt tiefer, umfassender und genußvoller.

Die Ratschläge bezüglich des Ausbleibens der Einheitserfahrung gehen von Loslassenlernen, was zwar als Ratschlag allein nicht hilft, aber letztlich wenigstens stimmt, bis zu verhaltensorientierten Ratschlägen wie: den Orgasmus lange genug vorspielen, dann wird er endlich auch kommen. Das hilft zwar oft tatsächlich, aber wird der Tiefe der Problematik nicht gerecht. Hingabeprobleme beschäftigen heute immer mehr Menschen und insbesondere Frauen. Die Gründe dafür sind vielfältig und vielschichtig. Die Hektik unserer schnellebigen Zeit verhindert weitgehend innere Gelassenheit und Ruhe. Beide wären aber notwendige Voraussetzung für tiefes Loslassen und dann auch genußvolle Hingabe. Weiblichkeit braucht Sicherheit und Geborgenheit, um sich wirklich entfalten und hingeben zu können. Bei dem vermehrten Single-Dasein in unserer Gesellschaft nehmen aber für Frauen gerade Sicherheit und in ihrer Folge auch Geborgenheit immer mehr ab. Die typischen männlichen Singles, oft ewige Jünglinge oder Männer, die diese Existenzform ganz bewußt wählen, um keine familiäre Verantwortung übernehmen zu müssen, sind letztlich nicht erwachsen gewordene Buben, die Sicherheit weder bieten können noch bieten wollen. Geborgenheit für eine Nacht reicht aber oft nicht zum großen Loslassen. In dieser Situation müssen die Frauen stärker und unabhängiger werden, und immer mehr wählen auch selbst(bewußt) das Leben als Single. Je stärker die Frauen werden, desto mehr verlieren sie aber den Bezug zur Schwäche. Hingabe ist jedoch eine erlöste Form der Schwäche und schon von daher nicht sehr populär. Hingabe hat heute – modern gesagt – ein Imageproblem. Da Sex aber trotzdem funktionieren soll und nicht so einfach ad acta gelegt wird wie die Hingabe, werden die diesbezüglichen Probleme parallel mit den oben erwähnten Trends zunehmen. Das aber muß für die einzelne kein Grund zur Resignation sein, sondern könnte auch zum Anreiz werden, sich aus dem Dilemma zu befreien.

Tatsächlich muß so ziemlich alles im Leben gelernt werden – von so einfachen Dingen wie dem Essen über Stehen und Gehen bis zum Autofahren, warum also nicht auch Partnerschaft, Geschlechtsverkehr und Liebe? Unsere Gesellschaft geht davon aus, daß die hierfür notwendigen Fähigkeiten angeboren sind, wie etwa der Saugreflex und die Fähigkeit zu schlafen. Beim Miteinanderschlafen sind Teile des Ablaufs offenbar auch instinktmäßig noch vorhanden, andere aber eher nicht, die das Ganze durchaus verfeinern und vertiefen könnten. Die Kunst der Liebe erschließt sich scheinbar nicht von selbst. Weil dem so ist und wohl schon immer so war, haben sogenannte Primitive, aber auch die Menschen der Antike auf Abhilfe gesonnen. In den Liebesschulen der Griechen wurden die jungen Leute in der Kunst, Liebe zu schenken und zu empfangen, angelernt. Auch sonst gingen die alten Griechen recht locker und freizügig mit der Liebeskunst um. Die Liebesschule, wie es sie in klassischen und archaischen Kulturen gegeben zu haben scheint, war sicher aus einem Bedürfnis entstanden, und die Frage ist, ob dieses nicht weiterbesteht und nur die Schulen, die es befriedigen könnten, geschlossen haben. In Liebesschulen könnte wieder einiges gelernt werden, was in den alten Traditionen Indiens und Chinas immer bekannt gewesen zu sein scheint.

Heute erreichen uns die entsprechenden Liebeslehren über Bücher wie das indische *Kamasutra* oder über die Zeugnisse chinesischer Liebeskultur im Sinne des Tao der Liebe oder die Lehre des buddhistischen Tantra. Daraus wäre auch für uns einiges, zum Beispiel über die bei Mann und Frau ziemlich unterschiedlichen Erregungsabläufe, zu lernen – eigentlich einfache Dinge, die sich auch aus der Evolution herleiten ließen. Die Frau muß länger prüfen, bis sie sich wirklich einläßt und ihn einläßt – sie trägt eben länger an den Folgen. Insofern brauchen Frauen ein längeres Vorspiel, um zu ihrem Höhepunkt zu kommen. Diesbezüglich sind sich alle Liebeslehren einig. Die Erregungskurve verläuft bei der Frau weniger dramatisch und steil, sondern erreicht eher allmählich ein Plateau, wo sie lange verweilt und den Fluß der Energie genießen kann. Der Mann könnte zu einem ähnlichen Erregungsablauf finden, allerdings benötigt er für das, was der Frau auf natürliche Weise zufällt, intensiveres Training. Er müßte dann lernen, seinen Orgasmus zurückzustellen und ihre Lust(-befriedigung) ganz in den Vordergrund zu rücken. Was auf den ersten Blick so selbstlos anmutet und wie eine Forderung der Frauenbewegung klingt, ist auf längere Sicht auch für den Mann weit befriedigender. In einer vergleichbaren italienischen Variante namens Carezza ist es auch schon einmal im Westen bekannt geworden.

Zwar sehen westliche Männer anfangs gern Probleme und können sich gar nicht vorstellen, auf ihren gewohnten Samenerguß zu verzichten, allerdings nur bis sie ihn gemeistert haben.

Wer die weiblichere Form des Höhepunktes, das Hochplateau sozusagen, einmal erreicht hat, hat nie Verlangen, zu der alten schnellen Form zurückzukehren. Denn erstens läßt sich dieser ekstatische Plateauzustand fast beliebig lange genießen, zweitens stürzt er danach nicht mehr so tief. Denn eines der Probleme für den älter werdenden Mann ist ja, daß sein Energieniveau nach dem normalen Orgasmus unterhalb des Ausgangswertes liegt, weshalb eben so viele gleich danach einschlafen. In jungen Jahren ist das zumeist noch kein Thema. *Er* wird das nicht so einfach zugeben, sondern einfach weniger Lust zeigen, wodurch das Problem häufig wieder ihr zugeschoben wird. Wenn sie es nicht von sich weist, wird sie sich unattraktiv oder sogar schuldig fühlen, weil *sie* ihm nicht mehr genug Lust machen kann. Mit dem östlichen Modell der Liebeskunst erübrigt sich dieses Problem, weil er jetzt durch den Geschlechtsverkehr Energie bekommt. Das aber wird den Liebesakt verlängern, seine Frequenz erhöhen und so nebenbei gleich noch seine Prostataprobleme mitkurieren. Die Vorteile auf *ihrer* Seite liegen auf der Hand. Die Befriedigung wird tiefer, Einheitsgefühle rücken näher. Auf diese Weise ist langfristig auch der Orgasmus kaum noch zu verhindern. Allein durch die lange Zeit des erotischen Genusses wird sich das Problem bei vielen Frauen gleichsam von selbst im wahrsten Sinne des Wortes in Wohlgefallen auflösen. Manche Männer, die sich nur *ihr* zuliebe auf solche Spiele eingelassen haben, stellen danach erstaunt fest, daß auch sie ein Orgasmusproblem hatten. Wenn sie dann keines mehr haben, können sie sich das ursprüngliche auch zur Not eingestehen.

Die Hauptgefahr beim Propagieren solcher Umstellungen im Liebesverhalten liegt in unserem westlichen zielorientierten Macherwahn, mit dem wir alles kontrollieren und in den Griff bekommen wollen. So kann dann selbst die Liebeskunst zur Mechanik werden. Das ist auch immer die Gefahr, die in entsprechenden Büchern liegt. Per Rezept erschließt sich einem kaum etwas im Leben und jedenfalls nicht die Liebe. Trotzdem sei auf das Taschenbuch von Jolan Chang, *Das Tao der Liebe*, verwiesen, das eine gute Einführung in dieses Liebesverständnis bringt. Auch die Bücher von Mantak und Maneewan Chia wären hier zu erwähnen und natürlich die Klassiker wie das *Kamasutra*.

Die Rolle der Sexualität in den Lebensabschnitten

Nach alten indischen Lehren, aber auch nach dem gesunden Hausverstand ist die erste Lebenshälfte dem Aufbau (zum Beispiel einer Familie, eines Geschäftes, Projektes usw.) gewidmet. Im Urmuster des Mandala ist es der Hinweg aus dem *Mittel*punkt bis zur Peripherie. Diese markiert die Hälfte des Weges und damit eine Wende- oder Katastrophenzeit. Der zweiten Lebenshälfte entspricht der Rückweg im Mandala zur Einheit der Mitte und die diesbezüglich notwendige spirituelle Entwicklung. Auf beiden Strecken, und je weiter entfernt vom Mittelpunkt desto mehr, spüren wir den Einfluß der Polarität, der Welt der Gegensätze, durch die uns der Lebensweg führt. Am Anfang verlieren wir die Einheit mit der Empfängnis, am Ende gewinnen wir sie wieder im Tod. Und nirgendwo ist die Spannung der Polarität folglich größer als ganz außen an der Peripherie des Mandala, in der Lebensmitte.

Sexualität ist der direkteste Ausdruck der Polarität im menschlichen Leben, und auf dieser Ebene beschäftigen sich auch die meisten Menschen mit ihr. Die Auseinandersetzung mit Sexualität spielt auf weiten Strecken des Lebensweges eine große Rolle. Nur in der Nähe der Mitte, also in der frühen Kindheit und im hohen Alter, ist sie weniger wichtig. Sexualität ist folglich ein wundervolles Mittel der Entwicklung, nicht nur von der Pubertät bis zur Adoleszenz, sondern darüber hinaus und wieder zurück. Wir müßten das nur neu entdecken.

So wie die westliche Form des Liebe*machen*s, wie wir schon so ehrlich sagen, für den Hinweg des Lebens natürlich und angemessen ist, könnte man die tantrische Variante der Sexualität der zweiten Lebenshälfte zuordnen. Sie lebt weniger vom Machen als vom Geschehenlassen. Für den Heimweg paßt die Implosion besser als die Explosion. Statt die Energie nach außen zu schleudern, kann sie nach innen und oben fließen. Statt um die Zeugung von Nachkommen geht es nun eher um das Heimkommen.

All die schon angeführten oder noch zu besprechenden Themen wie »Frigidität« oder »Scheidentrockenheit« können natürlich die Lust auf Sex nehmen, zumal wenn dieser durch sie nicht lust-, sondern eher qualvoll ist. In diesem Abschnitt sollen nun einige der sozialen und seelischen Probleme Erwähnung finden, die übergeordnet daran beteiligt sein können, wenn der Körper die Säfte nicht fließen und die Lust nicht steigen läßt. Diese Auswahl ist vor allem zur Orientierung gedacht, um die Mischung herauszufinden, die bei einem selbst einer erfüllten Sexualität im Weg steht.

Streß, der moderne Hauptschuldige für alles und jedes, wäre natürlich auch hier anzuführen. Das englische Wort *stress* heißt eigentlich »Betonung«. Der Österreicher Hans Selye, der den Begriff geprägt hat, dachte ursprünglich eher an *strain*, was unter anderem »Anspannung«, »Anstrengung«, »Zerrung« bedeutet, war aber an seinem Englisch gescheitert. Als er den Irrtum bemerkte, war der Begriff »Streß« schon ein Standard geworden und nicht mehr zu ersetzen. Er sprach dann von Eustreß für die positiven Herausforderungen und von Disstreß bei den Überforderungen. Ganz offensichtlich sind es letztere, die die Lust am Sex be- oder sogar verhindern. Biologisch macht Sex nur Sinn, wenn danach die Möglichkeit besteht, etwaige gezeugte Kinder auch auszutragen. Ein tiefer Teil von uns ist noch an diese uralten Muster gebunden und kann unser Leben sehr weitgehend mitbestimmen. Auch wenn viele moderne Frauen Sex für sich längst vom Kinderbekommen getrennt haben, ist das in der Tiefe bei einigen nicht mitvollzogen worden. Sie reagieren dann bei Arbeitsüberlastung, Geldmangel, seelischen Dissonanzen oder sozialen Problemen noch ganz bio*logisch*. Das ist dann für sie keine Situation, um schwanger zu werden, und folglich legt etwas tief in ihnen auch keinen Wert auf Sex. Betroffene, die sich hier wiederfinden, müßten sich fragen, was ihnen wichtiger ist: jene anderen Dinge oder die Erotik und der Sex. Würden sie Erotik höher bewerten und der Liebe einen zentralen Stellenwert in ihrem Leben geben, könnte die Arbeit zurücktreten.

Immer häufiger spielen die bei der Unfruchtbarkeit schon angeführten ökologischen Gründe auch in dieses Thema herein.

Immer mehr Männer können gar nicht mehr so, wie sie wollen, und tun dann lieber so, als wollten sie auch gar nicht. Das aber wirkt auf Frauen im Hinblick auf eigene Lust sehr abregend. Den Mut zur Attacke mit Reizthemen oder -wäsche haben viele nicht, um die letzte Lust aus ihm herauszukitzeln. Ein chronisch lustloser Mann macht natürlich nicht an. Den sechs Millionen jungen Menschen, die in Deutschland trotz starkem Wunsch kein Kind bekommen, und den 43 Prozent zeugungsunfähigen jungen amerikanischen Männern entsprechen garantiert genauso viele lustlose, aller Wahrscheinlichkeit nach sind es dieselben. Nur ist im Bereich der Lust das ganze Drama schwerer meßbar. Allein im subjektiven Vergleich einer Eheberatung von vor zwanzig Jahren zu heute zeigt sich die Umgewichtung überdeutlich. War vor zwanzig Jahren *ihr* Tenor, daß er immerzu wolle, immer so kurz und danach gleich einschlafe, bewegt sie heute eher die Frage nach einem Stärkungsmittel. Der Run auf das Potenzmittel »Viagra« bestätigt indirekt die verschwiegene kollektive Schlappheit. Warum sollte ein diesbezüglich mit sich zufriedener, potenter Mann sich für ein Potenzmittel interessieren oder gar große Summen dafür ausgeben?

Natürlich stehen hier mehr die ökologischen Probleme der Überschwemmung unserer Welt mit Hormonen und hormonähnlich wirkenden Substanzen im Vordergrund, aber sie wirken sich bisher allein auf die Beziehungen aus, weil das gesellschaftliche Bewußtsein sich dieser Katastrophe noch recht hartnäckig verschließt. Insofern sind auch solche Dinge mit zu bedenken, wenn die Lust versiegt.

Sexualität lebt als Ausdruck der Polarität sehr von **Spannung**. Wenn zuviel Spannung in andere Bereiche fließt, wie etwa Karrierebestrebungen oder auch Sport, bekommt die Liebe weniger ab. Es ist unter Spitzensportlern bekannt, daß sexuelle Verausgabung die sportliche Leistungsbereitschaft reduziert, weshalb zum Beispiel die Fußballmillionäre ihre Frauen nicht zu wichtigen Turnieren mitnehmen dürfen und zusammen in Doppelzimmern schlafen, damit ihnen auch noch die Lust zum Onanieren vergeht. Das Ganze gilt aber natürlich auch umgekehrt: Wer sich im Sport völlig verausgabt, hat oft keine Spannung für anderes wie eben auch körperliche Liebe mehr übrig, wobei das viel mehr für Mars als für Venus gilt.

Das Nachlassen der inneren Spannung ist auch meist der Grund, wenn in langer Ehe die Erotik einschläft. Die Schwerpunkte verschieben sich von den Urprinzipien Venus und Mars, die für den Geschlechterkampf zuständig sind und gemeinsam den Liebesgott Eros gezeugt haben, zum Saturnprinzip und Themen wie »Verantwortung in der Elternschaft« oder »Leben in festen Regeln und Strukturen«. So wird die Ehe allmählich zur *ehe*rnen Institution. Ehern aber meint erzen und damit so fest, daß nicht mehr viel fließt. Auch hier ginge es gegebenenfalls um eine Umwertung der Erotik und der ganzen Situation.

Religiöse Schuldgefühle und moralische Nöte hindern heute immer weniger Menschen, weil sich die inneren Bindungen an die Kirchen in der jungen Generation rapide auflösen. Für das Geschlechtsleben jedenfalls ist diese rapide Selbstauflösung kirchlichen Einflusses uneingeschränkt förderlich. Aber natürlich haben sich die entsprechenden Vorurteile in zweitausend Jahren tief eingegraben, und darunter leiden heute selbst noch Menschen, die der Kirche schon längst den Rücken gekehrt haben.

Die **Angst vor Schwangerschaft** dürfte im Zeitalter frei verfügbarer Empfängnisverhütung ebenfalls stark im Abnehmen begriffen sein, sofern nicht der Einfluß der katholischen Kirche sich hier noch hinderlich dazwischenschiebt. Aber auch in diesem Bereich hat sich, was das praktische Leben angeht, bereits eine breite Mehrheit selbst der Katholiken vom Kurs der Kirche emanzipiert.

Angst vor Ansteckung und Tod (Aids) oder Unfruchtbarkeit (Chlamydien) spielt heute eine nicht zu unterschätzende Rolle. Ausgerechnet über die Sexualität, die eigentlich Leben weitergeben soll, kann man sich wieder den frühen Tod holen, fast wie zu Zeiten der Syphilis. Die meisten Jugendlichen verdrängen dieses Thema zwar und ignorieren die Bedrohung, aber auch Verdrängtes meldet sich aus dem Schattenreich und kann behindern und freies Fließen in Frage stellen.

Der **Wandel der Geschlechterrollen** kann in der Erotik zu erheblichen Problemen führen. Oft haben zum Beispiel Männer Schwierigkeiten mit dem neuen Selbstbewußtsein vieler Frauen. Fordernde, selbstsichere Frauen, die ihren Animus leben, sind für Männer sehr gewöhnungsbedürftig und wirken auf sie häufig geradezu kastrierend. Diese »starken Frauen« suchen oft unbewußt nach einem Partner, der noch stärker ist und »es ihnen zeigt«. Sie würden sich schon hingeben wollen und wohl auch können, aber es fehlen diejenigen, die sie diesbezüglich herausfordern und Gefühle der Hingabe bei ihnen auslösen. Ähnlich ergeht es vielen sehr erfolgreichen Frauen ganz unabhängig von ihrer Animusbetonung. Über Jahrhunderte haben es Frauen ausgehalten, daß ihr Partner mehr Geld verdiente. Heutige Männer sind dagegen oft schnell erotisch überfordert, wenn *sie* auf der Karriereleiter schneller ist. Wenn sie dann gleichsam als Revanche im Bett die schnelleren sind, ist das der Lust natürlich ziemlich abträglich.

Hinzu kommt, daß jetzt, wo Frauen kaum noch Orgasmen vorspielen müssen, um ihre Männer bei Stimmung zu halten, einige freiwillig ganz gern weiterspielen, in diesem Fall mit ihren Männern. Da sie aber im Bett leicht alles spielen können, während Männer in ihren entscheidenden Aktionen gezwungenermaßen ehrlich und von der Zahl ihrer Samenergüsse beschränkt sind, entsteht auch hier ab und zu ein Machtungleichgewicht, das ihn als Schlappschwanz dastehen läßt. Wenn es der Frau aber einmal gelungen ist, ihn diesbezüglich zu entmachten, verlieren häufig beide die Lust aneinander. Er steht nicht auf diese »Demütigung«, und sie fand seine Kraft vielleicht noch erotisch, aber sicher nicht seine Ohnmacht. Hat sie ihn erst einmal zum Waschlappen gemacht, wobei sie vielleicht nur testen wollte, wie stark er wirklich ist, vergeht ihr leicht die Lust. Da sie aber einen starken Mann will, der sie fordert, mag sie ihn nun nicht mehr und hat sich so selbst das Spiel verdorben.

Generell besteht bezüglich des Umgangs mit Macht und Geld offenbar ein deutlicher Unterschied zwischen den Geschlechtern. Während Frauen männliche Macht und finanzielle Potenz häufig mit erotischer gleichsetzen, ist das umgekehrt kaum je der Fall. Im Gegenteil: Männer werfen bei diesbezüglicher weiblicher Übermacht schnell ihre Flinte ins Korn und geben keinen Schuß mehr ab. Ihr die erotische Befriedigung zu verweigern ist unbewußt vielleicht seine letzte Chance, sich gegen übermächtige Frauen zu wehren. Frauen, die diese Erfahrung immer wieder machen, werden das dann natürlich als eigenes Problem verarbeiten, und es ist letztlich auch ihr Problem. Denn wenn ihre »ökonomische Ausstrahlung« ihm immer wieder die Lust nimmt, wird auch für sie keine dabei herauskommen, es bleibt dann nur der Partnerwechsel.

Angst vor den eigenen Phantasien und sexuellen Wünschen ist Angst vor dem Schatten, dem eigenen Dunkel. Wenn *frau* sich das einzige, was sie wirklich anmachen würde, nicht zugestehen kann, wird das die Lust völlig blockieren.

Selbst **Langeweile** ist heute als Grund für Unlust anzutreffen. Wer auf nichts mehr Lust hat, wird auch eher zum Sexmuffel, wie der Ausdruck »null Bock« schon anklingen läßt. *Man* wie *frau* hat schon alles ausprobiert und bleibt mit der deprimierenden Frage zurück: War das denn alles? Sex wird als fade Sache empfunden. Hier spielt sicher das generelle Sinken der Reizschwellen herein, aber auch die Verwechslung von Form und Inhalt, Sex und Liebe. Reiner Sex wird natürlich schnell zur Routine, ein bewußtes Ritual dagegen bleibt immer neu und spannend. Erheblicher Phantasiemangel dürfte noch seinen Teil zur Misere beitragen. Viele junge Leute sind offensichtlich überfordert, andere auch unterfordert. Beides aber macht unglücklich. In Fluß kommt nur, wer seinen Fähigkeiten entsprechend gefordert ist.

Sexueller Mißbrauch im Kindes- und Erwachsenenalter kann ebenfalls die Lustempfindungen drastisch untergehen lassen. Vor allem wenn die traumatische Mißbrauchs- oder Vergewaltigungssituation nie bewußt konfrontiert, sondern ins Unbewußte verdrängt wurde, ist damit zu rechnen, daß sie bei jedem erotischen oder zumindest sexuellen Erlebnis aktualisiert wird. Zwar tauchen dann nicht unbedingt die alten schrecklichen Bilder wieder auf, aber die Energie von damals kommt wieder hoch und mischt sich in das aktuelle Geschehen, zumeist ohne daß es der Betroffenen bewußt wird. Das kann nachhaltig jede Lust am Geschlechtsverkehr und seinen Vorstufen nehmen. Dermaßen mißhandelte Frauen können oft von sich aus keinen Schritt auf den Partner zugehen und vermeiden geradezu instinktiv alles, was in die Nähe der alten traumatischen Situation gehen könnte. Da hier dann auch die Ursache für eine generelle Verweigerung der Auseinandersetzung mit der Polarität liegen kann, ist nicht selten das ganze und nicht »nur« das geschlechtliche Leben behindert.

Nach unseren Erfahrungen ist Mißbrauch allerdings seltener als heute behauptet, auch wenn man gerade bei diesem Thema wie bei kaum einem anderen von einer hohen Dunkelziffer ausgehen muß. Aus den USA, wo inzwischen einige den Verdacht aussprechen, daß die Hälfte aller Mädchen mißbraucht wurde, kommt das Thema schon sehr emotionalisiert zu uns und zieht immer mehr Projektionen auf sich. Manche Therapeuten gehen geradezu auf die Suche nach Mißbrauchssituationen. Wer aber sucht, der findet bekanntlich auch, zumal wenn das eigene Arbeitsfeld, die Welt der inneren Bilder, noch zusätzlich falsch eingeschätzt und in jedem Fall für bare Münze genommen wird. Diese Tatsache allerdings nimmt dem echten Mißbrauch nichts von seiner Tragik und blockierenden Wirkung.

Abneigung gegen die männlichen Geschlechtsteile kann mit obigem Thema zusammenhängen. Oft sind jedoch auch Erziehungsmuster mit im Spiel, denn ähnlich wie das weibliche Genitale in der Vergangenheit oft abgewertet wurde, geschah das zwar wohl seltener, aber immer wieder auch mit dem männlichen. Ausdrücke wie »das Pfuili« stehen für diese Haltung. Hat das Mädchen von klein auf gehört, daß das Glied schmutzig, übelriechend und gefährlich sei, weil *frau* davon nur Ärger bekomme, wird sich das einprägen. Selbst wenn das Mädchen oder die spätere Frau längst verstanden hat, daß sich das alles »nur« auf das Glied des eigenen Vaters bezog, mit dem die Mutter ihren Ärger hatte, werden es doch alle anderen Glieder bei ihr weiterhin schwer haben, sich vom Geruch dieser Hetzkampagne zu emanzipieren. Viel häufiger drückt sich in der Abneigung gegenüber dem Glied (und seinem Samen) die Angst vor der phallisch aggressiven Kraft des Marsprinzips aus.

Daß konkreter **Mangel an Hygiene** ein echter Erotikkiller ist, versteht sich von selbst. Wenn *er* ihr stinkt, wird sie ihn bald nicht mehr riechen können. Oft ist es aber auch so, daß er ihr in der ersten Verliebtheit gar nicht so gestunken hat, aber mit der Zeit, in der ihre Sinne allmählich wieder klarer wurden, entwickelte sich die Aversion immer stärker. Er liest daraus, daß sie ihn nicht mehr so liebt wie damals, womit er durchaus recht hat. Die Sinne vernebelnde Verliebtheit geht im günstigeren Fall natürlich in eine reifere Liebe über, sie erfordert aber gegenseitigen Respekt und damit auch entsprechende Hygienemaßnahmen. Hygieia, die Tochter des Heilgottes Asklepius, war früher für die Lebenshilfe zuständig und hätte hier ein kleines Stück Liebeshilfe anzubieten.

Ein ausgeprägt **schwaches Selbstvertrauen** kann natürlich auch fast alles verhindern. Wer das Motto »Hoffentlich hast du Glück, daß dich überhaupt einer nimmt« mit der Muttermilch eingesogen hat, wird sich ebenso bei der körperlichen Liebe schwertun. Wenn sie sich selbst gar nicht erotisch findet, wird das auch sonst kaum jemand tun, und dann kommt nichts in Fluß, weder bei ihr noch bei ihrem Gegenüber.

Selbstverständlich können ebenso **Krankheitsbilder** der erotischen Lust im Weg stehen. Bei chronischem Müdigkeitssyndrom ist auch Sex kein Spaß. Aber selbst medizinisch so harmlose Dinge wie extrem niedriger Blutdruck können mit der Durchblutung auch die Lust zunichte machen. Letztlich werden alle Krankheitsbilder, die zu genereller Inappetenz führen, hier ihre Auswirkungen haben wie etwa Depressionen. Wem nichts mehr Freude macht, der hat auch bald auf nichts mehr Lust.

Schließlich wären auch noch **Mangel an Übung und Erfahrung** im Genußbereich anzuführen und das Entgleisen der Einstiegssituation. Wo die Einweihung völlig fehlte oder schiefgelaufen ist oder wo ein erotikfeindliches Feld die Familiensituation bestimmt hat, sind die Weichen oft in die falsche Richtung gestellt. Wenn das erste (prägende) Mal sehr danebenging, kann das zu einer fatalen Kettenreaktion führen, getreu dem esoterischen Grundsatz »Im Anfang liegt alles«. Daß das so ist, zeigt auch die manchmal außergewöhnlich starke Bindung, die viele Frauen zu ihrem ersten Mann spüren. Ein sinnenfeindliches Feld in der Familie kann natürlich auch der Lust die Wege blockieren, und dann hängt alles davon ab, wie weit sie sich aus diesem Feld (natürlich nicht nur räumlich) befreien kann.

Die Lust bleibt zudem leicht auf der Strecke, wenn zu Hause nur **Leistung** zählte. Wird dieses sowieso schon problematische Muster dann auch noch auf die Erotik übertragen, kommt manchmal eine verblüffende Sexualakrobatik heraus, die Erotik zu Leistungssport degradiert und natürlich jeder Lust im wahrsten Sinne des Wortes das Wasser abgräbt. Männer stehen im allgemeinen sehr darauf, als gute Liebhaber zu gelten, und spielen deshalb auch im Bett ihr aus dem Büro bewährtes Konkurrenzspiel. Die längste Zeit haben Frauen diesen Unsinn, schon weil Konkurrenz so völlig unsinnlich ist, durchschaut, dem Affen ein bißchen Zucker gegeben nach dem Motto »Du warst mit Abstand der Beste« und sich innerlich lächelnd distanziert. Heute aber gehen auch Frauen diesen Weg in die *Unsinn*lichkeit, der eher ein Trip ist und von Sex-Talkshows und Illustrierten manchmal propagiert wird. Irgendwann aber wird einem der Leistungssport zu dumm, oder *frau* ist einfach nicht mehr in dem sportlichen Alter und findet kein neues Muster, zieht mit ihrem überholten Muster jedoch immer noch die dazu korrespondierenden Männer an.

Daß die **Aufklärung** so schwach ist, daß beide es einfach nicht können und so der Lust keine Chance geben, ist wohl angesichts der Aufklärungswelle in den sechziger Jahren, der diesbezüglich abkommandierten Heerscharen von Lehrern und der Flut von Pseudoaufklärung auf fast allen Fernsehkanälen eher selten geworden. Trotzdem oder vielleicht auch gerade deshalb stößt man in Beratungen ab und zu immer noch auf junge Leute, die keine wirkliche Ahnung haben, was für Möglichkeiten ihnen das Schicksal in den Schoß gelegt hat. Vielleicht hat es sogar damit zu tun, daß Sex heute so selbstverständlich ist, daß man darüber in der Öffentlichkeit leichter reden kann als über Gott, daß sich aber viele Junge ob dieser Selbstverständlichkeit offenbar die einfachsten Fragen nicht mehr zu stellen trauen.

Weniger bedenklich wäre, wenn die **Libido** überwiegend **in andere Kanäle** fließen würde, wie etwa in die Sorge für die Kinder, den Beruf oder Kreativität und Kunst, und so für die erotische Liebe nicht mehr viel übrig bliebe. Das entspräche dem von Freud so empfohlenen und sehr hochgespielten Weg der Sublimation. Frauen, die diese Richtung eingeschlagen haben, werden auch kaum an ihrem Mangel an erotischer Lust leiden, jedenfalls solange sie genug Sinnlichkeit in anderen Bereichen leben. Allerdings kann auch das zum Problem werden, wenn nur einer der Partner diesen Weg wählt und der andere auf seiner Lust sitzenbleibt. Aller Regel nach ist die Libido eine so starke Kraft, daß sie sich nicht lange unterdrücken läßt, und die Sublimation auf Anweisung oder als Notlösung hat wenig Chancen.

Schließlich wäre auch noch an die offensichtliche **Hormonabhängigkeit der Lust** zu denken. Vom Typ her eher männliche Frauen haben oft mehr Lust in der Progesteronphase (zweite Zyklushälfte), in der sie vor einer Schwangerschaft sicher sind. Die mehr weiblich geprägten »Östrogenfrauen« fühlen sich wohl naturgemäß in der Östrogenphase (erste Zyklushälfte) wohler und verspüren dann natürlich auch mehr Lust.

Überhaupt ist Wohlfühlen eine wesentliche Voraussetzung für Lust. Alles was das Wohlgefühl be- oder verhindert, kann letztlich auch der Lust in die Quere kommen.

Frigidität

Die allzu wörtliche Übersetzung »Kältlichkeit« verrät schon das Wesen dieses Problems. Sexualität und Erotik lassen sie ziemlich kalt. Auf der körperlichen Ebene zeigt sich das in ungenügender Schleimproduktion. Es herrscht Trockenheit in einem klassisch feuchten Bereich, so daß es beim Geschlechtsverkehr nicht rutscht und flutscht. Das Ergebnis ist fast immer Anorgasmie. Wie sollte es auch zu einem Orgasmus kommen, wenn alles klemmt und schmerzt? Über die Häufigkeit dieses Problems gibt es verständlicherweise keine auch nur annähernd verläßlichen Angaben.

Wer das eigene Tal der Lust, eigentlich ein weibliches Stammland, trockenlegt und sich damit auch in puncto Genuß aufs Trockene setzt, muß starke Gründe haben. Ein solcher könnte die Angst vor jenem Kontrollverlust sein, der mit dem Orgasmus einhergeht. Nur durch komplettes Loslassen und völlige Hingabe kann es zum Höhepunkt kommen. Genau das aber wollen die Betroffenen, selbst um den Preis ihrer eigenen Lust, vermeiden. Alles, was in die Richtung Ekstase geht, und bereits Ausgelassenheit ist ihnen verdächtig und wird durch Kontrolle auf Null gebracht. Noch weit hinter diesen Schranken läßt sich Angst vor dem Tod vermuten, denn der Orgasmus ist ja jedesmal ein kleines Sterben (des Egogefühls). Nicht umsonst nennen ihn die Franzosen den kleinen Tod. Den aber wollen die Ichkräfte rechtzeitig im Vorfeld verhindern, und so setzen sie mitten im weiblichen Stammland auf männliche Politik. Der Sumpf der geschlechtlichen Lust wird ausgetrocknet, oder er darf sich gar nicht erst bilden – statt dessen breitet sich Wüste aus. Der Plutoarchetyp wird durch Saturn ersetzt wie übrigens auch im Makrokosmos unter der Ägide der männlichen Herrschaft: Fast alle Sümpfe und Feuchtgebiete wurden trockengelegt, und dafür breiten sich die Wüsten weltweit mit großer Geschwindigkeit aus.

Bei der Frigidität sind einerseits Dominanzwünsche zu vermuten, andererseits aber auch die Angst vor eigener Zügellosigkeit, Triebhaftigkeit und Unbe*herr*schtheit. Das Ergebnis, der kranke Kompromiß, ist die Geschlechtskälte und in deren Folge chronisches Unbefriedigtsein. Der Animus, ihr männlicher Pol, hat in der Frau die Oberhand gewonnen und den weiblichen unterdrückt beziehungsweise ihm das Wasser abgegraben. Statt schlüpfriger Glitschigkeit *herr*scht nüchterne Trockenheit. In der Hormonumstellung der Menopause zeigt dieses Symptom an, daß es ab jetzt primär um andere Lebensbereiche als Geschlechtsverkehr geht. Schließlich sollte die Frau nun ihren gegengeschlechtlichen Seelenanteil, den Animus, entwickeln, aber nicht durch archetypisch männliche Trockenheit auf den Schleimhäuten.

Die Lösung aus diesem Dilemma ergibt sich keineswegs aus noch so gut gemeinten Appellen, doch endlich zum eigenen Frausein zu stehen. Wenn das so einfach wäre, müßte man auch den Dicken nur sagen, sie sollten aufhören zu essen, und den Asthmatikern, sie sollten das Husten unterlassen. Unter Frigidität leidende Frauen haben eben keinen guten Zugang zu ihrer Anima, ihrem weiblichen Seelenanteil, dafür aber einen deutlichen Bezug zu seinem Gegenspieler, dem Animus. Hier müßte auch die Therapie ansetzen. Statt im Körper könnte sie lieber auf der Bewußtseinsebene weiter in den nüchternen männlichen Pol eindringen und so erkennen und verstehen lernen, daß sie selbst als Frau gemeint ist. Den eigenen männlichen Anteil gilt es dort zu fördern und zu verstärken, wo er archetypisch hingehört: im Geistigen, Spirituellen und auch auf der profaneren Intellektebene. Nichts spricht gegen Durchsetzungsfähigkeit, nüchternes Denken, trockenen Humor und sachliche Argumente. All das gehört dem männlichen Pol an und wäre eher auszubauen, um die klassisch weiblichen Körperreiche von der männlichen Übermacht zu entlasten. Es gilt durch glasklares Überlegen, die beiden Pole der eigenen Seele den verschiedenen Lebensbereichen zuzuordnen, so daß weibliches Yin und männliches Yang in ihren jeweiligen Domänen zu ihrer ganzen Kraft und ihrem vollen Recht kommen können. Erst dann besteht die Chance, zum Beispiel über die inneren Bilder wieder Kontakt zur Anima zu finden. Ist die Lust erst einmal als (über)lebenswichtig eingeordnet, kann sie allmählich zugelassen und dann irgendwann vielleicht sogar genossen werden.

Hier gerät die Entdeckung des eigenen Weiblichen zur Schattenarbeit. Ist das Selbstbewußtsein stark genug und wird das Yin seinem Wesen nach verstanden und akzeptiert, kann sich in ihrer physischen Unterwelt bei Gelegenheit auch jene wäßrige, gefühlsschwangere Atmosphäre ausbreiten, die Lust nicht nur zuläßt, sondern einlädt, wo sich selbst *schlüpfrige* Gedanken und Phantasien als zum eigenen weiblichen Wesensteil gehörig (an)erkennen und genießen lassen. Dann wird sie (Aus-)Gelassenheit als Tugend erleben und Ekstase als ein Lebensrecht jedes Menschen, also auch als ihr eigenes Recht. Sich das (Mit-)Fließen zu gönnen, den Fluß des Lebens nicht nur an sich vorbei, sondern durch sich hindurchzulassen, wird dann zu einem Genuß, und sie mag spüren, daß er von den ekstatisch-ozeanischen Gefühlen des Embryos im Mutterleib bis zum orgiastischen Erleben der Sexualität reicht und auf den Orgasmus, die Vereinigung, hinausläuft.

Auch die gedankliche Beschäftigung mit dem Sterben als letzter Form der Hingabe und Aufgabe des Ego kann einen Schritt in Richtung Heilung bedeuten, vor allem wenn er auch bis in meditatives Erleben[42] reicht. Wo der Orgasmus schließlich als stückweises Aufgeben des eigenen Ichs erlebt werden kann, wird er zur Vorübung für den umfassenden Orgasmus mit der Schöpfung, den großen endgültigen Verzicht auf alle Absonderung von der Einheit.

Schmerzen beim Geschlechtsverkehr (Dyspareunie)

Am häufigsten kommen Schmerzen während des Verkehrs bei trockener Scheide vor. Neben der Scheidentrockenheit bei Frigidität wäre hier auch an die heiße, trockene Scheide zu denken, wie sie im Wechsel, aber auch davor gar nicht so selten ist. Heißes, trockenes Land will Regen, und so wie die brennende Wüste nach ihm lechzt, sehnt sich auch das heiße, trockene Tal der Geschlechtsregion nach Nässe und Fruchtbarkeit. In unserem Fall läßt diese Region ihre eigenen Quellen zuwenig sprudeln, möglich ist aber auch, daß sie es gefühlsmäßig umgekehrt wahrnimmt und glaubt, nie genug Samen und Lebenswasser zu bekommen. Diese Situation ergibt sich bei ständig unbefriedigten

Frauen im Sinne der Nymphomanie, aber natürlich auch bei wirklicher Unterversorgung. »Ihr Garten wird nicht genügend bewässert«, wie es in alten chinesischen Schriften heißt.

In der Progesteronzeit, das heißt in der zweiten Zyklusphase, ist die Befeuchtung schwächer, was biologisch Sinn macht, da jetzt sowieso keine Befruchtung zu erwarten ist. Bei Frauen, bei denen dieser Unterschied sehr groß ist, kann *man* davon ausgehen, daß es ihr beim Geschlechtsverkehr zumindest unbewußt stark ums Kinderbekommen geht.

Der vielleicht wichtigste Grund für die Dyspareunie ist ein allgemeines Problem unserer Gesellschaft. Wie weiter oben schon beschrieben, neigen viele Männer dazu, für den Geschmack ihrer Frauen viel zu schnell einzudringen und das Liebesspiel einzusparen. Insofern wäre eine Umwandlung der Sexualgewohnheiten in die östliche, tantrische Richtung sicher auch hier die Lösung für die meisten Probleme. Allerdings kann ebenso falsch verstandener tantrischer Sex Schattenseiten hervorbringen, die sich hier symptomatisch niederschlagen. Wenn sie das Gefühl bekommt, ihr Partner wolle die Beziehung nicht befruchten, indem er zwar ihren Garten dauernd benutzt, aber nicht wirklich begießen will, kann sich der damit zusammenhängende Widerstand ebenfalls in Schmerzen bei dieser Art von zärtlichem »Mißbrauch« ausdrücken.

Die modernen Industriegesellschaften – und unter ihnen wieder besonders die deutschsprachige – sind insgesamt weder genuß- noch kinderfreundlich, sondern effizienz-, kontroll- und leistungsorientiert. Was an vielen Beispielen klarwerden könnte, zeigt sich auch bei der Verhütung und wird bei der Temperatur- und Schleimmethode besonders deutlich. Wer danach sein Geschlechtsleben plant, muß es in (trockene) Zeiten verlegen, in denen es weniger Spaß macht. Die Zeiten, in denen es hormonell vom Organismus unterstützt wird, in denen es also auch am meisten Spaß und Lust mit sich bringen würde, sind tabu, damit das Ganze keine Folgen hat. Frauen, die (un)bewußt sehr auf die Mutterrolle zielen, haben auf Dauer sicher keinen Spaß an Sex, der für sie immer unerfüllend bleiben muß, weil er in die sogenannten sicheren und damit trockenen Phasen verlegt wird. Möglicherweise macht der Körper diesen Unwillen bei Vereinigungen, *die ihr nichts bringen können*, durch Schmerzen deutlich. Einen

Teil von ihr schmerzt dieses Vorgehen. »Du tust mir weh«, sagt sie ihm unbewußt, »wenn du immer nur zur falschen Zeit zu mir kommst und mir nicht einmal deinen Samen gibst.« Das könnte der Körper dadurch zu verhindern suchen, daß er noch trockener reagiert und den Zugang erschwert.

Häufig beginnen die Schwierigkeiten nach der Geburt eines Kindes. In einer so materiellen Zeit werden dafür dann vor allem physische Gründe ins Feld geführt wie die Traumatisierung des Beckenbodens bei der Geburt usw. Dem eigentlichen Grund schon näher kommen Männer mit ihren Klagen, sie gebe dem Kind zuviel Aufmerksamkeit und für sie bleibe kaum noch etwas übrig. Die häufigste Ursache dürfte sein, daß viele Frauen, nachdem sie haben, was sie wollten, nämlich ein Kind, (unbewußt) gar nicht mehr wollen. Es kann (ihnen) jetzt ja gar nichts mehr bringen, mit ihm zu schlafen. Sie sind vom Archetyp der Venus in den des Mondes gewechselt. Vom Mann haben sie jetzt erst einmal im wahrsten Sinne des Wortes genug (bekommen) und beschäftigen sich lieber mit den Früchten als mit dem Samenspender selbst. Wenn er sich aber aufgrund seiner »ehelichen Rechte« den Zugang ertrotzt oder gar erzwingt, verkörpert sich ihr Widerstand in Schmerzen.

Nun klingt das alles wieder viel wertender, als es gemeint ist. Wir dürfen nie vergessen, daß solche Zusammenhänge im allgemeinen ganz unbewußt sind und Frauen das nicht absichtlich tun, sondern ihr Körper einfach ihrem inneren Gefühl entspricht. Dieser Wechsel von einem Archetyp zum nächsten, der viele Männer so verwirrt und ihnen suggeriert, von *ihr* getäuscht worden zu sein, geschieht nicht absichtlich, sondern natürlich. Er ist in Jahrmillionen Jahren von der Evolution erprobt. Ein Blick auf die Natur könnte den Menschenmännchen im übrigen zeigen, wie gut sie es eigentlich haben. Die weiblichen Bienen werfen nach der Hochzeitsnacht und erfolgter Befruchtung die männlichen Drohnen einfach aus dem Stock, so daß diese jämmerlich verhungern. Manche weibliche Spinnen beginnen gleich nach der Befruchtung, das Männchen aufzufressen, um es so in Nahrung für sich und den Nachwuchs umzuwandeln. Offenbar ist aus der Sicht der Biologie auch das ein Evolutionsvorteil, denn auf diese Weise bringen die Männchen wenigstens noch etwas. So ist manche Frau heutzutage ganz zufrieden, wenn er die Nahrung in Form von Geld nach Hause bringt und sich mit dieser neuen Rolle begnügt, so wie sie ja auch ganz in ihrer (neuen) aufgeht.

Ein weiterer Grund kann in einem früheren sexuellen Trauma liegen, zum Beispiel durch eine Vergewaltigung, durch Mißbrauch oder auch durch eine außergewöhnlich schmerzhafte Entjungferung. Solange diese Situation nicht wirklich geklärt ist, was im allgemeinen heißt, sie bewußtzumachen, wird jeder neuerliche Geschlechtsverkehr die Wunde wieder aufreißen und an das ursprüngliche Trauma erinnern. Bei schweren Schmerzen liegt es nahe, auf der Bilderebene das Ganze im Rahmen einer Psychotherapie zu konfrontieren, um es zu verarbeiten.

Eine andere naheliegende Möglichkeit ist, daß es der falsche Mann probiert, so daß sie versucht, ihn sich mit den Schmerzen (unbewußt) vom Leib zu halten. Ist eine Beziehung zum Beispiel aus Kalkül oder auf Druck der Eltern geschlossen worden, wird ihr dieser Fehler nie deutlicher zu Bewußtsein kommen als bei der Vereinigung während des Geschlechtsverkehrs. Da sie aber nicht daran erinnert werden will, wird sie versuchen, die prekäre Situation zu vermeiden, die ihr jedesmal zeigt, wie weh ihr dieser Mann tut und wie weh sie sich mit ihm getan hat. Schmerzen können dann gut als Alibi herhalten. Was so weh tut, braucht *frau* nicht zu machen. Wenn sie in dieser Situation, um ihr Alibi noch absichern zu lassen, sogar zur Psychotherapie antritt, hat die Therapeutin ziemlich schlechte Karten, solange sie nicht durchschaut, wie sie in diesem Fall mißbraucht werden soll.

Aus einer ähnlichen Situation heraus wurde einer Patientin während der Psychotherapie bewußt, wie sehr sie bei jedem Akt für ihre Berechnung die Rechnung präsentiert bekam. Sie hatte sich kaufen lassen und damit auch diese Schmerzen eingehandelt, denn ihr Unbewußtes akzeptierte den Handel nicht. Trotz dieser Erkenntnis beschloß sie, ihren Partner weiter (unter Schmerzen) auszuhalten, um sich auch weiterhin von ihm aushalten zu lassen. Sie wollte also bewußt mit Schmerzen zahlen. Doch dann konnte sie das nur noch eine kurze Zeitspanne aushalten, weil die Rechnungen immer höher, das heißt, die Schmerzen immer unerträglicher wurden. Wo einmal das Licht der Bewußtheit hingefallen ist, läßt sich der Mantel der Unbewußtheit kaum noch ausbreiten.

Auch das schon mehrfach angeklungene Problem der wenig

hingabefähigen oder -willigen Frau spielt hier als Möglichkeit herein. In der Praxis findet sich diese Problemkonstellation überwiegend bei sehr schlanken, vom Erscheinungsbild eher männlich geprägten Frauen, die beim Geschlechtsverkehr selbst zur aktiven, archetypisch männlichen Rolle tendieren. Besonders ausgeprägt werden die Schmerzen dann oft auch noch in der zweiten, der Progesteronphase des Zyklus gespürt.

Ein sehr vordergründig seelisches Problem ist Angst, die im (Liebes-)Spiel sein kann. So wie Männer ihr Glied oft zu klein finden, halten Frauen und ganz besonders kleine Mädchen das männliche Glied leicht für viel zu groß. Diese Situation kontrastiert besonders drastisch zu den Vorstellungen der Buben, die glauben, in der Länge und Dicke ihrer »Lanze« läge ihr ganzes Kapital. Die Penis- oder Verletzungsangst junger Mädchen kann sich in ungünstigen Situationen bis ins Erwachsenenalter erhalten und findet ihre Parallele in der Kastrationsangst der Männer, die durch Freuds Theorien allerdings viel bekannter ist. Beim Mädchen ist es die Angstvorstellung, aufgespießt, aufgeschlitzt oder gepfählt zu werden, die dem Genuß schmerzhaft im Weg steht.

Ein eher banaler Grund liegt in einem ungeschickten Mann, der einfach schlecht aufgeklärt ist und kaum weiß, worum es geht, und auch nicht, wohin. Wo alles nur ausschließlich im Dunkeln (in zweierlei Hinsicht) stattfinden darf, geht natürlich manches daneben, und vieles läuft schief. Daß ihr das weh tun kann, ist anatomisch und seelisch einsichtig. Die Situation erfordert Aufklärung auf diesen beiden Ebenen. Von der Deutung her ist sofort klar und wird wohl auch dem unbewußtesten Mann nicht verborgen bleiben, daß die Vereinigung ihr keine Freude, sondern Unlust macht; sie tut weh. Für sie heißt es, daß Hingabe an diesen Mann sie schmerzt, daß sie sich (ihm) nur unter Schmerzen zu öffnen vermag, daß sie sich nicht wirklich einlassen kann und ihn deshalb auch nur unter Schmerzen einläßt. Falls die Probleme ständig auftreten, also auch wenn sie mit jemand anders zusammen ist, mag es heißen, daß sie dem Männlichen generell nicht vertraut oder sich nicht aufgeben will und lieber in der Polarität bleiben möchte, daß sie Angst davor hat, zu verschmelzen und eins zu werden. Tief hinter dem Nichtkönnen findet sich fast immer ein Nichtwollen, wobei dieses unbewußt ist. Daß der

Orgasmus bei solchen Schmerzen nicht oder nur durch Reizung von außen möglich ist, versteht sich von selbst.

Sexsucht (Nymphomanie)

Unter Nymphomanie ist ein abnorm gesteigertes sexuelles Verlangen zu verstehen, wobei gleich die Frage auftaucht, was hier die Norm ist und wer sie zu welchem Zweck so festgelegt hat. Besonders problematisch wird solch eine Krankheitsbezeichnung, wenn wir uns auch noch die geschlechtsspezifischen Wertungen bewußtmachen, die dabei wie immer eine Rolle spielen. Was bei Männern als Playboy eher ein positives Image hat, ist bei Frauen gleich anrüchig und krank, eben nymphoman.

Der Mythos der Nymphen ist im übrigen alles andere als anrüchig, denn es handelt sich bei ihnen um wunderschöne Naturgeschöpfe, die sich spielend und tanzend mit allen Sinnen an der Natur erfreuen und sich von Pan, dem polaren Naturgott, und dessen betörenden Flötenklängen anlocken lassen. Als Pan nach dem schönen Spiel typisch männlich über die Nymphen herfallen will, ergreifen sie vor Schreck die Flucht. Die Tatsache, daß einige von ihm dann doch gepackt und vergewaltigt werden, den Nymphen als Schuld anzulasten ist eine eher freche Interpretation. Insofern hat hier die patriarchalische Wertung wahrscheinlich auch noch den Mythos vergewaltigt.

Trotzdem gibt es – wenn auch wohl seltener als die männliche – die weibliche Form von Sexsucht, bei der sie auf der Suche nach Erfüllung von einem zum anderen hetzen muß, ohne je das Gesuchte zu finden. Das männliche Pendant wäre der Satyrismus. Vielleicht ist die weibliche Variante in Wirklichkeit gar nicht so viel seltener, sondern wird nur durch die unterschiedliche gesellschaftliche Wertung vorgetäuscht, denn während er durch viele Eroberungen einen Ruf zu gewinnen hat, würde sie ihren dadurch riskieren. Im Endeffekt geht es beide Male um Sexsucht, und wie bei jeder Sucht sind auch hier Form und Inhalt auseinandergefallen. Quantität ersetzt Qualität. Da aber Quantität nicht befriedigt, wie zum Beispiel auch beim Essen, kommt es hier ebenfalls zur Dosissteigerung. Wie bei jeder Sucht kann auch das Suchtmittel »Sex« keine echte Erfüllung verschaffen.

Wenn sie aber nicht einmal momentane Befriedigung findet, weil zum Beispiel gerade kein Suchtmittel zur Verfügung steht, kann das zu Entzugserscheinungen führen. Es kommt zu einem Außer-sich-Sein bis hin zu Elementen von (Sex-)Besessenheit. Unwillige, sich offensiv verweigernde »Partner« können dann geradezu mit einem Liebeswahn verfolgt und manchmal richtiggehend eingesponnen werden.

Die letzte *Lösung* kann – wie immer bei Sucht – nur darin liegen, hinter der Sucht die Flucht zu erkennen sowie den Versuch als Illusion zu durchschauen, über Quantität zu bekommen, was nur in der Qualität zu finden ist. Sobald die Form (Sexualität) und der Inhalt (Liebe) nach einer Phase der Suche wieder zusammenfinden, rückt echte Befriedigung näher. Eine gute Bearbeitungsmöglichkeit der Sexsucht wäre die tantrische Form der Erotik mit einem geliebten Partner, da hier dann wirkliche Erfüllung auch im spirituellen Sinn möglich ist.

Vaginismus

Der Vaginismus ist eher ein sagenumwobenes Schreckgespenst von männlichen Kastrationsängsten als ein wichtiges Krankheitsbild von Frauen. Die einschlägigen Legenden haben sich wohl vor allem aus der verbreiteten männlichen Angst entwickelt, von der Frau auf diese unter der Gürtellinie angesiedelte Weise gefangen zu werden. In der Extremform geht das bis zur Vorstellung, von der Vagina dentata als dem zähnebewehrten unteren Schlund, der den Ein- und Ausgang zur geschlechtlichen Unterwelt beherrscht, auf Nimmerwiedersehen verschlungen zu werden. Die Vagina dentata wird so zum klassischen Symbol männlicher Angst vor dem Geschlechtsverkehr, genauer gesagt: der Angst, dabei gebissen und dann noch mit Haut und Haar verschlungen zu werden. Die Vulva wird hier zum Symbol des Grabes und löst die größte und letzte Angst aus: die Angst vor dem Sterben. Was als konkretes Geschehen heute eher komisch und absurd anmutet, wird im Moment des Orgasmus symbolisch immerhin für einen Moment zur seelischen Wirklichkeit. Daß die Vagina der untere Schlund ist, weiß man auch in der Schulmedizin, wird doch von Scham*lippen* gesprochen, die ja wohl zu einem äußeren unteren Mund gehören. Der innere Gebärmuttermund, der dann auch wirklich den männlichen Samen verschluckt, steht sowieso außer Frage. Der Volksmund weiß ebenfalls um diesen Zusammenhang und belegt ihn mit ordinären Ausdrücken seiner Umgangssprache.

Diese ganze (männliche) Angst hängt wohl auch mit der »christlichen« Abwertung des Weiblichen und insbesondere seines genitalen Aspektes zusammen. Im Osten spricht man vom »Schatzhaus der Lust«, dem »Jadetempel«, im Persischen vom »Paradiesgarten«. Bei den Griechen ist der Ausdruck »Muschel« gebräuchlich, auf den noch unser liebevollerer Ausdruck »Muschi« zurückgeht. Aus einer Muschel wurde Aphrodite, die Liebesgöttin, geboren, und so sprach man auch vom »Tempel der Venus«. Vor solchen Orten braucht *man* keine Angst zu haben, und in den entsprechenden Kulturen hat er sie auch kaum.

Bei uns dagegen mag auch das vampirhafte Element, das Frauen gern angedichtet wurde, hineinspielen. Seine Wurzeln hat all das wohl in der tatsächlichen Fähigkeit der Frau, den Mann sexuell zu erschöpfen, da sie einfach stärker und leistungsfähiger ist – etwa was die Frequenz und Dauer des Orgasmus angeht –, sofern die Sexualität frei ausgelebt wird. Da *man* sich das in früheren Zeiten sicher noch weniger eingestehen konnte als heute, wurde diese »Gefahr« wahrscheinlich auf übermenschliche Kräfte und ein magisches Festhaltevermögen projiziert, dessen Symbol der zähnefletschende untere Höllenschlund ist. Die männliche Vorstellung des Festgehaltenwerdens mag zusätzlich eine unbewußte Abwehrreaktion auf das eigene Eingeständnis gewesen sein, daß *man* keinesfalls eine Minute länger als notwendig bleiben will und sich am liebsten gleich danach abwendet und auf und davonmacht. Das aber ist wohl zu allen patriarchalischen Zeiten die Angst der Frauen gewesen, die als Reaktion darauf die vielfältigsten Festhaltetechniken entwickelt haben, wobei die physischen mittels Vulvabiß und -griff wohl immer die geringste Rolle gespielt haben.

Der gefangensetzende, dem Mythos den Stoff gebende Scheidenkrampf bei steckendem Glied dürfte früher tatsächlich ab und zu vorgekommen sein, etwa bei Frauen mit hysterischer Seelenstruktur, die in ihrem Becken enorme Kräfte mobilisierten, um einen fluchtbereiten Mann festzuhalten. Aus der Zeit, als für die meisten Menschen der Coitus interruptus die einzige Empfängnisverhütung war, wird dergleichen berichtet. Das ist auch wiederum psychologisch verständlich. Wenn die Frau unbewußt oder insgeheim einen Kinderwunsch hegte, den er durch rechtzeitigen Rückzug zunichte zu machen drohte, mag sie ihn gerade am Höhepunkt, wo es um den fruchtbaren Samen ging, unbewußt auf diese Weise zu halten versucht haben, jedenfalls für einen Moment, um ihn dann allerdings wohl fürs Leben zu halten. In diesem Fall wäre es ein von der Frau erzwungenes Nachspiel, das dann ein familiäres Nachspiel nach sich zieht. Wenn er sich und ihn nicht schnell genug zurückziehen konnte und so im übertragenen Sinn festgehalten oder gefangen wurde, mag das ebenfalls der Vorstellung eines Scheidengefängnisses Vorschub geleistet haben. Auch das Vorbild der Hunde dürfte dazu beigetragen haben, wo die Rüden fünfzehn bis zwanzig Minuten festhängen können. Das kann mit einem Nadelstich beendet werden, da sich durch den Schmerz der Krampf reflexhaft löst. Diese Nadel zur Befreiung im entscheidenden Moment geistert bis heute in ängstlichen Männerhirnen oder Bubenköpfen herum. Wenn es heute in Ausnahmefällen doch noch zu einer Gefangenschaft des Penis kommt, stehen zumeist Extremsituationen dahinter wie Mißbrauch und gewaltsame Entjungferung.

Männer, die diese Angst haben, unterschätzen einerseits ihre eigenen Fähigkeiten und überschätzen andererseits die konkrete (Muskel-)Kraft der Frau. Auch die männliche Anatomie mit dem pilzförmigen Phallus kann nur wenig daran ändern, daß dessen Kopf in einem glitschigen Milieu kaum festzuhalten ist. Die Tatsache, daß das Problem heute auch in den (männlichen) Köpfen aufgehört hat zu existieren, mag mit vielem zusammenhängen, wohl auch damit, daß Frauen inzwischen viel bessere Möglichkeiten haben, sich einen zaudernden Mann zu *schnappen* oder zu *angeln*.

Physiologisch geht es beim Vaginismus eher um das Gegenteil: um einen Scheidenkrampf, der das männliche Eindringen verhindert. Es handelt sich also eher um mangelnde Aufnahmebereitschaft als um das verschlingende Weib, das *einen* nicht mehr losläßt. Betroffen sind am ehesten junge Mädchen mit entsprechender Angst, die dem männlichen Schwert ihre Scheide versperren – wegen dessen Größe, wegen schlechter Erfahrungen oder wegen mangelnder Aufklärung oder Lust. Bei der Entjungferung, insbesondere wenn diese sehr spät geschieht, kann das »späte Mädchen« zu versessen und fixiert auf den erlösenden Akt sein, daß es sich dabei extrem verkrampft und seinen Eingang geradezu blockiert.

Symbolisch entspricht der Krampf dem (inneren, unbewußten) Kampf. Äußerlich produziert er Enge, in der sich wiederum die Angst spiegelt: vor dem Mann, vor seinem übermächtigen oder übermütigen Glied, vor Schwangerschaft und anschließendem Verlassenwerden. An diesem Punkt wird klar, wie in der krampfhaften Anspannung der Beckenbodenmuskeln beides zusammenkommt: der krampfhafte Versuch, ihn gar nicht erst hereinzulassen, um sich das alles zu ersparen. Wenn er aber dann doch drinnen ist, kann derselbe krampfhafte Versuch dazu dienen, ihn dann wenigstens festzuhalten.

Alle mechanischen Verengungen können das zumeist primär seelische Problem noch weiter verschärfen. Da es bei gewaltsamem Eindringen zum Beispiel zu erheblichen Verletzungen der Vulva und Vagina kommen kann, wird danach durch die Narbenverwachsungen auch physisch ein Grund für Verengungen gegeben sein. Daß Vergewaltigungen seelische Narben hinterlassen, braucht nicht mehr diskutiert zu werden. Aber auch alle anderen Verletzungen wie Pfählungen können über den Narbenzug zu diesem Problem führen. In afrikanischen Ländern, wo die Mädchen zum Teil noch immer durch Beschneidung in diesem Bereich auf grauenhafte Weise verstümmelt werden, dürfte dieses Thema ebenfalls eine Rolle spielen. Wobei in diesen Ländern ja gerade eine der Absichten ist, sie für den Mann auf ewig eng zu machen. Lust soll sie überhaupt nicht empfinden, und der eigene Mann wird sich schon vergewaltigend Einlaß verschaffen, wenn es ihm beliebt.

Entsprechende Verwachsungen können aber auch auf der seelischen Ebene für Enge sorgen, die der Körper nur darstellt. In beiden Fällen haben die Verwachsungen den Sinn, die enge Pforte besser zu sichern. So etwas auf anderen, geschickteren Ebenen selbst zu lernen, wäre die eigentliche Aufgabe dieser Situation. Wenn sie es schafft, sich zu verschließen, wo sie nicht bereit ist, dann wird es zugleich auch leichter, sich bewußt wieder zu öffnen, wo es paßt. Die Wiedereröffnung des »Tempels des Geschlechts«, wie es in östlichen Lehren so blumig heißt, muß natürlich äußerst sensibel erfolgen, wobei sie immer auch seelisch geschehen muß, selbst wenn dann bei konkreten Narbenbehinderungen zusätzlich körperlich mit sogenannten Bougierstiften nachgeholfen werden müßte.

Probleme mit den Lebensübergängen

Zu diesem Thema gibt es in dem Buch *Lebenskrisen als Entwicklungschancen* die entsprechenden Deutungen auch der gynäkologisch relevanten Krankheitsbilder. Typisch weibliche Krankheitsbilder wie die Magersucht, die Bulimie, die Osteoporose, aber natürlich auch geschlechtsneutrale wie die Pubertätsakne und die Depression der Lebensmitte sind dort ausführlich gedeutet. Da sie auch nur im Zusammenhang mit dem Lebensmuster, wie es sich im Mandala ausdrückt, verständlich werden und einzuordnen sind, werden sie hier nur gestreift oder höchstens summarisch behandelt. Lediglich in *Lebenskrisen als Entwicklungschancen* nicht gedeutete typisch gynäkologische Probleme kommen hier erstmals und entsprechend ausführlich zur Darstellung.

Frühes Einsetzen der ersten Periode, Frühreife

Ganz allgemein menstruieren Mädchen heute früher, das heißt schon mit etwa zwölf Jahren, während noch vor nicht langer Zeit vierzehn bis sechzehn Jahre als normal galt. Die städtischen Mädchen sind dabei noch eher dran als die auf dem Land. Das Land liegt in vieler Hinsicht mit Entwicklungen zurück, die Zeit läuft langsamer als in der schnellebigen Stadt, und das weibliche Rollenbild ist noch patriarchalischer geprägt, so daß sich das neue, von Emanzipationsansprüchen getragene Frauenbild schwerer durchsetzt. Die Akzeleration, wie die Medizin das Phänomen der immer früher einsetzenden körperlichen Reife nennt, verläuft allgemein schneller in der Stadt, aus der fast alle neuen Entwicklungen kommen und die in vieler Hinsicht vorangeht (möglicherweise auch in den Untergang). Hier herrscht ein künstliches, von Menschen geschaffenes Klima, der weltweite Treibhauseffekt ist hier noch verstärkt, was sich nicht nur bei den botanischen Pflanzen, sondern auch bei den jungen »Früchtchen« zeigt.

Der vorgezogenen körperlichen Reife, das heißt der Entwicklung sekundärer Geschlechtsmerkmale vor dem achten Lebensjahr, entspricht im Seelischen die gegenteilige Tendenz. Hier scheint die Entwicklung immer langsamer voranzuschreiten, und viele, insbesondere männliche Jugendliche, werden überhaupt nicht mehr erwachsen.[43] Trotzdem erleben wir weitere äußerliche Bestrebungen, die gesetzliche Reifezeit herabzusetzen. Nachdem die Volljährigkeit von einundzwanzig auf achtzehn verringert wurde, plädieren einige allen Ernstes dafür, sie nun auf sechzehn herunterzusetzen. Wir orientieren uns dabei ausschließlich an körperlichen Gegebenheiten, wie wir ja überhaupt die materielle Ebene auch in jeder anderen Hinsicht überbetonen und seelische Entwicklung vernachlässigen.

So läßt sich leicht feststellen, daß die (körperliche) Pubertät von immer mehr Mädchen immer früher erreicht wird und daß parallel die seelische Reife immer weiter zurückbleibt und das Erwachsenwerden in weite Ferne rückt. Bei den Jungen zeigt sich diese Entwicklung noch krasser, wenn sie auch natürlich nicht so leicht an Zahlen festzumachen ist. Nach der Philosophie von *Krankheit als Sprache der Seele* nimmt uns der Körper immer dann etwas ab, wenn wir es seelisch nicht mehr bewältigen können. Wenn der Körper also so auffällig in seiner Entwicklung vorauseilt, liegt darin die Aufforderung, seelisch wieder mehr Reifungsschritte zu unternehmen. Ist dieses Phänomen der Frühreife noch gegenüber der allgemeinen Tendenz betont, wäre bei diesem Mädchen besonders auf seelisches Wachstum zu achten und dafür zu sorgen, daß seine Seele aufholen kann.

Sicher ist an den Akzelerationsphänomenen unser übertriebener Entwicklungsehrgeiz mitbeteiligt, wiederum mit Schwerpunkt auf der körperlichen Ebene. Wenn man mit Müttern auf dem Spielplatz sitzt, ist das beherrschende und von männlichem Ehrgeiz geprägte Thema: »Was kann Ihre denn schon? Meine konnte nämlich schon mit sieben Monaten…« Wie dumm derlei Stolz ist, sehen wir dann später zum Beispiel an den Legasthenickindern, die mühsam und zu spät das Krabbelalter nachholen müssen. Wenn Elf- und Zwölfjährige therapeutische Krabbelgruppen besuchen, ist das eigentlich deprimierend, während es im ersten Lebensjahr natürlich und kindlich angemessen gewesen wäre. Leider sind die Legastheniekinder aber nicht die einzigen Opfer unseres auch in diesem Bereich überzogenen Ehrgeizes. Das Überspringen von Entwicklungsphasen ist nachweislich schädlich, weil sie später, wenn überhaupt, nur sehr schwer nachzuholen sind. Aber auch schon das ehrgeizige Verkürzen von Lebensabschnitten bringt vor allem Leid mit sich. Der Körper zeigt uns in seiner beeindruckenden Ehrlichkeit in der Situation der verfrüht eintretenden ersten Periode (Menarche), was notwendig wäre, nämlich sich schneller zu entwickeln, nur eben in seelischer Hinsicht.

Therapeutisch kann die Schulmedizin wenig unternehmen, und das ist auch besser so. Hormonell ist der frühzeitige Entwicklungsschub kaum zu bremsen. Die einzig sinnvolle Möglichkeit liegt darin, auf geistig-seelischer Ebene entsprechend Gas zu geben, so daß die Entwicklungsdiskrepanz nicht zu gravierend wird. Kollektiv wäre die beste Vorbeugung, den übertriebenen Ehrgeiz, bezogen auf äußerliche Entwicklungen, zu durchschauen und zugunsten eines geduldigen Reifenlassens aufzugeben.

Spätes Einsetzen der ersten Periode

Bei einem (zu) späten Eintauchen in die Geschlechtsrolle wäre erst einmal zu definieren, was mit »zu spät« gemeint ist. Unter Umständen war das, was heute als zu spät gilt, früher durchaus normal. Nicht selten wird die allgemeine körperliche Frühreife hier über Gebühr zur Regel erhoben und zur Norm gemacht. Möglicherweise leben diese Kinder einfach noch in einem älteren Muster, das von ihrer Familie oder ihrer seelischen Welt getragen wird. Es fällt immerhin auf, daß sich spätes körperliches Reifen nicht selten bei Mädchen (und Jungen) findet, die seelisch recht reif wirken.

Die schon im Kapitel über die Normalität erwähnten Probleme (siehe Seite 46ff.) werden an diesem Punkt besonders deutlich. Auch beim Problem des späten körperlichen Reifens würden uns mehr Ruhe und Gelassenheit guttun. Bei unseren Pflanzen im

Garten üben wir uns durchaus in dieser entspannten Haltung. Sie wäre mit viel Gewinn für alle Beteiligten auf die jungen menschlichen Pflanzen zu übertragen. Manche reifen eben früher und verblühen dann oft auch schneller, andere lassen sich mehr Zeit und bekommen dann auch mehr Zeit. In unserem Garten schätzen wir solche Vielfalt sogar.

Wenn kein Druck von seiten der Eltern und Ärzte gemacht wird, sind Kinder, die sich mehr Zeit lassen, sicher besser dran als ihre frühreifen Altersgenossen. Sie sind zumeist nicht »entwicklungsverzögert« – ein typisches Wort der Männergesellschaft und ihrer Ärzte, die alles und jeden über denselben Kamm scheren –, sondern haben einen anderen Rhythmus. Etwaiges Leid ist in diesem Zusammenhang immer seelisch, und da ist es viel leichter, in einem der eigenen Entwicklung angemessenen Körper zu leben, als von der körperlichen Entwicklung überholt und im seelischen Bereich unter Druck gesetzt zu werden. Ein Mädchen, das durch seine allen ([»bösen«] Buben) sichtbare körperliche Entwicklung auffällt, gerät in dieser Zeit nur zu leicht in Zugzwang, während es im umgekehrten Fall (idealerweise) einfach in Ruhe gelassen wird. Reifung aber gelingt in der Ruhe am besten.

Das Phänomen der Reifungsverzögerung zeigt ein längeres Verharren im kindlichen und damit neutralen Bereich an. Meistens heißt das nichts anderes, als daß sich dieses Kind noch Zeit lassen kann und muß. Im Extremfall kann darin natürlich auch eine Verweigerung des weiteren Weges in die Polarität zum Ausdruck kommen. Solch ein spätes oder ewiges Mädchen signalisiert damit, daß es ihm keinen Spaß macht, Frau zu werden. Wenn das jedoch mit einem Hang zur Magersucht verbunden ist, muß Hilfe geleistet werden. Die zunehmende Tendenz zur Pubertätsmagersucht verrät, daß hier ein ernstes Problem vorliegt und es für moderne Mädchen offenbar nicht gerade leichter und verlockender wird, Frau zu werden. Auch das Miterleben von Leid der Mutter kann unbewußt dazu führen, daß ein Mädchen wenig Lust darauf verspürt, in eine ähnlich undankbare Rolle hineinzuwachsen.

Die schulmedizinische Therapie beim späten Einsetzen der Periode ist einfach und in ihren Auswirkungen scheußlich. Wenn nach laborchemischer Untersuchung ein hormonell bedingtes Krankheitsbild ausgeschlossen wurde, werden die noch niedrigen Hormonwerte so lange künstlich erhöht, bis es zur Blutung kommt. Der Organismus des Mädchens wird vor seiner Zeit chemisch zur Menstruation gezwungen. Das ist von der (männlichen) Denkart der eingeleiteten Geburt vergleichbar. Wenn die Dinge nicht so laufen, wie *man* will, dann zwingt er sie eben – ein gemessen an der Intelligenz der Natur äußerst beschränktes Konzept, weil die seelische Entwicklung bei dieser chemischen Gewaltmaßnahme *natür*lich nicht mitkommt. Das Schlucken der Pille führt jedenfalls nicht zum Erwachsenwerden. Daß dieser seelische Wachstumsschritt Zeit, Geduld und viel innere Kraft braucht, vergessen wir immer mehr, wohl weil das Erwachsenwerden immer seltener wird.

Eine sinnvolle »Therapie« wäre, das Mädchen nicht zusätzlich verrückt zu machen, ihm im Gegenteil den Druck aus der Gruppe von Gleichaltrigen so weit wie möglich zu nehmen mit dem Hinweis, daß es genug Zeit habe und sich deshalb auch Zeit lassen könne. Der Einfluß dieser sogenannten Peer-Group wird leicht unterschätzt, ist aber in Wirklichkeit heute oft schon stärker als jener der Familie. Abwarten und reifen lassen, Geduld lernen, das sind die Lernthemen für mitbetroffene Eltern. Hilfreich wären von seiten der Eltern alle Anregungen, sich innerlich auf das Erwachsenwerden vorzubereiten, und die Anbahnung entsprechender Reifungsrituale.[44]

Aufgabe der Gesellschaft wäre es, zu erkennen, daß Kinder heute viel zu früh rechtlich zu Erwachsenen werden und seelisch dafür immer später. Statt das Wahlalter demnächst auf sechzehn herabzusetzen, wäre es sinnvoller, das Bewußtsein für die Bedeutung von Übergangsritualen zu erhöhen. Wo Pubertierende versuchen (müssen), als Geisterfahrer auf Autobahnen, als Surfer auf S-Bahnen, als Bungee-Springer in Abgründen oder als Drogenbenutzer im gesellschaftlichen Abseits Mut und Reife zu zeigen, stimmt nicht nur mit ihnen etwas nicht, sondern auch mit der Gesellschaft, die solches zuläßt, ja eigentlich geradezu erzwingt.

Die Entjungferung

Um die Entjungferung ranken sich zahllose Mythen. Das Mädchen wird dabei in seinem Symbol, dem Hymen, zerstört, damit die Frau aus ihm erwachsen kann. Das Wort »Hymen« kommt aus dem Griechischen und bedeutet dort »Vorhang des Tempels«. Nach antiker Auffassung war die Vagina das Heiligtum der Liebesgöttin Aphrodite und das Hymen eben jener Vorhang, der den Zugang zu ihrem Heiligtum verschloß. Bei Hochzeiten erscholl der Ruf »O Hymen, Hymenaie«, woraus sich später das Wort »Hymne« entwickelte. Mit dieser Anrufung sollte der Akt des Übergangs von der Kindheit zum Frausein *hym*nisch gefeiert werden. Wichtig ist hier – wie bei jedem geglückten Übergangsritual – das Opfern des Alten, symbolisiert im zerrissenen Hymen, und der mutige Schritt durch das seelische Niemandsland zwischen den Welten hinüber ins neu zu erobernde Reich der Frauen.

Mit dem Zerreißen des Vorhangs zum Heiligtum der Aphrodite war somit der Frieden des Kindes zerstört und das liebe Mädchen vernichtet, und nun eröffnete sich hier die Möglichkeit zur Liebe auf einer höheren Ebene. Ab jetzt wird das Erleben von Einheitserfahrungen in der Ekstase der sinnlichen Lust möglich. Im Orgasmus, dem Einswerden mit dem Partner und über ihn im Idealfall mit der Schöpfung, bekommt der Mensch wieder einen Ausblick auf seine Bestimmung: die Rückkehr in die Einheit des Paradieses.

In alten patriarchalischen Zeiten war das Recht der ersten Nacht (*ius primae noctis*) dem König vorbehalten, was nichts anderes bedeutete, als daß der Herrscher sämtliche Mädchen entjungferte und damit zu Frauen machte. Was heute als abstoßend empfunden wird, war damals wohl von der Idee getragen, daß der König als erster und ursprünglich auch Erleuchteter besser als alle anderen geeignet war, bei diesem wichtigen Übergangsschritt die Führung zu übernehmen. Seine Krone war anfangs nicht materieller Art, sondern der allen Religionen bekannte Schein des geöffneten siebten Chakras. Von einem in der Einheit des kosmischen Bewußtseins lebenden Menschen in einem Ritual ins erwachsene Frauenleben eingeführt zu werden war also damals etwas ganz anderes, als heute bei Gedanken an dieses Recht der ersten Nacht mitschwingt. Wobei natürlich klar sein muß, daß diese ursprünglich edle Bedeutung des *ius primae noctis* bald schamlos mißbraucht wurde und garantiert unerleuchtete, aber geile Lehensherren dieses Vorrecht nutzten, um junge Mädchen zu mißbrauchen.

In manchen archaischen Gesellschaften war es erfahrenen und ihrer Männlichkeit sicheren Männern überlassen, die jungen Mädchen in die Welt der erotischen Sinnlichkeit und des Geschlechtsverkehrs einzuführen. Im Tierreich geht ein vergleichbares Geschehen noch viel weiter. Dort befruchtet der erste und stärkste Hirsch alle Kühe, obwohl genug andere Nachwuchshirsche zur Verfügung stünden. Allein der Platzhirsch aber bestimmt das Erbgut des ganzen Hirschrudels.

Es könnte in unseren modernen, aufgeklärten Zeiten die Vorstellung aufkommen, daß heute die Entjungferung keine Probleme mehr aufwirft. Aus der Sicht der Beratungspraxis stellt sich dies nicht so dar. Wohl zu keiner Zeit waren wir so weit von der rituellen Einweihung ins Frausein entfernt, die die Entjungferung vor allem sein müßte, wie heutzutage. Über den Mangel an Ritualen und die damit verbundenen Gefahren machen wir uns viel zuwenig Gedanken.

Ein **zu festes Hymen**, das den Eingang zum Tempel nicht freigibt, ist selten Grund für eine chirurgische Intervention. Dabei nimmt einerseits der Chirurg dem männlichen Partner die *einschneidende* Aufgabe ab, andererseits nimmt der Anästhesist dem Mädchen seinen Part ab, indem er mit Narkosemitteln chemisch jene für diesen Akt so notwendige Offenheit und Hingabe herstellt.

Meist ist allerdings gar nicht der zu derbe Vorhang das Problem, sondern die verkrampfte und mit Erwartungsspannung überladene Situation. Oft spielt auch Einbildung auf dem Boden einer hysterisch gefärbten Struktur eine gewisse verhindernde Rolle. Unbewußt wollen die betroffenen Mädchen ihre Jungfräulichkeit nicht opfern. Dahinter kann ein uneingestandener »Klosterwunsch« im Sinne des Sich-für-Gott-aufsparen-Wollens stehen, aber auch das unbewußte Ideal der Reinheit und Unschuld. Natürlich können auch einfach Angst vor Schmerz, Verletzung oder Enttäuschung im Weg stehen. Gerade da das Alter, in dem es erstmals zum Geschlechtsverkehr kommt, immer weiter sinkt und Romantik zunehmend jener Coolness, die sich unschwer mit

»Kühle« übersetzen läßt, weicht, kann dieser Schritt ins Neuland des Frauseins mit seelischen Vorbehalten belastet sein.

Hin- und hergerissen zwischen dem Druck aus dem Kreis der Gleichaltrigen, bald etwas Einschlägiges zu bieten, und unbewußten Sehnsüchten nach Keuschheit und reiner Liebe, wird es für Mädchen immer schwerer, sich selbst treu zu bleiben. Sich hinzugeben, ohne sich aufzugeben, sowie die eigene Integrität zu bewahren, wird zum Problem, für das das Hymen manchmal den Vorwand abgeben muß. Der Vorhang zu Aphrodites Paradies geht dann einfach nicht auf, weil die Tempelbesitzerin für diesen einschneidenden Schritt noch gar nicht reif ist oder weil der junge, ähnlich unerfahrene Himmelsstürmer vor lauter Sprüchen nicht bedacht hat, daß eine unbewußte Instanz in ihm gar nicht so locker bereit ist, die Verantwortung für diesen ersten Akt zu übernehmen.

Ursprünglich meinte der Mythos der Jungfräulichkeit, heil – aber nicht unbedingt unberührt – bleiben, auf jeden Fall aber bei sich bleiben, sich nicht an den Mann verlieren und keinem Mann gehören, den eigenen Weg nicht aufgeben, nicht in die unheile Welt gehen, sondern das kindliche Paradies vor dem Sündenfall bewahren. So hatte Hera neben Zeus durchaus männliche Gefährten, mit denen sie auch die Freuden der Liebe teilte, nur ergab sie sich ihnen nie ganz und erneuerte regelmäßig ihre Jungfräulichkeit. Die jungfräuliche Göttin Artemis ergab sich dagegen nie einem Mann, sie blieb sich und ihrem Weg auf diese strikte Art treu. Übergriffe von männlicher Seite bestrafte sie in der bekannt harten Weise, so daß solche Versuche immer einmalig blieben, einfach weil sie keine zweite Gelegenheit mehr bot. In unserer Unsicherheit im Umgang mit Archetypen im allgemeinen und den weiblichen im speziellen verstehen wir solche Themen kaum noch in ihrer Tiefe und werden ihnen seelisch auch kaum noch gerecht, unser Inneres aber orientiert sich noch an solchen Kriterien. Der Mythos ist vielleicht im geschichtlichen Sinn nicht wahr, aber er vermittelt die Wahrheit in einem viel tieferen Sinn.

Der Marienarchetyp, der als einziger noch eine gewisse Förderung von seiten der Kirche erfährt, macht unsere diesbezüglichen Schwierigkeiten deutlich. Nach biblischen Quellen hatte Maria neben Jesus noch andere Kinder und konnte trotzdem Mutter

Gottes werden. Erst spätere Kirchen*väter* meinten, ihr den Unterleib mit einem politischen Keuschheitsgürtel verschließen zu müssen, der ähnlich viel Schaden anrichtete wie die konkreten Keuschheitsgürtel des Mittelalters. Mit diesen quälten ängstliche und sadistische Männer ihre Frauen, die diesen Vertrauensmangel häufig mit schwersten Infektionen bezahlen mußten. Die postume Unterleibsamputation, die Kirchenmänner an Maria vornahmen, führt bis heute viele junge Mädchen in entsprechende seelische Konflikte. Es wird ihnen genauso unmöglich, die Gesetze der angeblich gottgefälligen Reinheit zu erfüllen, wie es wohl für Maria unmöglich war, ohne Mitwirkung ihres Unterleibes zu empfangen und zu gebären. In der Kirchengeschichte kam es zu einer Verwechslung von Mythisch-Archetypischem mit konkreten physischen Gegebenheiten. So wichtig Jungfräulichkeit auf der mythischen Ebene ist, so wenig war sie wohl je physisch gemeint. Die Forderung nach physischer Jungfräulichkeit jedoch richtet all das Unheil an, das wir heute beobachten können. Da die Regeln der Kirche sowieso für eine Mehrheit nicht einzuhalten sind, hat *frau* im allgemeinen gar nichts mehr, woran sie sich halten könnte. Die Jungfrau ist durch die entstandene Sprachverwirrung von der reinen Seele, für die sie einmal stand, zum verklemmten späten Mädchen, der alten Jungfer eben, verkommen.

Auch Keuschheit (von lat.: *conscius* = bewußt) ist zu einem antiquierten und nicht mehr ernst genommenen, weil nicht mehr verstandenen Begriff geworden. Die ursprüngliche Keuschheit setzt einen Akt der Bewußtheit voraus. Es geht *ihr* darum, bewußt Herrin über die Triebe zu sein. Sie vermag das eigene Triebleben zu beherrschen und sich gerade nicht von ihm beherrschen zu lassen. Diese Haltung ist aus ihrer Bewußtheit heraus unendlich viel besser als Verdrängung und hat ebenfalls wenig mit konkreten physischen Konsequenzen zu tun. Aber wie überall verwechseln wir heute Körper- und Bewußtseinsebene sowie Form und Inhalt.

Wie eigenartig unnatürlich wir schon geworden sind, mag folgende kaum glaubliche Geschichte enthüllen. Ein junges Paar, beide in ihren späten Teenagerjahren, suchte allen Ernstes ärztlichen Rat und Beistand, weil sie sich an die Entjungferung nicht herantrauten, andererseits aber gern miteinander geschlafen hätten. Er glaubte, daß sie ihn nach dem (in beider Vorstellung) brutalen Akt nicht mehr lieben könnte. Sie hatte Angst, dabei umzukommen. Beide befürchteten, ihre Beziehung würde an derlei »Greueltaten« ernsten Schaden nehmen. Diese sicher seltene Situation zeigt einerseits, daß die körperorientierte Fernsehaufklärung mit all ihrem Voyeurismus offenbar nicht einmal ausreichende Informationen vermittelt, und andererseits, daß selbst die offensichtlichsten seelischen Zusammenhänge nicht mehr durchschaut werden. Tatsächlich muß das Mädchen ja sterben: Bei der Entjungferung kommt die Jungfer um, aber eben auf der seelischen Ebene. Und er müßte das Mädchen tatsächlich mit männlicher marsischer Kraft zur Frau machen, indem er die Jungfer und ihr Symbol, das Hymen, zerstört. Den Arzt in solchem Fall um Hilfe zu bitten, läßt die dunkelsten Vorurteile anklingen, wobei natürlich das reißfeste Jungfernhäutchen – wie oben besprochen – durchaus in seinen Aufgabenbereich fällt.

Ebenso wie die Frauen- und Körperfeindlichkeit viel seelisches Unglück mit sich gebracht hat, erschwert auch der (korrigierende) Pendelausschlag ins andere Extrem, die fast schon zwanghafte sexuelle »Befreiung« der letzten Jahrzehnte, das selbstbestimmte Leben von Frauen. Wenn sie sich etwa dem Hestia-Archetyp verpflichtet fühlt, muß sie sich als verklemmte, uncoole alte Jungfer verachten lassen, weil die Werte, nach denen sie lebt, in unserer Zeit nichts gelten.

Schamhaftigkeit und chronisches Erröten

Frauen neigen sicher mehr zu Scham als Männer, was vor allem an Erziehung und Sozialisation liegen dürfte. Wer hätte je einen Bus voll Frauen erlebt, die sich anläßlich einer Fahrtpause zum Wasserlassen einfach an den Straßenrand hockten? Bei Männern kann man derlei immer wieder erleben. Ebenso frech wie breitbeinig stellen sie sich, vor allem wenn sie sich in Gruppen stark fühlen, an den Straßengraben und pinkeln im weiten Bogen vor sich hin. Schamhaftigkeit hätte eigentlich die Funktion, einen intimen Bereich vor fremder Neugier zu schützen. Die Scham als Körperregion der Frau ist ein plutonischer Bereich, der in den Schatten gehört und nicht im grellen Licht der Öffentlichkeit preisgegeben werden soll. Daß die Frau sich hier immer verhüllt und praktisch niemals *öffen*tlich zeigt, dürfte schon entwicklungsgeschichtlich verankert sein. Selbst die heutzutage unübersehbare Schamlosigkeit im Illustrierten-, Film- und Werbegeschäft schreckt (noch) vor der Enthüllung der weiblichen Scham zurück. Erst im Pornobereich fallen dann auch diese letzten Hüllen und Schranken.

Die öffentliche Schamlosigkeit ändert aber wenig daran, daß einzelne Menschen und insbesondere Mädchen bei diesem Trend nicht mitkommen und unter erheblicher Schamhaftigkeit leiden. Deutlich wird dies vor allem im chronischen Erröten. Hier sinkt für alle anderen sichtbar und deshalb verräterisch ehrlich ein im Bewußtsein aus verschiedensten Gründen nicht akzeptiertes Thema in den Schatten und verkörpert sich auf der Gesichtshaut.

Gerade bei jungen Mädchen zu Beginn der Pubertät ist dieses Thema sehr häufig. Durch die beginnende Geschlechtsreife sind sie für die Themen dieses neuen Lebensabschnitts hoch sensibilisiert. Es beherrscht sie aber noch große Unsicherheit darüber, wie sie mit all dem umgehen sollen. So signalisiert das Erröten und die (sie bei jeder einschlägigen Gelegenheit an)fliegende Hitze, wie brennend sie das alles schon interessiert, wieviel Energie (Blut) schon in Gedanken in diesen Bereich fließt, aber wie groß die eigene Unsicherheit dabei noch ist. Es ist peinvoll, wie wenig sie Bescheid wissen, und dadurch wird schnell alles peinlich.

Mit wachsender Erfahrung wächst die Selbstsicherheit in diesem Bereich, die Tabuthemen werden alltäglich, und das Erröten hört auf. Verweigern sie allerdings die Auseinandersetzung mit dieser Thematik, wird ihr auch weiterhin errötendes Gesicht allen deutlich signalisieren, wie betroffen dieses Thema sie unbewußt macht, das für sie immer noch tabu ist und als einzigen Lebensraum die Gesichtshaut gefunden hat.

Pubertätsakne (Follikulitis)

Bei der Pubertätsakne mit ihren unübersehbaren Pickeln drückt sich die aufkommende Sexualität über die Haut aus, und zwar in genau den Bereichen, die jetzt für pubertäre Erotikspiele bereitstehen. Nicht genitale Sexualität ist ja jetzt das Thema, sondern deren Vorstufe. Was ein tief ausgeschnittenes Abendkleid den Blicken freizügig enthüllt, wird zur Spielwiese der kleinen Vulkane, die die Situation allen sichtbar darstellen. Es ballt sich da einiger Druck in der Tiefe zusammen und drängt dann auf Befreiung nach außen. Schließlich würde der Vulkankegel explodieren und seine brisante Botschaft über die Grenze bringen. So weit kommt es aber praktisch nie, weil die Betroffene viel zuviel Lust hat, die Pickel selbst auszudrücken. Sie kann deren Reifung nicht abwarten. Besser wäre natürlich, sie würde lernen, das eigentliche Thema auszudrücken. Daß hinter jedem einzelnen Pickel in der Tiefe eine Entzündung steckt, verrät die Vielzahl der kleinen Konflikte, die zum Bild der Pubertätsakne ihren Beitrag leisten. Es ginge darum, sich die Haut als Organ der Abgrenzung, aber auch des Kontaktes und der Zärtlichkeit bewußtzumachen und mit dem eigentlichen Anliegen dieser Zeit über die eigenen Grenzen hinüber zum anderen Geschlecht zu kommen. Je bewußter dieser Schritt auf dem Weg des Erwachsenwerdens getan wird, desto besser. Auch wenn die Akne erst später im Leben auftritt, bleibt ihr Thema die Bewältigung der Pubertät und der Ausdruck einen inneren Druckes.

Magersucht (Anorexia nervosa), Bulimie

Diese beiden Krankheitsbilder lassen sich als die beiden Seiten einer Medaille verstehen. Das pubertätsmagersüchtige Mädchen verweigert unbewußt den Schritt zur Frau, weshalb das Krankheitsbild auch immer nur Mädchen und niemals Frauen trifft. Dahinter steckt nicht selten ein tiefer Unwille, sich auf die erwachsene Welt des Frauseins und die Polarität im allgemeinen einzulassen. Es ist ein Konflikt zwischen dem reinen Geist und der dunklen Materie, den immer wieder der Geist gewinnt und das Mädchen in Richtung Askese treibt. Es hungert gegen all das heraufdrängende Weibliche an. Zuerst fällt diesem Bestreben die Periodenblutung zum Opfer und später oft auch das (arche-)typisch Weibliche der Figur. Weil das Mädchen das als Sieg der Reinheit über das Triebhafte in sich erlebt, ist es darüber im allgemeinen hocherfreut. Seine Sehnsucht nach Einheit und einem gottähnlichen Leben weit ab von den Niederungen der Polarität kontrastiert merkwürdig zu seiner Angst vor orgiastischen (Einheits-)Erfahrungen im Rahmen der Erotik.

Das oftmals bewußte Ziel ist völlige Vergeistigung und eine Keuschheit, die sich aus dem Wunsch nach Geschlechtslosigkeit ergibt. Die junge Frau will gar nicht erwachsen werden, da das einen Schritt weg von der Einheit bedeuten würde. Die tendenzielle körperliche Entmaterialisierung dagegen bringt sie dem Einheitsideal näher. Die Flucht aus der als unrein empfundenen Polarität in Gestalt des drängenden Weiblichen ist das vorrangige Lebensthema, aus dem sich die Angst vor geschlechtlicher Liebe mit der Mutterschaft als ihrer möglichen Konsequenz ergibt. Die Abwehr des Essens hat mit dem generellen Ekel gegenüber jeglichem Aufnehmen und Hereinholen zu tun, das unbewußt als archetypisch weiblich genauso vermieden wird wie Hingabe an einen Mann. Die Ablehnung aller Körperlichkeit führt gar nicht so selten dazu, daß sich diese Mädchen dann im wahrsten Sinne des Wortes lieber »verdünnisieren«, als sich auf diese als unrein erlebte Welt einzulassen.

Bei der Bulimie kommt dann der Gegenpol geradezu wie bei einem Kurzschluß zum Zuge. Die Angst vor Lebendigkeit schlägt um in Heißhunger, so daß der Kühlschrank wahllos von oben nach unten leergefuttert wird, nur um dann neuerlich im Elend des Beschmutzungsgefühls zu versinken. Das anschließende Erbrechen soll die Reinheit wiederherstellen und wird als erleichternd auf beiden Ebenen erlebt. Das früher respektlos Freß-Kotz-Sucht genannte Krankheitsbild ist manchmal als Ausheilungsphase der Magersucht anzutreffen, wenn das Askeseideal zusammengebrochen ist und die Betroffene in den Gegenpol rutscht und sogar leicht übergewichtig werden kann. Das vorsätzlich herbeigeführte Erbrechen ist wiederum die Reaktion darauf.

Die Aufgabe besteht darin, das eigene (weibliche) Schicksal akzeptieren zu lernen und sich als Frau anzunehmen.[45] Alles, was *sie* einer Aussöhnung mit der Polarität näherbringt, wäre förderlich und könnte die selbstgewählte Isolation im Elfenbeinturm körperloser Reinheit durchbrechen. Häufig ist auch die immer stärker werdende Venusmacht eine gute Verbündete der Therapeutin. Wenn erotische Ekstase als Vorgeschmack auf die Einheit erlebt werden kann, mag sich hier ein Weg aus dem Teufelskreis anbahnen. Sobald sinnlicher Genuß entsteht, löst sich im allgemeinen die Härte der Askese. Aus homöopathischer Perspektive sind erlöste Reinigungsrituale des Hergebens wie Fasten, Schwitzen, Ausscheiden manchmal ebenfalls unterstützend. Auch Versuche, die Askese auf ein religiöses Niveau zu heben, und Probeaufenthalte in Klöstern können helfen. Selbst in einer so profanen Zeit wie unserer wäre daran zu denken, daß Askeseideale auch auf den richtigen Weg führen können und nicht immer Fluchtversuche bemänteln. Jedenfalls konnten wir schon erleben, wie echte religiöse Orientierung die Bulimie von einem Tag auf den anderen beendete.

Letztes Ziel bei der Magersucht bleibt die Aussöhnung mit dem Frausein und damit das Durchschauen des aussichtslosen Kampfes gegen das eigene Schicksal. Bei der Bulimie wird die Suche nach innerer Erfüllung in der anfallsartigen (Über-)Füllung des Magens deutlich. Nehmen und Geben sind auf eine krampfhafte Ebene gerutscht. Das chronische mutwillige Erbrechen wird gleichermaßen als Strafe und Reinigungsprozedur erlebt. Sie gibt mit Gewalt wieder her, was sie sich gleichsam illegal einverleibt hat. Diesbezüglich wäre auch der eigene Machtschatten im Rahmen einer Lösung anzuschauen, denn tatsächlich tun die Betroffenen ja nicht nur sich selbst Gewalt an, sie fordern diese auch von ihrer Umwelt heraus und provozieren so unbewußt einen Machtkampf.

Beiden Krankheitsbildern ist der verstellte Zugang zum Genuß, was Essen und Liebe angeht, gemeinsam. Sie können sich in dieser Hinsicht nichts gönnen und müssen erkennen, daß der Weg in die Einheit nur über die Polarität zu gehen ist, aber auch von ihnen als Frau mit Freude und Genuß gegangen werden kann.

Die Krisenmöglichkeiten im weiten Feld zwischen Pubertät und Menopause, was Partnerschaft und Beruf, aber auch Kinderbekommen betrifft, sind entweder im Kapitel über den Zyklus (siehe Seite 105 ff.) oder aber ausführlich in dem Buch *Lebenskrisen als Entwicklungschancen* abgehandelt, so daß wir hier gleich einen großen Sprung in die Zeit des Wechsels machen.

Verfrühter Wechsel (Klimakterium praecox)

Durchschnittlich setzt die Menopause heute mit einundfünfzig Jahren ein, wobei der Wechsel sich naturgemäß schon früher ankündigt. Es heißt ja bezeichnenderweise nicht Wechseltage, -wochen oder -monate, sondern Wechseljahre. Es geht also um einen längeren Zeitabschnitt. Andererseits heißt es auch zu Recht nicht Wechseljahrzehnte. In der Vergangenheit kamen die Frauen durchschnittlich früher in die Wechseljahre. Heute schiebt unsere Lebensweise die Menopause nach hinten, was dem Zeitgeist sehr entgegenkommt. Insbesondere bei Landfrauen und Fabrikarbeiterinnen, deren Kräfte früh erschöpft waren und die geradezu ausgemergelt wirkten, blieb die Periode deutlich eher aus. Diese Frauen deuteten damit auf körperlicher Ebene an, daß sie genug hatten und nicht mehr so weitermachen konnten.

Wann heute etwas »zu früh« ist, bleibt immer eine subjektive Einschätzung, und bei unserer kollektiven Verkennung oder sogar Ablehnung des Lebensmusters ist wohl davon auszugehen, daß die meisten Frauen das Einsetzen der Menopause als für sich persönlich zu früh erachten, weil sie (noch) keine Lust haben, auf dem Lebensweg umzukehren. Dem steht allerdings häufig die positive Erwartung gegenüber, daß die leidige Blutung endlich aufhört. Sie dürfte mit dem Gefühl zusammenhängen, dem eigenen Frausein genug Lebensenergie geopfert zu haben, und dem Wunsch, endlich die wohlverdiente Ruhe zu bekommen. Freude über das Ende einer Lebensphase kann nur aufkommen, wenn diese nicht besonders geschätzt wurde, was sich in diesem Fall aber auch mehr oder weniger auf die Blutung beschränken kann.

Selbst wenn wir dieses Phänomen berücksichtigen, bleibt die Menopause unter allen Pausen sicherlich die am meisten abgelehnte. Dieser subjektive Widerstand gegen den Wechsel ist ausführlich in *Lebenskrisen als Entwicklungschancen* abgehandelt. Hier soll es um jenes häufiger werdende Phänomen gehen, daß Frauen bereits Anfang vierzig und manchmal sogar schon Ende dreißig Anzeichen der Menopause erleben.

Auf den ersten Blick betrachtet, geht es hier vor allem um Frauen, die überlastet erscheinen und früher ihre Pause brauchen. Die Lebensgeschwindigkeit ist ja etwas sehr Persönliches. In der Mythologie wird Achill stellvertretend vor die Wahl gestellt, ob er ein kurzes, intensives oder ein langes, aber unauffälliges Leben führen möchte. Wie wir wissen, hat er sich für die kurze, spektakuläre Variante entschieden. Nach der östlichen Weisheitslehre hat in ganz ähnlicher Weise jeder sein Maß an Lebensenergie zugemessen erhalten und kann damit umgehen, wie er will und wie es ihm entspricht. Im Osten geht man sogar davon aus, daß die Zahl der Atemzüge genau bemessen ist. Je mehr man atmet, desto mehr Energie wird verbraucht und desto kürzer ist das Leben. Vom ärztlichen Standpunkt des Westens aus gesehen, ist Kurzatmigkeit tatsächlich kein Garant für ein langes Leben, sondern läßt zusammen mit der Hektik, für die sie steht, eher auf das Gegenteil schließen. Insofern könnte es wohl sein, daß die Zahl der Atemzüge jedem zugemessen ist. Die Mythologie der Germanen wie auch der Griechen sieht hier die drei Nornen beziehungsweise Moiren am Werk, die die Schicksalsfäden spinnen, und auch hier wird Lebenszeit zugemessen.

Insofern hat es wie immer wenig Sinn, sich an irgendwelchen Normen zu messen, die vielleicht gar nicht für einen selbst gelten. Wie im Kapitel über die Normalwerte betont, sollten wir vermeiden, uns das Leben mit *unpassenden* medizinischen Vorgaben zu beschweren (siehe Seite 46ff.). Andererseits können tatsächlich neben der individuellen und durchaus natürlichen Bandbreite auch einmal schwere Regelstörungen zwischen Hypophyse und Hypothalamus ein sehr frühes Einsetzen der Menopause bewirken. Dahinter kann ein Zusammenbruch des ganzen Hormonsystems stecken, was zum Beispiel bei völlig »ausgepowerten« süchtigen Frauen oft der Fall ist. Es ist leicht einsehbar, daß aufputschende Drogen wie Kokain das letzte Quentchen Energie aus einem Organismus herausholen und ihn frühzeitig und manchmal lange vor der üblichen Zeit erschöpfen. Aber es kommen auch alle anderen Überforderungen, die zu Auslaugung und Auszehrung führen, im Vorfeld in Frage. So finden sich mit diesen »Beschwerden« häufig überdrehte Frauen konfrontiert, die sich zuviel zugemutet haben oder denen zuviel zugemutet wurde und die keinen Rhythmus und schon gar nicht ihren persönlichen weiblichen gefunden haben. Selbst Urlaub war für sie häufig eher Urlaubsstreß, wobei das sowohl auf eigene Ansprüche als auch auf familiäre Belastungen zurückzuführen ist. In ein heute in der Autogesellschaft geläufiges Bild gekleidet, sind sie zu hochtourig durchs Leben gerast. Bei permanentem Überdrehen des Motors verbraucht sich dessen Leistungskraft früher. Analog dazu kommen Frauen, die zu schnell gelebt haben, früher an die Wechsel- und Umkehrmarke. Allerdings haben sie dabei auch oft viel mehr erlebt und (sich) geleistet. So finden sich darunter nicht selten Jungunternehmerinnen und jedenfalls Frauen, die viel unternommen haben, Erfolgreiche und Neureiche, Karrierefrauen und solche, die Partnerschaft sportlich betrieben und dabei (zu)viel Lebensenergie verbrauchten. Als sie noch Blutungen hatten, waren diese oft (viel) zu stark, so daß auch hier die Verausgabung von Lebensenergie im überreichlichen Verlust des Lebenssaftes deutlich wurde. Das Überforderungssyndrom muß aber nicht aus eigenem Antrieb der betroffenen Frauen entstanden sein, möglicherweise wurden sie auch Opfer einer überfordernden Umwelt, die ihnen keine oder jedenfalls keine ausreichenden Regenerationszeiten und -räume erlaubte.

Die Deutung ist einfach, sagt doch die Menopause sehr klar, daß die Hälfte um ist, auch wenn sie das nicht wahrhaben will. Der Organismus hat sein weibliches Pulver im Hinblick auf Nachwuchs verschossen. Wenn der Wechsel sehr früh einsetzt, kann die Erkenntnis, daß es jetzt für Kinder endgültig zu spät ist, auch den eigentlichen Schmerz der Problematik ausmachen. Demgegenüber sind genauso viele Frauen betroffen, die sich für ihre Kinder erschöpft haben und die sich von der Familie haben auszehren lassen.

In beiden Fällen geht es darum, sich auf die Umkehr im Lebensmuster einzustellen und den Heimweg bewußt anzugehen. Auf dem Hinweg im Mandala von der Empfängnis bis zum Umkehrpunkt der Lebensmitte geht es noch sehr um Quantität, nämlich darum, viel zu erreichen und (sich) zu verwirklichen. Auf dem Heimweg von der Mitte zum Mittelpunkt des Mandala müßte die Qualität mehr in den Vordergrund rücken. Das ist für Frauen, die ein (halbes) Leben lang auf der Suche nach Intensität waren, nicht leicht. Sie müßten jetzt lernen, daß Intensität nicht aus der Quantität, sondern aus der Qualität fließt. Nicht *viele* Abenteuer bringen letztlich Befriedigung, sondern tiefes Erleben. Der Schritt von der Quantität zur Qualität ist ein Aspekt der Reifung. Er muß in jedem Leben stattfinden, wenn es nicht schal und unbefriedigend enden soll. So spannend in der Jugend der Austausch mit vielen Partnern gewesen sein mag, so wichtig wird es im Alter, mit einem das Leben zu teilen. Aber auch auf allen anderen Ebenen geht es darum, zu einer Verinnerlichung zu finden und diese dann auch mit entsprechender Hingabe zu zelebrieren.

Die Chance besteht darin, daß die intelligente ausgepowerte Frau, wenn sie mit Schrecken erlebt, daß »nichts mehr geht«, daraus die richtigen Schlüsse zieht. Es kann nicht so weitergehen wie bisher, aber sie wird sich natürlich und hoffentlich intensiver, weil auf tieferen Ebenen, weiterentwickeln. Die besondere Gefahr liegt darin, daß der verfrühte Wechsel einseitig als Katastrophe und eben nicht als Umkehrpunkt interpretiert wird. Im griechischen Wort steckt tatsächlich beides: Umkehr und Katastrophe in unserem Sinn. Wenn die Betroffene in den Widerstand geht und mit Macht versucht, weiterhin ein Leben wie bisher zu erzwingen, besteht die Gefahr des direkten und viel zu schnellen Übergangs zur alten Frau. All der Abwehrzauber gegen das Altern, wie er in dem einschlägigen Kapitel in *Lebenskrisen als Entwicklungschancen* aufgedeckt wird, hilft dann nicht, sondern fördert eher noch genau das Gegenteil. Sie wird schneller älter und bekommt so genau das, was sie am meisten fürchtet.

Besonders bitter wird diese »Entwicklung«, wenn zusätzlich ein seelisches Reifungsdefizit bestand und die Betreffende eigentlich Mädchen geblieben ist, nicht selten sogar im Sinne eines hysterischen Kindes. Auf dem Boden ihres hysterischen Temperamentes mag sie ein eindrucksvolles, aber selten tiefgehendes Feuerwerk abgebrannt haben, das sich mit dem frühzeitig einsetzenden Wechsel als echtes Strohfeuer erweist und an dem sie sich seelisch nicht wärmen kann. In diesem Fall inszeniert der Körper die mangelnde seelische Reifung auf seinem Gebiet durch frühzeitiges körperliches Altern. Nur seelische Reifung würde ihm diese Aufgabe wieder abnehmen können.

Wechseljahrsbeschwerden

Letztlich handelt es sich bei Wechseljahrsbeschwerden immer um Bilanzsymptome, denn wie jeder Lebensübergang ist auch jener der Mitte eine Zeit der Abrechnung und des Rechenschaftablegens – in diesem Fall für ein halbes Leben. Die Symptome zeigen die offengebliebenen und jetzt anstehenden Themen. Sie verdeutlichen, daß der Organismus stellvertretend für das Bewußtsein weiter an ihnen arbeitet. Hitzewallungen und fliegende Hitze verraten, wie »heiß« Nichtgelebtes macht. Die Hitze springt sie gleichsam an, wie auch die dazugehörigen Schweißausbrüche, und zeigt eine »heiße Frau«, die sich dieser Tatsache auf der übertragenen Ebene oft gar nicht ausreichend bewußt ist. Oft machen trockene, heiße Schleimhäute zusätzlich klar, wie sehr sie vor Hitze brennt, ja manchmal fast verbrennt, sich im eigenen Feuer verzehrt. Die sogenannten Flushs, eine Art anfallsweises Erröten, stehen für dieselben Themen wie beim pubertären Erröten und sind entsprechend zu deuten (siehe Seite 436f.). All diese Symptome gehören zur erotischen Ekstase und insbesondere zum Einheitsgefühl im Orgasmus. Beim Einkaufen und Spazierengehen sind sie natürlich störend, wobei sie dort auch nur auftreten, wenn sie vorher zu kurz gekommen sind.

Daß solche Deutungen zumeist spontan abgelehnt werden, ist menschlich nur zu verständlich. Wenn *frau* ein Leben lang, was erotische Ekstase anbelangt, nicht satt geworden ist, wozu sowieso nur schwer zu stehen ist, wird diese Erkenntnis in der Übergangszeit des Wechsels besonders schmerzen. Zumal jetzt meist die Ehe- oder Partnerschaftssituation nicht günstiger geworden ist.

Auch viele der weiteren Symptome sind aus anderen Zeiten des Lebens gut bekannt, vor allem aus der Teenagerzeit, und verraten so mit ihrer Herkunft auch leicht ihren Anspruch. Häufige, unregelmäßige Blutungen können einerseits Fruchtbarkeit vortäuschen, andererseits zeigen sie, daß der eigene Rhythmus auf der neuen Ebene noch nicht gefunden ist. Die häufigen Phasen von Schlaflosigkeit machen deutlich, daß sie vor Erwartung und Aufregung keinen Schlaf finden und vor allem nicht mehr loslassen kann. In ähnliche Richtung gehen Empfindungen von Kribbeligsein und Unruhe: Die verpaßten Abenteuer, das Versäumte machen nervös und unruhig. Das Getriebensein verrät in der Tiefe die treibenden und noch nicht ausreichend befriedigten Triebe. Reizbarkeit zeigt, wie viele Reize im Augenblick nicht angemessen verarbeitet werden können, aber trotzdem herausfordern und oft auch angst machen. Angstgefühle verkörpern die Enge der neuen Situation und gehören wie bei jeder Geburt dazu, denn sie kündigen den Durchbruch in Neuland an. Myome zeigen uneingestandene Kinderwünsche. Mit all diesen Symptomen ist die noch nicht ausreichend bewältigte Vergangenheit angesprochen. Bei den auf Erotik zielenden Symptomen ist allerdings auch schon der Hinweis auf eine neue Qualität der Erotik in dieser kommenden Zeit mit enthalten.

Die Depressionen bis zu Selbstmordgefährdung sind dagegen in die Zukunft gerichtet und fordern die fällige und oft überfällige Beschäftigung mit dem Sterben und dem eigenen Tod heraus. Mit der Lebensmitte müßte sich die Entwicklungsrichtung um 180 Grad verändern und die Frau wieder zurück auf den Ausgangspunkt, die Mitte des Mandala, schauen. Dieser Punkt aber bedeutet in allen Kulturen und selbst in den Gesellschaften, die dieses Thema kollektiv verdrängen, (Er-)Lösung und Tod. In der Depression beschäftigen sich die Patientinnen oft mit Selbstmordgedanken und dem Tod. Das Thema ist somit durchaus richtig gewählt, nur die Ebene ist denkbar unerlöst. Statt Strick oder Kugel, Gift oder Gas wäre der Bereich von Philosophie und Religion angemessener. Die Tibeter, die diesem Thema im Rahmen der Auseinandersetzung mit ihrem Totenbuch auf anspruchsvollen Ebenen gerecht werden, kennen Depressionen in unserem Sinn gar nicht. Wir haben also wieder lediglich die Wahl der Ebene. Ab der Lebensmitte wäre die Auseinandersetzung mit der eigenen Sterblichkeit zugleich Depressionsprophylaxe. Außerdem ginge es noch darum, sich auch mit der im Ausdruck »Selbst*mord*« deutlich werdenden Aggression auseinanderzusetzen.

Die auf Erotik zielenden Symptome wollen offenbar, daß sie noch einmal die heiße Frau herauskehrt und (auf)leben läßt, allerdings mit der Tendenz des Auslebens im Sinne von damit zu einem befriedigenden Ausklang zu kommen. Denn auch wenn sie noch einmal auf junges Mädchen macht, geht es doch darum, diese Phase nun allmählich loszulassen. Die Zukunft will eine andere und auf andere Ziele gerichtete Erotik von ihr, wie im Kapitel über die Sexualität angedeutet (siehe Seite 405). Die Fruchtbarkeit ist ab jetzt auf anderen Ebenen zu verwirklichen. Sie soll Kinder im übertragenen Sinne bekommen und wird dadurch die Myome und andere leibliche Kinder leichter loslassen können. Statt Hitze ist jetzt langfristig Herzenswärme angesagt, und manchmal wohl auch ein brennendes Herz, aber dabei wird es tendenziell mehr um neue Lebensthemen als um Männer gehen. Die neuen Aufgaben des seelischen Heimweges gilt es anzugehen und sich des Lebenslaufes als eines Kreises bewußt zu werden. Das Einsetzen der Periode hat sie damals wenigstens körperlich zur Frau gemacht, ihr zwischenzeitliches Ausbleiben kündigte ihr später möglicherweise den Übergang zur Mutterschaft an, und durch das definitive Ausbleiben der Blutung wird sie nun zur Groß(en)Mutter. Bevor sie in dieses Feld der Weisen Frau hineinwachsen kann, sind die offengebliebenen Rechnungen zu begleichen und die Weichen für den Heimweg zu stellen. Je mehr das mit der von der Symptomatik angedeuteten Warmherzigkeit geschehen kann, desto harmonischer wird die Umpolung sein, desto leichter vollzieht sich auch die Aussöhnung mit dem Ziel des Weges, der Erlösung.

Involutionsdepression

Hier gilt das weiter oben bezüglich der Depression angeführte und in dem Buch *Lebenskrisen als Entwicklungschancen* ausgeführte Thema der Auseinandersetzung mit der eigenen Sterblichkeit und der Lebensenergie in Form von Aggression. Hinzu kommt bei einer solch spät im Lebenslauf einsetzenden Depression der Hinweis auf die geistige Stagnation nach der Lebensmitte. Die Rück- und Heimkehr in der zweiten Lebenshälfte wurde offenbar dem großen Thema nicht angemessen in die Wege geleitet, beziehungsweise es wurde keine geeignete Einlösungsebene gefunden, so daß die Rückbildung in krankhafter Weise verstärkt in Angriff genommen wird.

Blutungen nach dem Wechsel

Blutungen nach der Menopause können oft sehr heftig sein und lange anhalten, was in der Vergangenheit geradezu reflexhaft zu einer Ausschabung (Abrasio) führte. Das Argument dafür war im allgemeinen die Krebsgefahr. In der Regel ist das Thema deutlich harmloser. Die über lange Zeit aufgebaute Schleimhaut blutet zudem lange, weil der Abbruch nicht funktioniert. Zumeist ist noch relativ viel Östrogen im Spiel des Lebens und gemessen daran zuwenig Progesteron. Auf der Bedeutungsebene sind diese Frauen mit dem Kinderbekommen und der zentralen weiblichen Lebensphase noch nicht fertig. Die von Gynäkologen als glandulär-zystisch beschriebenen Schleimhautwucherungen zeigen, daß da noch Wachstumsimpulse drängen und sich Dinge zystisch abkapseln. Die Frauen wollen es noch einmal wissen und akzeptieren nicht, daß das schon alles gewesen sein soll und die (körperlich) fruchtbare Zeit vorbei ist.

Vom Typ her trifft es vor allem die sogenannten Vollblutfrauen, auch jene, die körperlich weiterhin über gute Reserven verfügen, noch gar nicht ihre ganze Frau gelebt haben und sich vom jugendlichen Frausein auch noch nicht lösen wollen. Oft konnten sie sich in mancher Hinsicht schonen, waren gute »Futterverwerter« und wollen jetzt (unbewußt) so weitermachen. Natürlich zeigen sie auch sehr deutlich, daß sie noch immer genügend Vitalität (symbolisiert in ihrem Blut) zu verschenken haben. Die recht häufig hinzukommenden Myome, eingekapselte Schwangerschaften, die sich in der Gebärmutterwand verdrücken, runden diese Deutung ab.

Die andere Seite der Medaille ist die unbewußte Verweigerung des Alterungsprozesses und auch der Aufgabe, sich aus der Polarität tendenziell zurückzuziehen und den Heimweg anzutreten. Bei bäuerlichen Frauen des eher rundlichen Typs kommt das Problem häufig vor, während ausgemergelte (Land-)Frauen naturgemäß weniger dazu neigen. Bei den übrigen Frauen verhält es sich ähnlich.

Die schulmedizinische Therapie besteht in der Regel in der hormonellen Kürettage mit Gestagenen, mit dem Ziel, eine Abbruchblutung zu erzwingen. Es werden aber auch immer noch viel zu viele echte, das heißt scharfe Ausschabungen (Kürettage, Abrasio) durchgeführt. Mit sogenannten scharfen Löffeln wird dabei die Schleimhaut ausgeschabt. Obwohl diese Ausschabungen in den meisten Fällen heute ohne weiteres ambulant zu bewältigen sind und in vielen Kliniken auch so durchgeführt werden, kann man sich des Eindrucks nicht erwehren, daß sie da und dort auch zur Bettenauffüllung benutzt werden.

Allerdings muß heute eine nicht vorgenommene Ausschabung

wie auch eine verweigerte Mammographie im Ernstfall vor Gericht begründet werden können. Zwar läßt sich die Schleimhaut bis zu einem gewissen Grad mittels Vaginalultraschall kontrollieren, doch ab einer bestimmten Dicke ist nur noch über die Ausschabung mit Sicherheit zu garantieren, daß keine Krebserkrankung vorliegt. Das zunehmende Engagement der Juristen im medizinischen Bereich hat neben dem Vorteil, Patientinnen leichter zu ihrem Recht zu verhelfen, auch den fatalen, aus den USA längst berüchtigten Effekt, daß Ärzte, um auf der sicheren Seite des Gesetzes zu bleiben, immer mehr Überflüssiges durchführen.

Die Therapiealternative zur Ausschabung wäre das endgültige Loslassen von der (*bio*logischen) Mutterrolle und das Annehmen des Alterns. Wenn es gelingt, die Fruchtbarkeit von der körperlichen Ebene auf übertragene Ebenen zu transformieren, ist der Sprung oft geschafft. Natürlich ist auch der Einsatz alter Haus- und naturheilkundlicher Mittel wie Tees, Wickel, Sitzbäder und vor allem Wärme auf den verschiedenen Ebenen erleichternd.

Osteoporose

Dieses »Krankheitsbild« ist in den letzten Jahren so stark in den Vordergrund gerückt (worden), daß ihm hier ein eigenes Kapitel gewidmet wird, obwohl es bereits in dem Buch *Lebenskrisen als Entwicklungschancen* ausführlich im Rahmen der Wechseljahrsprobleme dargestellt wurde. Zu unterscheiden ist die Osteoporose als seltene Stoffwechselerkrankung des Knochens von jener heute als »Volksseuche« dargestellten, bei vielen Menschen latent und in gewissem Ausmaß natürlich vorhandenen Variante. Die Situation ist ähnlich wie bei der Cholesterinproblematik, wo es eine ebenfalls seltene familiäre Hypercholesterinämie gibt, die häufig dazu herhalten muß, ganze Bevölkerungsschichten mit der vollkommen anders einzuordnenden Variante zu Kranken zu stempeln. Ähnlich wie man zwei Jahrzehnte lang mit dem Cholesterin auch die Lebenserwartung gesenkt hat, steht zu befürchten, daß uns in der Gynäkologie hier noch ein langer, mit Hormongaben gepflasterter Irrweg bevorsteht.

Zu den seelischen und sozialen Aufgaben der Lebensmitte

gehört es, am Höhepunkt des Lebens (Klimax) jenen Ballast abzuwerfen, der für den Heimweg nicht mehr notwendig ist. Vergleicht man das Leben mit einer Bergtour, ist jetzt der Gipfel erreicht, und alles, was sie an überflüssigem Proviant mitschleppt, wird jede vernünftige Bergsteigerin den Dohlen überlassen, um sich für den Abstieg und Heimweg zu erleichtern. Wird in der Lebensmitte nun diese Aufgabe verweigert, springt der Körper nach der in *Krankheit als Symbol* dargestellten Logik ein und inszeniert seinerseits das auf der Bewußtseinsebene verweigerte Thema. Er fängt an, Ballast abzuwerfen, und das geschieht am einfachsten durch Entkalkung der Knochen und Abgeben von Kalk (Kalzium). Da wir heute diesen Aspekt der Umkehr und Erleichterung immer mehr übersehen, tritt die Osteoporose tatsächlich verstärkt in den Vordergrund. Es ist aber zu bedenken, daß eine gewisse auch körperliche Erleichterung wohl schon immer mit dem Wechsel einherging und Milliarden Frauen seit Eva das Thema auch ohne Hormongaben bewältigt haben. Früher schon wurden einzelne Frauen sehr alt und haben durchaus nicht alle einen Hexen- oder Witwenbuckel entwickelt, um gleich auch noch die beiden neuen *medizynischen* Drohungen anzusprechen.

Wenn *frau* die Entkalkung ihrer Knochen nicht akzeptieren will, wäre es naheliegend, dem Körper dieses Thema wieder abzunehmen und es selbst anzugehen, indem sie hinter sich läßt, was sie in ihrer zweiten Lebenshälfte nun nicht mehr braucht. Da dieser logische Schritt aber oft übersehen und manchmal auch bewußt verweigert wird, versuchen Mediziner die Sache in die Hand zu nehmen. Mit Kalkgaben erreicht man wenig bis nichts, weil der Körper diesen ja loswerden will. Im übrigen leidet die Frau an keinem Kalkmangel. In ihren Gefäßen hat sie sogar leider einen bedrückenden Überschuß an Kalk. Bei unserem Lebensstil beginnt die Arterienverkalkung gleich nach der Pubertät. Also wird *man* heute Hormone geben, um den Wechsel überhaupt (damit leider auch die anstehenden Lebensaufgaben und deren Konsequenzen) zu verhindern. Wer nicht wechselt, erspart sich selbst die Bilanzsymptome und dem Partner die Umstellung auf die neue, unter relativem Gestagenüberschuß auf ihren Animus zielende Frau an seiner Seite. So bleibt alles beim alten, und sie verharrt unter dem gewohnten Östrogeneinfluß im vertrauten »Weibchenschema«, das beide seit langem kennen. Die Ärzte haben durch die Hormongaben und ihre anschließende Überwachung wieder gut zu tun, wie natürlich auch die Pharmaindustrie.

Bis 1981 galt die Menopause offiziell auch bei uns noch als natürliches Geschehen, seitdem handelt es sich laut Definition der Weltgesundheitsorganisation um eine Östrogendefizit-Krankheit. Ob es ein Zufall ist, daß das gerade auch die Zeit des Aufkommens synthetischer Hormone war? Heute ist die Menopause eine geradezu ideale Existenzsicherung der Gynäkologie, denn das Risiko, dieser »Krankheit« zum Opfer zu fallen, beträgt annähernd hundert Prozent. Eigentlich kann nur ein früher Tod *frau* davor bewahren. Bedenkt *man* das »schlimmste« Einzelsymptom, die Osteoporose, ist engagiertem medizinischem Schaffen Tür und Tor geöffnet. Wäre da nicht die beängstigende Abnahme der männlichen Fruchtbarkeit auf dem Boden der Hormonüberschwemmung, wäre die schulmedizinische Welt in Ordnung. Aus einem spirituellen Gesichtspunkt ist das Ganze schon deswegen nicht akzeptabel, weil *frau* um ihr halbes Leben gebracht wird.

Inzwischen profitieren nicht nur die Gynäkologen von dem neuen Krankheitsbild, sondern auch Orthopäden, die sich mit der Knochendichtemessung einen ganz neuen Geschäftszweig erschlossen haben. Internisten greifen die Knochendichtemessung wohl zu Recht an, mit dem Argument, daß überhaupt nicht mit der Wirklichkeit übereinstimme, was dort gemessen werde. Jedenfalls steckt einmal mehr ein großes Geschäft dahinter. Da die Geräte teuer sind, werden sie häufig eingesetzt, und ein vor zwanzig Jahren noch völlig unbekanntes Thema wird weiter aufgebauscht und wohl noch viele Ärzte ernähren.

Bei weitem zielführender wäre es, wenn *frau* sich selbst und am besten vernünftig ernähren würde. In wenigen Bereichen trifft man allerdings auf so viel Fanatismus wie bei den Aposteln der richtigen Ernährung. Insofern sei hier nur ganz bescheiden auf eine artgerechte Ernährung[46] verwiesen. Der Mensch ist ein Allesfresser, allerdings von seinem Darm und Gebiß her den Pflanzenfressern viel näher als den Raubtieren. Artgerecht würde er sich überwiegend vegetarisch ernähren und reichlich gutes Wasser trinken. Die meisten Ernährungssysteme und durchaus auch schulmedizinische erkennen inzwischen den überragenden Wert möglichst frischer und naturbelassener Pflanzenkost an. Falsche, das heißt nicht artgerechte Ernährung, das damit häufig zusammenhängende Übergewicht, mangelnde Bewegung und die entsprechende problematische Einstellung zum Lebensmuster begünstigen die Osteoporose, wenn deren eigentlicher Grund auch tiefer liegt. Die Eiweißmast, zu deren Opfer sich heute große Teile unserer Bevölkerung freiwillig machen, wäre typisch für eine nicht artgerechte Kost. Sie ist heute eines unserer größten medizinischen Probleme und ernährt mit ihren vielen Spätfolgen ungezählte Mediziner.

Neben diesen praktischen Hinweisen geht es vor allem darum, den Wechsel als Chance zu erkennen, von der äußeren auf die innere Ebene der Aktivität zu wechseln. Für diese inneren seelischen Prozesse sind im übrigen so massive Knochen wie vor der Lebensmitte gar nicht mehr nötig. Die Zeit der harten Arbeit sollte der Vergangenheit angehören. Es liegt in dieser Lebensphase, sich auf allen Ebenen äußerlich zu erleichtern, um sich innerlich für die wesentlichen Forderungen der Zeit bereit zu machen.

Damenbart, »Hexenhaare«, Hirsutismus

Der Damenbart ist ein an sich ungefährliches Symptom. Es zeigt jedoch mit grausamer Direktheit und unerbittlicher Ehrlichkeit für alle sichtbar, daß die Annäherung an den männlichen Seelenanteil, von Jung Animus genannt, bisher zu kurz gekommen ist und der Körper mit dem Gesicht als Ausdrucksebene einspringen muß. Die Aufgabe läge in der Integration des Gegenpols auf der seelischen statt auf der körperlichen Ebene. Diese vielleicht größte Lebensaufgabe nennt die esoterische Philosophie »chymische Hochzeit«. Die beiden Hälften oder Pole der Seele verbinden sich dabei in ein und demselben Menschen zu einer Einheit. Dazu müssen sich aber beide zuerst entwickeln. Der Körper zeigt hier, so vordergründig er kann, wo die Defizite liegen.

Einzelne »Hexenhaare« sind in ihrer Aussage schon vom Namen her sehr klar. Sie zielen nicht auf unsere tierische Vergangenheit oder den männlichen Pol, sondern verraten unseren plutonischen Schatten. Wenn sich solch haarige Themen in verblüffender Länge auf für den plutonischen Archetyp denkbar ungeeigneten Feldern wie Brüsten, Wangen, halb versteckt in Augenbrauen und ganz besonders deutlich auf Warzen in Szene setzen, ist der Aufforderungscharakter im Hinblick auf die Auseinandersetzung mit den eigenen dunklen Seiten nicht zu übersehen. So frühe Warnungen werden aber im allgemeinen nicht ernst genommen und die lästigen Haare kurz und schmerzhaft ausgerissen, um zur Tagesordnung überzugehen. Nun läßt sich aber unser dunkler Seelenanteil nicht so einfach aus dem Leben tilgen und wird sich in der Regel als nächstes auf schwerwiegendere Art und Weise zurückmelden.

Beim Krankheitsbild des Hirsutismus dagegen, bei dem der ganze Körper von männlicher und manchmal noch deutlich darüber hinausgehender Behaarung betroffen ist, liegt zumeist ein hormonelles Ungleichgewicht zugrunde. Der Organismus produziert statt der auch für jeden weiblichen Organismus notwendigen geringen Menge viel zuviel Testosteron und damit männliches Hormon. In dieser Situation kann eine verdrängte Animusbesessenheit vermutet werden. Der männliche Pol wird körperlich überbetont, ist aber seelisch verdrängt.

Im allgemeinen ist uns alles, was an unsere tierische Herkunft erinnert, äußerst peinlich und wird weggedrängt oder sogar wegoperiert. Sobald die Eckzähne noch als Reißzähne hervorstehen, werden sie zum Beispiel abgefeilt. Aus diesem Grund sind wir auch froh, wenn die Kinder recht bald das Krabbeln und den Vierfüßlergang aufgeben und sich »menschlich« gebärden. Nicht anders ist es mit tierischen Behaarungsmustern. Allerdings ist das Problem dabei, daß der Mann gegenüber der Frau noch viel mehr tierische Accessoires mit sich herumschleppt. Diese mußten dann entgegen dem großen Trend in der patriarchalischen Gesellschaft aufgewertet werden. So wird Bartwuchs plötzlich als männliche Zierde geführt, steht dichte Brustbehaarung für urwüchsige Kraft, und Haare auf den Beinen gelten nicht als tierisch, sondern als männlich.

Kaum sind aber Frauen von der Natur mit solcher Zierde ausgestattet, wird die alte Wertung wieder hervorgekramt, und die Schande ist perfekt. Insofern ist es wenig erstaunlich, wenn Frauen auch im Normalfall dazu neigen, alle haarigen Spuren der Evolution, die sie mit dem Tier in Verbindung bringen, an sich auszurotten und sich die Beinhaare mit flüssigem Wachs auszureißen. In islamischen Ländern geht das so weit, daß selbst die Schamhaare dem Ideal des reinen und keineswegs mehr tierischen Menschen zum Opfer fallen. In letzter Zeit sind sogar die männlichen Haare auf die Negativliste gerutscht, und zunehmend mehr junge Männer befreien sich ähnlich heroisch wie seit Jahrhunderten Frauen von ihren gar nicht mehr als Zier empfundenen Souvenirs aus der Affenvergangenheit.

Hinzu kommen beim Hirsutismus in der Regel Probleme mit der Fruchtbarkeit. Oft sind die Betroffenen steril, weil der Testosteronspiegel zu hoch ist. Die Versuche mit Antitestosterontherapie haben starke Nebenwirkungen wie extreme Übelkeit, so daß sie meist nach einem halben Jahr wegen Unverträglichkeit wieder abgesetzt werden müssen. Überhaupt führen Hormonbehandlungen häufig zu Übelkeit und Schwindel und zeigen damit den Schwindel, der hier getrieben wird. Der Organismus kann einfach nicht mit so viel Weiblichkeit umgehen und reagiert entsprechend. Ihr ist *zum Kotzen*, und sie will ausspucken, was sie nicht vertragen kann. Statt sie hormonell und bis zum Erbrechen in den weiblichen Pol zu zwingen, wäre es naheliegender, daß sie sich mit ihrem starken Animus, ihrem männlichen Seelenanteil, aussöhnt nach dem Motto: »Lieber männlicher sein, statt männlich aussehen!«

In den Schatten gedrängte männliche Anteile versuchen hier, körperlich die Oberhand zu gewinnen, und brauchen sinnvollere Ausdrucksebenen. Einem solch »haarigen« Typ mit »Haaren auf den Zähnen« wird männliche Durchsetzungskraft, die ja auch schon von einem Kinnbart symbolisch mit ins Spiel des Lebens gebracht wird, zur Aufgabe. Es gilt, dem eigenen Willen zum Durchbruch zu verhelfen, sich Respekt zu verschaffen, auch wenn dazu eine gewisse Wider*borstigkeit* gehört. Männliche Schamhaarmuster verraten uneingestandene phallisch-aggressive Tendenzen im sexuellen Bereich und wären ebenfalls besser in die erotische Praxis umzusetzen, als auf der Haut zu kultivieren.

Probleme mit dem weiblichen Körpermuster

In einer patriarchalischen Gesellschaft und einer Zeit, die ihre ästhetischen Ideale vor allem von männlichen Modeschöpfern bestimmen läßt, sind die Probleme mit der weiblichen Erscheinung(sform) verständlicherweise zahllos. Wobei hier nicht auf homosexuelle Modemacher projiziert werden soll, im Gegenteil ist durch ihr Eingreifen in die Modebranche wenigstens der Geschmack gesichert, sind sie doch unter den Männern diejenigen, die noch am meisten ein Gefühl für Ästhetik haben. Auffällig bleibt aber, daß die Frauen selbst wenig mitzureden haben, wenn es um ihre modische Erscheinungsform geht. Sie sind eher auf das Leiden unter den vermeintlichen Defiziten festgelegt. Die typisch weiblichen Figurprobleme beziehen sich auf viele einzelne Körperstellen mit dem Ergebnis, daß heute kaum noch eine Frau mit ihrer Figur insgesamt zufrieden ist. Gleichsam als Vorgeschmack haben wir das Thema der Brüste und ihrer umstrittenen Größe schon einer ausführlichen Betrachtung unterzogen (siehe Seite 357 ff.). Wenn überhaupt solche Erwägungen angestellt werden, wäre es zwingend, nicht Einzelteile zu betrachten, sondern wenigstens die ganze Frau in ihrer Gesamtheit zu sehen und zum Beispiel immer die Relation zur Körpergröße zu beachten. Allerdings ist die Abhängigkeit vom Geschmack des Zeitgeistes, der wiederum den des jeweiligen Partners prägt, heute so bestimmend, daß Frauen sich unter Umständen und um bestimmter vorgestellter Vorteile willen Brüste und Nasen chirurgisch zurechtzaubern lassen, die oft wenig zu ihrer Figur passen und meist überhaupt nicht zu ihrem Seelenmuster. Solche Prozeduren führen natürlich leicht zu späterer Reue, wenn sie sich etwa zu einem weniger gestörten Partner weiterentwickeln konnte. Bevorzugte Orte der Unzufriedenheit und entsprechender korrigierender chirurgischer Bemühungen sind vor allem sekundäre Geschlechtsmerkmale wie die Brüste, die Schenkel und der Po. Viele der hier angesprochenen Probleme finden sich ausführlicher gedeutet in dem Buch *Gewichtsprobleme.*

Oberschenkel

Die erotische Ausstrahlung wohlgeformter weiblicher Schenkel ist unter Männern weitgehend unbestritten und wird durch den Einsatz von durchsichtigen Strümpfen, kurzen Röcken oder Shorts von vielen Frauen bewußt herausgestellt. Allein die Magie der Strumpfbänder und Strapse läßt in manchen Männerhirnen alle Vernunft Amok laufen. Für sie ist die Welt zwischen weiblichen Schenkeln ebenso geheimnisvoll wie verlockend, so reizvoll wie gefährlich. Dort wo die Schenkel – neugierigen Blicken praktisch immer verborgen – enden, wartet das gleichermaßen Lust spendende und verschlingende Dunkel der Scheide, von der sein Schwert aufgrund Jahrmillionen Jahre langer Erfahrung magisch angezogen wird. Die Schenkel, die diesen magischen Ort zwischen sich bergen und seinen Eingang bewachen, sollen im allgemeinen schlank und fest bis muskulös, dabei aber keinesfalls dick sein. Je größer ihre Kraft, desto beeindruckender *seine* Leistung, wenn er diese Festung im Sturm nimmt.

Das kleine Problem mit diesem Ideal der Schenkelform ist, daß es leider ein männliches ist und weibliche Schenkel zu mehr (Fett-)Gewebeanlagerung neigen, was im Rahmen der sogenannten Zellulitis gehaßt und von uns deshalb später mit einem eigenen Kapitel bedacht wird. Die erotische Ausstrahlung starker, straffer Schenkel läßt sich aber mit all den reichlich angebotenen Hilfs- und »Heilmitteln« nicht erzwingen, und sogar den plastischen Chirurgen fällt hier nichts wirklich Zielführendes ein. Das Mondbabysyndrom, bei dem eine Frau den Mondarchetyp in Gestalt einer babyhaften Figur zu leben versucht, bezieht naturgemäß auch die Oberschenkel mit ein und läßt sie von oben bis unten gleichmäßig dick und unförmig erscheinen. Wenn dann noch die Grübchen der Orangenhaut hinzukommen, ist das Elend maximal, und die Auswege gestalten sich äußerst mühsam, jedenfalls für den betroffenen (Mond-)Frauentyp. Athletische, aber folglich nicht betroffene Frauen hätten zumeist weniger Probleme, ihren Körper joggend oder im Fitneßstudio zu stählen. Gerade die weichen Mondfrauen mit dem schwachen Bindegewebe haben dazu aber im allgemeinen überhaupt keine Lust, und es ist von (ihrer) Natur wohl auch kaum vorgesehen. Sie neigen dann noch eher dazu, sich das überflüssige Fettgewebe absaugen zu lassen, wobei sie in ihrer passiven Rolle bleiben können.

Die schlechte Beweglichkeit, die das Mondbabysyndrom begleitet, erinnert an ein Kleinkind. Dessen stampfender Gang kontrastiert erheblich mit dem angestrebten Ideal des graziösen Schrittes langer, schlanker Beine auf Stöckelschuhen. Wo *frau* gern die anmutige Leichtigkeit des Seins herausstellen würde, macht die plumpe Art des Mondprinzips alle Träume von Eleganz zunichte. Erschwerend kommt noch hinzu, daß die sehr Dicken oft zusätzlich unter intertriginösen Ekzemen leiden: Sie reiben sich bei jeder Bewegung am eigenen Gewebe zwischen ihren Schenkeln wund, was den Konflikt um Beweglichkeit und Erscheinungsform verstärkt illustriert. Selbst die Sexualität kann durch Unbeweglichkeit und Plumpheit behindert werden.

Die Wundheit verrät die Aufgabe, sich auf breiter Front zu öffnen und die eigene Seelenwelt herauszulassen. Die von ihrer Gewebekonstitution ausgedrückte Bestimmung wäre Hingabe und Weichheit statt Phlegma. Je mehr sie diesem Thema auf übertragener Ebene gerecht würde, desto leichter ließe sich die Körperebene entlasten. Aufopferungsvolle Pflichtstunden in den Folterkammern eines Fitneßstudios bringen zumeist keine Lösung, denn in gestählten Muskeln liegt einfach nicht ihre Bestimmung. Würde sie ihrer weiblichen Weichheit gerechter, könnte ihr allerdings ein gewisses In-Form-Kommen leichter fallen, wobei sie das stahlharte Ideal männlicher Herkunft als unerreichbar, weil außerhalb ihrer konstitutionellen Möglichkeiten, aufgeben könnte. Allerdings kann hier der Schlüssel zum Ausbruch aus dem Teufelskreis liegen. Sobald sie es schafft, ihren Grundumsatz mit Hilfe von Sport ein wenig zu erhöhen, zeichnen sich auch weitere leichtere Erfolge ab, und schlußendlich kann ihr Bewegung auf ihrem Niveau sogar Spaß machen. Jeder hat zum Glück Anteil an allen Urprinzipien und kann durch Umgewichtung seiner Interessen sich so auch auf andere Schwerpunkte verlegen.

Mit der Gewebeabsaugung sind an den Beinen ästhetisch eher weniger gute Ergebnisse zu erreichen als am Bauch. Die insgesamt dicken Beine sprechen dafür, sich einen festeren Stand auf übertragener Ebene zu verschaffen, eigene, durch Denkarbeit gesicherte Standpunkte einzunehmen und sich fest auf der Erde zu verankern beziehungsweise seinen Platz zu finden.

Die Hoffnung auf ein Umschlagen des zeitgeistlichen Figurideals ist nur dann entlastend und realistisch, wenn sie auch bereit ist, sich dafür einzu*setzen*, was uns zum nächsten, sehr nahe verwandten Thema bringt.

Gesäß

Was den Hottentotten als Nonplusultra gilt, der sogenannte Fettsteiß, auf dem ein Kleinkind bequem Platz findet, wäre bei uns der Horror. Der Zeitgeist bewertet diese Körperform fast genauso negativ wie das Gegenteil, den flachen Po. Ähnlich wie Brüste heute verkleinert oder vergrößert werden, ist auch das Gesäß Ziel zahlloser Verbesserungsversuche. Wie bei der Brust mit dem Wonderbra gibt es jetzt auch die milde Hebehilfe für den (vermeintlichen Hänge-)Hintern, den Wonderslip, der ersetzt, was fehlt, und hebt, was hängt. Die härtere Gangart wäre auch hier die chirurgische Absaugung störenden Fettgewebes. Wobei der umgekehrte Versuch schwieriger, weil nicht delegierbar ist. Ein Training der Pomuskeln ist aufwendig, jedenfalls wenn es zu einem knackigen Po führen soll, und das Ergebnis wirkt eher maskulin, da dabei ja nicht allein der Po trainiert wird.

Die Frage »Was gefällt wem?« bezieht sich wohl vor allem auf Männer. Unter ihnen werden die analen Typen besonders auf den Hintern stehen und folglich auch beim Geschlechtsverkehr die Position von hinten anstreben, so daß sie mehr vom Objekt ihrer besonderen Begierde haben. Orale Typen verlangt es dagegen mehr nach Busen. Reife Typen stehen und gehen aufs Ganze, auf die Persönlichkeit der begehrten Frau. Insofern müßte sich eine Frau, die mit ihrem Hintern aneckt, fragen, ob sie einen Mann, der daran Anstoß nimmt, überhaupt will. Möglicherweise sollte er erst seine analen Fixierungen lösen, bevor sie ihren Po chirurgisch bearbeiten läßt.

Von der Be-Deutung her spricht der breite Hintern für Durchsetzung, die allerdings wie immer besser auf der übertragenen

Ebene zu verwirklichen ist. Der dicke Po will sie gleichsam lehren, Sitzfleisch zu entwickeln im Sinne in sich ruhender Verläßlichkeit und sich auf Dauer fest- und durchzusetzen. Er verrät in seiner etwaigen Überdimensionierung zuviel Mondprinzip in körperlicher Ausformung. Hier gilt es, das, was sie gern absaugen ließe, lieber bewußt auf die seelische Ebene zu transferieren. Ein zu flacher Hintern spricht für einen Mangel an Kraft und Training, ein insgesamt (zu) kleiner Po wäre ein männliches Attribut und zeigt ihr, daß sie an Themen wie »Fortschritt« und »Aufstieg« weniger männlich herangehen könnte, um ihren Körper in dieser Darstellungsaufgabe zu entlasten. Hängende Pobacken verraten ein Sichhängenlassen und könnten für Loslassen auf seelischen Ebenen, insbesondere was Themen wie »Durchsetzung« und »Besitz« angeht, sprechen. Wonderslip und Körpertraining wie auch Operationen haben jeweils nur dann gewisse »Erfolgsaussichten«, wenn sie mehr als rituelle Akte gesehen werden, die erst noch mit Inhalt zu füllen sind.

Das Reithosenphänomen

Hier handelt es sich gleichsam um die »Höchststrafe« für Frauen unserer Gesellschaft. Der Körper*schwer*punkt ist insgesamt nach unten verlagert, weil Beine und Gesäß überdimensioniert sind. Entsprechend der allgemeinen Herabsetzung des weiblichen Pols gilt seine körperliche Betonung als ausgesprochen unelegant. Wie bei einer Reithose, die ja eine gute Beweglichkeit des unteren weiblichen Körperpols sicherstellen soll, wirkt der Unterleib im wahrsten Sinne des Wortes aufgeplustert. Die Probleme beginnen an der Taille, die gleichsam zur Demarkationslinie zwischen oben und unten, männlich und weiblich wird. Das für Schenkel und Po weiter oben Angeführte gilt hier gleichermaßen und verbindet sich zu einem eigenen Problem. Im Gang finden sich Hüften, Po und Schenkel zu einem Gemeinschaftsprojekt zusammen, das entscheidende Signale zum anderen Geschlecht aussendet. Aus dieser Zusammenarbeit kann sich ein Gesamtkunstwerk entwickeln, das wesentlich zum Gesamteindruck beiträgt, den eine Frau macht.

Hin und wieder hängt auch das Typenschild »Trampel« wie

eine Prägung oder ein früher Fluch über den betroffenen Frauen, wovon manchmal sogar die ganze weibliche Seite einer Familie betroffen sein kann. Dann ginge es natürlich vorrangig darum, an die Wurzeln dieser negativen Verzauberung heranzukommen, um die frühen Bilder und Prägungen zuerst bewußt und dann unwirksam werden zu lassen.

Die in dieser Symptomatik verborgene Aufgabe ist sehr deutlich: Der Lebens*schwer*punkt wäre – statt nur auf der Körperebene – im ganzen Leben mehr nach unten in den weiblichen Pol zu verlegen. So wie im Körper die untere Hälfte ab den Hüften herausgehoben und betont wird, läge es nahe, all die Themen im Zusammenhang mit der unteren weiblichen Welt mehr in den Mittelpunkt des Lebens zu stellen. Als Aufgaben kämen die Entwicklung von Standhaftigkeit, Standfestigkeit und Eigenständigkeit in Frage, auch eine gewisse Selbständigkeit läge nahe. Situationen des Auf-sich-gestellt-Seins gilt es anzunehmen und dabei für sicheren Stand zu sorgen. Durchzustehen, was anliegt und auf sie zukommt, wäre wichtig sowie das Gewinnen von echter Kraft, Durchsetzungsfähigkeit und Beharrlichkeit. Den eigenen weiblichen Seelenanteil dürfte sie wichtiger nehmen und geradezu etwas aufplustern. Insgesamt sollte sie wohl in ihrem Leben mehr Gewicht nach unten bringen, so daß nicht nur ihre Position sicherer, sondern auch ihr Bezug zur Mutter Erde besser wird.

Fettschürze, Hängebauch

Eine Schürze hat die Aufgabe, zu schützen und manchmal auch zu verdecken. Beim Arbeiten besonders in der Küche schützt sie vor Beschmutzung und hier besonders die unteren weiblichen Körperteile wie Bauch und Schoß sowie die Oberschenkel. In unserem Fall der **Fettschürze** schützt und verdeckt diese vor allem die Geschlechtsregion, ähnlich wie der klassische (Lenden-)Schurz die untere Blöße bedeckt. Auch die Fettschürze soll unbewußt wohl vor Schmutz und Befleckung schützen und die Genitalien unter sich gleichsam verschwinden lassen. Die Deutung liegt nahe, daß sich die Betroffene ihrem Unterleib und seinen Bedürfnissen nicht stellen, sondern sie lieber verbergen will. Während sie auf der einen Seite alles Genital-Sexuelle verhüllt, hat die Fettschürze auf der anderen Seite auch von sich aus etwas für etwaige männliche Eroberer ästhetisch Abschreckendes und erfüllt so ihr Ziel auf doppelte Weise. Allerdings gibt es auch mildere Formen der Fettschürze, die weniger die Genitalien verhüllen, als die kindliche, dem Mondprinzip entsprechende Seelenregion des Bauches schützen.

Weiterhin kann auch der hängende leere **Bauch** auf eine Kinderproblematik in beiderlei Sinn hinweisen. Zum einen kann die Leere den Mangel anzeigen, zum anderen kann der hängende Bauch zeigen, wieviel er ertragen und vor allem ausgetragen hat. Es wäre an vordergründig starke Frauen zu denken, die offensiv leben und sich durchsetzen, dahinter aber leicht verletzbar sind und ein kindlich-zartes Gefühlsleben in ihrer Tiefe verbergen.

Der hängengelassene Bauch, der einer echten Fettschürze zugrunde liegt, kann aber auch auf eine zu verhüllende Sexualregion zielen, da er in Form einer großen Falte oder eines Wulstes den Venus- oder Schamberg (Mons pubis) verdeckt. Darüber hinaus hat ein solcherart hängengelassener Bauch auch seine eigene Geschichte und Bedeutung, die in die Deutung mit einzubeziehen sind. Er kann sich aus Baby- oder Kummerspeck ursprünglich in durchaus praller Fülle aufgebaut haben und wird in diesen Fällen wenig erwachsene Frauen verraten oder solche, die mit der Polarität und folglich auch ihrer Weiblichkeit nicht mehr viel zu tun haben wollen. Läßt eine Frau ihre betont weiblichen Formen in Babyspeck untergehen, ist das häufig eine unbewußte Abwehr gegen ihre einseitige Betrachtung durch Männeraugen. Dank des Babylooks ist sie vor vielen Nachstellungen sicher, kann zum Beispiel Karriere machen, ohne von Kollegen ständig auf das Weibchenschema reduziert zu werden. Sie kann sich als Frau verstekken und gleichsam unsichtbar machen, so daß sie nicht zu ihrer Weiblichkeit und Sexualität stehen muß. Hat sich der Bauch ursprünglich aus nahrhaftem Ersatz für entgangene Belohnungen gespeist, werden seiner Besitzerin die erlittenen Frustrationen noch anzumerken sein.

Oft leiden Besitzerinnen eines Hängebauchs zusätzlich unter Wundsein. Es entsteht auf denselben Wegen wie jenes Wundsein, das uns bei unförmig dicken Oberschenkeln schon begegnet ist. Besonders bei sommerlicher Hitze entzündet sich das aufeinanderreibende Gewebe, und die schwer an sich tragenden Frauen müssen sich pudern und trockenlegen. Beide Ausdrücke haben eine bezeichnende Doppelbedeutung. Trockenlegen muß man im allgemeinen nur Babys, und pudern ist ein österreichischer Ausdruck für miteinanderschlafen. Auf alle Fälle verraten die in der Wärme des Sommers vermehrt auftretenden Entzündungen Konflikte mit dem eigenen Gewebe, die sich vor allem an und in der Hitze entzünden. Besonders der runde Bauch ist ein Mondsymbol, ähnlich wie Gefühlswärme ein Mondthema darstellt. Ein von Gefühlswärme gespeistes rundes Lebensgefühl wäre dann wohl oft auch die anzustrebende Lösung. Daß Erfüllung nicht über körperliche Fülle zu erreichen ist, muß heute bereits als Binsenweisheit gelten. Insofern der Bauch auch ein Schwangerschaftssymbol ist, ließe sich darüber hinaus ein Konflikt ums Muttersein vermuten. Daß bei erheblicher Bauchentwicklung oft noch Sterilität hinzukommt, mag anzeigen, wie weit sie allerdings davon entfernt ist, fruchtbar zu sein. Eher weist die Sterilität auf noch vorhandene Kindlichkeit hin. Vom Typ her zeichnen sich die Betroffenen meist durch geringen Antrieb aus, klagen manchmal über mangelnde Kraft und Motivation zu Diäten, die ihnen ansonsten von allen Seiten empfohlen werden.

Die gängige Therapie des Wegschneidens oder Absaugens des Fettes scheint der einfachste Schritt zu sein, und man ist heute sogar durch das Anbringen von Abnähern in der Lage, eine Taille hervorzuzaubern, wo nie oder jedenfalls schon lange keine mehr war. Allerdings ist dabei immer zu bedenken, daß in einer sensiblen, dem Gefühls- und Genußbereich zugeordneten Region herumgeschnitten wird. Zu bedenken wäre auch, inwieweit der innere Energiefluß, symbolisiert in den längs verlaufenden Meridianen, durch quer verlaufende äußere oder innere Schnitte behindert oder gar unterbunden wird. Die jovische Fülle wäre in jedem Fall nicht auf Fettberge zu beschränken, sondern auf anspruchsvolleren Ebenen ins Leben zu bringen, etwa in Form von Toleranz und Großzügigkeit.

Was sie auf körperlicher Ebene so aufwendig und mühsam in Szene setzt, wäre wie immer besser auf der übertragenen Ebene aufgehoben. Es geht offenbar darum, sich von der Sexualität eher abzuwenden, sie gleichsam unter der Schürze verschwinden zu lassen, etwaige Schamgefühle zu akzeptieren und bezüglich der ganzen Region Ruhe zu geben. Sie müßte lernen, sich auf übertragenen Ebenen vor sexuellen Übergriffen zu schützen, und in ihrem Symptom den Versuch erkennen, unbefleckt und sauber zu bleiben. Zu überprüfen wäre natürlich, ob sie im Bewußtsein nicht wirkungsvollere Methoden fände, als sich hinter einem Vorhang aus eigenem Fettgewebe zu verbergen.

Übergewicht

Immer mehr Frauen stehen mit dem venusischen Prinzip des Genusses auf Kriegsfuß und sind damit im Gegenpol bei Mars gelandet. Der verzweifelte Kampf um das eigene Idealgewicht hat schon lange nichts mehr mit dem Venusprinzip zu tun, auch wenn hinter der körperlichen Überfülle oft die Suche nach Zuwendung, Liebe und Geborgenheit steht und letztlich die Sehnsucht nach Erfüllung. Häufig wird essend ein ungelebtes Liebes- und Genußbedürfnis ersatzweise befriedigt. Nichts isoliert so gut wie Fett in des Wortes ganzer Doppeldeutigkeit. So wird dieses Material, das so mühelos aus überflüssigem Essen zu gewinnen ist, leicht zur Schutzschicht gegen eine lieblose Umwelt und führt in die selbstgewählte Isolation innerhalb der eigenen (Schutz- und Fett-)Burg aus gelben Wällen. Von der schon erwähnten Flucht vor der eigenen sexuellen Ausstrahlung über den sprichwörtlichen Kummerspeck bis zum Ersatz für nicht erlebte Wichtigkeit, Autorität und Macht oder Mutterschaft kann sich hier alles mögliche in Wulst- und Polsterform niederschlagen.

Wer sich selbst essend verunstaltet hat, ist sich zumeist nicht mehr gewogen, sondern der Verzweiflung nahe – besonders in einer Gesellschaft, die weibliches Übergewicht im allgemeinen mit Disziplinlosigkeit bis hin zur Charakterschwäche gleichsetzt, es bei Männern aber nicht selten als Zeichen von Wichtigkeit, Macht und Würde deutet. Sich täglich zu wiegen und sich für das Ergebnis zu hassen ist eines der täglichen Rituale, die das übergewichtige Leben noch schwerer machen.

Die Auswege aus dem gelben Jammertal sind dabei vielfältig, entsprechend den Wegen, die hineingeführt haben. Zuerst einmal ist es notwendig, das eigene Gewicht wirklich als eigen und im Augenblick angemessen zu erkennen und anzunehmen. Immerhin hat der Kummerspeck zum Beispiel möglicherweise einen Selbstmord aus Liebeskummer verhindert. Solange noch andere Menschen, die eigene Konstitution, die Drüsen, die Vererbung oder gar das Karma Schuld an der Misere haben sollen, besteht wenig bis keine Hoffnung auf eine grundsätzliche Umverteilung der Gewichte. Wo mangelnde Zuwendung und Belohnung die Probleme sind, müssen sie über andere venusische Wege als das Essen erlangt werden, wie etwa Sinnlichkeit in allen Formen von Kunstgenüssen bis zu sanften Massagen, von lustvoller Sexualität bis zur Ekstase erotischer Rituale. Bei Isolationsfett gilt es, sich über andere Wege als den Rückzug hinter die eigenen Fettberge schützen zu lernen, etwa durch die Entwicklung verbaler Schlagfertigkeit. Oder sie wappnet sich mit guten Argumenten statt mit Pfunden und stellt sich den anstehenden Auseinandersetzungen mit Hingabe und später sogar Genuß. Einer der besten Wege ist auch, sich auf anderen Ebenen als ausgerechnet der körperlichen (ge-)wichtig zu machen. Bewußte und betont venusische Eßrituale können einen lustvollen Weg aus den dicken Mauern markieren, wohingegen Heilfasten nicht wegen der Gewichtsabnahme, sondern vor allem als bewußtes Ritual des Übergangs zu neuen Mustern empfehlenswert ist.

Eine der tiefsten Einlösungen wäre, Liebe in sich selbst zu kultivieren, die den eigenen Körper genauso einschließt wie die Seele. Wer sich rund fühlt und seelisch an Gewicht zunimmt, kann leichter auf äußeres Gewicht verzichten und braucht dazu meist nicht einmal eine Diät. Andererseits würde jetzt aber auch jede Diät funktionieren, so wie sie es sonst mit Sicherheit nicht tut. Der beste Ersatz für äußere Fülle ist und bleibt innere Erfüllung.

Zellulitis

Hier handelt es sich um eines der schwierigsten, weil einerseits so harmlosen, andererseits aber enorm hochgespielten Symptome. Bei genauerer Betrachtung ist es eigentlich gar keines. Da aber Millionen Frauen es als ihr Problem angenommen haben oder es sich haben aufschwätzen lassen, hat es doch Bedeutung erlangt.

Eine typische Modeerscheinung ist die Zellulitis insofern, als sie noch um die Jahrhundertwende keinerlei Krankheitswert hatte, sondern im Gegenteil zum vollschlanken Schönheitsideal der Zeit gehörte und mit Wohlstand in Verbindung gebracht wurde. Zum schlanken, ranken Ideal unserer ehrgeizigen Gegenwart paßt die Fettgewebsvermehrung an Hüften, Schenkeln und Po dagegen wenig. Ein Zeitproblem ist sie auch insofern, als sie in der Jugend aufgrund des dann noch hohen Zellinnendruckes kaum auftritt. Zwar haben auch Babys schon Grübchen, aber die gelten als ausgesprochen süß und als Symbol des Wohlgenährten und Prallen, eben Gesunden. Für die Inder gilt das ein Leben lang auch im Hinblick auf Frauen und weibliche Figuren. Bei uns aber steht es später im Leben eher als Ausdruck von zügellosem Essen, Disziplinmangel, Sichhängenlassen und vor allem Alter. Dabei ist es völlig natürlich, daß mit dem Alter der Zellinnendruck nachläßt und die Schwerkraft immer mehr Macht über uns gewinnt. Wird das Bindegewebe schwächer und schlapper, neigen wir zunehmend dazu, uns (gewebemäßig) hängenzulassen.

Die Zellulitis medizinisch zu betrachten heißt, sie überzubewerten. Andererseits wird sie durch das (wenn auch eingebildete) Leiden vieler doch zu einem ernstzunehmenden Thema. Dabei handelt es sich um gar keine Entzündung, wie der Name Zellu*litis* suggeriert, weshalb Kosmetikerinnen inzwischen von »Cellulite« sprechen. Auch die Mediziner haben sich unter dem Druck des Zeitgeistes zu dem anspruchsvollen Namen Dermatopanniculosis deformans durchgerungen. Der neue Name macht aber die alte Misere nicht besser und nicht einmal einfacher zu ertragen. *Sie* braucht nur eine der Frauenzeitschriften aufzuschlagen, und dort wird sie sogleich zu sehen und zu lesen bekommen, wie gräßlich sie es gefälligst zu empfinden hat, wenn sie typisch weibliches Gewebe offen zur Schau stellt.

Frauen besitzen nun einmal eine andere Gewebestruktur als Männer und insbesondere ein stärkeres Unterhautfettgewebe, was entwicklungsgeschichtlich durchaus Vorteile hatte, weil der Körper dadurch zum Beispiel besser isoliert ist. Heute aber führt es eher zu gesellschaftlicher Isolierung, zumindest in der »besseren Gesellschaft«. Der weibliche Archetyp ist einfach *out* und sollte von *ihr* tunlichst verhüllt oder besser noch bekämpft werden. Vorbei sind die Zeiten, als Maler wie Rubens die moderne weibliche »Schande« an Oberschenkel und Po in ihren Bildern noch verherrlichten.

Tatsächlich gibt es einen sicheren Ausweg aus der Misere, nur ist das leider auch der Weg hinaus aus dem Reich der weiblichen Archetypen. Wenn *frau* sich herunterhungert und zusätzlich noch ausgiebig trainiert, kann sie der »Schande« der Zellulitis das Wasser abgraben. Durch die Ausbildung männlicher Muskelformationen und die Entwicklung von Untergewicht bekommt sie fast eine männliche Figur und ist damit neben der Zellulitis allerdings auch viel weibliche Körperausstrahlung los. Da ihr diese Körpergestalt eigentlich nicht entspricht, bedarf es eines ständigen Kampfes in Form von permanentem Training und entsprechender Trimmung einerseits und eiserner Diätmaßnahmen andererseits, um solch ein wesensfremdes Körpermuster über längere Zeit zu halten.

Natürlich könnte sie auch zu weiblicheren Maßnahmen als ausgerechnet hartem Körpertraining und eisernem Willen Zuflucht nehmen und Salben schmieren, Pillen schlucken und sich massieren lassen, was das Zeug hält. Nur wird sie dadurch leider ihr Körpermuster kaum ändern. Die verschiedenen Angebote der Pharmaindustrie, die sich des scheinbaren Elends mit besonderer Hingabe, aber ohne jeden Erfolg annimmt, sind nur sehr kurzfristig wirksam, eigentlich täuschen sie lediglich einen Sieg vor, der sich langfristig zumeist in einen Pyrrhussieg verwandelt und gegen die Frau zurückschlägt. Wenn sie überhaupt etwas bewirken, entwässern die Mittel. Auf Dauer aber braucht der Körper sein Wasser und will sich seine Gewebestruktur erhalten, die sich über Jahrmillionen so ausgezeichnet bewährt hat. Außerdem wird die entwässerte Haut trockener und wirkt älter, und auch das erfüllt einen äußerst verpönten Tatbestand. Manchmal ist auch Koffein in den Mitteln zur Vitalisierung enthalten, ein Konzept, das sich schon auf anderen Ebenen ad absurdum geführt hat.

Also bleibt der Frau unter dem zeitgeistlichen Druck der Medien »therapeutisch« nichts übrig, als in den männlichen Archetyp zu wechseln, sich schlank und rank zu trainieren und zu hungern oder besser noch zu fasten, um solcherart ein annähernd männliches Fettverteilungsmuster zu erreichen. So gesund sowohl Fasten als auch Sport sind, werden sie doch in solchem Zusammenhang mißbraucht. Am sinnvollsten wäre noch eine karge vollwertige Ernährung, die wenigstens rundum gesund ist, das heißt sogar die Lebenserwartung erhöht und alles überflüssige Gewebe in Grenzen hält.[47]

Die viel heilsamere Alternative wäre *natürlich*, sie ließe sich einfach (am besten mit Genuß) Frau sein, innerlich wie äußerlich. Das setzt aber ein ausgeprägtes Selbstbewußtsein voraus, um sich gegen die vom archetypisch »Männlichen« überzeugte Einheitsfront in Geschmacksdingen zu behaupten. Erleichtern könnte ihr diese gegen jeden Trend gerichtete Entscheidung die Tatsache, daß Männer, auf die die Figur ja meist wirken soll, im allgemeinen viel weniger gegen Zellulitis haben als deren Besitzerinnen. Im Gegenteil mögen viele Männer diese typisch weibliche Gewebestruktur sogar, hart und sehnig sind sie ja oft selbst. Eine Hilfe mag auch der Geschlechtsvergleich sein. Eigentlich sind Frauen im männlichen Körpermuster ähnlich unattraktiv wie Männer im typisch weiblichen Muster, also mit runden Formen an Bauch und Kinn, Gesäß und Hüften und überhaupt eher hängendem und weichem Gewebe. Ein Blick zum Gegenpol, auf die nach männlichen Mustern getrimmten Bodybuilderinnen kann ebenfalls einiges klarstellen. Es gibt nur sehr wenige Menschen und insbesondere kaum Männer, die winzige Brüste auf überdimensionierten, harten Brustmuskeln attraktiv finden.

Auch wenn dieses Kapitel noch so drastisch in (Sprach-)Bild und Ton gehalten ist, können wir doch nicht übersehen, wie schwer es ist, aus kollektiven Feldern auszusteigen. Es verlangt sehr viel Selbstvertrauen, um gegen das herrschende Figurideal anzuleben und dabei auch noch glücklich zu werden. Insofern sind Kompromisse gefragt. Moderates Fasten, das das Gewebe reinigt, und anschließend die schon erwähnte Vollwertnahrung, aber auch Kneippanwendungen im Sinne der Wechselduschen zur Gewebefestigung wie auch moderater Sport, der das Bindegewebe strafft und in einem weniger gewaltigen Umfang Muskeln aufbaut, werden als Ratschläge heutzutage nicht nur besser ankommen, sondern auch realistischer umzusetzen sein. Training und Trimmung, Disziplin und Verzicht haben Konjunktur.

Erleichtern kann vor allem auch, wenn *frau* den Trend wenigstens innerlich umdreht und sich bemüht, typisch weibliche Eigenschaften auf anderen Ebenen als auf Oberschenkeln und Po zu entwickeln und zu fördern. Je mehr dies im seelischen, familiären, sozialen und spirituellen Bereich zum Zuge kommt, desto weniger ist der Körper genötigt, das Thema zu verkörpern und auf seine Art zu inszenieren. Auch wenn sie sich das Loslassen und Hingabe im übertragenen Sinn zur Aufgabe macht, könnte *frau* sich im körperlichen Bereich davon freier halten und somit ihr Gewebe straffer. So findet einerseits die Körperbühne Entlastung, und andererseits könnten Sport- und Ernährungsprogramme deutlich besser anschlagen.

Daß das Thema heute so in den Vordergrund gespielt wird, hat wohl vor allem mit geschäftlichen Interessen zu tun. Es findet aber auch eine gewisse Basis in unserem kollektiven Bewegungsmangel und der Tendenz zu Übergewicht und Gewebeverschlackung. Der sich darauf wiederum häufig gründende milde Lymphstau mit leichter Ödembildung kann die Orangenhaut zusätzlich verstärken. Diese Phänomene lassen die an sich völlig harmlose Grübchenbildung besonders eindrucksvoll hervortreten. Zwischen den Extremen – dauerndem Hungern und »Diäteln« sowie extremem sportlichem Training auf der einen und unbewußtem Überessen und Bewegungsmangel auf der anderen Seite – gäbe es einen guten Mittelweg, der zu einer Körperform und -figur führt, die Spaß und Freude machen könnte – denjenigen, die in diesem Körperhaus wohnen, und denjenigen, die es von außen betrachten.

Weitere Figurprobleme

Die **(zu) breiten Schultern** gehören zum männlichen Archetyp und sind von daher heute kein Problem, sondern sogar angestrebt. Sie werden auch nicht operativ verwirklicht, sondern vor allem über äußerst harmlose Polster in den Schulterpartien der Kleidung. Wo sie durch massives, den männlichen Archetyp förderndes Training oder gar Doping entwickelt werden, stehen die anderen dadurch heraufbeschworenen Probleme weit im Vordergrund. Sie können von erschwertem Gebären bis zu Herzproblemen bei entsprechendem Medikamentenmißbrauch reichen. Sind breite Schultern von Natur aus vorhanden, transportieren sie die Aufforderung, mehr Männliches im übertragenen Sinn zu leben, sich nicht auf den Mann zu verlassen und sich nicht an seine Schultern anzulehnen, sondern die Last des Lebens auf die eigenen Schultern zu nehmen und so die eigene Lebensaufgabe im wahrsten Sinne des Wortes zu schultern.

Schmale Schultern signalisieren die Aufgabe, sich eine Stütze oder jemanden zum Anlehnen zu suchen, so daß sie sich dem weiblichen Pol der Hingabe anvertrauen kann. Hier geht es eher darum, sich nicht alles auf die eigenen Schultern zu laden, sondern dem eigenen weiblichen Archetyp mehr gerecht zu werden und sich wirksam unterstützen zu lassen.

Große Füße sind ebenfalls kein echtes Problem. Wenn aber ein Mädchen über Jahre erleben muß, daß es nie die Schuhe bekommt, die es eigentlich möchte, weil die entsprechenden Größen im Angebot fehlen, werden die Schuhe und mit ihnen die Füße zu wichtig genommen. Der Hinweis der Natur ist überdeutlich: Es geht darum, ganz entspannt auf größerem Fuß zu leben, mehr Selbstbewußtsein und Standfestigkeit zu entwikkeln, zu sich zu stehen, selbständig zu werden, besseren Kontakt zur (Mutter) Erde und vor allem seinen eigenen Platz im Leben zu finden.

Daß in Übergangszeiten dann oft größere Mengen von Schuhen gekauft werden, ist als natürliche Kompensation einer seelischen Not zu sehen, sollte allerdings bei Chronifizierung oder Annehmen extremer Ausmaße zur Bewußtmachung der entsprechenden Suchtproblematik führen. Durchaus nicht nur die ehemalige First Lady der Philippinen hatte sich Berge von Schuhen angeschafft, auch in ganz bürgerlichen Schuhregalen läßt sich dieses Problem ausmachen. Dahinter liegt zumeist eine Problematik, die sich um die Füße und die Stellung im Leben rankt.

Ausblick auf die Gynäkologie einer besseren Zukunft

Eine neue Gynäkologie

Die Medizin der Zukunft wird notgedrungen die Eigenverantwortung viel weiter in den Vordergrund rücken müssen, sowohl das Recht darauf als auch die Pflicht dazu. Schön wäre es, wenn das aus Einsicht geschieht. Aber wenn es aus ökonomischer Not passiert, ist es immer noch besser als gar nicht. Besonders gilt das für den weitgehend brachliegenden Sektor der Psychohygiene und -therapie. Da vorbeugen generell besser ist als heilen und dieses wiederum besser als reparieren, wird wohl die Hierarchie in einer erlösten Form wiederentdeckt werden müssen. In den alten Medizintraditionen des Ostens wie der ayurvedischen, der tibetischen und der traditionellen chinesischen Medizin achtete man streng auf die Einhaltung der Hierarchie bei der Wahrung von Gesundheit.

Für chinesische Ärzte ist die Vorstellung, ihre Medizin bestehe aus Akupunktur und damit dem Stechen von Nadeln, ziemlich abwegig. In dieser Meinung spiegelt sich lediglich ein typisch westliches Mißverständnis. Die praktische Akupunktur war anfangs das einzige, was wir aus dem großen Gebäude der traditionellen chinesischen Medizin (TCM) gerade noch und auch nur unter Schwierigkeiten allmählich verstehen konnten. Für die Chinesen dagegen ist es ein kleiner und relativ weit unten in der Hierarchie anzusiedelnder Weg, der auch nur benutzt wird, wenn schon vieles andere in oberen Bereichen schiefgelaufen ist. Vor dem Stechen von Nadeln bevorzugen sie den Reiz mit Wärme, etwa bei der Moxibustion, oder überhaupt ein Drücken im Sinne der Akupressur. Noch besser erscheint ihnen aber, die Energien gar nicht erst so weit entgleisen zu lassen, daß sie wieder harmonisiert werden müssen. Vielmehr würden sie sie lieber von vornherein durch Übungen wie Tai Chi oder Qi Gong in Harmonie halten. Diese harmonischen Bewegungsabläufe haben den Sinn, den Fluß des Qi, der Körper- und Lebensenergie, zu bestärken und die Gesundheit so zu festigen, daß Krankheit gar nicht erst eintreten kann. Auch würden sie bei ihren Ernährungsempfehlungen darauf achten, daß die verschiedenen Kräfte in den Lebensmitteln ausgewogen vertreten sind, so daß auch hier bereits Ungleichgewichten vorgebeugt wird. Darüber würden sie noch die Welt der Emotionen ansiedeln und Wert auf die Einübung von Geisteshaltungen legen, die verhindern, daß sich die Emotionen stauen und sich so auf dieser Ebene Disharmonien festsetzen. Das Reich der Gefühle schließlich ist ebenfalls ihrer besonderen Aufmerksamkeit sicher, und eine ausgewogene Lebensführung mit den entsprechenden Richtlinien hat dafür zu sorgen, daß auch hier das Gleichgewicht auf spielerische Weise gewahrt bleibt. Der Bewußtseinsebene schließlich gilt die besondere Sorge, und Meditationstechniken zielen darauf, den Geist zu beruhigen und Zugang zum inneren Wesenskern herzustellen, so daß der Mensch aus innerer Ruhe und Gelassenheit sein Schicksal erkennen und annehmen und seinen vorgezeichneten Weg in dankbarer und froher Gelassenheit gehen kann. Wenn auf dieser hohen Ebene die Weichen richtig gestellt werden, kann unten nichts mehr schiefgehen. Das jedenfalls ist das Ideal der TCM. Aus diesem Verständnis stammt auch die Idee, den Arzt nur so lange zu entlohnen, wie die Gesundheit in der Gemeinde auf hohem Niveau ist. Traten Krankheitsbilder auf, war man der Meinung, der Arzt habe in der rechtzeitigen Weichenstellung versagt, und man zahlte ihm kein Honorar. Warum sollte er auch für Versagen belohnt werden?

Unser heutiges westliches System, in dem Ärzte wie kaum ein anderer Berufsstand auch an ihrem Versagen profitieren, ist verglichen mit der alten chinesischen Tradition sicher das kränkere. Die westliche Medizin hat die ursprüngliche, in der TCM ausgedrückte Hierarchie fast komplett auf den Kopf gestellt und oft gleichsam den Bock zum Gärtner gemacht. Statt die im stillen wirkenden kleinen Maßnahmen an der Spitze der Hierarchie zu fördern, läßt man alles bis auf die materielle Ebene eskalieren, um es dann mit aufwendigen Aktionen oft doch nicht mehr in den Griff zu bekommen. Natürlich ist die Chirurgie wie auch alle anderen operativen Fächer von der sichtbaren Aktion her am eindrucksvollsten, vom Nutzen ist sie aber nur immer dann sehr wichtig, wenn vorher schon zu vieles aus dem Ruder gelaufen ist. Aus all dem aber folgt, daß wir Operationen wieder viel mehr als bedauerliche Notfallmaßnahmen betrachten müßten, die zu vermeiden sind, wo und wann immer es möglich ist. Statt immer mehr Organe herauszurupfen, müßten wir uns einfach wieder auf die Wurzeln der Medizin besinnen und die Organe im Vorfeld durch bewußte Weichenstellungen zu erhalten suchen, wie es sich erfreulicherweise in der Gynäkologie bereits abzuzeichnen beginnt. Insgesamt wäre es wünschenswert und eigentlich ohne Alternative, wieder weiter oben in der skizzierten Hierarchie anzusetzen. Tatsächlich müssen wir uns dazu nicht einmal an die alten tibetischen oder chinesischen Traditionen halten, denn auch bei uns im Westen gab es diese Ansätze. Schon Hippokrates formulierte: »Eure Nahrung sei eure Medizin, und eure Medizin sei eure Nahrung.« Wir haben das leider vergessen und unsere *Lebens*mittel zu oft gräßlichem Füllmaterial verkommen und die Medikamente auf ein so fragwürdiges chemisches Niveau sinken lassen, daß sie eine lebensgefährliche Nahrung abgeben würden.

Auch in unserer Gesellschaft ist bekannt, daß mildes Bewegungstraining dem Herz-Kreislauf-System guttut und späteren Komplikationen in diesem Bereich wirksam vorbeugen kann. Und unsere Religion empfiehlt uns ebenfalls, Emotionen nicht zu stauen, sondern fließen zu lassen und zum Beispiel aus unserem Herz keine Mördergrube zu machen. Würden wir uns den eigenen Herzensthemen und -angelegenheiten rechtzeitig zuwenden und unsere ursprünglichen Herzenswünsche nicht im Laufe des Lebens verdrängen, sähe es für die physische Herzgesundheit viel besser aus.

So könnte die in der Medizin in Verruf geratene Hierarchie auf dieser neuen beziehungsweise uralten Ebene wieder sinnvoll aufleben. Die Vorgehensweise der TCM sollte uns dafür ein Vorbild sein. Aus der Krankheitslehre wird so wieder eine Gesundheitslehre. Noch vor die Früherkennung wird dann die Vorbeugung treten, so wie sie auf der Ebene der Urprinzipienerkenntnis in diesem Buch anklingt. Gesunderhaltung und frühzeitige Regulation im Sinne von Harmonisierung ersetzen die Reparatur. Pädagogische Elemente kehren in die Medizin zurück. Was für die Frauenheilkunde in der Schwangerschaft schon Routine ist, läßt sich sicher auch auf die Sexualerziehung übertragen. Nachdem Lehrer hier offenbar nicht sehr viel erreicht haben, können Gynäkologen, die heutzutage ein ganzes Frauenleben von der Zeit bald nach der Empfängnis bis ins höchste Alter begleiten, ein wichtiges Betätigungs- beziehungsweise Beratungsfeld finden.

Die Zurückführung der Technik auf das wirklich Wesentliche ergibt sich dann von selbst, ein Trend, der heute schon erfreulich zunimmt. In fortschrittlichen Kliniken ist die neueste Technik zwar vorhanden, aber hinter Trennwänden so geschickt verborgen, daß sie das Bild nicht bestimmt, allerdings in den seltenen Notfällen in Sekundenschnelle zur Hand ist. Die chemiefreie Entbindungsklinik wird als Ziel gerade dann problemlos zu verwirklichen sein, wenn der Gegenpol der allopathischen Medizin beherrscht wird und im Hintergrund jederzeit parat ist. Nur was *man* wirklich beherrscht, muß *man* nicht dauernd demonstrieren. Auf die gesunde Normalsituation eingestellte Gynäkologen haben sich als erste Ärzte bei uns auch schon bestens an die Anwesenheit von Angehörigen gewöhnt. Beim sogenannten Daddy-in wird das frühere Krankenzimmer für ihn zum Hotel und für sie zum Entbindungsraum. Von den Vorteilen, die das verantwortliche Beisammensein beider Eltern von Anfang an hat, konnten sich inzwischen alle Beteiligten überzeugen. »Im Anfang liegt alles«, wissen sowohl der Volksmund als auch die spirituelle Philosophie. Was in der Geburtsklinik schon ohne weiteres möglich ist, kann auf die übrige Gynäkologie immer mehr abfärben, so daß aus Krankenhäusern allmählich Gesundheitshäuser werden. Idealerweise wird sich diese Tendenz dann sogar über die Frauen-Heil-Kunde hinaus auf die restliche Medizin ausweiten.

Bezüglich der Wiederbelebung der Hierarchie zur Wahrung der Gesundheit ist auf seiten der Patientinnen das erfreulich wachsende Interesse an Ernährung[48] zu beobachten, ebenso an archaischen Bewegungsritualen wie Yoga und an den alten chinesischen Übungen.[49] Auf den höheren Ebenen der Hierarchie ist für die emotionalen und seelischen Bereiche nun gar nicht vorrangig an professionelle Psychotherapie zu denken, sondern die Selbsthilfe in eigener Verantwortung kann über weite Strecken das Feld ganz ausreichend bestellen. Hier sind vor allem an die einfachen Möglichkeiten der »Reisen nach innen«[50] zu denken. Mit Hilfe geführter Meditationen gelangt *frau* in absehbarer Zeit zu einem neuen sicheren Gefühl für ihre inneren Bedürfnisse. Mit diesem Instrumentarium kann sie Kontakt zu ihrer inneren Stimme aufbauen oder eben den Inneren Arzt in sich erwecken, der sicherer als alle äußeren Ärzte weiß, was sie braucht. Diese Art von Psychotherapie in eigener Regie ist nicht nur ausgesprochen preiswert, sie erfordert eigentlich nur, sich selbst so wichtig zu nehmen, daß *frau* sich die dazu notwendige halbe Stunde pro Tag gönnt. Die Möglichkeiten, die sich hier eröffnen, gehen weit über die Medizin hinaus und grenzen ans Wunderbare.

Ein weiterer Aspekt der Eigenverantwortung kann sich auf Gruppenaktivitäten beziehen. Der Trend zu Selbsthilfegruppen wird hoffentlich weitergehen und Betroffenen aufzeigen, wie sie sich untereinander beistehen können. Das Aufbrechen der Vereinzelung kann ein wesentlicher Schritt zur individuellen Gesundung, vor allem aber auch zur Gesundung sozialer Situationen sein. Die sogenannten psychoonkologischen Gesprächskreise haben diesbezüglich schon eindrucksvolle Hilfe zur Selbsthilfe geleistet. In ähnlicher Weise sind natürlich auch Gruppen zur gemeinsamen Verarbeitung von Wechselproblemen möglich oder auch solche, die sich mit Ritualen beschäftigen oder auch die Basis für Regenerationsprozesse gemeinsam schaffen. Mit Genugtuung konnte ich feststellen, daß ein Buch wie *Lebenskrisen als Entwicklungschancen* solchen Gruppen oft als Diskussionsgrundlage dient und offenbar auch in der Lage ist, verwertbare Anstöße zu geben. Wenn diesem Buch ähnliches widerfährt, werden wir uns belohnt fühlen.

Im Bereich von Schwangerschafts- und Geburtsvorbereitung haben sich Selbsthilfegruppen bereits bestens bewährt, ebenso wie die anschließenden Stillgruppen. Ganz abgesehen von den Vorteilen bezüglich der direkt ins Visier genommenen Themen entstehen so oftmals verläßliche Beziehungen und wächst damit auch Bewußtsein für die gemeinsamen Probleme. Die Gruppe ist natürlich auch bereits einen Schritt weiter auf dem Weg zur Veränderung der krankmachenden Verhältnisse sowohl in Familien als auch in größeren Zusammenhängen.

Ausblick für GynäkologInnen, Hebammen und Krankenschwestern

Was die professionelle Seite angeht, muß die Umpolung natürlich über die Reduzierung des Einsatzes von Technik auf das notwendige Maß deutlich hinausgehen. Eigentlich gilt es in einem so weiblichen Fachbereich wie der Frauen-Heil-Kunde, im Sinne einer Ausbalancierung beider Pole den männlichen Macherpol auf das Notwendigste zurückzuschrauben. Die Menschlichkeit muß in die Medizin zurückfinden, damit die Patientinnen zurück zur Medizin finden können. Wenn die Ärzte sich wieder der Überzeugung eines Paracelsus erinnern würden, daß die höchste der Arzneien die Liebe ist, eine Meinung, der sich der Berliner Ärztekammerpräsident Ellis Huber unumwunden und öffentlich anschließt, müßten sie nicht miterleben, wie scharenweise Patientinnen zu Heilpraktikern und anderen Therapeuten abwandern, weil diese noch Zeit haben und zuhören können. Wenn nicht nur die Patientinnen, sondern auch Ärzte und ihre Helfer wieder Zeit und Geduld aufbringen, kann viel bereits verlorenes Terrain zurückgewonnen werden.

Im übrigen liegt natürlich die fächerübergreifende Zusammenarbeit näher als der akademische Elfenbeinturm, der von Patientinnen immer weniger aufgesucht wird, in dem es sich aber auch die Gynäkologen zum Teil bequem gemacht haben. Die Zusammenarbeit mit Geistheilern, in England längst üblich, wird nicht nur den Patientinnen nutzen, sondern auch zur Glaubwürdigkeit der Gynäkologie beitragen. Im übrigen machen alles, wofür Ärzte sich (noch) zu gut sind, inzwischen andere, vor allem Heilpraktiker. Da sie es schon viel länger tun, können sie es oft sogar besser. Die Chance einer umfassenden Frauen-Heil-Kunde liegt darin, den Patientinnen Wege zu eröffnen, ihr eigenes Heilungspotential zu erschließen. Nichts ist leichter und liegt näher, als sich selbst und den nächsten Angehörigen die Hände aufzulegen, ist es doch eine Reflexhandlung jeder Mutter, wenn sich ihr Kind weh getan hat. Dazu brauchen wir eigentlich nicht zu warten, bis die entsprechende Therapeutic-Touch-Welle aus den USA herüberschwappt.

Da sich die Praxen zunehmend leeren, wäre die Suche nach sinnvollen neuen Betätigungsfeldern naheliegend. Die Gefahr ist dabei nur, auf den alten, von Paul Watzlawik beschriebenen Fehler hereinzufallen. Es geht nicht darum, noch mehr vom selben zu machen, ein Trick, mit dem sich Ärzte bisher aus jedem von der Politik inszenierten Engpaß befreien konnten. Wann immer ihre Leistungen finanziell geringer eingestuft wurden, machten sie sich mit Erfolg daran, einfach mehr Leistungen zu erbringen, so daß der Verdienst weiter steigen konnte. Einige schwarze Schafe schafften es sogar, so viele Beratungen anzusetzen, daß ihr Tag rein rechnerisch deutlich mehr als vierundzwanzig Stunden haben mußte, was den Krankenkassen dann doch irgendwann auffiel. Solche Kabinettstückchen einiger weniger *Medizyniker* verschlechtern jedoch weiter den Ruf des Berufsstandes und lösen wohl nicht einmal deren eigene Finanzprobleme. Inzwischen lassen sich nicht einmal mehr Politiker vom Jammer des Ärztestandes beeindrucken, sondern greifen im Gegenteil zu harten Maßnahmen, die wie so oft vor allem die Falschen treffen. Inzwischen greifen in Deutschland ziemlich radikale Maßnahmen. Durch eine strikte Budgetierung werden Leistungen über einem bestimmten Niveau einfach nicht mehr oder jedenfalls nicht mehr voll bezahlt. Das aber führt zu unfreiwillig geleisteter ehrenamtlicher Tätigkeit und entsprechend schlechter Stimmung unter den Ärzten. Solche Maßnahmen können bestenfalls als ökonomische Notbremse betrachtet werden, von einer befriedigenden Lösung sind sie weit entfernt. Es gilt, viel mehr und wirklich Neues zu bieten – den Patientinnen, aber auch sich selbst. Dazu ist der Blick zurück auf die alten Traditionen der Medizin mehr als hilfreich.

Die seelische Eigenentwicklung sollte zudem wieder eine entscheidende Rolle spielen. Daß fachliche Fortbildung für verantwortungsvolle Ärzte selbstverständlich ist, hat sich zwar noch nicht durchgesetzt, aber immerhin herumgesprochen. Hier sind jedoch vor allem tiefergehende Maßnahmen gemeint. Die Klärung des eigenen Geburtstraumas mittels Atem- oder Psychotherapie ist für Hebammen, GynäkologInnen und Krankenschwestern besonders naheliegend und eigentlich zwingend. So kann auf einfache Weise ein Teufelskreis unterbrochen werden. Denn BetreuerInnen, die diesen Teil ihrer eigenen Lebensgeschichte geklärt haben, gelingt es erfahrungsgemäß ungleich leichter, werdende Mütter dazu zu bewegen, sich dieser denkbar besten Geburtsvorbereitung zu unterziehen und ihr eigenes Geburtstrauma zu klären, anstatt es der nächsten Generation weiterzugeben. Ebenso wichtig ist es für die Helferinnen, etwaigen in der Frühzeit der eigenen Schwangerschaft entstandenen Mangel an Urvertrauen[51] auszugleichen, um ihren Patientinnen Vertrauen einflößen zu können. Die Helferinnen sollten sich klarmachen, daß *frau* nur in den Bereichen gut begleiten kann, in denen sie eigene Erfahrungen hat. Hier klingt das zeitlose Schamanenideal der Einweihungskrankheit an, gemäß der Vorstellung, daß die Heilerin nur in jenem Land zur verläßlichen Führerin werden kann, das sie selbst schon bereist hat und folglich gut kennt. Die Abklärung und Bewältigung des eigenen Geburtstraumas wird so zur Voraussetzung für den Beruf als Berufung. Insofern ergeben sich von hier aus für die professionellen Helferinnen und daraus folgend auch für ihre Patientinnen eine Vielzahl von lohnenden Möglichkeiten der eigenen seelischen und letztlich sogar spirituellen Weiterentwicklung. Hebammen und Ärztinnen könnten so zurück zur Perspektive der Weisen Frau gelangen und sich als Stellvertreterinnen der Großen Mutter begreifen, die dem Leben auf den Weg hilft. Beim Wiederbeleben der großen Archetypen der Hekate und Kali, die beide Leben schenken, darf natürlich auch der Schatten nicht zu kurz kommen, denn beide Göttinnen nehmen ja auch das einmal gegebene Leben wieder zurück. Bewußtgemachter Schatten aber ist viel weniger bedrohlich als unbewußter, der überfallartig sein Recht fordert.

Weiterbildung und Weiterentwicklung können Geschwister werden und das ganze Feld der Gynäkologie zu einer echten Frauen-Heil-Kunde machen. Daß derlei keine neue Idee ist, kann uns die tibetische Medizin belegen, die die spirituelle Entwicklung des Arztes als eine ihrer vier Säulen betrachtet. Hier bietet sich auch die Chance, alte Vorurteile und deren wahren Kern anzugehen und ihnen durch Eigenentwicklung die Basis zu entziehen. Sprüche wie: »Die Entscheidung, Gynäkologe zu werden, trifft ein Mann vor dem Spiegel« oder die angebliche Häufung von Sportwagenfahrern unter Gynäkologen sind hier gemeint. Naheliegend und durchaus positiv ist, daß Männer, die zu diesem Beruf neigen, sich besonders zu Frauen hingezogen fühlen. Diese Tendenz kann verschiedene Wurzeln haben. Dahinter wird häufig ein eigenes Problem mit dem Weiblichen stecken. Generell beschäftigen wir uns alle vorrangig mit Themen, die uns problematisch sind, denn nur so lernen wir. Wenn also zum Beispiel der Bezug zu Frauen auf einer wenig anspruchsvollen Machoebene läuft, ist gerade die Auseinandersetzung mit der eigenen Anima ein vorrangiger Entwicklungsschritt. Sollte ein eigenes Potenzproblem die Berufswahl mitbestimmt haben, ist dessen Klärung und Lösung der naheliegendste Schritt auf dem Entwicklungsweg. Erst wenn sich ein Mann seiner Männlichkeit sicher sein kann, wird er die innere Freiheit haben, sich auch mit der Anima, seinem weiblichen Seelenanteil, auszu*söhn*en. Diese Eigenentwicklung aber ist es, die den von der Bevölkerung immer wieder vermuteten und in Witzform gekleideten Übergriffen definitiv die Basis entziehen und aus Männern wie Frauen ganze Menschen und folglich ideale Ärztinnen und Ärzte machen würde. »Ganzsein macht den Medicus«, das wußte bereits Paracelsus.

Aber nicht nur eigene seelische Entwicklung ist gefragt, sondern auch eine Basisausbildung in *Psycho*therapie, ist doch der Bereich der Psyche und folglich des Mondprinzips ein zentraler Bestandteil der Frauen-Heil-Kunde.

Automatisch ergibt sich dann wohl allmählich ein Übergreifen von Leboyers Vision der sanften Geburt auf die übrige Gynäkologie und vielleicht sogar die ganze Medizin, denn immerhin steht die Gynäkologie ja mit der Geburtshilfe am Anfang aller Medizin. Sanfte Medizin wäre eine echte Alternative: eine Umwandlung der metallisch kühlen Atmosphäre von Professionalität, die archetypisch männlich ist, in ein Klima von Mitgefühl mit Musik, Kunst und Geschmack, das vom weiblichen Pol getragen ist, etwa von Asklepios' Tochter Hygieia, die schon lange Besseres verdient hätte, denn als Ahnfrau der zumeist männlichen Bakterien- und Virenjäger herzuhalten.

Das wird kleine, aber symbolisch wichtige Veränderungen bewirken, wie etwa die Unsitte abschaffen, zwischen sich und die Patientin einen Schreibtisch zu stellen. Dadurch entsteht eine Schreibatmosphäre im merkurialen Sinn, und diese behindert die Entwicklung eines Gefühlsbandes (Mond) zwischen Arzt und Patientin. Allerdings kann sich der Arzt dann auch nicht mehr hinter dem Schreibtisch und all den wissenschaftlichen Gescheitheiten, die er darin angesammelt hat, verschanzen. Vielleicht haben das die FrauenärztInnen der Zukunft aber auch gar nicht mehr nötig.

Auch die Mittelwahl wird sich dann wohl ganz von selbst wandeln. An die Stelle von harten, durchgreifenden chemischen Maßnahmen können vielfach sanfte Lenkungsschritte treten, die auf pflanzlicher Basis und mit den alten Mitteln der naturheilkundlichen Medizin von Wickeln bis zu Bädern auskommen. Unklare Unterbauchbeschwerden werden dann nicht sofort zu Laparoskopien führen, wovon die Kliniken heute noch leben, sondern Wärme und Ruhe werden als therapeutische Mittel wiederentdeckt. Periodenschmerzen werden sie daran erinnern, sich ihre Tage zu nehmen, und sie im übrigen eher zur Wärmflasche als zu Hormonen greifen lassen. Bei Brustschmerzen käme zuerst Fürsorge in Frage und dann vielleicht noch Naturheilkundliches wie »Mastodynon«, sicher aber keine fremden Hormone, sondern eher Maßnahmen, die die eigenen Hormone wieder ins Lot bringen. Scheidenentzündung und Ausfluß führen dann statt zur Verschreibung von Antibiotika zur Empfehlung von so milden Methoden wie Wärme und Joghurt- oder Quarktamponaden; der Ehemann wird in die Behandlung mit einbezogen und der Patientin fällt es leicht, dafür auf Zucker und Schokolade zu verzichten. Wer nicht schwanger wird, kann zu Fasten und Ernährungsumstellung und vor allem geruhsameren Lebensrhythmen angeregt werden. Zeit und Geduld kehren in die Medizin zurück, ebenso das Wissen, daß *man* das gepflanzte Samenkorn im Boden nicht dauernd kontrollieren sollte, will man es nicht am Aufgehen hindern. In einer Zeit, die keine mehr hat, muß erst wieder offenbar werden, daß gut Ding Weile haben will! Zeitlassen wird dann wichtiger als Kontrollieren; Gleichgewicht und das eigene Ermessen wichtiger als die Apparate und ihr Messen und Erheben von Daten. Die Homöopathie bietet sich an in ihrem Bestreben, den Körper zur Selbstheilung anzuregen, verschobene Gleichgewichte wieder in Ordnung zu bringen und vor allem die Ebenen von Körper, Seele und Geist wieder gleichermaßen zu behandeln. Das bringt dann von ganz allein auch psychotherapeutische Schritte ins Spiel, zuerst sicher in Eigenregie, aber auch mit fremder Hilfe, wo es notwendig ist.

Es geht besonders in der Frauenheilkunde darum, den weiblichen Pol zu stärken. Für einen Bereich, der sich ausschließlich mit dem Weiblichen beschäftigt, ist das nicht nur logisch, sondern zwingend. Rückt der weibliche Pol in den Mittelpunkt des

Interesses, tritt mit ihm die Welt der Gefühle und Emotionen in den Vordergrund, und die Psyche bekommt den Raum, der ihr zusteht. Unsere Welt leidet am Mangel an Weiblichem auf erlöster Ebene. Eine ihrem Namen gerecht werdende Frauen-Heil-Kunde kann hier am ehesten Abhilfe schaffen und die Basis für Wandlungen in vielen anderen Lebensbereichen schaffen. Statt die Umwelt mit Hormonen zu überschütten, geht es vielmehr darum, archetypisch weibliches Denken, Fühlen und Handeln zu etablieren. Die Psyche an sich entspricht dem Mondprinzip, ebenso die Fortpflanzung. Der Unterleib mit seinem Thema der genitalen Sexualität fällt unter den Plutoarchetyp, die Erotik gehört zum Venusprinzip. Die Gynäkologie hat es folglich mit allen weiblichen Archetypen zu tun. Da diese aber weit über die Medizin im engeren Sinn hinausgehen und etwa die Ernährung ebenfalls unter Mond und Venus fällt, könnte sich auch die Gynäkologie noch erheblich ausweiten. Es ist naheliegend, in Kliniken eine Ernährung einzuführen, die die Gesundung fördert und nicht so massiv behindert, wie es heute noch im allgemeinen geschieht. Wenn Fortpflanzung ein echtes Anliegen der Frauen-Heil-Kunde ist, muß das dazu führen, daß die Ökologie zu einem Hauptthema der Gynäkologie wird und die Auseinandersetzung mit der folgenschweren Chemieüberschwemmung der Welt in den Mittelpunkt des Interesses rückt. Allerdings kann sich dann auch die Erkenntnis durchsetzen, daß »übermäßige« Fortpflanzung gar nicht mehr im Sinn von Mutter Erde ist.

Hinderlich können bei solchen notwendigen und überfälligen Umstrukturierungen vor allem alte Denk- und Verhaltensmuster sein. Sogar die Sprachmuster sind durch und durch männlich beeinflußt, nicht nur in der Gynäkologie. Sprachmuster aber bestimmen ihrerseits Denkmuster, die wiederum das Handeln prägen. Solchen Gefahren gilt es von Anfang an ins Auge zu sehen, denn bekannte Gefahren sind nur halb so schlimm.

Unsere heutige Chance im Zeitalter der Globalisierung und Vernetzung besteht darin, von überall das Beste zu entlehnen und in einem stimmigen Muster zu integrieren. Aus Indien ist die von Leboyer für uns entdeckte sanfte Geburt wie auch die Babymassage zu übernehmen, aus Holland die Tradition der Hausgeburt und aus Schweden der defensive Einsatz von Operationen. Die verschiedenen Geburtsbräuche der archaischen Völker und deren

Rituale können uns weiterhelfen, wieder einen natürlichen Bezug zu den Lebensrhythmen zu finden. Hier eröffnen sich dann sogar Perspektiven, die weit über die Medizin hinaus bis in spirituelle Dimensionen reichen.

Der Medizinhistoriker Schipperges rückt das ganze Szenarium zwischen Geburt und Tod ins Visier einer zukünftigen Medizin: Im Zeitalter der chronisch Kranken müsse der Arzt zum Begleiter werden. Davor aber hätte er sich in vielen Fällen zuerst einmal wieder vom *Medizyniker* zum Mediziner und dann zum Arzt zu entwickeln. Die Tatsache, daß viele Mediziner unter den Umständen ihres Arbeitsfeldes unmenschlich wurden, spiegelt nur jene andere, daß PatientInnen immer mehr Unmenschliches von Ärzten verlangen, wie etwa den Versuch, den Tod auszuschließen. Der Tod ist im Gegenteil als Teil des Lebens anzuerkennen und in die Kette der Lebensübergänge wieder einzufügen, die sich zu einem Kreis, unserem Lebenskreis, schließt. Der Arzt muß sich selbst auf den Weg zur Ganzheit machen, muß seine Selbstverwirklichung wieder wichtig nehmen, nur dann kann er der Patientin auf ihrem Weg weiterhelfen. Hierzu ist es natürlich auch notwendig, daß wieder diejenigen Medizin studieren können, die dazu berufen sind und das auch fühlen, und nicht etwa jene, die einen in keinerlei Zusammenhang mit der Medizin stehenden Numerus clausus erfüllen oder einfach nur von den Verdienstmöglichkeiten und anderen Vorteilen dieses Be*ruf*es angezogen sind.

Auf diesen Gleisen wird auch die Gesundheit wieder als ärztliches Thema entdeckt – und die Tatsache, daß auch sie ansteckend ist. Das Wissen um (Entwicklungs-)Felder[52] kann so zu neuem Leben kommen, so daß die alten Fähigkeiten wieder ans Tageslicht treten. Patientinnen können ihren Inneren Arzt entdecken und zu Ärzten gewandelte Mediziner wieder den ärztlichen Blick. Ein guter Arzt müsse aus dem Umfeld auf die Krankheit des Patienten schließen können und umgekehrt aus der Krankheit auf das Umfeld, forderte Paracelsus, und weiter sagte er: »Ein Arzt, der nichts von Astrologie versteht, ist keiner.« Natürlich bezog sich das auf die Urprinzipienlehre. Auf solcher Grundlage sollten die Ärzte Archetypen lesen und Krankheitsbilder deuten. Vorbeugung ist dann eine Selbstverständlichkeit und Reparatur weniger oft nötig. Wo der urprinzipielle Rahmen verläßlich erkannt wird, können die Lebensbedingungen im Vorfeld beeinflußt werden und Patientinnen mehr denn je als Individuen in vorgegebenem Rahmen wahr- und wichtiggenommen werden. Dann herrscht Offenheit für so subtile Bereiche wie Konstitution und genetische Bestimmung bis hin zu Dingen wie der inneren Organuhr und der Zeit- und Raumqualität, Bereiche, die wir heute gerade erst in östlicher Ferne zu entdecken beginnen. All das aber liefert die Grundlage, die alte paracelsische Idee der Entsprechung von Mikrokosmos und Makrokosmos[53] neuerlich ernst zu nehmen und auf dieser Grundlage zum Beispiel die Parallelität und Synchronizität zwischen innerer und äußerer Hormonüberschwemmung zu erkennen und zu beheben.

Der Klinikalltag der Zukunft

Angesichts der heute oft noch herrschenden Misere in den Praxen und Kliniken, wo es auf dem Boden bürokratischen Unverständnisses oft nicht einmal gelingt, die Ernährung auf ein akzeptables Niveau zu bringen, mag das Gesagte ideal oder auch in mancher Hinsicht zu abgehoben anmuten. Aus diesem Grund liegt es nahe, auf Vermittlungsschritte zu setzen. Zum Beispiel wäre es keine große Sache, den in Routine erstickten Klinikalltag zu einem Ritual zu machen und die Zeit zu nutzen, anstatt sie totzuschlagen. Das von den meisten Patientinnen mit Widerwillen erlebte Frühaufstehen etwa ist leicht mit Bewußtheit zu füllen. Die alte Erkenntnis »Morgenstund hat Gold im Mund« bietet sich an, um Bewußtsein für Rhythmen zurückzugewinnen. Mit der Sonne aufzustehen und zu Bett zu gehen gibt dem Tag Rhythmus und neue Kraft. Am Morgen läßt sich – wie im Osten seit Jahrtausenden erprobt – am besten meditieren, die Morgenstunde bringt die stärkste Energie mit sich. Aus dem verhaßten Frühaufstehen erwachsen so ungeahnte Chancen, deren Verwirklichung keinen Pfennig kostet. Aus den ähnlich unbeliebten Waschzwängen lassen sich auf gleiche Weise bewußte Rituale der äußeren und inneren Reinigung zaubern. Therapeutic Touch nennen die Amerikaner eine ebenso »neue« wie banale Heiltechnik. Man hat herausgefunden, daß Handauflegen und Behandeln therapeutischen Nutzen bringen. Die alte, bewährte Methode des Handauflegens läßt sich bewußt bei jedem Waschen wie auch

Verbinden, bei jeder Massage und jeder *Hand*reichung wiederbeleben und könnte so den Klinikalltag zu einer Kette von Ritualen machen. Gemeinsamen Eßritualen in einem Speisesaal für die Nichtbettlägerigen steht nur das alte Klinikkonzept gegenüber, das keine mündigen Patienten mag. Darüber hinaus können Konzerte und Kunstausstellungen das gerade für die Frauen-Heil-Kunde so zentrale Venusthema auf anderen als streng therapeutischen Ebenen ins Spiel bringen. Interessierte Patientinnen können Vorträge auf Video- oder Audiokassetten zusammen hören und auch im Beisein einer Schwester oder Ärztin darüber sprechen – und eine therapeutische Gemeinschaft ist im kleinen schon angebahnt. In solch einem Feld fällt es auch leichter, ärztlich verordnete Maßnahmen mit inneren Bildern zu unterstützen. Aus dem Überwärmungsbad kann ein Wasserritual werden und aus der Fiebertherapie eine Feuerprobe. Ein meditatives Begleitprogramm zur Bekämpfung des Krebses kann jede einzelne der belastenden Zytostasebehandlungen in eine Psychotherapiestunde wandeln. Die Beschäftigung mit den eigenen Themen in Meditationen und Gesprächen macht aus dem normalen Stationsstumpfsinn aus Angst, Abwarten, Hoffen und Bangen einen sinnerfüllten Kliniktag. Mandalamalende Patientinnen könnten ihre Mitte finden, sich zentrieren und unbewußt Schritte zur Heilung ausdrücken und erleben. In all diesen Aktivitäten ist es leicht, das kontemplative, meditative Element zu betonen und so die Beschäftigung mit dem weiblichen Pol der Wirklichkeit aufzuwerten in der Hoffnung, daß diese Haltung nach der Klinikzeit ins Leben mit hinaus genommen wird.

Mit etwas Aufwand wäre das Ganze noch viel weiter zu treiben. Bewußte Essensrituale, die sich auf der Grundlage fundierter Information und gesunder Lebensmittel entwickeln, können das Eßverhalten insgesamt umstimmen und hier wesentliche Beiträge zur Heilung leisten. Mit vielen Klinikaufenthalten ist auch eine Fastenzeit in idealer Weise zu verbinden, die den Patientinnen und ÄrztInnen das Stationsleben wesentlich erleichtern kann. Bewegungsprogramme bis zu Bewegungsritualen mit gezielten Qi-Gong-Übungen und Tai-Chi-Formen lassen sich von seiten der Patientinnen in die üblichen Leerlaufzeiten zwanglos einbauen und würden die Heilung nachweislich günstig beeinflussen, ebenso wie geführte Meditationen durch diesbezüglich kompetente Helfer oder als Kassettenprogramm. Im Eßsaal läßt sich für wenig Geld ein großer Videobildschirm installieren, um im Rahmen gemeinsamer Filmabende zu heilungsfördernden, inspirierenden Themen die Vereinzelung vor den Fernsehern sinnvoll zu beenden. In Stadtkliniken mit wenig grüner Umgebung holen berührende Naturfilme ganz nebenbei den Aspekt der Heilung und Regeneration, der in aller Natur liegt, ins Krankenhaus. Wir wissen heute aus amerikanischen Untersuchungen, daß der Anblick von Naturlandschaften die Rekonvaleszenz deutlich verkürzen und damit intensivieren kann.

Schließlich läßt sich in der Spielwiesensituation von Kurkliniken vieles für den häuslichen Alltag proben – von Plänen für die Lebensgestaltung über Meditation, Entspannung, Bewegung bis zu Gesundheitsprogrammen für die ganze Familie. Die Idee der Homöopathie für den Normalfall und der Allopathie für den Notfall läßt sich ebenso mitgeben wie konkrete Ratschläge aus dem Schatz der Naturheilkunde von Tees über Ernährungsrezepte bis zu Umschlägen und Wickeln. Wenn Patientinnen in diesen Bereichen lernen, sich wieder vermehrt selbst zu helfen, liegt das sehr wohl im Interesse des Ganzen, wenn auch nicht im kurzfristigen der Ärzte und der ihnen zuarbeitenden und sie auf vielfältige Weise unterstützenden Industrie. Andererseits können in diesen Bereichen Kurkliniken wieder viel von dem Sinn zurückgewinnen, den sie einmal hatten oder gerade dabei sind einzubüßen.

Unter den hier skizzierten Rahmenbedingungen können auch so wesentliche Dinge wie Operationsvorbereitungen viel besser gelingen. Wo ein Wissen darüber herrscht, was *frau* bei einer eventuell notwendig werdenden Organentfernung vor allem auch symbolisch verliert, wird im nachhinein eintretenden bösen Überraschungen am wirksamsten vorgebeugt. So kann die Operation als letzte sehr wirksame Möglichkeit dargestellt werden, die vorher und nachher im Hinblick auf die Aktivierung der Selbstheilungskräfte und der Heilungsförderung immer persönlichen Einsatz der Operierten erfordert. Vor allem aber kann die Patientin auf diese Weise Verständnis für den Weg entwickeln, der sie bis in die Krise, in der dann die Operation notwendig wurde, geführt hat. Solcherart wird die Operation zum ersten bewußten Schritt in eine neue, bessere Richtung. Die Standardargumente gegen all das lauten: kein Geld, keine Zeit. Tatsächlich kann aber in praktisch jedem normalen Klinikalltag durch Rationalisierung nicht nur Geld, sondern auch eine Menge Zeit eingespart werden, die dann für Zuwendung zur Verfügung steht.

Chancen der ganzen Medizin – Chancen für die Patientinnen

Das weitergehende Anliegen unseres Buches ist neben dem Aufzeigen von Auswegen aus individuellen Gesundheitskrisen das Entwickeln von Perspektiven für eine wirkliche Frauen-Heil-Kunde, die sich ihres Bezuges zu einem alten ursprünglichen Heilsweg bewußt ist. Auf diesem Weg ist das Zurückgeben der Verantwortung in die Hände der Betroffenen und der Frauen ganz allgemein ein wichtiger Punkt.

So könnten sich aus diesem Bereich der *Medi*zin wieder Perspektiven für ein Arztbild eröffnen, das wirklich die Mitte und Heilung im Auge hat. Heil-Kunde war in frühen Zeiten Priestermedizin. Auch diese hatte schon ihre Probleme, und Verwässerungstendenzen machten auch ihr zu schaffen. Trotzdem können wir bezüglich der ärztlichen Haltung einiges von ihr lernen. Von dieser Perspektive sind wir heute ein großes Stück entfernt, und sie bietet sich auch erst sinnvoll an, nachdem andere Stufen durchlaufen sind. Eine Medizin aber, die nach Bedeutung sucht und die Reise nach innen und den Weg zu sich selbst wieder als wesentlich erkennt, kann wenigstens in diese Richtung weisen. Wenn Frauenthemen und -krankheiten als Chancen eines weiblichen Weges erkannt werden und *frau* sich in die Archetypenthematik hineinfindet, reichen die Auswirkungen über das rein Medizinische weit hinaus. Den einen weiblichen Weg kann es natürlich nicht geben. Vielmehr gibt es verschiedene Wege, die den arche*typischen* weiblichen Spuren nachempfunden sind, wie sie sich in vielen Geschichten des Mythos und unzähligen Krankheitsbildern spiegeln. Es kann natürlich nie darum gehen, allem gerecht zu werden, sondern eben »nur« dem Eigenen. Für Helferinnen und Betroffene gleichermaßen eröffnen sich so Lebensspuren aus medizinischen Problemen, die wieder Anklänge an die alte Tradition der Weisen Frau wachrufen. Die Frauen-Heil-Kunde wäre prädestiniert, hier Tore zu öffnen, einmal weil sie in ihrer Geschichte so viele verbaut hat, zum anderen aber, weil sie unter den »Medizinen« immer eine Sonderstellung einnehmen wird, denn im Anfang liegt alles und so auch alle Chancen. Nachdem aber Empfängnis und Geburt in ihren Bereich fallen und auch all die Archetypen des Anfangs, ist die Frauen-Heil-Kunde die Medizin des Beginns. Von ihrer Aufgabenstellung her hat sie darüber hinaus den ganzen Kreis des Lebens vom Ungeborenen bis zur Greisin zu betreuen, und so, wie sie ihn beginnt, schließt sie den Kreis auch wieder.

Ihre Stellung prädestiniert die Frauen-Heil-Kunde, die für die ganze Medizin längst überfällige Synthese zu schaffen. Statt Schulmedizin einerseits und Alternativmedizin andererseits, brauchen wir *eine* (ganze) Medizin, und es kann ruhig eine primär sanfte sein, die trotzdem für Notfälle *gerüstet* ist. In ihr sind Allopathie und Homöopathie zu versöhnen und jeweils an die richtige Stelle zu setzen. Die Allopathie wird dann ihrem Wesen entsprechend unterdrückend in akuten Situationen Leben retten und die Homöopathie ihrem Wesen folgend heilen und vorbeugen. Die ebenso unscharfe wie unsinnige Grenzlinie zwischen Naturheilkunde und Schulmedizin wird sich zu einem sich ergänzenden Miteinander auflösen, ganz analog zur Partnerschaft zwischen Mann und Frau, bei der ja auch aus dem Miteinander wesentlich mehr Konstruktives erwächst als aus ständigem Kampf. Angesichts der sich durchsetzenden Erkenntnis, daß wir von der Umwelt, in der wir leben, nicht zu trennen sind, und angesichts der Einsicht, daß allem, was Form annimmt, auch inhaltliche Bedeutung zukommt, gehört die Umweltmedizin selbstverständlich ebenso zu dieser einen und ganzen Medizin, genauso die Psychotherapie.

Zwar ist nicht alles psychosomatisch, aber doch alles, was den Körper betrifft. Darüber hinaus gibt es Krankheitsbilder, die sich auf der Bewußtseinsebene ausleben, die wir in den Bereich der Geisteskrankheiten rechnen. Die schon von Paracelsus formulierte Erkenntnis, daß der Mensch auch ein Kind seiner Umwelt und Lebensumstände ist, sollte Bestandteil der neuen Medizin und verbunden mit der anderen Erkenntnis sein, daß er bestimmte Prägungen bereits im Mutterleib, aber auch bei der Geburt und in den Jahren danach erfährt. Noch tiefer in die Körperlichkeit gehende Lebensaufgaben oder mitgebrachte Programme sind auf der Ebene der Genetik festgelegt. Das Ganze wiederum ist für spirituelle Menschen und eine ihnen entsprechende Medizin auf einer karmischen Ebene vorgegeben.

In einer Welt, die sich äußerlich wie innerlich zunehmend vernetzt, in der uns der Globalisierungseffekt immer deutlicher vor Augen führt, daß Trennungen, Abschottungen und Einzelwege grundsätzlich keine Perspektive mehr haben, tritt das von der Chaosforschung und länger schon von der hermetischen Philosophie vertretene Konzept, daß in jedem Teil das Ganze enthalten ist, zunehmend deutlicher hervor. Diese Situation legt zwingend nahe, auch zwischen den medizinischen Einzeldisziplinen die Gräben zuzuschütten und auf Integration zu setzen. Der eingeschlagene Weg der etablierten Medizin hin zu immer mehr Spezialisierung wird von immer weniger Menschen angenommen. Spezialisten, die von fast nichts alles wissen, haben wir längst genug, aber HeilerInnen, die von allem eine *Ahnung* haben, fehlen an allen Ecken und Enden. Das Ideal einer neuen Medizin auf alten Fundamenten sind HeilerInnen, die auf allgemeiner breiter Basis wirken und die Weichen stellen, die dann gegebenenfalls auch zu Spezialisten führen können. Wirkliche HeilerInnen haben sich im Idealfall so intensiv mit Krankheit beschäftigt, daß sie sich ein gutes Gefühl für Gesundheit erworben haben, das sie ihren Patientinnen durch ihr Wissen, vor allem aber durch ihr Beispiel weitergeben.

Zum Schluß noch ein Wort an die Betroffenen, um die es ja vor allem geht und die bei allen Überlegungen an erster Stelle zu stehen haben, was die Medizin, und insbesondere die Medizinpolitik, auch leider erst wieder lernen muß. Daß die Patientinnen groteskerweise oft geradezu übersehen werden, mag daran liegen, daß sie mit einfachen und deshalb recht unspektakulären Mitteln ihr Leben und damit die Medizin, die sie brauchen, ändern könnten. Nirgendwo wird das wohl so deutlich wie gerade bei der deutenden Medizin. Diese kann immer nur den ersten Schritt begleiten, die weiteren und wichtigeren Schritte muß jede Frau für sich finden und vor allem tatsächlich gehen.

Hier ein paar Wegweiser und Hilfen auf dem Weg zu sich selbst: Wenn ein Problem identifiziert und mit Hilfe des einschlägigen Kapitels auf seinen verschiedenen Ebenen gedeutet und verstanden ist, mag es sein, daß es in seinen Ausläufern über diesen Rahmen und die Frauen-Heil-Kunde hinausgeht. Das wird gar nicht selten vorkommen, weil alles mit allem zusammenwirkt und der Körper uns diesen Zusammenhang besonders deutlich macht. Dann wäre es naheliegend, die Problematik etwa mit Hilfe des Symptomlexikons *Krankheit als Symbol* bis in ihre Einzelheiten zu verfolgen. Als intellektuelle Menschen, die wir mehrheitlich geworden sind, ist das Verstehen und daraus folgende Akzeptieren die Grundvoraussetzung, wenn auch leider noch nicht die Lösung.

Ist diese Basis gelegt, geht es darum, die tieferen Ebenen unserer Seele an den Erkenntnissen einerseits teilhaben zu lassen und andererseits auf ihnen die Problematik in ihrer individuellen Dimension zu vertiefen. Die Deutungen eines Buches können immer nur den Rahmen aufdecken. Die persönlichen Anteile, denen Fragen wie: »Warum passiert gerade mir ausgerechnet das gerade jetzt in meinem Leben? Woran hindert es mich, und wozu zwingt es mich?« auf die Spur kommen, lassen sich am besten auf den inneren Bilderebenen klären. Der Umgang mit den Bildern der Seele ist zudem eine dem weiblichen Pol besonders angemessene »Beschäftigung«, die neben der Auseinandersetzung mit Krankheitsbildern auch auf vielen anderen Ebenen erstaunliche Fortschritte in die Wege leiten kann, und insofern sei sie hier wärmstens empfohlen. Wo noch kein Bezug zu inneren Bildern besteht, kann er über das Buch *Reisen nach Innen* mit seinen beiden Begleitkassetten leicht gefunden werden. Diese Reiseanleitung in die eigenen Seelenwelten kann zum Ausgangspunkt für eigene Ausflüge werden, die *frau* sich nach den entsprechenden Vorlagen selbst schafft. Sie wird aber auch den Umgang mit vorgefertigten, sogenannten geführten Reisen erklären, deren es aus unserem Kreis einige zu verschiedenen Krankheitsbildern, aber auch zu so praktischen Bereichen wie dem Entgiften gibt.

Die Möglichkeiten auf den Bilderebenen werden für uns heute so besonders wichtig, weil wir in unserer äußeren Welt immer weniger Anregungen und Möglichkeiten finden, uns zum Beispiel mit Entwicklungsritualen auseinanderzusetzen. Elementerituale oder Heilungsrituale lassen sich in inneren Bilderreisen aber wunderbar erleben, ähnlich wie auch Ausflüge zum Inneren

Arzt. Welcher Archetyp mich vorwiegend prägt, ergibt sich im Ansatz durch intellektuelle Vergleiche und Überlegungen. Aber verläßlicher, leichter und tiefer wird es mir bewußt, wenn ich mich auf eine Reise in die Welt der Archetypen begebe, wie sie auf der zum Buch entstandenen CD zu erleben ist.

Bei den meisten Problemen werden solche Hilfen reichen, um sich neu zu orientieren und Auswege aus einer Gesundheitskrise aufzuspüren. Wo die Probleme aber schon zu weit in die Körperlichkeit eskaliert sind, mag eine Beratung hilfreich sein, bei der die Reiseroute mit einem erfahrenen Lotsen besprochen werden kann. Auch das geschieht mit dem Ziel, anschließend die neuen Anstöße in eigener Regie umzusetzen und das Ruder wieder selbst zu übernehmen. Nur in schwierigsten und bedrohlichsten Gewässern mag es sinnvoll sein, einen Lotsen für eine kurze Zeit mit an Bord des Lebensschiffes zu nehmen und ihn mitlenken zu lassen. Aber auch dann wird er – nach unserer Auffassung – spätestens nach einem Monat wieder von Bord gehen müssen, und die ganze Verantwortung fällt zurück an *Sie* selbst.

Seelsorge war früher das Anliegen der Kirche, heute springen immer häufiger Psychotherapeuten ein. Am besten aber wäre es, wir würden dieses Thema selbst übernehmen. Sich gar nicht mehr um die Seele zu sorgen hat verheerende Folgen. Es in eigener Ver*antwort*ung zu tun und eben selbst Antworten auf die Fragen des Lebens und des Schicksals zu finden wäre die größte Chance.

Anmerkungen

1 Auf der anderen Seite gilt es natürlich zu akzeptieren, daß wir heute in einer Machergesellschaft leben, und da sind (wissenschaftliche) Beweise notwendig, um etwas Neues durchzusetzen. Würden die Praktizierenden von Außenseitermethoden mehr Studien über ihre Ansätze liefern, könnten sich die entsprechenden Methoden schneller etablieren. Wo das nicht geschieht, kann die Wissenschaft mit Recht sagen, daß sie allein Untersuchungsergebnisse auch über diese Methoden liefert. Diese fallen natürlich entsprechend aus. Da die sogenannten Außenseiter aber vor allem Praktiker sind, die sich ungleich mehr um ihre Patienten als um Studien kümmern, hat sich hier eine Art Teufelskreis entwickelt.

2 Nach Zylinicki, *Geburt – eine Kulturgeschichte in Bildern*.

3 Näheres zu diesem Phänomen der Resonanz in: Dahlke, *Der Mensch und die Welt sind eins*, sowie in: Dahlke, *Lebenskrisen als Entwicklungschancen* (Kapitel über die Wirksamkeit der Rituale).

4 Diese Behauptungen über die Gebärmutter finden allerdings sehr selten eine körperliche Bestätigung, etwa wenn ein kindskopfgroßes Myom der Gebärmutter auf den Magen drückt. In symbolischer Hinsicht wird die Endometriose, die ja auf Gebärmutterschleimhaut zurückgeht, heute diese alten Theorien wieder in Erinnerung rufen, wie bei diesem Krankheitsbild noch gezeigt wird.

5 Ausführliche Informationen zum Thema »Cholesterin« in: Dahlke/Hößl, *Verdauungsprobleme*.

6 *Das Senkrechte Weltbild* (Leitung Margit und Ruediger Dahlke) ist der zweite Kurs in der Ausbildungsreihe »Esoterische Medizin« und kann auch separat besucht werden. Info: Heil-Kunde-Zentrum (Adresse siehe Seite 501).

7 Zum Thema »Felder« siehe: Dahlke, *Lebenskrisen als Entwicklungschancen*.

8 Zum Problem der Osteoporoseprophylaxe und der dahinterliegenden Angst vor dem Alter siehe die einschlägigen Kapitel in: Dahlke, *Lebenskrisen als Entwicklungschancen*.

9 »Innerer Arzt« ist ein fester Begriff im Werk von Paracelsus. Bezeichnet wird eine innerseelische Instanz, die beim Menschen die Selbstheilungskraft steuert. Jeder Frau steht es selbstverständlich frei, sich im Rahmen von Heilmeditationen und Reisen nach innen eine Innere Ärztin vorzustellen und mit diesem weiblichen Bild zu arbeiten. Im Buch verwenden wir jedoch die ursprüngliche, von Paracelsus geprägte männliche Formulierung.

10 Siehe: Gray, *Roter Mond*.

11 Zur Betrachtung der Welt als Makrokosmos, der dem Mikrokosmos Mensch gegenübersteht, siehe auch: Dahlke, *Der Mensch und die Welt sind eins.*
12 Siehe auch das ausführliche Kapitel über Anämie in: Dahlke, *Herz(ens)-probleme.*
13 Ausführliches hierzu siehe: Dahlke, *Lebenskrisen als Entwicklungs-chancen.*
14 Zu Anämie siehe: Dahlke, *Herz(ens)probleme.*
15 Als Anleitung zu einer Fastenzeit empfiehlt sich das Taschenbuch: Dahlke, *Bewußt Fasten.* Informationen zu Fastenseminaren: Heil-Kunde-Zentrum (Adresse siehe Anhang).
16 Siehe: Dahlke/Ehrenberger, *Wege der Reinigung.*
17 Siehe: Dahlke/Hößl, *Verdauungsprobleme.*
18 Siehe zu Wirbelsäulenbeschwerden das ausführliche Kapitel in: Dahlke, *Krankheit als Sprache der Seele.*
19 Siehe das Stichwort »Allergie« in: Dahlke, *Krankheit als Symbol.*
20 Siehe zu beiden Krankheitsbildern: Dahlke, *Krankheit als Symbol.*
21 Siehe: Dahlke/Hößl, *Verdauungsprobleme.*
22 Siehe: Dahlke, *Lebenskrisen als Entwicklungschancen.*
23 Siehe die entsprechenden Stichwörter in: Dahlke, *Krankheit als Symbol.*
24 Siehe das einschlägige Kapitel in: Dahlke, *Herz(ens)probleme.*
25 Siehe die Bücher von Mantak und Maneewan Chia, die dazu verschiedene Übungen vorstellen.
26 Empfehlenswert für Menschen, die damit noch keine Erfahrungen haben: Dahlke, *Reisen nach Innen.* (Buch und Kassetten)
27 Siehe das Stichwort »Zuckerkrankheit« in: Dahlke, *Krankheit als Symbol.*
28 Siehe: Dahlke/Ehrenberger, *Wege der Reinigung.*
29 Zur Wirkung von Ritualen siehe: Dahlke, *Lebenskrisen als Entwicklungschancen.*
30 Zur Vielfalt der in Frage kommenden Maßnahmen siehe: Dahlke/Ehrenberger, *Wege der Reinigung.*
31 Deutungen der einzelnen Gelenke in: Dahlke, *Krankheit als Symbol.*
32 Siehe: Dahlke, *Bewußt Fasten.*
33 Nach Professor Strobel, in: Käser u.a. (Hrsg.),*Gynäkologie und Geburtshilfe,* Band 3/1 5.9.
34 Siehe: Dahlke, *Herz(ens)probleme.*
35 Zu den Hintergründen des Rauchens siehe: Margit und Ruediger Dahlke, *Die Psychologie des blauen Dunstes*; zur Verstopfung siehe: Dahlke/Hößl, *Verdauungsprobleme.*
36 Siehe: Dahlke, *Lebenskrisen als Entwicklungschancen.*
37 Hilfe bieten: Dahlke, *Reisen nach Innen* (Buch und Kassetten) sowie die Kassetten bzw. CDs der Reihe »Heil-Meditationen«, insbesondere die Kassette *Krebs.*
38 Siehe das Kapitel »Magenkrebs« in: Dahlke/Hößl, *Verdauungsprobleme.*
39 Alle epidemiologischen Daten aus: Wulf u.a. (Hrsg.), *Klinik der Frauenheilkunde und Geburtshilfe,* Band 12: *Spezielle gynäkologische Onkologie II.*
40 Genau für diesen Zweck ist die Kassette *Krebs* in der Reihe »Heil-Meditationen« entstanden.
41 Eicher, *Der Orgasmus der Frau,* S. 58f.

42 Siehe hierzu die Vorschläge am Ende des Kapitels über den Tod in: Dahlke, *Lebenskrisen als Entwicklungschancen.*

43 Siehe zu diesem Phänomen das Kapitel »Pubertät« in: Dahlke, *Lebenskrisen als Entwicklungschancen.*

44 Praktische Hinweise dazu finden sich in den einschlägigen Kapiteln in: Dahlke, *Lebenskrisen als Entwicklungschancen.*

45 Siehe: Dahlke, *Lebenskrisen als Entwicklungschancen.*

46 Eigentlich wäre neben der artgerechten auch eine typgerechte Ernährung anzustreben; siehe dazu die Hinweise in: Dahlke/Ehrenberger, *Wege der Reinigung.*

47 Siehe Dahlke/Ehrenberger, *Wege der Reinigung.*

48 Um den eigenen Weg in der Ernährungslehre zu finden, siehe: Dahlke/Ehrenberger, *Wege der Reinigung.*

49 Siehe hierzu eine wunderbare Anleitung von Nikolaus Klein, *Auf den Schwingen des Drachen.* Diesem Buch liegt (ohne sich im Preis niederzuschlagen) eine CD bei, mit deren Hilfe sich die Übungen spielerisch leicht in die Praxis umsetzen lassen.

50 Siehe Dahlke, *Reisen nach Innen.* (Buch und Kassetten)

51 Möglichkeiten hierzu am Ende des Kapitels »Empfängnis und Schwangerschaft« in: Dahlke, *Lebenskrisen als Entwicklungschancen.*

52 Siehe hierzu das einschlägige Kapitel in: Dahlke, *Lebenskrisen als Entwicklungschancen.*

53 Siehe: Dahlke, *Der Mensch und die Welt sind eins.*

Literatur

Bolen, Jean Shinoda: *Göttinnen in jeder Frau. Psychologie einer neuen Weiblichkeit*. München 1986.

Chang, Jolan: *Das Tao der Liebe. Leben und Lieben im Einklang mit der Natur*. Reinbek 1983.

Chia, Mantak: *Tao Yoga. Praktisches Handbuch zur Erweckung der heilenden Urkraft Chi*. Interlaken 1985.

Chia, Mantak und Maneewan: *Tao Yoga der heilenden Liebe. Der geheime Weg zur weiblichen Liebesenergie*. Interlaken 1987.

Dahlke, Margit/Ruediger Dahlke: *Die spirituelle Herausforderung*. München 1995.

Dahlke, Ruediger: *Bewußt Fasten. Ein Wegweiser zu neuen Erfahrungen*. München 1996.

Dahlke, Ruediger: *Der Mensch und die Welt sind eins. Analogien zwischen Mikrokosmos und Makrokosmos*. München 1991.

Dahlke, Ruediger: *Gewichtsprobleme. Be-Deutung und Chance von Übergewicht und Untergewicht*. München 1989.

Dahlke, Ruediger: *Herz(ens)probleme. Be-Deutung und Chance von Herz- und Kreislaufsymptomen*. München 1992.

Dahlke, Ruediger: *Krankheit als Sprache der Seele. Be-Deutung und Chance der Krankheitsbilder*. München 1992.

Dahlke, Ruediger: *Krankheit als Symbol. Handbuch der Psychosomatik. Symptome, Be-Deutung, Bearbeitung, Einlösung*. München 1996.

Dahlke, Ruediger: *Lebenskrisen als Entwicklungschancen. Zeiten des Umbruchs und ihre Krankheitsbilder*. München 1995.

Dahlke, Ruediger: *Mandalas der Welt. Ein Meditations- und Malbuch*. München 1994.

Dahlke, Ruediger: *Reisen nach Innen. Geführte Meditationen auf dem Weg zu sich selbst*. München 1994. (Buch mit zwei Begleitkassetten)

Dahlke, Ruediger/Dahlke, Margit: *Die Psychologie des blauen Dunstes. Be-Deutung und Chance des Rauchens*. München 1992.

Dahlke, Ruediger/Dahlke, Margit: *Das spirituelle Lesebuch*. Bern, München, Wien 1997.

Dahlke, Ruediger/Ehrenberger, Doris: *Wege der Reinigung. Entgiften, Entschlacken, Loslassen*. München 1998.

Dahlke, Ruediger/Hößl, Robert: *Verdauungsprobleme. Be-Deutung und Chance von Magen- und Darmsymptomen*. München 1992.

Dahlke – Papus – Paracelsus: *Hermetische Medizin*. AAGW-Verlag H. Frietsch, Sinzheim 1998.

Dethlefsen, Thorwald/Dahlke, Ruediger: *Krankheit als Weg. Deutung und Bedeutung der Krankheitsbilder*. München 1992.
Eicher, Wolf: *Der Orgasmus der Frau. Informationen und Ratschläge*. München 1994.
Endres, Norbert: *Die homöopathische Frau. Ein Lesebuch über die Leiden der Frau – auch für Männer*. Heidelberg 1991.
Fremantle, Francesca/Chögyam Trungpa (Hrsg.): *Das Totenbuch der Tibeter*. München 1993.
Gawlik, Willibald: *Arzneimittelbild und Persönlichkeit. Konstitutionsmittel in der Homöopathie*. Stuttgart 1989.
Gray, Miranda: *Roter Mond. Von der Kraft des weiblichen Zyklus*. München 1995.
Grof, Stanislaw: *Auf der Schwelle zum Leben. Die Geburt: Tor zur Transpersonalität und Spiritualität*. München 1992.
Grof, Stanislaw: *Geburt, Tod und Transzendenz. Neue Dimensionen in der Psychologie*. Reinbek 1991.
Guggenbühl, Adolf: *Die Ehe ist tot – lang lebe die Ehe!* München 1987.
Harding, Esther: *Frauenmysterien einst und jetzt*. Berlin 1982.
Hornung, Eric (Übers.): *Das Totenbuch der Ägypter*. München 1993.
Johnson, Robert A.: *Der Mann. Die Frau. Auf dem Weg zu ihrem Selbst*. Olten 1981.
Jung, C. G.: *Grundwerk*. 9 Bände. Olten, Freiburg 1984.
Käser, Otto, u.a. (Hrsg.): *Gynäkologie und Geburtshilfe. Grundlagen, Pathologie, Prophylaxe, Diagnostik*, Bd. 3/1: *Spezielle Gynäkologie*. Stuttgart 1985.
Klein, Nicolaus: *Auf den Schwingen des Drachen. Der sanfte Weg zu Gesundheit, Glück und Wohlbefinden*. München 1997 (Buch und CD).
Klein, Nicolaus/Dahlke, Ruediger: *Das senkrechte Weltbild. Symbolisches Denken in astrologischen Urprinzipien*. München 1993.
Kobayashi, Toyo und Petra: *T'ai Chi Ch'uan – Einswerden mit dem Tao*. München 1995.
Leboyer, Frédérick: *Geburt ohne Gewalt*. München 1992.
Mamatoto: *Geheimnis Geburt*. The Body Shop Team, Köln 1992.
Miller, William: *Der goldene Schatten. Vom Umgang mit der dunklen Seite unserer Seele*. München 1994.
Monaghan, Patricia: *Lexikon der Göttinnen*. Bern, München, Wien 1997.
Murdock, Maureen: *Der Weg der Heldin. Eine Reise zur inneren Einheit*. München 1994.
Neumann, Erich: *Die Große Mutter. Eine Phänomenologie der weiblichen Gestaltung des Unbewußten*. Olten 1974.
Nofziger, Margaret: *Natürliche Geburtenkontrolle*. München 1997.
Perera, Sylvia Brinton: *Der Weg zur Göttin der Tiefe. Die Erlösung der dunklen Schwester: eine Initiation für Frauen*. Interlaken 1985.
Ranke-Graves, Robert: *Die Weiße Göttin. Sprache des Mythos*. Reinbek 1985.
Schipperges, Heinrich: *Medizin an der Jahrtausendwende. Fakten, Trends, Optionen*. Frankfurt am Main 1991.
Skrabanek, Petr/McCormick, James: *Torheiten und Trugschlüsse in der Medizin*. Mainz 1991.
Vithoulkas, Georgos: *Medizin der Zukunft. Homöopathie*. Kassel 1997.
Voss, Jutta: *Das Schwarzmond-Tabu. Die kulturelle Bedeutung des weiblichen Zyklus*. Stuttgart 1988.

Walker, Barbara: *Das geheime Wissen der Frauen. Ein Lexikon.* München 1995.

Walker, Barbara: *Die geheimen Symbole der Frauen. Lexikon der weiblichen Spiritualität.* München 1997.

Walker, Barbara: *Die spirituellen Rituale der Frauen. Zeremonien und Meditationen für eine neue Weiblichkeit.* München 1998.

Warner, Marina: *Maria. Geburt, Triumph, Niedergang, Rückkehr eines Mythos?* München 1982.

Weissman, Rosemary und Steve: *Der Weg der Achtsamkeit. Vipassana-Meditation.* München 1994.

Whitmont, Edward: *Die Rückkehr der Göttin. Von der Kraft des Weiblichen in Individuum und Gesellschaft.* München 1989.

Wulf, Karl-Heinrich, u.a. (Hrsg.): *Klinik der Frauenheilkunde und Geburtshilfe. Band 8: Gutartige gynäkologische Erkrankungen I.* München, Wien, Baltimore 1988.Band 12: *Spezielle gynäkologische Onkologie II.* München, Wien, Baltimore 1989.

VERÖFFENTLICHUNGEN RUEDIGER DAHLKE

Mein Weg-Weiser

Einladung zum Gratis-Buch *Mein Weg-Weiser*, der erklärt, wie es zu so vielen Büchern kam, die Schatten davon und warum ich so gern schreibe. Er enthält Tipps von meinem Weg und ich freue mich, wenn ihr dieses Buch lest und mich noch besser versteht.
(www.dahlke4you.com/wegweiser)

BÜCHER

Neuerscheinungen 2024

Es kommt besser, Pionier Verlag · *Voller Energie – statt müde und erschöpft*[1]

Neuerscheinungen 2023

Konflikte lösen und Krisen meistern[2]

Basiswissen, Grundlagenwerke

Die Schicksalsgesetze. Spielregeln fürs Leben, 2009[1] · *Das Schattenprinzip: Die Aussöhnung mit unserer verborgenen Seite*, 2010[1] · *Die Lebensprinzipien: Wege zu Selbsterkenntnis, Vorbeugung und Heilung* (mit Margit Dahlke) 2011[1]

Krankheitsbilder-Deutung

Krankheit als Symbol, überarbeitete Neuausgabe 2023[3] · *Krankheit als Weg* (mit Thorwald Dethlefsen), 1983[1] · *Krankheit als Sprache der Seele*, 2008[1] · *Gesund und glücklich älter werden*, 2022[1] · *Das Alter als Geschenk*, 2018[1] · *Krebs – Wachstum auf Abwegen*, 2020[1] · *Wenn wir gegen uns selbst kämpfen*, 2015[1] · *Hör auf gegen die Wand zu laufen*, 2017[1] · *Krankheit als Sprache der Kinderseele* (mit V. Kaesemann), 2010[1] · *Frauen-Heil-Kunde* (mit Margit Dahlke u. Volker Zahn), 2003[1] · *Herz(ens)probleme*, 2011[1] · *Das Raucherbuch*, 2011[1] · *Verdauungsprobleme*, 2001[4]

Burnout, Depression, Angst

Angst frisst Seele, 2022[2] · *Die Schattenreise ins Licht: Depressionen überwinden*, 2014 1 · *Seeleninfarkt. Zwischen Burn-out und Boreout*, 2013[2] · *Das Licht- und Schatten-Tagebuch*, 2013[1] · *Angstfrei leben*, 2013[1]

Ernährung

Peace Food – wie Verzicht auf Fleisch und Milch Körper und Seele heilt, 2010[5] · *Vegan für Einsteiger*, 2014[5] · *Peace Food – das vegane*

Kochbuch, 2011[5] · *Peace Food – vegan einfach schnell*, 2015[5] · *Peace Food – Keto-Kur*, 2018[5] · *Das große Peace-Food-Buch*, 2019[5] · *Das Geheimnis der Lebensenergie*, 2015[1] · *Das Lebensenergie-Kochbuch*, 2016[1] · *Vegan schlank*, 2015 (www.heilkundeinstitut.at) · *Richtig essen* (nur als ebook[6]) · *Immunbooster vegan*, 2021[4]

Fasten
Das große Buch vom Fasten, 2019[1], · *Kurzzeit-Fasten*, 2018[7] · *Fasten-Wandern*, 2017[4] · *Jetzt einfach Fasten*, 2017[8] · *Bewusst Fasten*, 2016[9]

Gewicht und Figur
Abnehmen – das Buch der Erleichterung, 2023 (E-Book bei dahlke4you.com) · *Mein Individualgewicht*, 2020[1] · *Körper-Geist-Seele-Detox*, 2015[1] · *Mein Idealgewicht*[1]

Filmdeutung
Die Spielfilm-Therapie – was Filme über Krankheit und Heilung verraten, 2022 · *Die Hollywood-Therapie – was Filme über uns verraten*, 2018 (Edition Einblick, www.heilkundeinstitut.at)

Verbundener Atem
Jetzt einfach atmen, 2019[8] · *Die wunderbare Heilkraft des Atems* (mit A. Neumann), 2009[10]

Liebe, Partnerschaft
Voller Energie – statt müde und erschöpft, 2024[1] · *Wie Sex und Liebe sich wieder finden*, 2017[1]· *Glücklich mit mir selbst*, 2021[11]

Meditation, Mandala und Aphorismen
Jetzt einfach meditieren, 2018[8] · *Weisheitsworte der Seele*, 2012[12] · *Worte der Heilung* (www.heilkundeinstitut.at) · *Die Kraft der vier Elemente* (mit Bruno Blums Bildern), 2011[12] · *Mandala-Malblock* (www.heilkundeinstitut.at) · *Reisen nach innen*, 2017[6] (nur als ebook)

Gesellschaftskritik:
Corona als Weckruf, 2021[5] · *Mind Food*, 2022[2]

Roman:
Habakuck und Hibbelig – das Märchen von der Welt, 2004[13]

Weitere
Mein Buch der Selbstheilung, 2022[5] · *Heilsame Tugenden*, 2022[5] · *Die Notfallapotheke für die Seele*, 2020[14] · *Die Liste vor der Kiste*, 2014[11] ·

Schutz vor Infektionen, 2020[11] · *Meine besten Gesundheits-Tipps 2.0*, 2020[11] · *Von der großen Verwandlung*, 2011[12] · *Störfelder und Kraftplätze*, 2013[12] · *Medizin und Menschlichkeit*, 2020[12] · *Der Körper als Spiegel der Seele*, 2009[5] · *Die Spuren der Seele* (mit R. Fasel), 2010[5] · *Das Tier als Spiegel der menschlichen Seele* (mit Irmgard Baumgartner), 2016 1 · *Endlich wieder richtig schlafen*, 2014 1 · *Ganzheitliche Wege zu ansteckender Gesundheit*, 2011 (www.heilkundeinstitut.at) · *Omega – im inneren Reichtum ankommen* (mit V. Lindau), 2017 1 · Psychologie des Geldes, 2011 1 · *Die 4 Seiten der Medaille* (mit C. Hornik), 2015 (nur mehr als ebook)

GEFÜHRTE MEDITATIONEN

- Download/Stream: div. mp3 Anbieter-Plattformen
- Neue, themenbezogene Meditationen im Rahmen der Mitgliedschaft bei Dahlke4you (www.dahlke4you.com/)
- CDs erhältlich bei www.heilkundeinstitut.at

Grundlagen: Das Gesetz der Polarität · Das Gesetz der Anziehung · Das Bewusstseinsfeld · Die Lebensprinzipien – 12 CD-Set · Die 4 Elemente · Elemente-Rituale · Schattenarbeit
Krankheitsbilder: Allergien · Angstfrei leben · Ärger und Wut · Depression · Die Wege des Weiblichen · Hautprobleme · Herzensprobleme · Kopfschmerzen · Krebs · Leberprobleme · Mein Idealgewicht · Niedriger Blutdruck · Rauchen · Rückenprobleme · Schlafprobleme · Sucht und Suche · Tinnitus und Gehörschäden · Verdauungsprobleme · Vom Stress zur Lebensfreude
Allgemeine Themen: Der innere Arzt · Heilungsrituale · Ganz entspannt · Tiefenentspannung · Energie-Arbeit · Entgiften-Entschlacken-Loslassen · Lebenskrisen als Entwicklungschancen · Bewusst fasten · Den Tag beginnen · Partnerbeziehungen · Schwangerschaft und Geburt · Selbstliebe · Selbstheilung · Traumreisen · Mandalas · Naturmeditation · Die Lebensaufgabe finden · 7 Morgenmeditationen · Die Leichtigkeit des Schwebens · Die Heilkraft des Verzeihens · Eine Reise nach innen · Erquickendes Abschalten mittags und abends

---

1 Goldmann / Arkana Verlag
2 Scorpio Verlag
3 Bertelsmann Verlag
4 Knaur Verlag
5 Gräfe und Unzer Verlag
6 dotbooks
7 Südwest Verlag
8 ZS Verlag
9 Königsfurt-Urania Verlag
10 Heyne Verlag
11 Terzium Verlag
12 Crotona Verlag
13 Ullstein Verlag
14 Nymphenburger Verlag

Informationen zu Dr. Ruediger Dahlke (Events uvm.)
Heilkundeinstitut Dahlke,
A-8462 Gamlitz, Labitschberg 4,
Tel.: 0043 3453 33600,
E-Mail: office@dahlke.at
www.dahlke.at

Seminar- und Gesundheits-Zentrum TamanGa
Seminarwochen mit Ruediger Dahlke, TamanGa-Natur-Kur, Regenerationsferien für (Seminar)gruppen und Einzelgäste
A-8462 Gamlitz, Labitschberg 4, (ca. 25 Minuten <> Airport Graz),
Tel.: 0043 3453 33600,
E-Mail: office@dahlke.at
www.tamanga.at

Psychotherapien
Heilkunde-Zentrum Johanniskirchen,
D-84381 Johanniskirchen, Schornbach 22,
Tel.: 0049 8564 819,
E-Mail: info@dahlke-heilkundezentrum.de
www.dahlke-heilkundezentrum.de

Online-Shop
von Ruediger Dahlke empfohlene Gesundheits-Produkte, Bücher uvm.
Tel.: 0043 316 719 888, E-Mail: shop@heilkundeinstitut.at
www.heilkundeinstitut.at

Internet-Community
Online-Events, geführte Meditationen, Gesundheits-Challenges, Integrale Medizin-Ausbildung
www.dahlke4you.com

Online-Ausbildungen
Ganzheitlicher Gesundheitsberater (15 Monate), Atem-Ausbildung
www.younity.com

Register